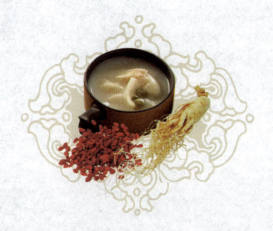

食物营养养生治病
速查全书

张明 编著

系统介绍食物营养与健康养生的关系，
指导人们认识食物的营养成分与健康功效，
学会科学利用食物，达到强身健体和治疗疾病的目的。

天津出版传媒集团

天津科学技术出版社

图书在版编目（CIP）数据

食物营养养生治病速查全书 / 张明编著 . —天津：天津科学技术出版社，2014.1
ISBN 978-7-5308-8726-4

Ⅰ.①食… Ⅱ.①张… Ⅲ.①食物疗法 Ⅳ.① R247.1

中国版本图书馆 CIP 数据核字（2014）第 006075 号

策划编辑：刘丽燕　张　萍
责任编辑：郑东红
责任印制：兰　毅

天津出版传媒集团
天津科学技术出版社　出版

出版人：蔡　颢
天津市西康路 35 号　　邮编 300051
电话（022）23332490
网址：www.tjkjcbs.com.cn
新华书店经销
北京鑫海达印刷有限公司印刷

开本 720×1 020　1/16　印张 37　字数 820 000
2014 年 3 月第 1 版第 1 次印刷
定价：39.80 元

前言

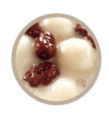

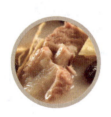

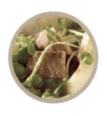

现代社会，人们越来越关注健康与养生，对生命及生存质量的要求日渐提高，而快速丰盛起来的餐桌，在满足人们一时口腹之欲的同时，也带来了一系列新的健康问题，日益高发的糖尿病、高血压、高血脂等疾病，无一不与饮食营养不当有关。于是，人们开始重新考虑饮食营养问题，即食物营养与养生治病的内在联系。

事实上，食物与人类健康有着最基础、最直接的联系，在人类的生活中充当着极为重要的角色，它不仅向人体提供了味觉上的享受，满足人们的口腹之欲，还向人体提供了糖类、蛋白质、维生素、微量元素等营养成分，维持身体各个器官和系统的正常运行、人体的新陈代谢和生长发育，保证了身体的健康。更重要的是，在人体发生病变时，食物可发挥其药用功效，起到治疗疾病、养生保健的作用。

当然，食物的养生保健作用是一个持续进行的过程，这是因为人必须不断地从食物中获取各种各样的营养，才能保证生命活动正常进行和身体的健康。每种食物所含的营养物质的种类和数量都是不同的，对人们健康的影响程度也是不同的。而人们在不同时期、不同情况下，对营养需求也有所区别，对食物的选择会对健康产生重要影响。只有合理地选择适合自己的食物，才能对健康、养生起到有效作用。

随着科学的进步，食物中所含的营养与保健养生功效得到进一步发掘，人们不再单纯局限于食物的美味特性，更大力发掘了食物的营养性与保健养生功效。人们更加关注食物中所含的营养成分，食物对身体健康养生的益处、食物在预防和治疗疾病的功效，也就是传统意义上的食疗。食疗是以药物和食物为原料，经过烹饪加工制成食品，人们食用以后，可以起到防病治病、保健强身、延年益寿的作用。食疗既不同于一般的中药治病方法，又有别于普通的饮食充饥，它以温和而无害于身体的特性被人们所推崇，是一种兼有药物功效和食品美味的特殊疗法。

虽然当今物质生活水平迅速提高，食物的种类极为丰富，但是由于对食物的认识不足和缺乏相关的营养知识，人们在选择食物时容易陷入误区，盲目地吃或者选择不恰当的食物都会导致饮食结构不合理和营养素摄入不均衡，吃什么、吃多少、怎么吃正变得越来越难抉择，食疗养生也就无从谈起。为帮助读者更好地了解食物，认识食物中的营养与健康的关系，更好地利用食物来保持身体健康，预防和治疗各种疾病，我们综合中华传统养生理论与现代医学保健知识，精心编写了《食物营养养生治病速查全书》。本书系统介绍了食物营养与健康养生的关系，各种常见食物的营养价值与健康功效，及利用食物来预防和治疗各种常见疾病的食疗药膳。内容全面，方便实用，为居家养生必备的食疗养生治病百科全书。

本书共分四篇，第一篇"食物营养全解"，收录了日常生活中常见的食物，分别介绍了每种食物的功效、食用和烹调的技巧、适合和忌用的人群以及适用量，从全新的角度切入健康饮食，把大家最关注的健康知识融入日常饮食之中。第二篇"药膳养生"，将药膳按照其适宜人群和治病功效进行分类，分别介绍了最适合青少年、中年人、老年人及孕产妇的食疗药膳的详细制作方法与治病功效。第三篇"食物是最好的医药"，介绍了瓜果蔬菜、五谷杂粮、畜禽蛋水产等各种食物的保健、养生、防病作用，即食用功效，并针对不同病症提供对症食疗方，同时，在介绍每种食物时还辅以大量治病偏方，简单实用、安全有效。第四篇"饮食搭配宜忌"，详尽介绍了各种食物的营养功效、相宜相克知识，为大家提供随时可参考的饮食宜忌方案，帮助大家科学地选择食物和利用食物为健康服务。

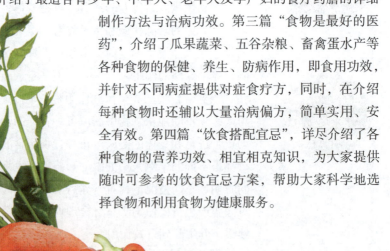

目 录

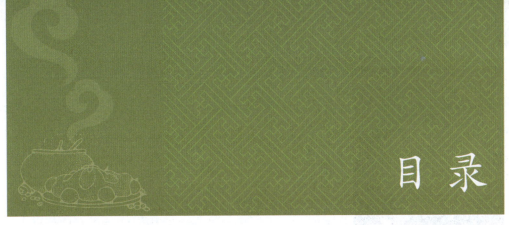

第一篇 食物营养全解

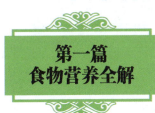

谷物类

大米 002
小麦 003
玉米 004
小米 005
糯米 006
黑米 007
燕麦（麦片） 008
荞麦 009
芡实 010
薏米 011

蔬菜类

萝卜 012
胡萝卜 013
土豆 014
红薯 015
山药 016
莲藕 017
百合 018
芋头 019
魔芋 020
芥菜 021
洋葱 022
大白菜 023
小白菜 024
菠菜 025
油菜 026
芹菜 027
生菜（莜麦菜） 028
莴笋 029
空心菜 030
苋菜 031
芦笋 032
韭菜（韭黄） 033
圆白菜 034
香椿 035
蕨菜 036
茼蒿 037
绿豆芽 038
黄豆芽 039
蒜薹（青蒜） 040
香菜 041
竹笋 042

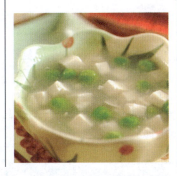

豌豆 043
西红柿 044
茄子 045
柿子椒 046
菜花（西蓝花） 047
黄花菜 048
黄瓜 049
冬瓜 050
苦瓜 051
丝瓜 052
南瓜 053
草菇 054
香菇 055
平菇 056
金针菇 057
猴头菇 058
松蘑 059

豆类及豆制品、乳制品类

黄豆 060
芸豆 061
绿豆 062
赤豆 063
豇豆 064
豆浆（腐竹） 065
豆腐（豆腐干） 066
牛奶 067
奶酪 068
酸奶 069

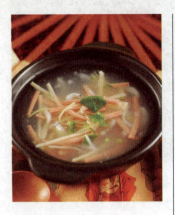

畜肉类、禽蛋类

猪肉 070
猪肝（鸡肝、羊肝等）..... 071
猪蹄（猪皮）..................... 072
猪血 073
牛肉 074
羊肉 075
狗肉 076
乌鸡肉 077
鸡肉 078
鸡蛋 079
鸭肉 080
鸭蛋（松花蛋）................. 081

水产品类

鲤鱼 082
草鱼 083
鲫鱼 084
胖头鱼 085
三文鱼 086
平鱼 087
海蜇 088
带鱼 089
虾 090
蟹 091
蛤蜊 092
鱿鱼 093
海带 094

紫菜 095

果品类

苹果 096
梨 097
桃 098
杏（杏仁）......................... 099
李子 100
葡萄 101
香蕉 102
草莓 103
橙子 104
橘子 105
柚子 106
西瓜 107
柿子 108
枣 109
荔枝 110
龙眼 111
杧果 112
猕猴桃 113
菠萝 114
山楂 115
椰子 116
柠檬 117
木瓜 118
枇杷 119
樱桃 120
杨梅 121
金橘 122
石榴 123
蓝莓 124
枸杞子 125
橄榄 126
火龙果 127
榴梿 128
山竹 129
核桃 130

栗子 131
松子 132
开心果 133
葵花子 134
榛子 135
南瓜子 136
西瓜子 137
莲子 138
花生 139

调味品、油脂类

葱 140
姜 141
大蒜 142
辣椒 143
花椒 144
大小茴香 145
胡椒 146
豆蔻 147
盐 148
糖 149
味精（鸡精）..................... 150
醋 151
酱油 152
料酒 153
色拉油 154
花生油 155

饮品类

水 156
茶 157

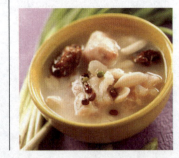

咖啡 …………………… 158	降低血糖的药膳 …………… 297	核桃 …………………… 412
米酒 …………………… 159	延年益寿的药膳 …………… 302	莲子 …………………… 416
啤酒 …………………… 160		栗子 …………………… 420
葡萄酒 ………………… 161	最适合孕产妇的营养药膳	
白酒 …………………… 162	治疗妊娠呕吐的药膳 ……… 310	### 五谷杂粮医药
	防治水肿的药膳 …………… 314	小米 …………………… 424

第二篇 药膳养生

	安胎保胎的药膳 …………… 318	玉米 …………………… 428
	防治贫血体弱的药膳 ……… 319	糯米 …………………… 432
	通乳催乳的药膳 …………… 325	紫米 …………………… 436

第三篇 食物治病

### 最适合青少年的营养药膳		荞麦 …………………… 440
提高记忆力的药膳 ………… 164		薏米 …………………… 444
缓解考试紧张情绪的		黄豆 …………………… 448
药膳 …………………… 174		绿豆 …………………… 452
提高视力的药膳 …………… 181	### 瓜果蔬菜医药	赤豆 …………………… 456
促进骨骼发育的药膳 ……… 188	山药 …………………… 330	红薯 …………………… 460
祛除青春痘的药膳 ………… 193	冬瓜 …………………… 334	花生 …………………… 464
防止肥胖的药膳 …………… 199	苦瓜 …………………… 338	黑芝麻 ………………… 468
提高免疫力的药膳 ………… 205	南瓜 …………………… 342	
	芹菜 …………………… 346	### 畜禽蛋水产医药
### 最适合中年人的营养药膳	洋葱 …………………… 350	牛肉 …………………… 472
防治贫血的药膳 …………… 210	韭菜 …………………… 354	羊肉 …………………… 476
调治肾虚的药膳 …………… 218	西红柿 ………………… 358	猪血 …………………… 480
祛斑养颜的药膳 …………… 225	白萝卜 ………………… 362	狗肉 …………………… 484
增加食欲的药膳 …………… 232	胡萝卜 ………………… 366	乌鸡肉 ………………… 488
改善睡眠的药膳 …………… 238	香菇 …………………… 370	黄花鱼 ………………… 492
抗疲劳的药膳 ……………… 245	黑木耳 ………………… 374	鲤鱼 …………………… 494
缓解压力的药膳 …………… 255	银耳 …………………… 378	鲫鱼 …………………… 498
	芦笋 …………………… 382	乌贼 …………………… 502
### 最适合老年人的营养药膳	苹果 …………………… 384	螃蟹 …………………… 506
防治骨质疏松的药膳 ……… 262	橘子 …………………… 388	海带 …………………… 508
保养皮肤的药膳 …………… 269	木瓜 …………………… 392	
促进消化的药膳 …………… 274	山楂 …………………… 396	
润肠通便的药膳 …………… 280	红枣 …………………… 400	
防治视力障碍的药膳 ……… 285	香蕉 …………………… 404	
降压降脂的药膳 …………… 290	猕猴桃 ………………… 408	

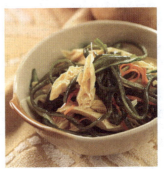

第四篇 饮食搭配宜忌

食物相克

蔬菜的相克食物
菠菜的相克食物
菠菜 + 猪瘦肉→减少铜吸收 512
菠菜 + 鳝鱼→腹泻 512
菠菜 + 黄瓜→破坏维生素C 512
韭菜的相克食物
韭菜 + 蜂蜜→腹泻 512
韭菜 + 牛肉→发热上火 513
韭菜 + 牛奶→影响钙吸收 513
韭菜 + 酒→胃肠疾病 513
芹菜的相克食物
芹菜 + 蚬→破坏维生素B₁ 513
芹菜 + 螃蟹→影响蛋白质吸收 514
芹菜 + 黄瓜→破坏维生素C 514
芹菜 + 蛤→腹泻 514
莼菜的相克食物
莼菜 + 醋→损毛发 514
苋菜的相克食物
苋菜 + 甲鱼、龟鳖→中毒 514
豆芽的相克食物
豆芽 + 猪肝→破坏维生素C 515
莴笋的相克食物
莴笋 + 蜂蜜→腹泻 515
茭白的相克食物
茭白 + 蜂蜜→引发痼疾 515
茭白 + 豆腐→结石 515
竹笋的相克食物
竹笋 + 红糖→不利健康 516
竹笋 + 羊肝→中毒 516
竹笋 + 豆腐→结石 516
茄子的相克食物
茄子 + 螃蟹→损肠胃 516
茄子 + 黑鱼→损肠胃 516
西红柿的相克食物
西红柿 + 猪肝→破坏维生素C 517
黄瓜的相克食物
黄瓜+富含维生素C的食物→破坏维生素C ...517
黄瓜 + 花生→腹泻 517
冬瓜的相克食物
冬瓜 + 滋补药→降低滋补效果 517
南瓜的相克食物
南瓜+富含维生素C的食物→破坏维生素C..518
萝卜的相克食物
白萝卜 + 胡萝卜→破坏维生素C 518
萝卜 + 橘子→甲状腺肿 518
萝卜 + 柿子→甲状腺肿 519
萝卜 + 人参→破坏药效 519
菱角的相克食物
菱角 + 猪肉→肝痛 519
菱角 + 蜂蜜→消化不良 519
口蘑的相克食物
口蘑 + 味精、鸡精→鲜味反失 519

水果、干果的相克食物
枣的相克食物
枣 + 海鲜→腰腹疼痛 520
苹果的相克食物
苹果 + 水产品→便秘 520
梨的相克食物
梨 + 螃蟹→伤肠胃 520
梨 + 油腻食品→腹泻 520
橙子的相克食物
橙子 + 牛奶→影响消化 521
葡萄的相克食物
葡萄 + 水产品→影响消化吸收 521
柿子的相克食物
柿子 + 螃蟹→腹痛、腹泻 521

柿子 + 章鱼→上吐下泻................... 522
柿子 + 酒→结石.......................... 522
西瓜的相克食物
西瓜 + 羊肉→中毒........................ 522
香瓜的相克食物
香瓜 + 螃蟹→腹泻........................ 523
香瓜 + 油饼→腹泻........................ 523
李子的相克食物
李子 + 青鱼→助湿生热.................... 523
橘子的相克食物
橘子 + 萝卜→甲状腺肿.................... 523
橘子 + 牛奶→影响消化.................... 523
橘子 + 豆浆→影响消化.................... 524
橘子 + 螃蟹→气滞生痰.................... 524
橘子 + 蛤→气滞生痰...................... 524
橘子 + 兔肉→腹泻........................ 524
山楂的相克食物
山楂 + 胡萝卜→破坏维生素C.............. 524
山楂 + 海鲜→便秘、腹痛.................. 524
山楂 + 人参→降低滋补性.................. 524
山楂 + 柠檬→影响消化.................... 525
柠檬的相克食物
柠檬 + 牛奶→影响消化.................... 525
杨梅的相克食物
杨梅 + 鸭肉→不宜同食.................... 525
石榴的相克食物
石榴 + 螃蟹→刺激胃肠.................... 525
枇杷的相克食物
枇杷 + 小麦→生痰........................ 526
枇杷 + 烤肉→皮肤发黄.................... 526
番荔枝的相克食物
番荔枝 + 乳品→影响消化.................. 526
蓝莓的相克食物
蓝莓 + 乳品→影响消化.................... 526
杧果的相克食物
杧果 + 大蒜→皮肤发黄.................... 526

猕猴桃的相克食物
猕猴桃 + 乳品→腹痛、腹泻................ 527
甘蔗的相克食物
甘蔗 + 酒→生痰.......................... 527
花生的相克食物
花生 + 螃蟹→腹泻........................ 527
榧子的相克食物
榧子 + 绿豆→腹泻........................ 527

肉、蛋、奶的相克食物
猪肉的相克食物
猪肉 + 茶→便秘.......................... 528
猪肉、猪蹄 + 豆类→腹胀气滞影响矿物质
吸收.................................... 528
猪肉 + 荞麦→脱发........................ 528
猪肉 + 鲫鱼、虾→气滞.................... 528
猪肉 + 甲鱼→久食伤身.................... 529
猪肉 + 羊肝→心闷........................ 529
猪肉 + 牛肉→功效抵触.................... 529
猪肉 + 田螺→伤肠胃、脱眉毛.............. 529
猪瘦肉 + 高膳食纤维食品→减少锌吸收.. 529
猪肉 + 香菜→对身体有害.................. 529
火腿的相克食物
火腿 + 乳酸饮料→致癌.................... 530
肝脏的相克食物
动物肝脏 + 富含维生素C的食物→破坏维生
素C...................................... 530

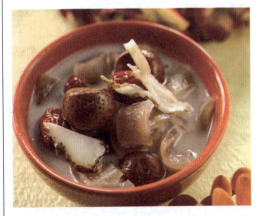

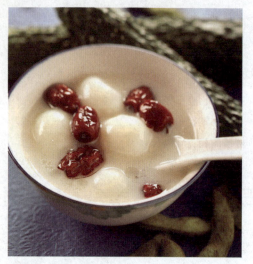

猪肝 + 鱼肉→伤神 530
猪肝 + 荞麦→引发痼疾 530
牛肝 + 鳗鱼→有害身体 531
牛肝 + 鲇鱼→有害身体 531
羊肝 + 辣椒→伤人五脏 531
猪血的相克食物
猪血 + 黄豆→气滞 531
牛肉的相克食物
牛肉 + 鱼肉→引发痼疾 531
牛肉 + 田螺→腹胀 531
牛肉 + 红糖→腹胀 532
羊肉的相克食物
羊肉 + 茶→便秘 532
羊肉 + 醋→内热急火攻心 532
羊肉 + 豆瓣酱→功效相反 532
羊肉 + 奶酪→不良反应 532
羊肉 + 荞麦→功效相反 532
羊肉 + 霉干菜→胸闷 533
羊肉 + 鲇鱼→中毒 533
狗肉的相克食物
狗肉 + 茶→便秘 533
狗肉 + 鲤鱼→引发痼疾 533
狗肉、狗血 + 鳝鱼→助热动风 533
狗肉 + 泥鳅→上火 533
狗肉 + 葱→助热生火 533
狗肉 + 姜→腹痛 534
驴肉的相克食物
驴肉 + 茶→便秘 534
鹿肉的相克食物
鹿肉 + 鱼、虾→不良反应 534
鸡肉的相克食物
鸡肉 + 大蒜→功效相反 534
鸡肉 + 芥末→伤元气 534
鸡肉 + 鲤鱼→功效相反 535
鸡肉 + 甲鱼→生痈疖 535
鸡肉 + 虾→生痈疖 535
鸡蛋的相克食物
鸡蛋 + 茶→影响蛋白质吸收 535
鸡蛋 + 豆浆→影响蛋白质消化吸收 535
鸡蛋 + 红糖→同煮影响吸收 536
鸡蛋 + 白糖→影响消化吸收 536
鸡蛋 + 味精→破坏鸡蛋鲜味 536
鸡蛋 + 柿子→腹泻、生结石 536
鸭蛋的相克食物
鸭蛋 + 甲鱼→寒凉伤身 536
牛奶的相克食物
牛奶 + 药→降低药效 537
牛奶 + 酒→脂肪肝 537
牛奶 + 红糖→牛奶营养降低 537
牛奶 + 醋→结石 538
牛奶 + 酸性饮料→影响吸收 538
牛奶 + 生鱼→中毒 538
酸奶的相克食物
酸奶 + 黄豆→影响钙吸收 538
酸奶 + 药→降低药效 538
酸奶 + 香蕉→产生致癌物质 538

水产品的相克食物

鲤鱼的相克食物
鲤鱼 + 红豆→排尿过多 539
鲫鱼的相克食物
鲫鱼 + 鹿肉→生痈疽 539
鲫鱼 + 猪肝→伤神、生疮痈 539
鲫鱼 + 蜂蜜→中毒 539

黄鱼的相克食物
黄鱼 + 荞麦→难消化 539
黑鱼的相克食物
黑鱼 + 茄子→损肠胃 540
泥鳅的相克食物
泥鳅 + 螃蟹→功效相反 540
鳗鱼的相克食物
鳗鱼 + 醋→中毒 540
螃蟹的相克食物
螃蟹 + 冷饮→腹泻 541
螃蟹 + 茶→消化不良 541
螃蟹 + 蜂蜜→中毒 541
虾的相克食物
虾 + 猪肉→损精 541
虾皮 + 黄豆→消化不良 541
牡蛎的相克食物
牡蛎 + 高膳食纤维食品→减少锌吸收 541
海参的相克食物
海参 + 醋→口感差 542
海蜇的相克食物
海蜇 + 白糖→易变质 542
蜗牛的相克食物
蜗牛 + 螃蟹→荨麻疹 542
田螺的相克食物
田螺 + 蚕豆→肠绞痛 543
田螺 + 冰水→腹泻 543
田螺 + 木耳→中毒 543
紫菜的相克食物
紫菜 + 酸涩的水果→胃肠不适 543
海带的相克食物
海带 + 酸涩的水果→胃肠不适 543
海带 + 茶→胃肠不适 544
海藻的相克食物
海藻 + 甘草→功效相反 544

五谷杂粮的相克食物
大米的相克食物
大米 + 碱→脚气病 544

糯米的相克食物
糯米 + 酒→酒醉难醒 544
黍米的相克食物
黍米 + 烧酒→心绞痛 545
玉米的相克食物
玉米 + 牡蛎→阻碍锌吸收 545
红薯的相克食物
红薯 + 豆浆→影响消化 545
红薯 + 柿子→胃柿石症 545
红薯 + 白酒→结石 546
红薯 + 香蕉→面部生斑 546
红薯 + 西红柿→结石、腹泻 546
红薯 + 螃蟹→结石 546
红豆的相克食物
红豆 + 盐→降低食疗效果 546
豆腐的相克食物
豆腐 + 葱→损钙、生结石 546
豆腐 + 蜂蜜→腹泻 547
豆浆的相克食物
豆浆 + 红糖→影响消化吸收 547
豆浆 + 蜂蜜→影响消化、损听力 547
豆浆 + 药→影响药效 547
腐竹的相克食物
腐竹 + 葱→影响钙质的吸收 547

饮品的相克食物
茶的相克食物
茶 + 酒→刺激心脏、损害肾 548
茶 + 肉→便秘 548
茶 + 人参→影响药效 548
茶 + 药→影响药效 549
茶、咖啡、葡萄酒 + 富含铁的食物→阻碍铁
吸收 549
啤酒的相克食物
啤酒 + 腌熏食物→致癌 549
啤酒 + 碳酸饮料→吸收更多酒精 549
啤酒 + 白酒→刺激内脏 550
白酒的相克食物
酒 + 辛辣食物→上火 550

白酒 + 碳酸饮料→危害脏器、损血管 550
白酒 + 醋→易造成胃炎 550
葡萄酒的相克食物
葡萄酒 + 碳酸饮料→破坏果香降营养 551
红葡萄酒 + 海鲜→破坏海鲜味道 551
葡萄酒 + 胡萝卜→产生有毒物质 551
咖啡的相克食物
咖啡 + 酒→刺激过强 551
咖啡 + 烟草→致癌 551

食物相宜

蔬菜的黄金搭档
萝卜的黄金搭档
萝卜 + 烤肉→减少致癌物 552
萝卜 + 羊肉→滋补不上火 552
萝卜 + 鸡肉 + 枸杞→保护心血管 553
萝卜 + 豆腐→助消化添营养 553
萝卜 + 白菜→益寿保健康 553
胡萝卜 + 油脂→利于吸收维生素A 553
胡萝卜 + 菠菜→降低中风危险 553
胡萝卜+山药+猪肚+黄芪→丰满肌肉告别消瘦 553
山药的黄金搭档
山药 + 鸭肉→滋阴补肺 554
土豆的黄金搭档
土豆 + 牛肉→酸碱平衡更营养 554
莲藕的黄金搭档
莲藕 + 肉类→补而不燥 554

芋头的黄金搭档
芋头 + 鱼→调中补虚 554
百合的黄金搭档
百合 + 鸡蛋→润肺安神 555
百合 + 银耳→滋阴润肺 555
洋葱的黄金搭档
洋葱 + 肉类→降低血液黏稠的风险 555
慈姑的黄金搭档
慈姑 + 肉类→补气强身 555
莴笋的黄金搭档
莴笋 + 青蒜→防治高血压 556
竹笋的黄金搭档
竹笋 + 鸡肉→滋养不怕胖 556
菠菜的黄金搭档
菠菜 + 鸡血→养肝护肝 556
菠菜 + 猪肝→治疗贫血 556
莼菜的黄金搭档
莼菜 + 鲫鱼→补虚养胃肠 557
莼菜 + 黄鱼→开胃增食欲 557
韭菜的黄金搭档
韭菜 + 鸡蛋→补肾行气止胃痛 557
蕨菜的黄金搭档
蕨菜 + 鸡蛋、肉类→营养均衡 557
茼蒿的黄金搭档
茼蒿 + 肉、蛋→维生素A利用高 558
茭白的黄金搭档
茭白 + 芹菜→降血压 558
豌豆的黄金搭档
豌豆 + 富含氨基酸的食品→营养高 558
饭豇豆的黄金搭档
饭豇豆 + 粳米→香糯适口营养好 558
黄瓜的黄金搭档
黄瓜 + 大蒜→减肥 559
丝瓜的黄金搭档
丝瓜 + 菊花→养颜除雀斑 559
油菜的黄金搭档
油菜 + 豆腐→清肺止咳 559

油菜 + 蘑菇→防便秘 559

蘑菇的黄金搭档
蘑菇 + 木瓜→减脂降压 560
蘑菇 + 豆腐→营养好吸收 560
蘑菇 + 葱→清热降脂 560

黑木耳的黄金搭档
黑木耳 + 猪腰→养血补肾 560
黑木耳 + 鲫鱼→补虚利尿 560
黑木耳 + 豆腐→降低胆固醇 560

水果、干果的黄金搭档

苹果的黄金搭档
苹果 + 茶叶→保护心脏 561
苹果 + 绿茶→防癌抗老化 561

柠檬的黄金搭档
柠檬 + 荸荠→生津止渴治咽喉炎 561

桂圆的黄金搭档
桂圆 + 大米→补元气 561

杨梅的黄金搭档
杨梅 + 盐→鲜美可口 562

红枣的黄金搭档
红枣 + 五谷→胜似灵芝草 562

花生的黄金搭档
花生 + 红葡萄酒→降低心脏病发病率 562
花生 + 毛豆 + 啤酒→健脑益智 562
花生 + 红枣→补虚止血 563

板栗的黄金搭档
板栗 + 鸡肉→补血疗虚 563

肉、蛋、奶的黄金搭档

猪肉的黄金搭档
猪肉 + 大蒜→促循环、消疲劳 563

猪血的黄金搭档
猪血 + 葱、姜、辣椒→祛除异味 564

猪蹄的黄金搭档
猪蹄 + 章鱼→益气养血 564

牛肉的黄金搭档
牛肉 + 山楂、橘皮→牛肉易烂 564
牛肉 + 鸡蛋→延缓衰老 564

羊肉的黄金搭档
羊肉 + 豆腐→除膻祛火 564
羊肉 + 生姜→除膻祛风湿 565
羊肉 + 山楂→祛膻易熟 565
羊肉 + 香菜→祛膻除腥 565

狗肉的黄金搭档
狗肉 + 白酒、姜→祛除腥膻 565
狗肉 + 米汤→口不干 565

兔肉的黄金搭档
兔肉 + 枸杞→明目治耳鸣 566

鸡肉的黄金搭档
鸡肉 + 人参→填精补髓调经 566

鸡蛋的黄金搭档
鸡蛋 + 枸杞→治疗肾虚和眼病 566
鸡蛋 + 肉 + 豆腐→蛋白质利用高 566
鸡蛋 + 西红柿→加强营养吸收 567

牛奶的黄金搭档
牛奶 + 蜂蜜→改善儿童贫血 567

水产品的黄金搭档

鱼的黄金搭档
鱼 + 豆腐→补钙防佝偻 567
鲤鱼 + 米醋→利湿消肿 567
鲢鱼 + 香油→美容美发 568
鲫鱼 + 豆腐→蛋白质利用高 568

鱼翅的黄金搭档
鱼翅 + 禽畜肉、虾蟹→弥补色氨酸 568

螃蟹的黄金搭档
螃蟹 + 姜、醋→祛寒杀菌 568

甲鱼的黄金搭档
甲鱼 + 蜂蜜→强身防衰老 568

海蜇的黄金搭档
海蜇 + 醋→海蜇不走味 569

石花菜的黄金搭档
石花菜 + 姜→缓解寒性 569

海带的黄金搭档
海带 + 豆腐→蛋白质利用高 569
海带 + 芝麻→美容抗衰老 569

海带 + 猪蹄→补血降压 570
五谷杂粮的黄金搭档
谷类的黄金搭档
谷类 + 豆类→提高蛋白质质量 570
粳米的黄金搭档
粳米 + 糙米→营养更均衡 570
粳米 + 泉水、井水→味道佳 570
小米的黄金搭档
小米 + 粳米→营养互补 570
小米 + 大豆、肉类→提升营养价值 571
小麦的黄金搭档
小麦 + 大米→营养全面又均衡 571
玉米的黄金搭档
玉米 + 豆类→防治癞皮病 571
红薯的黄金搭档
红薯 + 米、面→化解胀气 571
青豆的黄金搭档
青豆 + 黄芪 + 太子参→益气增肥 572
豆腐的黄金搭档
豆腐 + 玉竹→养颜润肤 572

粉丝的黄金搭档
粉丝 + 动物油脂→味道醇美 572
粉丝 + 菠菜→促进吸收 572
调料的黄金搭档
红糖的黄金搭档
红糖 + 姜→祛寒 573
醋的黄金搭档
醋 + 生姜→止恶心呕吐 573
饮品的黄金搭档
葡萄酒的黄金搭档
葡萄酒 + 柠檬水→味道协调 573
白葡萄酒 + 白肉→杀菌助消化 573
红葡萄酒 + 红肉→利于消化 574
绿茶的黄金搭档
绿茶 + 银耳→润肺养胃 574
绿茶 + 生姜→治疗肠胃炎 574
绿茶 + 薄荷→提神醒脑、缓解暑热 574
咖啡的黄金搭档
咖啡 + 糙米 + 牛奶→健康美味 574

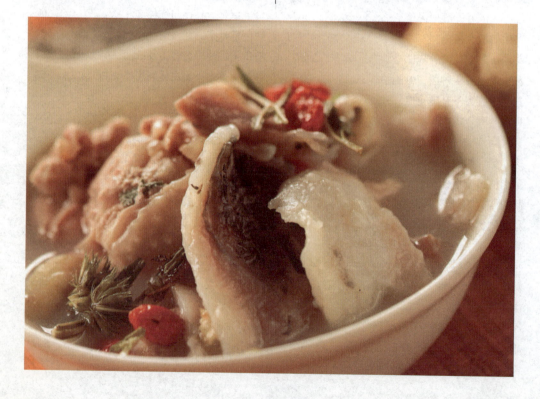

第一篇
食物营养全解

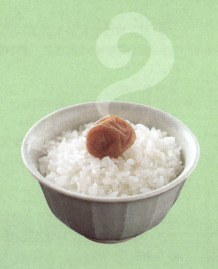

谷物类

大米 rice

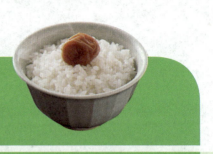

◎营养指数
（营养指数中的数值均为每百克食物的含量）

维生素		三大营养素		热量等	
A（微克）	–	蛋白质（克）	7.7	热量（千卡*）	343
B₁（毫克）	0.33	脂肪（克）	0.6	胆固醇（毫克）	–
B₂（毫克）	0.08	碳水化合物（克）	76.8	膳食纤维（克）	0.6
B₆（毫克）	0.2	**矿物质**			
B₁₂（微克）	20	钙（毫克）	11		
C（毫克）	8	铁（毫克）	1.1		
D（微克）	–	磷（毫克）	121		
E（毫克）	1.01	钾（毫克）	97		
生物素（微克）	220	钠（毫克）	2.4		
K（微克）	–	铜（毫克）	0.19		
P（微克）	–	镁（毫克）	34		
胡萝卜素（毫克）	–	锌（毫克）	1.45		
叶酸（微克）	3.8	硒（微克）	2.5		
泛酸（毫克）	0.6				
烟酸（毫克）	1.5				

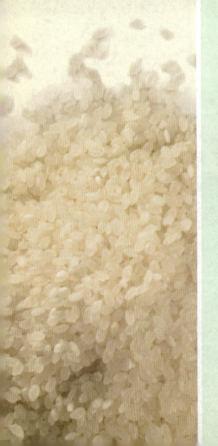

大米是中国人的主食之一，由稻子的籽实脱壳而成。大米中氨基酸的组成比较完全，蛋白质主要是米精蛋白，易于消化吸收。

■ 食性物语

大米是B族维生素的主要来源，是预防脚气病、消除口腔炎症的重要食疗资源。米粥具有补脾、和胃、清肺功效。米汤能刺激胃液的分泌，有助于消化。用米汤冲奶粉能使奶粉中的酪蛋白形成疏松而又柔软的小凝块，易于消化吸收。

■ 食而有道

糙米中的矿物质、B族维生素、膳食纤维含量都较精米高。米粥更易于消化，但制作时不要放碱，以免破坏维生素B₂。做米饭时要"蒸"不要"捞"，捞饭会损失大量维生素。

■ 食事求适

老弱妇孺皆宜。病后脾胃虚弱或烦热口渴的病人更为适宜。产后奶水不足，可用米汤来辅助喂养婴儿。

■ 适可而止

每餐60克。

★ 1卡=4.186焦耳。

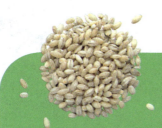

谷物类

wheat 小麦

◎营养指数
（营养指数中的数值均为每百克食物的含量）

三大营养素		矿物质		维生素	
热量（千卡）	350	钙（毫克）	25	A（微克）	11
胆固醇（毫克）	–	铁（毫克）	0.6	B₁（毫克）	0.24
膳食纤维（克）	2.8	磷（毫克）	162	B₂（毫克）	0.07
蛋白质（克）	9.4	钾（毫克）	127	B₆（毫克）	0.05
脂肪（克）	1.4	钠（毫克）	0.2	B₁₂（微克）	17.3
碳水化合物（克）	75	铜（毫克）	0.26	C（毫克）	–
		镁（毫克）	32	D（微克）	–
		锌（毫克）	0.2	E（毫克）	0.3
		硒（微克）	0.32	生物素（微克）	185
				K（微克）	–
				P（微克）	–
				胡萝卜素（毫克）	–
				叶酸（微克）	8
				泛酸（毫克）	0.7
				烟酸（毫克）	0.47

小麦是我国北方人民的主食，营养价值很高，所含碳水化合物约占75%，蛋白质约占10%，是补充热量和植物蛋白的重要来源。

■ 食性物语

进食全麦可以降低血液中雌激素的含量，可防治乳腺癌。小麦粉（面粉）有很好的嫩肤、除皱、祛斑功效。《本草拾遗》："小麦面，补虚，实人肤体，厚肠胃，强气力。"《医林纂要》概括它的四大用途：除烦，止血，利小便，润肺燥。

■ 食而有道

存放时间适当长些的面粉比新磨面粉品质好，民间有"麦吃陈，米吃新"之说。面粉最好与大米搭配食用。

■ 食事求适

所有人都可食用，更年期妇女食用未精制小麦还能缓解更年期综合征。

■ 适可而止

每餐100克。

■ 食林广记

法国一家面包厂的工人发现：无论他们年纪有多大，手上的皮肤都既不松弛也无老年斑，甚至还很娇嫩柔滑，原因就是他们每天都要揉小麦粉。

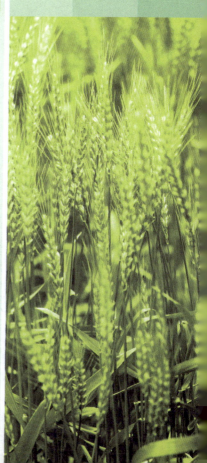

谷物类

玉米 corn

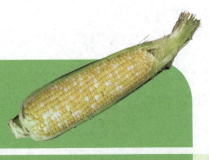

◎ 营养指数
（营养指数中的数值均为每百克食物的含量）

维生素			三大营养素				
A（微克）	63		蛋白质（克）	4	热量（千卡）	196
B₁（毫克）	0.21		脂肪（克）	2.3	胆固醇（毫克）	–
B₂（毫克）	0.06		碳水化合物（克）	40.2	膳食纤维（克）	10.5
B₆（毫克）	0.11					
B₁₂（微克）	15					
C（毫克）	10		钙（毫克）	1		
D（微克）	–	矿物质	铁（毫克）	1.5		
E（毫克）	1.7		磷（毫克）	187		
生物素（微克）	216		钾（毫克）	238		
K（微克）	1		钠（毫克）	1.1		
P（微克）	–		铜（毫克）	0.25		
胡萝卜素（毫克）	0.34		镁（毫克）	96		
叶酸（微克）	12		锌（毫克）	0.9		
泛酸（毫克）	1.9		硒（微克）	1.63		
烟酸（毫克）	1.6					

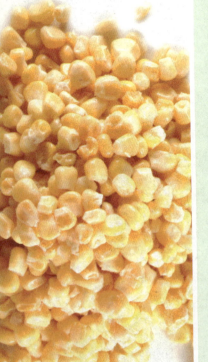

玉米又名包谷、棒子、玉蜀黍，有些地区以它作主食，是粗粮中的保健佳品。

■ 食性物语

玉米中的膳食纤维含量很高，能刺激胃肠蠕动、加速粪便排泄，可防治便秘、肠炎、肠癌等。玉米胚尖中所含营养物质能增强人体新陈代谢、调整神经系统、降低血脂，常食长寿。玉米胚尖可使皮肤细嫩光滑，抑制、延缓皱纹产生。玉米须有利尿降压、止血止泻、助消化的作用。玉米油能降低血清胆固醇，预防高血压和冠心病。

■ 食而有道

玉米的许多营养集中在玉米粒的胚尖中，应当全部吃进。

玉米蛋白质中缺乏色氨酸，单一食用易发生癞皮病，以玉米为主食的地区应多吃豆类食品。

发霉的玉米中含致癌物质，忌食。

■ 食事求适

所有人都适宜。

■ 适可而止

每餐约100克。

谷物类

millet 小米

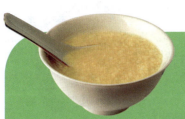

◎ 营养指数
（营养指数中的数值均为每百克食物的含量）

三大营养素		矿物质		维生素	
热量（千卡）	359			A（微克）	17
胆固醇（毫克）	–			B_1（毫克）	0.67
膳食纤维（克）	1.6			B_2（毫克）	0.12
蛋白质（克）	9.2			B_6（毫克）	0.18
脂肪（克）	3.2			B_{12}（微克）	73
碳水化合物（克）	73.3			C（毫克）	–
钙（毫克）	9			D（微克）	–
铁（毫克）	5.6			E（毫克）	3.63
磷（毫克）	240			生物素（微克）	143
钾（毫克）	239			K（微克）	–
钠（毫克）	9			P（毫克）	–
铜（毫克）	0.54			胡萝卜素（毫克）	0.19
镁（毫克）	107			叶酸（微克）	29
锌（毫克）	2.08			泛酸（毫克）	1.7
硒（微克）	4.74			烟酸（毫克）	1.6

小米 又称粟米，是谷子（也叫粟）的籽实脱壳后的产物，由于不需精制，保存了许多维生素和矿物质。

■ 食性物语

小米具有防治消化不良、反胃、呕吐的功效，还可有效地防止血管硬化。常食小米不易患失眠症。小米具有滋阴养血的功效，可使产妇虚寒体质得到调养，帮助她们恢复体力。中医认为小米有清热解渴、健胃除湿、和胃安眠等功效。

■ 食而有道

宜与大豆或肉类食物混合食用。小米粥不宜太稀薄，与粳米同煮可提高其营养价值。小米的蛋白质营养价值并不比大米更好，因为小米蛋白质的氨基酸组成并不理想，赖氨酸过低而亮氨酸又过高，所以妇女产后不能完全以小米为主食，应注意搭配，以免缺乏其他营养。

■ 食事求适

老人、病人、产妇宜用的滋补品。

■ 适可而止

每餐50克。

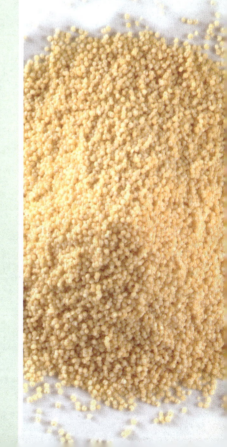

谷物类

糯米 glutinous rice

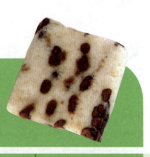

◎ 营养指数
（营养指数中的数值均为每百克食物的含量）

维生素			三大营养素				
A（微克）	–			蛋白质（克）	7.3	热量（千卡）	345
B₁（毫克）	0.19			脂肪（克）	1.4	胆固醇（毫克）	–
B₂（毫克）	0.03			碳水化合物（克）	77.5	膳食纤维（克）	0.8
B₆（毫克）	0.04		矿物质	钙（毫克）	26		
B₁₂（微克）	23			铁（毫克）	6.7		
C（毫克）	–			磷（毫克）	155		
D（微克）	–			钾（毫克）	231		
E（毫克）	1.29			钠（毫克）	1.5		
生物素（微克）	120			铜（毫克）	0.25		
K（微克）	–			镁（毫克）	49		
P（微克）	–			锌（毫克）	1.54		
胡萝卜素（毫克）	–			硒（微克）	2.71		
叶酸（微克）	7						
泛酸（毫克）	0.5						
烟酸（毫克）	2						

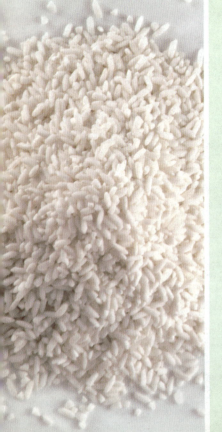

糯米又叫江米，中国家常食粮之一。因口感香糯黏滑，常用来制成风味小吃，深受大家喜爱。逢年过节，很多地方都有吃年糕的习俗，正月十五的汤圆也是用糯米粉制成的。

■ 食性物语

温暖脾胃，对食欲不佳、腹胀腹泻有一定缓解作用。具有收涩作用，对尿频、盗汗有较好食疗效果。

■ 食而有道

宜加热后食用，冷食不但口感不好，且不易消化。

■ 食事求适

一般人都可食用。

老人、儿童或病人慎食；糖尿病、肾脏病、高血脂或体重过重者少食。

■ 适可而止

每餐约50克。

谷物类

black rice 黑米

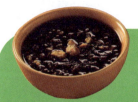

◎营养指数
（营养指数中的数值均为每百克食物的含量）

三大营养素	热量（千卡）	339
	胆固醇（毫克）	–
	膳食纤维（克）	2.8
	蛋白质（克）	8.9
	脂肪（克）	2.2
	碳水化合物（克）	70.8
矿物质	钙（毫克）	12
	铁（毫克）	1.6
	磷（毫克）	179
	钾（毫克）	256
	钠（毫克）	7.1
	铜（毫克）	0.15
	镁（毫克）	147
	锌（毫克）	3.8
	硒（微克）	3.2
维生素	A（微克）	19
	B_1（毫克）	0.41
	B_2（毫克）	0.33
	B_6（毫克）	0.54
	B_{12}（微克）	104
	C（毫克）	32
	D（微克）	–
	E（毫克）	0.6
	生物素（微克）	270
	K（微克）	–
	P（微克）	–
	胡萝卜素（毫克）	3.87
	叶酸（微克）	15
	泛酸（毫克）	0.2
	烟酸（毫克）	2.3

黑米和紫米都是稻中珍品，营养成分基本相同。锰、锌等矿物质含量较高，又含维生素C、叶绿素、花青素、胡萝卜素及强心苷等特殊成分，比普通大米更具营养。

■ 食性物语

多食可开胃健脾、明目活血、滑涩补精。对少年白发、产后虚弱、病后体虚及贫血、肾虚者均有很好的补养作用。

■ 食而有道

宜熬粥煮烂食用。

黑米煮前当浸泡一夜，以使不易消化的外皮迅速被煮烂。

黑米粥煮烂后大多数营养成分才能溶出。

■ 食事求适

所有人都可以食用。

消化功能较弱的儿童和老人不要吃未煮烂的黑米；病后消化能力弱的人不宜急于吃黑米，可用紫米调养。

■ 适可而止

每餐约50克。

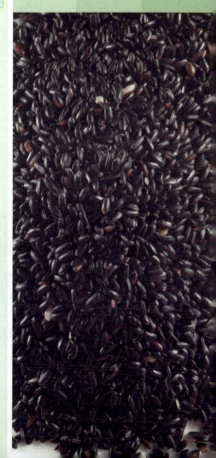

谷物类

燕麦 oats（麦片）

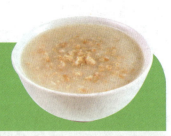

◎ 营养指数
（营养指数中的数值均为每百克食物的含量）

维生素			三大营养素				
A（微克）	420		蛋白质（克）	15	热量（千卡）	367	
B₁（毫克）	0.3		脂肪（克）	6.7	胆固醇（毫克）	–	
B₂（毫克）	0.13		碳水化合物（克）	61.6	膳食纤维（克）	5.3	
B₆（毫克）	0.16						
B₁₂（微克）	54.4						
C（毫克）	–	矿物质	钙（毫克）	186			
D（微克）	–		铁（毫克）	7			
E（毫克）	3.07		磷（毫克）	291			
生物素（微克）	73		钾（毫克）	214			
K（微克）	–		钠（毫克）	3.7			
P（毫克）	–		铜（毫克）	0.45			
胡萝卜素（毫克）	–		镁（毫克）	177			
叶酸（微克）	25		锌（毫克）	2.59			
泛酸（毫克）	1.1		硒（微克）	4.31			
烟酸（毫克）	1.2						

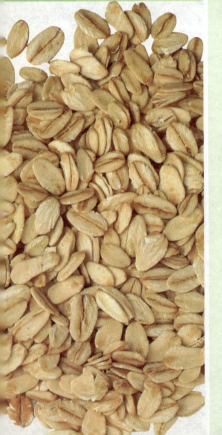

燕麦是一种低糖、高蛋白质、高脂肪、高能量食品。各种营养成分量高质优，但口感不好，制成麦片后口感得到改善。

■ **食性物语**

补钙佳品，所含钙、磷、铁、锌等矿物质有预防骨质疏松、促进伤口愈合、防止贫血的功效。北京心脑血管医学研究中心和中国农科院协作研究证实，日食50克燕麦片，可使每百毫升血液中的胆固醇平均下降39毫克，三酰甘油下降76毫克，从而有效预防心脑血管病。此外，对糖尿病也有很好的降糖功效，还能通便解秘。

■ **食而有道**

若在饭中添加燕麦，应由少量慢慢添加。

■ **食事求适**

一般人都可食用，中老年人更宜。
对麸质过敏者慎食。

■ **适可而止**

每餐约40克，多食会造成胃痉挛或胀气。

■ **食林广记**

美国《时代》周刊评出的十大健康食品中，燕麦名列第五。

谷物类

buckwheat 荞麦

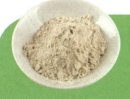

◎ 营养指数
（营养指数中的数值均为每百克食物的含量）

三大营养素		矿物质		维生素	
热量（千卡）	324	钙（毫克）	47	A（微克）	13
胆固醇（毫克）	–	铁（毫克）	6.2	B_1（毫克）	0.28
膳食纤维（克）	6.5	磷（毫克）	297	B_2（毫克）	0.16
蛋白质（克）	9.3	钾（毫克）	401	B_6（毫克）	0.35
脂肪（克）	2.3	钠（毫克）	4.7	B_{12}（微克）	0.02
碳水化合物（克）	66.5	铜（毫克）	0.56	C（毫克）	–
		镁（毫克）	258	D（微克）	–
		锌（毫克）	0.56	E（毫克）	4.4
		硒（微克）	3.62	生物素（微克）	0.2
				K（微克）	–
				P（微克）	0.33
				胡萝卜素（毫克）	2.4
				叶酸（微克）	44
				泛酸（毫克）	1.54
				烟酸（毫克）	2.2

荞麦 又叫三角麦、乌麦、花荞。其蛋白质中含有丰富的赖氨酸成分，膳食纤维更是普通精制大米的10倍。

■ 食性物语
所含芦丁可保护视力，降低血脂和胆固醇，软化血管，预防脑血管出血。所含烟酸能促进机体的新陈代谢，增强解毒能力，扩张小血管。所含镁利于血管扩张，抑制凝血块，能降低血清胆固醇。某些黄酮成分可抗菌、消炎、止咳、平喘、祛痰、降低血糖。食用荞麦还能清理肠道沉积废物。

■ 食而有道
荞麦面扒糕、面条，佐以麻酱或羊肉汤，风味独特。

■ 食事求适
老弱妇孺皆宜，糖尿病人更宜常吃。
肿瘤病人，消化功能不佳、经常腹泻者忌食。

■ 适可而止
每餐约60克，多食易造成消化不良。

■ 食林广记
公元前5世纪的《神农书》中将荞麦列为八谷之一。唐朝时，荞麦食品传入日本后，吃法达百余种。

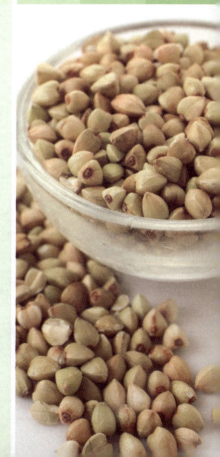

✤ 谷物类

芡实 gorgon fruit

◎ 营养指数
（营养指数中的数值均为每百克食物的含量）

维生素			三大营养素				
A（微克）	10					热量（千卡）	144
B₁（毫克）	0.4					胆固醇（毫克）	–
B₂（毫克）	0.08		蛋白质（克）	9.8		膳食纤维（克）	0.4
B₆（毫克）	0.02		脂肪（克）	0.2			
B₁₂（微克）	110		碳水化合物（克）	75			
C（毫克）	6		钙（毫克）	9			
D（微克）	–		铁（毫克）	0.4			
E（毫克）	–		磷（毫克）	110			
生物素（微克）	–	矿物质	钾（毫克）	134			
K（微克）	–		钠（毫克）	2.3			
P（微克）	–		铜（毫克）	0.12			
胡萝卜素（毫克）	0.02		镁（毫克）	8			
叶酸（微克）	18		锌（毫克）	1.72			
泛酸（毫克）	0.52		硒（微克）	2.28			
烟酸（毫克）	2.5						

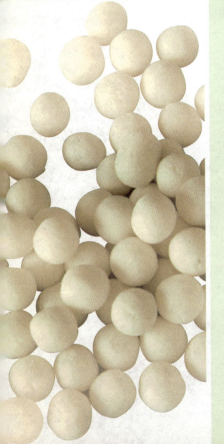

芡实 又名鸡头米、水鸡头、鸡头苞等。是秋季进补的首选食物。古药书中说它是"婴儿食之不老，老人食之延年"的粮菜佳品。

■ **食性物语**

芡实所含碳水化合物极为丰富，易被人体吸收。秋季服用能健脾益胃，补充营养素。与瘦肉同炖，对解除神经痛、头痛、关节痛、腰腿痛等虚弱症状大有好处。常吃可治老年尿频。

■ **食而有道**

分生用和炒用两种。生芡实以补肾涩精为主，炒芡实以健脾开胃为主。炒制时要加麦麸，并掌握好火候。

■ **食事求适**

儿童、老人和肾虚体弱、消化不良者的最佳食物。
便秘、尿赤、妇女产后、婴儿不宜食用。

■ **适可而止**

每餐约50克。

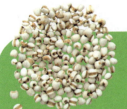

谷物类
job's tears 薏米

◎营养指数

（营养指数中的数值均为每百克食物的含量）

热量（千卡）	357	三大营养素	蛋白质（克）	12.8	
胆固醇（毫克）	–		脂肪（克）	3.3	
膳食纤维（克）	2		碳水化合物（克）	69.1	
		矿物质	钙（毫克）	42	
			铁（毫克）	3.6	
			磷（毫克）	217	
			钾（毫克）	238	
			钠（毫克）	3.6	
			铜（毫克）	0.29	
			镁（毫克）	88	
			锌（毫克）	1.68	
			硒（微克）	3.07	
维生素	A（微克）	416		B₁（毫克）	0.33

维生素		其他	
A（微克）	416	生物素（微克）	–
B1（毫克）	0.33	K（微克）	–
B2（毫克）	0.5	P（微克）	–
B6（毫克）	0.07	胡萝卜素（毫克）	–
B12（微克）	150	叶酸（微克）	16
C（毫克）	–	泛酸（毫克）	0.16
D（微克）	–	烟酸（毫克）	2
E（毫克）	2.08		

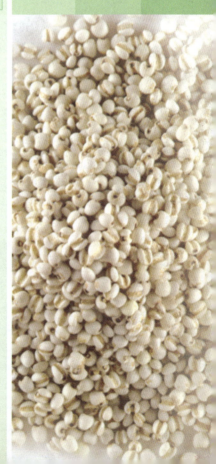

薏米又名薏苡仁、苡仁、六谷米等。营养价值高，易于消化吸收，被誉为"世界禾本科植物之王"，日本将其列入防癌食品。

■ 食性物语

促进新陈代谢，减少胃肠负担，常食对慢性肠炎、消化不良等症有疗效。清热利尿，增强肾功能，对浮肿病人有疗效。其抗癌有效成分为"薏苡仁脂""薏苡仁内脂"等，可用于胃癌、子宫颈癌的辅助治疗。常食可保持皮肤光洁细腻，消除粉刺、色斑，改善肤色。富含维生素B₁，可防治"脚气病"。

■ 食而有道

用于清热利尿须以生薏米煮汤服食；用于健脾益胃、治脾虚泄泻则须炒熟食用。

■ 食事求适

适合一般人食用。

便秘、尿多者及孕早期妇女忌食。

■ 适可而止

每餐50~100克。

蔬菜类
萝卜 radish

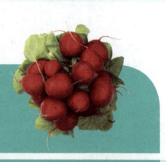

◎营养指数
（营养指数中的数值均为每百克食物的含量）

维生素			三大营养素					
A（微克）	–		蛋白质（克）	0.5		热量（千卡）	16	
B1（毫克）	0.02		脂肪（克）	0.2		胆固醇（毫克）	–	
B2（毫克）	0.04		碳水化合物（克）	3.1		膳食纤维（克）	0.8	
B6（毫克）	0.07							
B12（微克）	–		矿物质					
C（毫克）	12		钙（毫克）	77				
D（微克）	–		铁（毫克）	0.3				
E（毫克）	0.92		磷（毫克）	25				
生物素（微克）	–		钾（毫克）	196				
K（微克）	1		钠（毫克）	91.2				
P（微克）	–		铜（毫克）	0.03				
胡萝卜素（毫克）	0.02		镁（毫克）	17				
叶酸（微克）	53		锌（毫克）	0.18				
泛酸（毫克）	0.18		硒（微克）	0.61				
烟酸（毫克）	0.5							

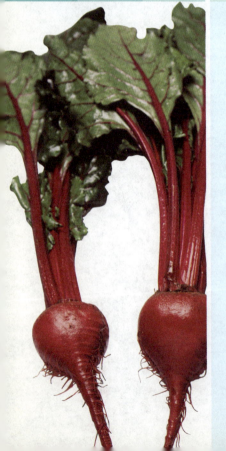

萝卜 也叫莱菔、罗服。可生食、可做菜，还可腌制泡菜、酱菜。营养丰富，民间有"冬吃萝卜夏吃姜，一年四季保安康"的说法。

■ **食性物语**
所含热量少、膳食纤维多，易产生饱胀感。能诱导人体产生干扰素，增加机体免疫力，抑制癌细胞生长。常吃可降低血脂、软化血管、稳定血压，预防冠心病、动脉硬化、胆石症等疾病。

■ **食而有道**
生食以汁多辣味淡者为好。
不可与胡萝卜、人参、西洋参、橘子同食。

■ **食事求适**
一般人都可食用。
十二指肠溃疡、慢性胃炎、单纯甲状腺肿、先兆流产、子宫脱垂患者忌食。

■ **适可而止**
每餐50~100克。

蔬菜类

carrot 胡萝卜

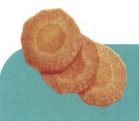

◎营养指数
（营养指数中的数值均为每百克食物的含量）

热量（千卡）	38	三大营养素	蛋白质（克）	0.9
胆固醇（毫克）	–		脂肪（克）	0.3
膳食纤维（克）	1.2		碳水化合物（克）	7.9
矿物质	钙（毫克）	65		
	铁（毫克）	0.4		
	磷（毫克）	20		
	钾（毫克）	232		
	钠（毫克）	105.1		
	铜（毫克）	0.03		
	镁（毫克）	7		
	锌（毫克）	0.14		
	硒（微克）	2.8		

维生素		
A（微克）	802	
B₁（毫克）	0.04	
B₂（毫克）	0.04	
B₆（毫克）	0.11	
B₁₂（微克）	–	
C（毫克）	12	
D（微克）	–	
E（毫克）	0.5	
生物素（微克）	–	
K（微克）	3	
P（微克）	–	
胡萝卜素（毫克）	4.81	
叶酸（微克）	28	
泛酸（毫克）	0.07	
烟酸（毫克）	0.4	

胡萝卜 又叫黄萝卜、红萝卜，颜色靓丽，脆嫩多汁，芳香甘甜。对人体有多方面的保健功能，被誉为"小人参"。

■ 食性物语

富含维生素A，可促进机体的正常生长与繁殖，维持上皮组织，防止呼吸道感染，保持视力正常，治疗夜盲症和干眼症。妇女进食可以降低卵巢癌的发病率。内含琥珀酸钾，有助于防止血管硬化和高血压。胡萝卜素可清除致人衰老的自由基。所含B族维生素和维生素C等营养成分也有润皮肤、抗衰老的作用。

■ 食而有道

胡萝卜素和维生素A是脂溶性物质，应用油炒熟食用。
与酒同食会在肝脏中产生毒素，导致肝病。

■ 食事求适

老少皆宜。

■ 适可而止

每餐1根（约70克），大量摄入会令皮肤色素发生变化，变成橙黄色；过量食用则易引起月经异常甚至不孕。

■ 食林广记

原产于中亚，元代以前传入我国。

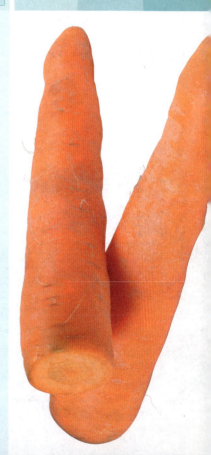

蔬菜类

土豆 potato

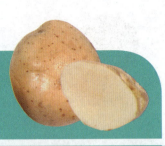

◎营养指数
（营养指数中的数值均为每百克食物的含量）

维生素		三大营养素		矿物质	
A（微克）	5	蛋白质（克）	1.7	热量（千卡）	88
B₁（毫克）	0.1	脂肪（克）	0.3	胆固醇（毫克）	–
B₂（毫克）	0.03	碳水化合物（克）	19.6	膳食纤维（克）	0.3
B₆（毫克）	0.18	钙（毫克）	47		
B₁₂（微克）	–	铁（毫克）	0.5		
C（毫克）	16	磷（毫克）	64		
D（微克）	–	钾（毫克）	302		
E（毫克）	0.34	钠（毫克）	0.7		
生物素（微克）	–	铜（毫克）	0.12		
K（微克）	–	镁（毫克）	23		
P（微克）	–	锌（毫克）	0.18		
胡萝卜素（毫克）	0.01	硒（微克）	0.78		
叶酸（微克）	21				
泛酸（毫克）	1.3				
烟酸（毫克）	0.4				

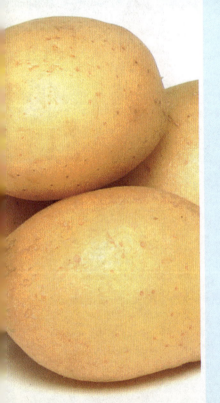

土豆是粮菜兼用型蔬菜，学名马铃薯，也叫洋芋。与稻、麦、玉米、高粱一起被称为全球五大农作物。

■ 食性物语
土豆是低热能、高蛋白、多维生素和微量元素食品，是理想的减肥食品。土豆淀粉在体内吸收速度慢，是糖尿病患者理想的食疗蔬菜。所含粗纤维可促进胃肠蠕动，加速胆固醇代谢，能治疗习惯性便秘，预防血胆固醇增高。钾含量极高，每周吃5~6个土豆可使中风机会下降40%。对消化不良的治疗有特效。

■ 食而有道
宜去皮、挖芽眼后食用。
土豆片、丝放入水中浸洗便于烹调，但不可泡太久以免营养流失。
皮色发青或发芽的土豆不能吃，以防龙葵素中毒。

■ 食事求适
一般人均可食用。
孕妇慎食，以免增加妊娠风险。

■ 适可而止
每次中等大小1个（约130克）。

蔬菜类

sweet potato 红薯

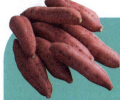

◎营养指数

（营养指数中的数值均为每百克食物的含量）

分类	项目	含量
	热量（千卡）	119
	胆固醇（毫克）	–
	膳食纤维（克）	1.1
三大营养素	蛋白质（克）	0.9
	脂肪（克）	0.5
	碳水化合物（克）	27.7
矿物质	钙（毫克）	44
	铁（毫克）	0.7
	磷（毫克）	20
	钾（毫克）	5.3
	钠（毫克）	15.4
	铜（毫克）	0.18
	镁（毫克）	12
	锌（毫克）	0.14
	硒（微克）	0.48
维生素	A（微克）	35
	B_1（毫克）	0.12
	B_2（毫克）	0.04
	B_6（毫克）	0.28
	B_{12}（微克）	–
	C（毫克）	30
	D（微克）	–
	E（毫克）	1.6
	生物素（微克）	–
	K（微克）	–
	P（微克）	–
	胡萝卜素（毫克）	0.21
	叶酸（微克）	49
	泛酸（毫克）	0.06
	烟酸（毫克）	0.5

红薯 学名甘薯，又称白薯、山芋、红苕。味道甜美，可供给大量热能，部分地区以其为主食。

■ 食性物语

　　富含膳食纤维，可防止便秘、治疗痔疮和肛裂。所含被称为"冒牌荷尔蒙"的脱氢表雄甾酮能有效抑制乳腺癌和结肠癌。对人体器官黏膜有特殊的保护作用，可保持血管弹性，防止肝肾中的结缔组织萎缩。理想的减肥食品，具有阻止糖分转化为脂肪的特殊功能。

■ 食而有道

　　宜与米面搭配食用，并配以咸菜或菜汤，以免肚胀排气。
　　食用凉红薯会导致胃腹不适。
　　烂红薯（带黑斑）和发芽的红薯有毒。
　　过多食用红薯粉制成的粉条，会导致体内铝元素沉积，不利健康。

■ 食事求适

　　一般人都可食用。
　　胃溃疡、胃酸过多者不宜食用。

■ 适可而止

　　每次1个（约150克），以免发生胃灼热、吐酸水、肚胀排气等不适。

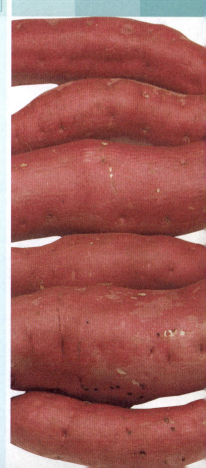

❀ 蔬菜类

山药 yam

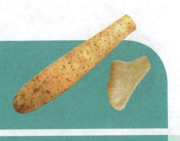

◎ 营养指数
（营养指数中的数值均为每百克食物的含量）

维生素		三大营养素		矿物质	
A（微克）	3	蛋白质（克）	1.5	热量（千卡）	64
B1（毫克）	0.08	脂肪（克）	0	胆固醇（毫克）	-
B2（毫克）	0.02	碳水化合物（克）	14.4	膳食纤维（克）	0.8
B6（毫克）	0.06	钙（毫克）	14		
B12（微克）	-	铁（毫克）	0.3		
C（毫克）	6	磷（毫克）	42		
D（微克）	-	钾（毫克）	452		
E（毫克）	0.2	钠（毫克）	18.6		
生物素（微克）		铜（毫克）	0.24		
K（微克）		镁（毫克）	20		
P（微克）		锌（毫克）	0.27		
胡萝卜素（毫克）	0.02	硒（微克）	0.55		
叶酸（微克）	8				
泛酸（毫克）	0.4				
烟酸（毫克）	0.61				

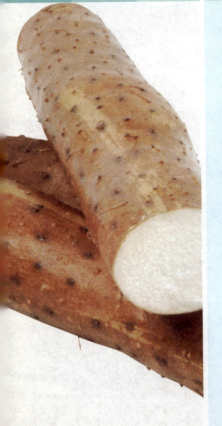

山药 是薯蓣的通称。它营养丰富，自古便被视为物美价廉的补虚佳品，既可作主粮，又可作蔬菜。

■ 食性物语

山药富含黏蛋白、淀粉酶、皂苷、游离氨基酸的多酚氧化酶等物质，为病后康复食补之佳品。山药几乎不含脂肪，所含黏蛋白能预防心血管系统的脂肪沉积，防止动脉硬化。食用山药还能增加人体T淋巴细胞，增强免疫功能，延缓细胞衰老。

■ 食而有道

宜去皮食用，以免产生麻、刺等异常口感。

■ 食事求适

老幼皆可食用。

山药有收涩作用，大便燥结者不宜食用。

■ 适可而止

每餐约85克。

蔬菜类

lotus root 莲藕

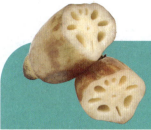

◎营养指数
(营养指数中的数值均为每百克食物的含量)

	项目	数值		项目	数值
热量(千卡)		84	**维生素**	A(微克)	3
胆固醇(毫克)		–		B₁(毫克)	0.11
膳食纤维(克)		1.2		B₂(毫克)	0.04
三大营养素	蛋白质(克)	1.9		B₆(毫克)	–
	脂肪(克)	0.1		B₁₂(微克)	–
	碳水化合物(克)	15.2		C(毫克)	25
矿物质	钙(毫克)	19		D(微克)	–
	铁(毫克)	1.4		E(毫克)	0.73
	磷(毫克)	51		生物素(微克)	–
	钾(毫克)	497		K(微克)	200
	钠(毫克)	44.2		P(微克)	–
	铜(毫克)	0.11		胡萝卜素(毫克)	0.02
	镁(毫克)	19		叶酸(微克)	–
	锌(毫克)	0.23		泛酸(毫克)	–
	硒(微克)	0.39		烟酸(毫克)	0.4

莲藕又名莲菜。微甜而脆，可生食，也可做菜，药用价值高，是上好的滋补食品。

■ 食性物语

　　莲藕含铁量较高，常食可预防缺铁性贫血。富含维生素C和膳食纤维，对肝病、便秘、糖尿病等虚弱之症颇有裨益。所含的丹宁酸有收缩血管和止血的作用，对瘀血、吐血、衄血、尿血、便血者及产妇、血友病人极为适合。可以消暑清热，是良好的祛暑食物。

■ 食而有道

　　煮藕忌铁器，否则发黑。

■ 食事求适

　　一般人都可食用，老幼妇孺、体弱多病者尤宜。
　　藕性偏凉，产妇不宜过早食用。

■ 适可而止

　　每餐约200克。

■ 食林广记

　　莲藕在清咸丰年间已被钦定为御膳贡品了。

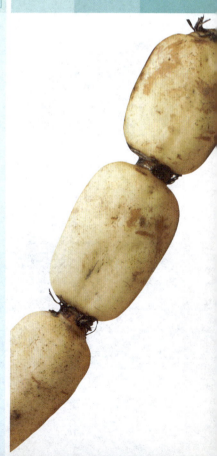

蔬菜类

百合 lily

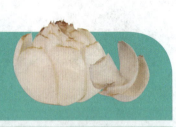

◎ 营养指数
（营养指数中的数值均为每百克食物的含量）

维生素			三大营养素				
A（微克）	–		蛋白质（克）	4		热量（千卡）	125
B1（毫克）	0.08		脂肪（克）	0.1		胆固醇（毫克）	–
B2（毫克）	0.07		碳水化合物（克）	28.3		膳食纤维（克）	5.4
B6（毫克）	0.12		钙（毫克）	9			
B12（微克）	–	矿物质	铁（毫克）	1			
C（毫克）	9		磷（毫克）	71			
D（微克）	–		钾（毫克）	740			
E（毫克）	0.5		钠（毫克）	1			
生物素（微克）	212		铜（毫克）	0.32			
K（微克）	–		镁（毫克）	34			
P（微克）	–		锌（毫克）	2.38			
胡萝卜素（毫克）	–		硒（微克）	2			
叶酸（微克）	77						
泛酸（毫克）	0.7						
烟酸（毫克）	–						

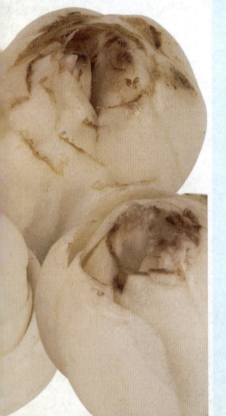

百合 是著名的保健食品和常用中药，因其鳞茎瓣片紧抱，状如白莲花，故名"百合"。

■ 食性物语

百合能解渴润燥，可止咳、止血、开胃、安神，改善支气管。富含秋水碱等多种生物碱和营养物质，对病后体弱、神经衰弱等症大有裨益。能显著抑制黄曲霉素突变作用，可用于白血病、肺癌、鼻咽癌等肿瘤的辅助治疗。

■ 食而有道

新鲜百合食疗效果更佳。
四季皆可食用，秋季最宜。

■ 食事求适

老少皆宜。
百合性偏凉，风寒咳嗽、脾虚便稀薄者不宜食用。

■ 适可而止

鲜品每次约30克。

■ 食林广记

百合常被人们视为团结友好、和睦合作的象征。民间每逢喜庆节日，有互赠百合或将百合做成糕点款待客人的习俗。

蔬菜类

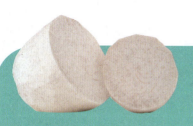

taros 芋头

◎营养指数
（营养指数中的数值均为每百克食物的含量）

三大营养素			矿物质			维生素		
热量（千卡）	79		蛋白质（克）	2.2		A（微克）	27	
胆固醇（毫克）	–		脂肪（克）	0.2		B_1（毫克）	0.06	
膳食纤维（克）	1		碳水化合物（克）	17.1		B_2（毫克）	0.05	
			钙（毫克）	36		B_6（毫克）	0.15	
			铁（毫克）	1		B_{12}（微克）	–	
			磷（毫克）	55		C（毫克）	6	
			钾（毫克）	378		D（微克）	–	
			钠（毫克）	33.1		E（毫克）	0.45	
			铜（毫克）	0.37		生物素（微克）	–	
			镁（毫克）	23		K（微克）	–	
			锌（毫克）	0.49		P（微克）	–	
			硒（微克）	1.45		胡萝卜素（毫克）	0.16	
						叶酸（微克）	30	
						泛酸（毫克）	1	
						烟酸（毫克）	0.7	

芋头 又称芋艿。口感细软，绵甜香糯，营养价值近似于土豆，是一种很好的碱性食物，既可作为主食蒸熟蘸糖食用，又可用来制作菜肴、点心。

■ 食性物语

含氟量较高，有洁齿防龋的作用。芋头中有一种高分子植物胶体，具有很好的止泻作用。可作为防治癌瘤的常用药膳主食，对癌症手术或术后放疗、化疗康复有辅助治疗作用。

■ 食而有道

芋头烹调时一定要烹熟，否则其中的黏液会刺激咽喉。

剥洗芋头时宜戴上手套，其黏液中的化合物会令手部皮肤发痒，火上烤一烤可缓解。

不宜与香蕉同吃。

■ 食事求适

老少皆宜，身体虚弱者尤宜。

■ 适可而止

每次约80克，一次吃得过多会导致腹胀。

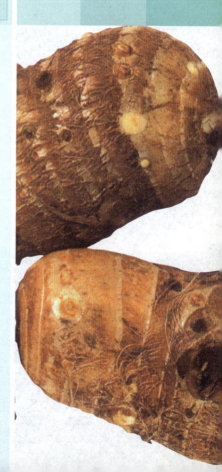

蔬菜类

魔芋 konjak

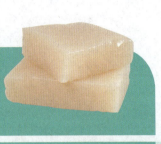

◎营养指数
（营养指数中的数值均为每百克食物的含量）

维生素			三大营养素				
A（微克）	15		蛋白质（克）	0.1	热量（千卡）		
B₁（毫克）	0.02		脂肪（克）	0.1	胆固醇（毫克）		
B₂（毫克）	0.03		碳水化合物（克）	3.3	膳食纤维（克）		
B₆（毫克）	0.06	矿物质	钙（毫克）	68			
B₁₂（微克）	—		铁（毫克）	0.6			
C（毫克）	—		磷（毫克）	7			
D（微克）	—		钾（毫克）	44			
E（毫克）	0.11		钠（毫克）	2			
生物素（微克）	87		铜（毫克）	0.11			
K（微克）	—		镁（毫克）	26			
P（毫克）	—		锌（毫克）	3			
胡萝卜素（毫克）	—		硒（微克）	1.85			
叶酸（微克）	2						
泛酸（毫克）	—						
烟酸（毫克）	6						

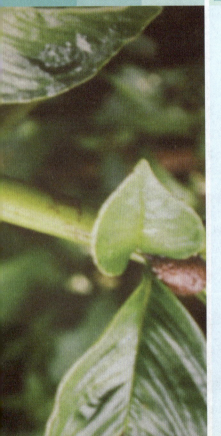

魔芋又称麻芋、鬼芋。含有大量穷驱甘露糖苷、维生素、膳食纤维及一定量的黏液蛋白，被人们誉为"魔力食品"，有"不想胖，吃魔芋；要想瘦，吃魔芋；要想肠胃好，还是吃魔芋"的说法。

■ 食性物语

所含黏液蛋白能预防动脉硬化和防治心脑血管疾病。能提高机体免疫力，所含的穷驱甘露糖苷对癌细胞代谢有干扰作用，能够防治癌瘤。膳食纤维能防止便秘和辅助肠道疾病的治疗。其葡萄甘露聚糖吸水膨胀，食后有饱腹感，是理想的减肥食品。魔芋能延缓葡萄糖的吸收，有效地降低餐后血糖。魔芋还具有补钙、平衡盐分、洁胃、整肠、排毒等作用。

■ 食而有道

生魔芋有毒，必须煎煮3小时以上方可食用。

■ 食事求适

人皆可食，糖尿病患者和肥胖者尤宜。

■ 适可而止

每餐约80克。

蔬菜类

mustard 芥菜

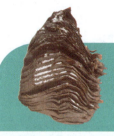

◎营养指数
(营养指数中的数值均为每百克食物的含量)

热量（千卡）		36
胆固醇（毫克）		–
膳食纤维（克）		2.4

三大营养素	蛋白质（克）	2.4
	脂肪（克）	0.3
	碳水化合物（克）	6

矿物质	钙（毫克）	77
	铁（毫克）	6.1
	磷（毫克）	41
	钾（毫克）	268
	钠（毫克）	23.7
	铜（毫克）	0.09
	镁（毫克）	19
	锌（毫克）	0.78
	硒（微克）	1.4

维生素	A（微克）	47
	B_1（毫克）	0.03
	B_2（毫克）	0.08
	B_6（毫克）	0.21
	B_{12}（微克）	–
	C（毫克）	5
	D（微克）	–
	E（毫克）	0.16
	生物素（微克）	–
	K（微克）	–
	P（微克）	–
	胡萝卜素（毫克）	2.38
	叶酸（微克）	–
	泛酸（毫克）	–
	烟酸（毫克）	0.8

芥菜 有多个变种，大头菜为根用芥菜，榨菜是茎用芥菜，雪里蕻则是叶用芥菜。

■ 食性物语

　　大头菜富含膳食纤维，可促进结肠蠕动，防止便秘。芥菜类蔬菜有清热解毒、抗菌消肿、促进伤口愈合的作用。雪里蕻富含维生素C，能醒脑提神、解除疲劳。

■ 食而有道

　　大头菜、榨菜可鲜食、可腌制；雪里蕻一般只腌制。

■ 食事求适

　　一般人都能食用。

　　内热偏盛，患有疮疡、痔疮便血及眼疾者忌食；高血压、血管硬化病人少食腌制芥菜。

■ 适可而止

　　鲜食每次50~80克，腌制品每次约10克。

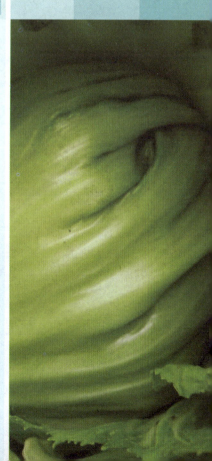

蔬菜类

洋葱 onion

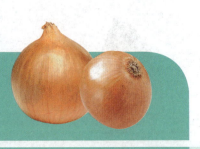

◎营养指数
（营养指数中的数值均为每百克食物的含量）

维生素		三大营养素		矿物质				
A（微克）	3	蛋白质（克）	1.1	热量（千卡）	39			
B₁（毫克）	0.03	脂肪（克）	0.2	胆固醇（毫克）	–			
B₂（毫克）	0.03	碳水化合物（克）	8.1	膳食纤维（克）	0.9			
B₆（毫克）	0.16	钙（毫克）	24					
B₁₂（微克）	–	铁（毫克）	0.6					
C（毫克）	8	磷（毫克）	39					
D（微克）	–	钾（毫克）	138					
E（毫克）	0.14	钠（毫克）	4.4					
生物素（微克）	210	铜（毫克）	0.05					
K（微克）	–	镁（毫克）	15					
P（微克）	–	锌（毫克）	0.23					
胡萝卜素（毫克）	20	硒（微克）	0.92					
叶酸（微克）	16							
泛酸（毫克）	0.19							
烟酸（毫克）	0.2							

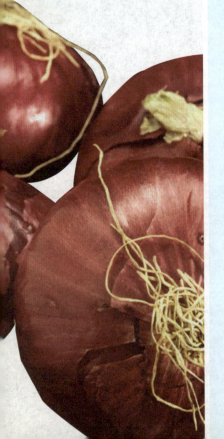

洋葱 又名葱头、圆葱。有辛辣香气，在国外被誉为"菜中皇后"，是价低而营养丰富的家常菜。

■ 食性物语

洋葱是唯一含前列腺素A的蔬菜，能扩张血管，降低血液黏度和血压、血脂，从而预防血栓。洋葱中含有大蒜素等植物杀菌素，嚼生洋葱可以预防感冒。所含矿物质硒是一种很强的抗氧化剂，能增强细胞的活力和代谢能力，可防癌、抗衰老。常食能提高骨密度，有助于防治骨质疏松症。

■ 食而有道

不宜加热过久，以有些微辣味为佳。

■ 食事求适

一般人均可食用。
皮肤瘙痒性疾病、眼部充血患者忌食；肺胃发炎者少食。

■ 适可而止

每餐1个（约50克），过量会产生胀气。

蔬菜类

Chinese cabbage 大白菜

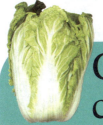

◎营养指数

（营养指数中的数值均为每百克食物的含量）

热量（千卡）	10
胆固醇（毫克）	–
膳食纤维（克）	1.2

三大营养素	蛋白质（克）	0.8
	脂肪（克）	0.1
	碳水化合物（克）	1.5

矿物质	钙（毫克）	43
	铁（毫克）	0.7
	磷（毫克）	33
	钾（毫克）	90
	钠（毫克）	48.4
	铜（毫克）	0.04
	镁（毫克）	9
	锌（毫克）	0.87
	硒（微克）	0.39

维生素	A（微克）	13
	B_1（毫克）	0.03
	B_2（毫克）	0.04
	B_6（毫克）	0.09
	B_{12}（微克）	–
	C（毫克）	9
	D（微克）	–
	E（毫克）	0.36
	生物素（微克）	–
	K（微克）	59
	P（微克）	–
	胡萝卜素（毫克）	0.02
	叶酸（微克）	61
	泛酸（毫克）	0.6
	烟酸（毫克）	0.3

大白菜有"菜中之王"的美名，在我国北方的冬季餐桌上必不可少，有"冬日白菜美如笋"之说。民间说：鱼生火，肉生痰，白菜豆腐保平安，即所谓"百菜不如白菜"。

■ 食性物语

　　大白菜中有一种化合物，能够帮助分解同乳腺癌相联系的雌激素。美国纽约激素研究所的科学家发现，由于中国和日本妇女常吃大白菜，乳腺癌发病率比西方妇女低得多。大白菜富含维生素，多吃可护肤养颜，促进人体排毒和对动物蛋白质的吸收。

■ 食而有道

　　大白菜顺丝切易熟。
　　不宜用煮焯、浸烫、挤汁等方法烹调。
　　腐烂的大白菜含有亚硝酸盐等毒素，食后可使人体严重低氧，甚至有生命危险。

■ 食事求适

　　所有人均可食用。

■ 适可而止

　　每次约100克。

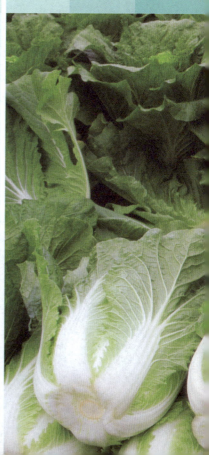

蔬菜类

小白菜 green Chinese cabbage

◎营养指数
（营养指数中的数值均为每百克食物的含量）

维生素			三大营养素					
A（微克）	280			蛋白质（克）	1.5	热量（千卡）		15
B₁（毫克）	0.02			脂肪（克）	0.3	胆固醇（毫克）		–
B₂（毫克）	0.09			碳水化合物（克）	1.6	膳食纤维（克）		1.1
B₆（毫克）	0.12		矿物质	钙（毫克）	90			
B₁₂（微克）	–			铁（毫克）	1.9			
C（毫克）	28			磷（毫克）	36			
D（微克）	–			钾（毫克）	178			
E（毫克）	0.7			钠（毫克）	73.5			
生物素（微克）	–			铜（毫克）	0.08			
K（微克）	110			镁（毫克）	18			
P（微克）	–			锌（毫克）	0.51			
胡萝卜素（毫克）	1.68			硒（微克）	1.17			
叶酸（微克）	110							
泛酸（毫克）	0.32							
烟酸（毫克）	0.7							

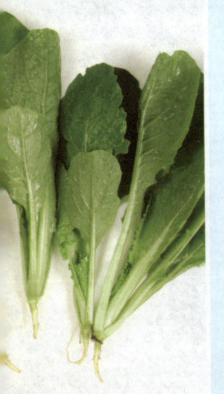

小白菜又叫青菜、油白菜。是蔬菜中含矿物质和维生素最丰富的菜。与大白菜相比，小白菜的钙含量是其2倍，维生素C含量为3倍，胡萝卜素含量高达74倍。

■ 食性物语

小白菜所含的矿物质能够促进骨骼发育，加速人体新陈代谢，增强机体造血功能。它还能缓解精神紧张，有助于保持心态平静。小白菜还有助于荨麻疹的消退。

■ 食而有道

不宜生食。
炒、熬时间不宜过长。

■ 食事求适

一般人都可食用。
脾胃虚寒、大便稀薄者少食。

■ 适可而止

每餐约70克。

蔬菜类

spinach 菠菜

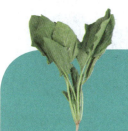

◎营养指数

（营养指数中的数值均为每百克食物的含量）

三大营养素	热量（千卡）	22
	胆固醇（毫克）	–
	膳食纤维（克）	1.4
	蛋白质（克）	2.4
	脂肪（克）	0.3
	碳水化合物（克）	2.5
矿物质	钙（毫克）	158
	铁（毫克）	1.7
	磷（毫克）	44
	钾（毫克）	140
	钠（毫克）	117.8
	铜（毫克）	0.1
	镁（毫克）	58
	锌（毫克）	0.52
	硒（微克）	0.97
维生素	A（微克）	487
	B_1（毫克）	0.04
	B_2（毫克）	0.11
	B_6（毫克）	0.3
	B_{12}（微克）	–
	C（毫克）	15
	D（微克）	–
	E（毫克）	1.74
	生物素（微克）	270
	K（微克）	210
	P（微克）	–
	胡萝卜素（毫克）	13.32
	叶酸（微克）	110
	泛酸（毫克）	0.2
	烟酸（毫克）	0.6

菠菜又叫波斯菜、赤根菜。不仅富含β胡萝卜素和铁，也是维生素B_6、叶酸、铁和钾的极佳来源，还富含酶。

■ 食性物语

养颜佳，对缺铁性贫血有改善作用，能令人面色红润。所含类胰岛素样物质能保持血糖稳定。含量丰富的维生素能防止口角炎、夜盲等维生素缺乏症。大量的抗氧化剂有助于防止大脑老化，防治老年痴呆症。可保护视力，降低视网膜退化的危险。利于清理人体肠胃热毒，能养血、止血、敛阴、润燥，可防治便秘。

■ 食而有道

食前宜先用沸水烫软，捞出再炒。

尽可能与海带、蔬菜、水果等碱性食品同食，可促使草酸钙溶解排出，防止结石。

■ 食事求适

电脑工作者、糖尿病人应常食。

婴幼儿和缺钙、软骨病、肺结核、肾结石、腹泻病患者忌食。

■ 适可而止

每餐80~100克。

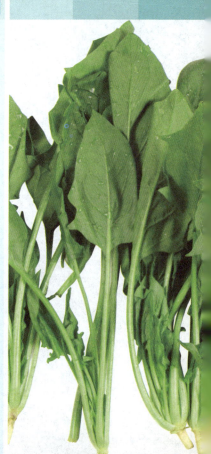

蔬菜类

油菜 cole

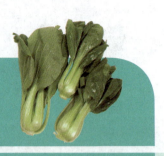

◎ 营养指数
（营养指数中的数值均为每百克食物的含量）

维生素			三大营养素				
A（微克）	3		蛋白质（克）	1.3	热量（千卡）	12	
B_1（毫克）	0.03		脂肪（克）	0.3	胆固醇（毫克）	–	
B_2（毫克）	0.07		碳水化合物（克）	1.2	膳食纤维（克）	0.2	
B_6（毫克）	0.08						
B_{12}（微克）	–	矿物质	钙（毫克）	148			
C（毫克）	12		铁（毫克）	1.1			
D（微克）	–		磷（毫克）	58			
E（毫克）	0.88		钾（毫克）	110			
生物素（微克）	–		钠（毫克）	89			
K（微克）	33		铜（毫克）	0.06			
P（微克）	–		镁（毫克）	22			
胡萝卜素（毫克）	0.02		锌（毫克）	0.4			
叶酸（微克）	66		硒（微克）	0.79			
泛酸（毫克）	0.17						
烟酸（毫克）	0.3						

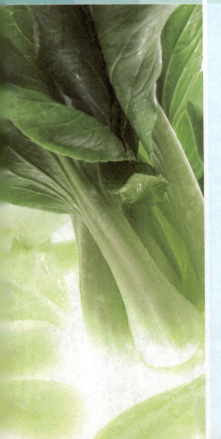

油菜 颜色深绿，营养素含量及食疗价值可称得上诸种蔬菜中的佼佼者，所含维生素C比大白菜高1倍多。

■ 食性物语

富含钙、铁、胡萝卜素和维生素C，对抵御皮肤过度角质化大有裨益，爱美人士不妨多摄入一些油菜。可促进血液循环，散血消肿。孕妇产后瘀血腹痛、丹毒、肿痛脓疮者可用以进行辅助治疗。含有能促进眼睛视紫质合成的物质，能明目。

■ 食而有道

食用时要现做现切，并用旺火爆炒。
吃剩的熟油菜过夜后不要再吃，以免造成亚硝酸盐沉积，易引发癌症。

■ 食事求适

一般人都适合食用。
孕早期妇女、小儿麻疹后期和疥疮、狐臭患者忌食。

■ 适可而止

每餐约150克。

蔬菜类

celery 芹菜

◎营养指数
（营养指数中的数值均为每百克食物的含量）

三大营养素			矿物质			维生素		
热量（千卡）		13	钙（毫克）	152		A（微克）	8	
胆固醇（毫克）		–	铁（毫克）	8.5		B₁（毫克）	0.03	
膳食纤维（克）		2.7	磷（毫克）	18		B₂（毫克）	0.04	
蛋白质（克）		0.6	钾（毫克）	163		B₆（毫克）	0.08	
脂肪（克）		–	钠（毫克）	516.9		B₁₂（微克）	–	
碳水化合物（克）		0.9	铜（毫克）	0.09		C（毫克）	6	
			镁（毫克）	18		D（微克）	–	
			锌（毫克）	0.1		E（毫克）	0.2	
			硒（微克）	0.57		生物素（微克）	–	
						K（微克）	10	
						P（微克）	–	
						胡萝卜素（毫克）	0.05	
						叶酸（微克）	29	
						泛酸（毫克）	0.26	
						烟酸（毫克）	0.3	

芹菜是常用蔬菜之一。既可热炒，又能凉拌，是一种具有很好药用价值的植物。

■ 食性物语
芹菜含铁量较高，是缺铁性贫血患者的佳蔬。同时，芹菜也是治疗高血压及其并发症的首选食品，对于血管硬化、神经衰弱患者亦有辅助治疗作用。芹菜汁可降血糖。

■ 食而有道
芹菜叶中所含的胡萝卜素和维生素C比茎多，因此吃时不要把能吃的嫩叶扔掉。

■ 食事求适
适合所有人食用。
血压偏低者慎用。

■ 适可而止
每餐约50克。

■ 食林广记
芹菜能促进人的性兴奋，西方称之为"夫妻菜"，曾被古希腊的僧侣禁食。泰国研究发现常吃芹菜能减少男性精子的数量，对避孕有所帮助。

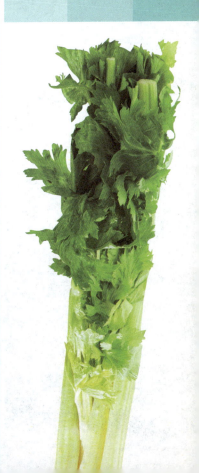

蔬菜类

生菜 iceberg lettuce
（莜麦菜）

◎营养指数
（营养指数中的数值均为每百克食物的含量）

维生素		三大营养素		矿物质	
A（微克）	133	蛋白质（克）	1.3		
B₁（毫克）	0.03	脂肪（克）	0.3		
B₂（毫克）	0.06	碳水化合物（克）	1.4		
B₆（毫克）	0.05	钙（毫克）	36		
B₁₂（微克）	–	铁（毫克）	1.3		
C（毫克）	4	磷（毫克）	24		
D（微克）	–	钾（毫克）	250		
E（毫克）	1.02	钠（毫克）	147		
生物素（微克）	–	铜（毫克）	0.08		
K（微克）	29	镁（毫克）	29		
P（微克）	–	锌（毫克）	0.21		
胡萝卜素（毫克）	0.8	硒（微克）	1.15		
叶酸（微克）	73				
泛酸（毫克）	0.2				
烟酸（毫克）	0.4				

热量（千卡） 12
胆固醇（毫克）–
膳食纤维（克）0.7

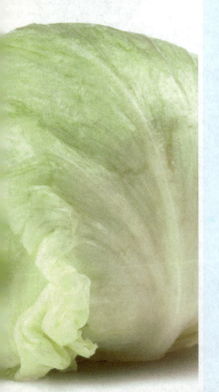

生菜是莴苣的一个变种，因适宜生食而得名，质地脆嫩，口感鲜嫩清香。市场上一般有两种：球形的包心生菜和叶片褶皱的奶油生菜（花叶生菜）。

莜麦菜也是莴苣的一个变种，又名牛俐生菜，叶片较长，营养价值略高于生菜。

■ 食性物语
生菜所含膳食纤维较白菜多，可消除多余脂肪，故又叫减肥生菜。茎叶中所含的莴苣素有镇痛催眠、降低胆固醇、治疗神经衰弱等功效。性味甘凉，清热爽神，有清肝、利胆、养胃的功效。

■ 食而有道
因可能有农药残留，生吃前一定要洗净。
储藏时应远离苹果、梨和香蕉，以免诱发赤褐斑点。

■ 食事求适
老少皆宜。
生菜性寒凉，尿频、胃寒者少食。

■ 适可而止
每餐约80克。

蔬菜类

asparagus lettuce 莴笋

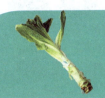

◎ 营养指数
（营养指数中的数值均为每百克食物的含量）

类别	项目	数值	类别	项目	数值
	热量（千卡）	14	维生素	A（微克）	25
	胆固醇（毫克）	–		B₁（毫克）	0.02
	膳食纤维（克）	0.6		B₂（毫克）	0.02
三大营养素	蛋白质（克）	1		B₆（毫克）	0.05
	脂肪（克）	0.1		B₁₂（微克）	–
	碳水化合物（克）	2.2		C（毫克）	4
矿物质	钙（毫克）	23		D（微克）	–
	铁（毫克）	0.9		E（毫克）	0.19
	磷（毫克）	48		生物素（微克）	–
	钾（毫克）	318		K（微克）	54
	钠（毫克）	36.5		P（微克）	–
	铜（毫克）	0.07		胡萝卜素（毫克）	0.15
	镁（毫克）	19		叶酸（微克）	120
	锌（毫克）	0.33		泛酸（毫克）	0.23
	硒（微克）	0.54		烟酸（毫克）	0.5

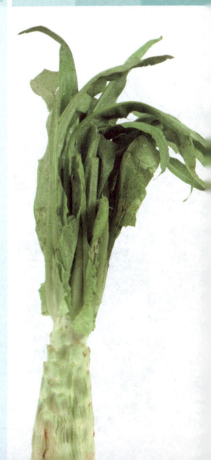

莴笋是莴苣的一个变种，又名生笋。色泽淡绿，制作菜肴可荤可素、可凉可热，口感鲜嫩爽脆，具有独特的营养价值。

■ 食性物语

　　食用莴笋，能改善消化系统和肝脏功能，对抵御风湿性疾病和痛风有一定作用。它含钾量较高，可清热利尿，对高血压和心脏病患者极为有益。所含的少量碘元素，对人具有镇静作用，可帮助睡眠。氟元素含量极丰，可参与牙齿骨骼生长。

■ 食而有道

　　莴笋怕咸，少放盐才好吃。

■ 食事求适

　　一般人都可食用，老幼尤宜。

　　莴笋中含有刺激视神经的物质，患眼疾特别是夜盲症的人不宜食用。

■ 适可而止

　　每次约60克。

蔬菜类

空心菜 water spinach

◎营养指数
（营养指数中的数值均为每百克食物的含量）

维生素		三大营养素		矿物质	
A（微克）	253	蛋白质（克）	2.2	钙（毫克）	99
B₁（毫克）	0.03	脂肪（克）	0.3	铁（毫克）	2.3
B₂（毫克）	0.08	碳水化合物（克）	2.2	磷（毫克）	38
B₆（毫克）	0.11			钾（毫克）	266
B₁₂（微克）	–			钠（毫克）	94.3
C（毫克）	25			铜（毫克）	0.1
D（微克）	–			镁（毫克）	29
E（毫克）	1.09			锌（毫克）	0.39
生物素（微克）	–			硒（微克）	1.2
K（微克）	250				
P（微克）	–				
胡萝卜素（毫克）	1.52				
叶酸（微克）	120				
泛酸（毫克）	0.4				
烟酸（毫克）	0.8				

热量（千卡）20
胆固醇（毫克）–
膳食纤维（克）1.4

空心菜的学名为蕹菜，又名无心菜、通心菜，夏秋季节主要绿叶菜之一。

■ 食性物语

粗纤维素含量丰富，具有促进肠蠕动、通便解毒的作用。所含叶绿素有"绿色精灵"之称，可洁齿防龋除口臭，健美皮肤，是美容佳品。空心菜汁对金黄色葡萄球菌、链球菌等有抑制作用。夏季常吃，可防暑解热、防治痢疾。

■ 食而有道

宜旺火快炒以避免营养流失。

■ 食事求适

一般人皆可食用。

性寒滑利，体质虚弱、脾胃虚寒者不宜多食。

■ 适可而止

每餐50克。

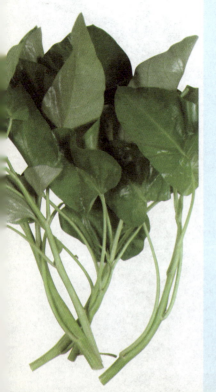

蔬菜类

edible amaranth 苋菜

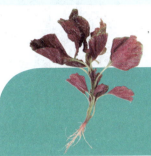

◎营养指数
（营养指数中的数值均为每百克食物的含量）

三大营养素		矿物质		维生素	
热量（千卡）	47	钙（毫克）	228	A（微克）	137
胆固醇（毫克）	–	铁（毫克）	10.5	B₁（毫克）	0.03
膳食纤维（克）	2.3	磷（毫克）	57	B₂（毫克）	0.1
蛋白质（克）	3.2	钾（毫克）	473	B₆（毫克）	–
脂肪（克）	0.6	钠（毫克）	52.6	B₁₂（微克）	–
碳水化合物（克）	7.1	铜（毫克）	0.07	C（毫克）	13
		镁（毫克）	38	D（微克）	–
		锌（毫克）	0.64	E（毫克）	1.54
		硒（微克）	0.09	生物素（微克）	–
				K（微克）	78
				P（微克）	–
				胡萝卜素（毫克）	0.82
				叶酸（微克）	–
				泛酸（毫克）	–
				烟酸（毫克）	0.6

苋菜又名野苋菜、赤苋、雁来红，原本是一种野菜。有的地区把苋菜称为"长寿菜"。

■ 食性物语

富含易被人体吸收的钙质，能有效促进牙齿和骨骼的生长，并能防止肌肉痉挛。富含铁、钙和维生素K，可以促进凝血，促进造血功能。常食可以促进排毒，防止便秘，减肥轻身。

■ 食而有道

烹调时间不宜过长。
不可与甲鱼、龟同食。

■ 食事求适

一般人都可食用，尤其适合老、幼、妇女、减肥者食用。
脾胃虚弱者不宜多食。

■ 适可而止

每餐80~100克。

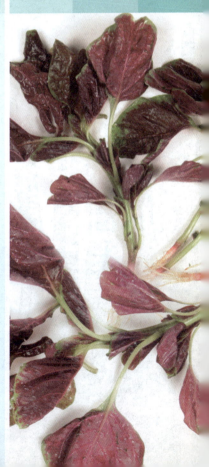

※ 蔬菜类

芦笋 asparagus

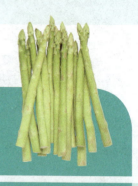

◎营养指数
（营养指数中的数值均为每百克食物的含量）

维生素		三大营养素		矿物质			
A（微克）	583	蛋白质（克）	1.4	热量（千卡）	18		
B₁（毫克）	0.04	脂肪（克）	0.1	胆固醇（毫克）	–		
B₂（毫克）	0.05	碳水化合物（克）	15.1	膳食纤维（克）	1.9		
B₆（毫克）	0.12	钙（毫克）	10				
B₁₂（微克）	–	铁（毫克）	1.4				
C（毫克）	15	磷（毫克）	42				
D（微克）	–	钾（毫克）	273				
E（毫克）	2	钠（毫克）	3.1				
生物素（微克）	–	铜（毫克）	0.07				
K（微克）	43	镁（毫克）	10				
P（微克）	–	锌（毫克）	0.41				
胡萝卜素（毫克）	0.1	硒（微克）	0.21				
叶酸（微克）	128						
泛酸（毫克）	0.59						
烟酸（毫克）	0.7						

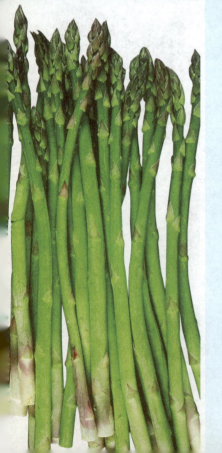

芦笋 又名露笋、龙须菜。状如春笋，风味鲜美芳香，纤维柔软可口，能增进食欲，帮助消化。芦笋所含蛋白质、碳水化合物、多种维生素和矿物质的质量优于普通蔬菜。

■ 食性物语

经常食用芦笋对心血管病、血管硬化、肾炎、胆结石、肝功能障碍和肥胖均有功效。富含叶酸，是孕妇补充叶酸的重要来源。国际癌症病友协会研究认为，它对膀胱癌、肺癌、皮肤癌和肾结石等有特殊疗效。

■ 食而有道

不宜生吃，能在低温避光环境下保存1周。
不宜高温烹煮，微波炉小功率热熟最佳。

■ 食事求适

所有人都可食用。
痛风和糖尿病人不宜多食。

■ 适可而止

每餐约50克。

■ 食林广记

在西方，芦笋被誉为"十大名菜之一"，是一种高档而名贵的蔬菜，营养学家和素食界人士均认为它是健康食品和全面的抗癌食品。

蔬菜类

leek 韭菜
（韭黄）

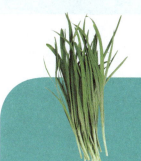

◎营养指数
（营养指数中的数值均为每百克食物的含量）

三大营养素	热量（千卡）	16
	胆固醇（毫克）	-
	膳食纤维（克）	1.6
	蛋白质（克）	2.7
	脂肪（克）	0.4
	碳水化合物（克）	0.3
矿物质	钙（毫克）	48
	铁（毫克）	1.3
	磷（毫克）	38
	钾（毫克）	290
	钠（毫克）	2.7
	铜（毫克）	0.08
	镁（毫克）	25
	锌（毫克）	0.31
	硒（微克）	1.38
维生素	A（微克）	1332
	B_1（毫克）	0.06
	B_2（毫克）	0.13
	B_6（毫克）	0.16
	B_{12}（微克）	-
	C（毫克）	15
	D（微克）	-
	E（毫克）	2.6
	生物素（微克）	-
	K（微克）	180
	P（微克）	-
	胡萝卜素（毫克）	7.99
	叶酸（微克）	-
	泛酸（毫克）	0.6
	烟酸（毫克）	0.8

韭菜颜色碧绿、味道浓郁。韭黄又名黄韭，是韭菜的软化栽培品种，因不见阳光而呈黄白色，营养价值逊于韭菜。

■ 食性物语

　　韭菜含有较多的粗纤维，可以把消化道中的头发、沙砾、金属屑甚至针包裹起来，随大便排出体外，有"洗肠草"之称。含有挥发性精油，可促进食欲、降低血脂，对高血压、冠心病、高脂血症等有一定疗效。韭菜为辛温补阳之品，药典上有"起阳草"之称，可与现今的"伟哥"媲美。

■ 食而有道

　　初春时节的韭菜品质最佳，晚秋次之，夏季最差。
　　隔夜熟韭菜不宜再吃。
　　不能与蜂蜜、牛肉同食。

■ 食事求适

　　一般人都能食用。
　　阴虚火旺、有眼疾和胃肠虚弱者不宜多食。

■ 适可而止

　　每次约50克，多食会上火且不易消化。

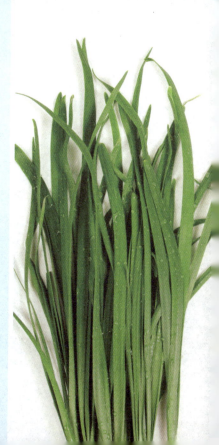

蔬菜类
圆白菜 cabbage

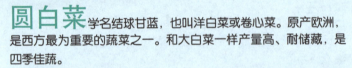

◎营养指数
（营养指数中的数值均为每百克食物的含量）

维生素		三大营养素		矿物质			
A（微克）	12	蛋白质（克）	1.5	热量（千卡）	20		
B₁（毫克）	0.03	脂肪（克）	0.2	胆固醇（毫克）	–		
B₂（毫克）	0.03	碳水化合物（克）	3.4	膳食纤维（克）	0.5		
B₆（毫克）	–	钙（毫克）	31				
B₁₂（微克）	–	铁（毫克）	1.9				
C（毫克）	16	磷（毫克）	31				
D（微克）	–	钾（毫克）	124				
E（毫克）	0.5	钠（毫克）	42.8				
生物素（微克）	–	铜（毫克）	0.04				
K（微克）	–	镁（毫克）	12				
P（微克）	–	锌（毫克）	0.26				
胡萝卜素（毫克）	0.07	硒（微克）	0.02				
叶酸（微克）	100						
泛酸（毫克）	–						
烟酸（毫克）	0.4						

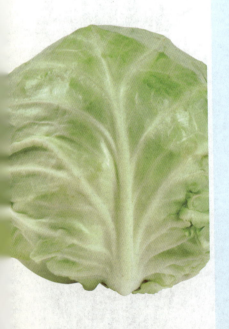

圆白菜 学名结球甘蓝，也叫洋白菜或卷心菜。原产欧洲，是西方最为重要的蔬菜之一。和大白菜一样产量高、耐储藏，是四季佳蔬。

■ **食性物语**

新鲜的圆白菜中含有植物杀菌素，咽喉疼痛、外伤肿痛、蚊叮虫咬、胃痛、牙痛之类都可请圆白菜帮忙。圆白菜中含有某种"溃疡愈合因子"，对溃疡有良好疗效。在抗癌蔬菜中，圆白菜排在第五位。

■ **食而有道**

圆白菜是制作泡菜的主要原料之一。

■ **食事求适**

所有人都适合吃，怀孕妇女、贫血患者、消化道溃疡患者可适当多食。

皮肤瘙痒性疾病、眼部充血患者忌食；肺胃发炎者少食。

■ **适可而止**

每次约70克。

■ **食林广记**

德国人认为圆白菜才是菜中之王，能治百病。西方人用圆白菜治病的"偏方"就像中国人用萝卜治病一样常见。

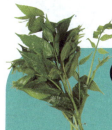

蔬菜类

Chinese toon 香椿

◎营养指数
（营养指数中的数值均为每百克食物的含量）

三大营养素			矿物质			维生素		
热量（千卡）		47	钙（毫克）		96	A（微克）		117
胆固醇（毫克）		–	铁（毫克）		3.9	B₁（毫克）		0.07
膳食纤维（克）		1.8	磷（毫克）		147	B₂（毫克）		0.12
蛋白质（克）		1.7	钾（毫克）		548	B₆（毫克）		–
脂肪（克）		0.4	钠（毫克）		4.6	B₁₂（微克）		–
碳水化合物（克）		9.1	铜（毫克）		0.09	C（毫克）		40
			镁（毫克）		36	D（微克）		–
			锌（毫克）		2.25	E（毫克）		0.99
			硒（微克）		0.42	生物素（微克）		–
						K（微克）		230
						P（微克）		–
						胡萝卜素（毫克）		0.7
						叶酸（微克）		–
						泛酸（毫克）		–
						烟酸（毫克）		0.9

香椿 即香椿树芽，又叫香椿头，被称为"树上蔬菜"。香椿叶厚芽嫩，香味浓郁，营养远高于其他蔬菜，且具有较高药用价值，为宴宾之佳肴。

■ **食性物语**

香椿含香椿素等挥发性芳香族有机物，可健脾开胃。清热利湿、利尿解毒，是辅助治疗肠炎、痢疾、泌尿系统感染的良药。含天然性激素物质，能补阳滋阴、抗衰老，对不孕不育有一定疗效，有"助孕素"的美称。香椿所含楝素还能驱除肠内蛔虫。

■ **食而有道**

香椿以谷雨前为佳，应吃早、吃鲜、吃嫩。

■ **食事求适**

健康人均可食用。
慢性疾病患者少食或不食，多食易诱使痼疾复发。

■ **适可而止**

每餐30~50克。

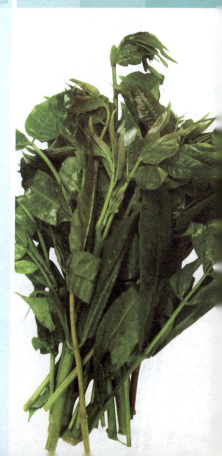

蔬菜类

蕨菜 brake fern

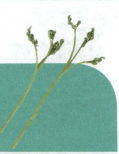

◎ 营养指数
（营养指数中的数值均为每百克食物的含量）

维生素			三大营养素					
A（微克）	120		蛋白质（克）	6.6		热量（千卡）	251	
B₁（毫克）	0.1		脂肪（克）	0.9		胆固醇（毫克）	-	
B₂（毫克）	0.16		碳水化合物（克）	54.2		膳食纤维（克）	25.5	
B₆（毫克）	0.02							
B₁₂（微克）	-	矿物质	钙（毫克）	851				
C（毫克）	3		铁（毫克）	23.7				
D（微克）	-		磷（毫克）	253				
E（毫克）	0.53		钾（毫克）	59				
生物素（微克）	-		钠（毫克）	1297				
K（微克）	120		铜（毫克）	2.79				
P（微克）	-		镁（毫克）	82				
胡萝卜素（毫克）	-		锌（毫克）	18.11				
叶酸（微克）	99		硒（微克）	6.34				
泛酸（毫克）	8							
烟酸（毫克）	2.7							

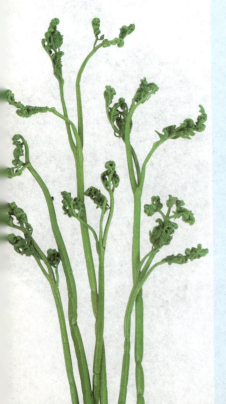

蕨菜又叫龙头菜、拳菜等，是野菜的一种。富含氨基酸、多种维生素、微量元素，还含有蕨菜素、蕨苷、甾醇等特有的营养成分，被称为"山菜之王"，是不可多得的野菜美味。

■ 食性物语

所含蕨菜素能清热解毒、杀菌消炎。蕨菜所含的粗纤维可以止泻利尿、下气通便、清肠排毒。常食能补脾益气、强健机体。

■ 食而有道

食前应在沸水中浸烫后过凉，从而清除土腥味。
炒食适合配以鸡蛋、肉类。

■ 食事求适

适合所有人食用。
蕨菜性寒凉，脾胃虚寒者不宜多食。

■ 适可而止

每次约30克。

第一篇 食物营养全解

蔬菜类

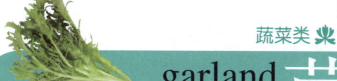

garland chrysanthemum 茼蒿

◎营养指数
（营养指数中的数值均为每百克食物的含量）

热量（千卡）	21	三大营养素	蛋白质（克）	1.9	维生素 A（微克） 252
胆固醇（毫克）	-		脂肪（克）	0.3	维生素 B₁（毫克） 0.04
膳食纤维（克）	1.2		碳水化合物（克）	2.7	维生素 B₂（毫克） 0.09

三大营养素		矿物质		维生素	
蛋白质（克）	1.9	钙（毫克）	73	B₆（毫克）	0.13
脂肪（克）	0.3	铁（毫克）	2.5	B₁₂（微克）	–
碳水化合物（克）	2.7	磷（毫克）	36	C（毫克）	18
		钾（毫克）	220	D（微克）	–
		钠（毫克）	161.3	E（毫克）	0.92
		铜（毫克）	0.06	生物素（微克）	–
		镁（毫克）	20	K（微克）	250
		锌（毫克）	0.35	P（微克）	–
		硒（微克）	0.6	胡萝卜素（毫克）	1.51
				叶酸（微克）	190
				泛酸（毫克）	0.23
				烟酸（毫克）	0.6

茼蒿 又叫蒿子秆、蓬蒿。茼蒿的茎和叶可以同食，有蒿之清气、菊之甘香，一般营养成分无所不备，尤其胡萝卜素的含量超过一般蔬菜。

■ 食性物语

茼蒿中含有特殊香味的挥发油，可消食开胃。含有丰富的维生素、胡萝卜素及多种氨基酸，可以养心安神、降压补脑，防止记忆力减退。

■ 食而有道

茼蒿中的芳香精油遇热易挥发，烹调时应以旺火快炒。氽汤或凉拌有利于胃肠功能不好的人。
与肉、蛋等荤菜共炒可提高其维生素A的利用率。

■ 食事求适

适合一般人食用。
茼蒿辛香滑利，腹泻者不宜多食。

■ 适可而止

每餐50~100克。

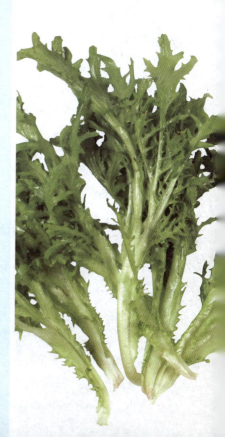

蔬菜类

绿豆芽 mungbean sprout

◎营养指数
（营养指数中的数值均为每百克食物的含量）

维生素		三大营养素		矿物质		热量（千卡） 19
A（微克）	3	蛋白质（克）	1.4			胆固醇（毫克） –
B₁（毫克）	0.05	脂肪（克）	0.1			膳食纤维（克）0.4
B₂（毫克）	0.06	碳水化合物（克）	3.2			
B₆（毫克）	0.1	钙（毫克）	1.5			
B₁₂（微克）	–	铁（毫克）	0.4			
C（毫克）	9	磷（毫克）	40			
D（微克）	–	钾（毫克）	68			
E（毫克）	0.19	钠（毫克）	1.5			
生物素（微克）	–	铜（毫克）	0.1			
K（微克）	47	镁（毫克）	18			
P（微克）	–	锌（毫克）	0.22			
胡萝卜素（毫克）	20	硒（微克）	0.5			
叶酸（微克）	56					
泛酸（毫克）	0.46					
烟酸（毫克）	0.5					

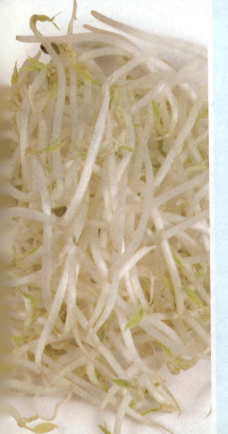

绿豆芽 价格便宜且营养丰富。绿豆在发芽的过程中维生素C会增加很多，部分蛋白质也会分解为各种人体所需的氨基酸，可达绿豆原含量的7倍，所以绿豆芽的营养价值比绿豆更大。

■ 食性物语

绿豆芽中含有核黄素（维生素B_2），可防治口腔溃疡。同时，它富含膳食纤维，是便秘患者的健康蔬菜，还能清除血管壁中胆固醇和脂肪堆积，防止心血管病变。经常食用，能起到清肠胃、解热毒、洁牙齿、祛痰火湿热的作用。

■ 食而有道

发绿豆芽不要长得过长。绿豆芽性寒，烹调时应配上一点儿姜丝。
烹调时油盐不宜太多，适当加些醋能保存水分及维生素C。

■ 食事求适

一般人都可食用，嗜烟酒、肥腻者适宜常吃。
脾胃虚寒之人不宜久食。

■ 适可而止

每餐约30克。

蔬菜类

soybean sprout 黄豆芽

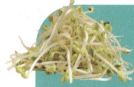

◎ 营养指数
（营养指数中的数值均为每百克食物的含量）

类别	项目	数值	类别	项目	数值
	热量（千卡）	40	维生素	A（微克）	5
	胆固醇（毫克）	–		B_1（毫克）	0.04
	膳食纤维（克）	1.4		B_2（毫克）	0.07
三大营养素	蛋白质（克）	3.9		B_6（毫克）	0.06
	脂肪（克）	1.8		B_{12}（微克）	–
	碳水化合物（克）	2		C（毫克）	6
矿物质	钙（毫克）	68		D（微克）	–
	铁（毫克）	1.5		E（毫克）	0.8
	磷（毫克）	61		生物素（微克）	–
	钾（毫克）	160		K（微克）	–
	钠（毫克）	5.3		P（微克）	–
	铜（毫克）	0.14		胡萝卜素（毫克）	30
	镁（毫克）	21		叶酸（微克）	42
	锌（毫克）	0.27		泛酸（毫克）	0.34
	硒（微克）	0.96		烟酸（毫克）	0.6

黄豆芽又称"如意菜"，蛋白质利用率较黄豆要提高10%左右。黄豆在发芽过程中更多的营养素被释放出来，更利于人体吸收。

■ 食性物语

　　春天是维生素B_2缺乏症多发季节，多食黄豆芽可有效防治维生素B_2缺乏症。黄豆芽能减少体内乳酸堆积，治疗神经衰弱，消除疲劳。常吃能使头发乌黑光亮，对面部雀斑有较好的淡化效果。对青少年生长发育、预防贫血大有好处。

■ 食而有道

　　发黄豆芽不要使其长得过长。
　　烹调黄豆芽切不可加碱，要加少量食醋以保持维生素B_2不减少。
　　肥胖鲜嫩但有难闻化肥味的黄豆芽可能含有激素，不可食用。

■ 食事求适

　　一般人都可食用。

■ 适可而止

　　每次约50克。

■ 食林广记

　　明人陈嶷曾有赞美黄豆芽的诗句："有彼物兮，冰肌玉质，子不入污泥，根不资于扶植。"

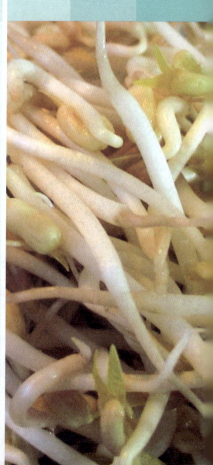

🌼 蔬菜类

蒜薹 garlic bolt
（青蒜）

◎营养指数
（营养指数中的数值均为每百克食物的含量）

维生素		三大营养素		矿物质	
A（微克）	47	蛋白质（克）	2.1	钙（毫克）	29
B₁（毫克）	0.11	脂肪（克）	0.4	铁（毫克）	1.4
B₂（毫克）	0.08	碳水化合物（克）	6.2	磷（毫克）	44
B₆（毫克）	-			钾（毫克）	226
B₁₂（微克）	-			钠（毫克）	5.1
C（毫克）	35			铜（毫克）	0.05
D（微克）	-			镁（毫克）	18
E（毫克）	0.81			锌（毫克）	0.46
生物素（微克）	-			硒（微克）	1.24
K（微克）	-				
P（微克）	-				
胡萝卜素（毫克）	0.28				
叶酸（微克）	-				
泛酸（毫克）	-				
烟酸（毫克）	0.5				

热量（千卡）37
胆固醇（毫克）-
膳食纤维（克）1.8

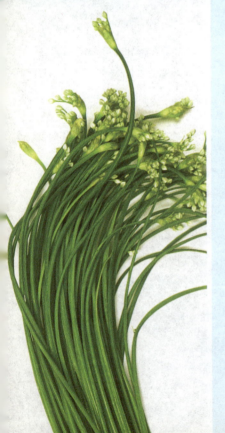

蒜薹又叫蒜毫、蒜苗，是大蒜的花茎。辛辣味比大蒜轻，所具蒜香能增加菜肴香味，更易被人们接受。

青蒜，也称蒜苗，是大蒜幼苗发育到一定时期的青苗。有蒜的香辣味道，但无蒜的刺激性。

■ 食性物语

蒜薹含有辣素，杀菌能力可以达到青霉素的1/10，可驱虫、预防流感、防止伤口感染。蒜薹具有明显的降血脂及预防冠心病和动脉硬化的作用，能保护肝脏，预防癌症。

■ 食而有道

不宜烹制得过烂，以免辣素被破坏。

■ 食事求适

一般人都能食用。
消化功能不佳的人宜少吃。
过量会影响视力，有肝病的人过量食用可造成肝功能障碍。

■ 适可而止

每餐约60克。

蔬菜类

coriander 香菜

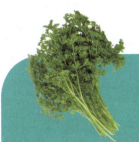

◎营养指数
（营养指数中的数值均为每百克食物的含量）

热量（千卡）	11		维生素 A（微克）	52
胆固醇（毫克）	–		维生素 B₁（毫克）	0.14
膳食纤维（克）	3.9		维生素 B₂（毫克）	0.15
三大营养素	蛋白质（克）	1.6	B₆（毫克）	0.01
	脂肪（克）	0	B₁₂（微克）	120
	碳水化合物（克）	1.2	C（毫克）	5
矿物质	钙（毫克）	285	D（微克）	–
	铁（毫克）	4	E（毫克）	0.8
	磷（毫克）	33	生物素（微克）	
	钾（毫克）	631	K（微克）	
	钠（毫克）	284.1	P（微克）	
	铜（毫克）	0.21	胡萝卜素（毫克）	0.31
	镁（毫克）	33	叶酸（微克）	14
	锌（毫克）	0.45	泛酸（毫克）	0.15
	硒（微克）	0.53	烟酸（毫克）	1

香菜是芫荽的通称，又名胡荽。嫩茎和鲜叶有特殊香味，常用作菜肴的点缀、提味之品，是人们喜食的佳蔬之一。

■ 食性物语

香菜中含有许多挥发油，能祛除肉类的腥膻味。具有芳香健胃、祛风解毒之功，能解表治感冒，利大肠、利尿。

■ 食而有道

腐烂、发黄的香菜不仅无香气，还可能产生毒素。
服用补药或中药白术、丹皮时不宜食用香菜。

■ 食事求适

老少皆可食用，患感冒及食欲不振者、小儿出麻疹者尤其适合。
狐臭、口臭、严重龋齿、胃溃疡和疮疡患者忌食。

■ 适可而止

每次3~10克。

■ 食林广记

香菜是西汉张骞出使西域时引入的。《本草纲目》称"芫荽性味辛温香窜，内通心脾，外达四肢"。

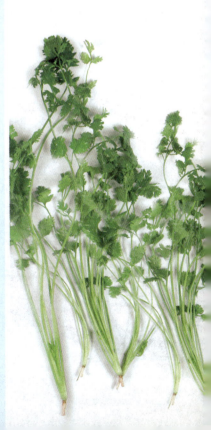

蔬菜类

竹笋 bamboo shoot

◎营养指数
（营养指数中的数值均为每百克食物的含量）

维生素			三大营养素				
A（微克）	5		蛋白质（克）	4.1	热量（千卡）	40	
B₁（毫克）	0.05		脂肪（克）	0.1	胆固醇（毫克）	–	
B₂（毫克）	0.11		碳水化合物（克）	4.4	膳食纤维（克）	2.8	
B₆（毫克）	0.13		钙（毫克）	22			
B₁₂（微克）	–	矿物质	铁（毫克）	2.4			
C（毫克）	5		磷（毫克）	36			
D（微克）	–		钾（毫克）	587			
E（毫克）	0.7		钠（毫克）	6			
生物素（微克）	–		铜（毫克）	0.15			
K（微克）	2		镁（毫克）	8			
P（微克）	–		锌（毫克）	0.43			
胡萝卜素（毫克）	0.08		硒（微克）	0.66			
叶酸（微克）	63						
泛酸（毫克）	0.63						
烟酸（毫克）	0.4						

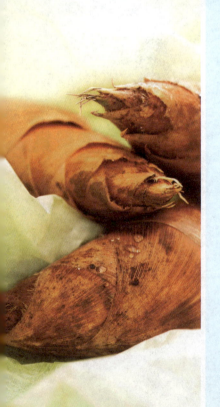

竹笋 一年四季皆有，唯有春笋、冬笋味道最佳。竹笋低脂肪、低糖、多纤维，无论凉拌、煎炒还是熬汤均鲜嫩清香。

■ 食性物语

竹笋可吸附大量油脂，常食可降低胃肠黏膜对脂肪的吸收，达到减肥目的。富含膳食纤维，能促进肠道蠕动、消除积食、防止便秘。

■ 食而有道

食前应先用开水焯一下，祛除笋中的草酸。
靠近笋尖部的地方宜顺切，下部宜横切，烹制易烂熟入味。
鲜笋存放时不要剥壳。

■ 食事求适

一般人均可食用，肥胖和习惯性便秘的人尤为适合。
儿童、尿路结石者少食。

■ 适可而止

每次约25克。

蔬菜类

pea 豌豆

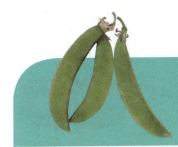

◎营养指数
（营养指数中的数值均为每百克食物的含量）

分类	项目	含量
	热量（千卡）	108
	胆固醇（毫克）	-
	膳食纤维（克）	2.9
三大营养素	蛋白质（克）	8.5
	脂肪（克）	0.4
	碳水化合物（克）	17.7
矿物质	钙（毫克）	20
	铁（毫克）	1.7
	磷（毫克）	130
	钾（毫克）	160
	钠（毫克）	1.1
	铜（毫克）	0.22
	镁（毫克）	43
	锌（毫克）	1.01
	硒（微克）	1.74
维生素	A（微克）	8
	B₁（毫克）	0.43
	B₂（毫克）	0.09
	B₆（毫克）	0.09
	B₁₂（微克）	-
	C（毫克）	43
	D（微克）	-
	E（毫克）	1.21
	生物素（微克）	-
	K（微克）	33
	P（微克）	-
	胡萝卜素（毫克）	0.05
	叶酸（微克）	53
	泛酸（毫克）	0.7
	烟酸（毫克）	2.3

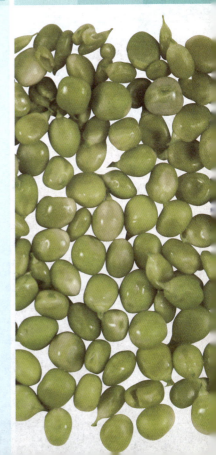

豌豆又名雪豆。可炒食，可磨成面粉食用。荷兰豆即豌豆的嫩荚。豆苗为豌豆萌发出2~4个子叶时的幼苗，宜做汤。三者营养价值相当。

■ 食性物语

　　豌豆所含蛋白质丰富且质量较好，常食对生长发育大有益处。含止权酸、赤霉素和植物凝素等物质，具抗菌消炎、增强新陈代谢的功能。豌豆荚和豆苗的嫩叶中富含维生素C和能分解体内亚硝胺的酶，能抗癌防癌。荷兰豆和豆苗含有较丰富的膳食纤维，可防止便秘。

■ 食而有道

　　适合与富含氨基酸的食物一起烹调，可明显提高其营养价值。

■ 食事求适

　　均可食用，百病无忌。
　　食用过多豌豆会腹胀。

■ 适可而止

　　每次约50克。

蔬菜类
西红柿 tomato

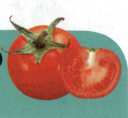

◎营养指数
（营养指数中的数值均为每百克食物的含量）

维生素		三大营养素			热量（千卡）	15
A（微克）	92	蛋白质（克）	0.9		胆固醇（毫克）	-
B₁（毫克）	0.03	脂肪（克）	0.2		膳食纤维（克）	0.5
B₂（毫克）	0.03	碳水化合物（克）	3.54			
B₆（毫克）	0.08	钙（毫克）	10	矿物质		
B₁₂（微克）	-	铁（毫克）	0.8			
C（毫克）	8	磷（毫克）	24			
D（微克）	-	钾（毫克）	191			
E（毫克）	0.57	钠（毫克）	5			
生物素（微克）	-	铜（毫克）	0.06			
K（微克）	4	镁（毫克）	9			
P（微克）	700	锌（毫克）	0.13			
胡萝卜素（毫克）	0.37	硒（微克）	0.15			
叶酸（微克）	22					
泛酸（毫克）	0.17					
烟酸（毫克）	0.6					

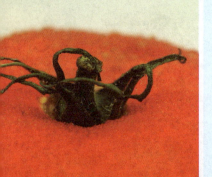

西红柿是番茄的通称，又名洋柿子。含有丰富的胡萝卜素、B族维生素和维生素C，维生素P含量更是居蔬菜之冠。

■ 食性物语

番茄红素对心血管有保护作用，能减少心脏病的发作。其独特的抗氧化能力，能保护细胞，阻止癌变进程。性甘酸微寒，有生津止渴、健胃消食、凉血平肝、清热解毒、降低血压之功效，对高血压、肾脏病人有良好的辅助治疗作用。多吃西红柿可抗衰老，保持皮肤白皙；对防治动脉硬化、高血压和冠心病也有帮助。

■ 食而有道

青色未熟的西红柿不宜食用。
烧煮时稍加些醋能破坏其中的有害物质——番茄碱。
手术前不能吃西红柿，原因同茄子。

■ 食事求适

一般人都可食用。
急性肠炎、菌痢及溃疡活动期病人忌食。

■ 适可而止

每天2~3个。

蔬菜类
eggplant 茄子

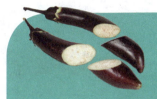

◎营养指数
（营养指数中的数值均为每百克食物的含量）

三大营养素			矿物质			维生素		
热量（千卡）	23		蛋白质（克）	0.8		A（微克）	63	
胆固醇（毫克）	-		脂肪（克）	0.3		B_1（毫克）	0.03	
膳食纤维（克）	1.3		碳水化合物（克）	4		B_2（毫克）	0.04	
			钙（毫克）	32		B_6（毫克）	0.06	
			铁（毫克）	0.4		B_{12}（微克）	-	
			磷（毫克）	19		C（毫克）	8	
			钾（毫克）	152		D（微克）	-	
			钠（毫克）	11.3		E（毫克）	1.13	
			铜（毫克）	0.1		生物素（微克）	-	
			镁（毫克）	13		K（微克）	9	
			锌（毫克）	0.23		P（微克）	700	
			硒（微克）	0.48		胡萝卜素（毫克）	0.04	
						叶酸（微克）	19	
						泛酸（毫克）	0.6	
						烟酸（毫克）	0.5	

茄子是为数不多的紫色蔬菜之一，其紫皮中富含其他蔬菜无法相比的维生素E、维生素P。

■ 食性物语

　　紫茄子富含维生素P，可软化微细血管，防止小血管出血，对高血压、动脉硬化、咯血、紫癜（皮下出血、瘀血）及坏血病患者均有一定防治作用。茄子纤维中的皂草苷具降低胆固醇的功效。含有龙葵素，对癌症有一定抑制作用。中医认为茄子有清热活血、消肿止痛之效，对内痔便血有很好的疗效。常吃茄子对痛经、慢性胃炎及肾炎水肿等有一定治疗作用。

■ 食而有道

　　秋后的老茄子含较多茄碱，不宜多吃。
　　挂糊上浆后再炸，可减少维生素P的损失。
　　手术前食用茄子，麻醉剂可能无法被正常地分解，会拖延病人苏醒的时间，进而影响到病人的康复速度。

■ 食事求适

　　老少皆宜。
　　体弱胃寒的人不宜多吃。

■ 适可而止

　　每次约85克。

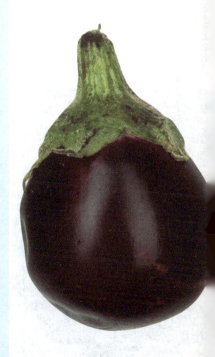

蔬菜类

柿子椒 green pepper

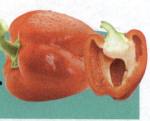

◎营养指数
（营养指数中的数值均为每百克食物的含量）

维生素			三大营养素				
A（微克）	103		蛋白质（克）	0.7		热量（千卡）	15
B₁（毫克）	0.04		脂肪（克）	0.2		胆固醇（毫克）	–
B₂（毫克）	0.03		碳水化合物（克）	3		膳食纤维（克）	1.3
B₆（毫克）	0.19		矿物质	钙（毫克）	21		
B₁₂（微克）	–			铁（毫克）	0.5		
C（毫克）	10			磷（毫克）	20		
D（微克）	–			钾（毫克）	300		
E（毫克）	0.8			钠（毫克）	6		
生物素（微克）	–			铜（毫克）	0.09		
K（微克）	20			镁（毫克）	12		
P（微克）	–			锌（毫克）	0.1		
胡萝卜素（毫克）	0.62			硒（微克）	0.38		
叶酸（微克）	0.26						
泛酸（毫克）	0.3						
烟酸（毫克）	0.6						

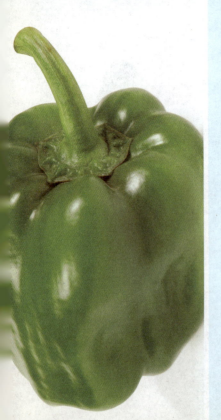

柿子椒的别名很多，青椒、大椒、甜椒、灯笼椒、菜椒都是它的名字。其特点是果实较大，辣味较淡甚至根本不辣，作蔬菜食用而不是作为调味料。它翠绿鲜艳，新培育出来的品种还有红、黄、紫等多种颜色。

■ **食性物语**

　　食用柿子椒能强体力，缓解疲劳。特有的味道和所含的辣椒素能增进食欲，帮助消化，防止便秘。可防治坏血病，对牙龈出血、贫血、血管脆弱有辅助疗效。中医认为它有温中下气、散寒除湿的作用。

■ **食而有道**

　　辣味重的柿子椒易引发痔疮、疥疮，应少食。

■ **食事求适**

　　老少皆宜。
　　溃疡、食道炎、咳喘、咽喉肿痛、痔疮患者忌食。

■ **适可而止**

　　每餐约60克。

蔬菜类

cauliflower 菜花
（西蓝花）

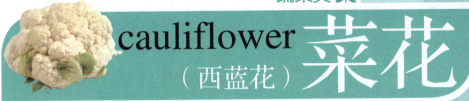

◎营养指数
（营养指数中的数值均为每百克食物的含量）

三大营养素				维生素			
热量（千卡）	27	33		A（微克）	5	1202
胆固醇（毫克）	—	—		B₁（毫克）	0.06	0.09
膳食纤维（克）	1.1	1.6		B₂（毫克）	0.08	0.13
（菜花、西蓝花）			蛋白质（克）	2.1	4.1	B₆（毫克）	0.23	0.27

三大营养素			维生素		
蛋白质（克）	2.1	4.1	B₁₂（微克）	—	—
脂肪（克）	0.4	0.6	C（毫克）	88	51
碳水化合物（克）	3.8	2.7	D（微克）	—	—
钙（毫克）	41	67	E（毫克）	0.2	0.91
铁（毫克）	0.8	1	生物素（微克）	—	—
磷（毫克）	57	72	K（微克）	17	160
钾（毫克）	316	17	P（微克）	—	—
钠（毫克）	30.3	18.8	胡萝卜素（毫克）	0.08	7.21
铜（毫克）	0.05	0.03	叶酸（微克）	94	210
镁（毫克）	18		泛酸（毫克）	1.3	0.8
锌（毫克）	0.2	0.78	烟酸（毫克）	0.7	0.9
硒（微克）	0.73	0.71			

菜花是花椰菜的通称，由甘蓝演化而来，是含类黄酮最多的食物之一。分白、绿两种，营养作用基本相同，绿色的所含胡萝卜素更高。

■ 食性物语

常吃菜花，能爽喉、开音、润肺、止咳、增强肝脏解毒能力、防止感冒和坏血病的发生。长期食用菜花可减少乳腺癌、直肠癌及胃癌等癌症的发病概率。所含类黄酮是最好的血管清理剂，能阻止胆固醇氧化，防止血小板凝结成块，从而减少心脏病与中风的危险。多吃菜花可补充维生素K，以加强血管壁的韧性。

■ 食而有道

食用前将菜花放在盐水里浸泡几分钟，可祛除残留农药，引诱菜虫出来。

不宜煮得过烂。

■ 食事求适

适合大众食用。

■ 适可而止

每餐约70克。

■ 食林广记

美国《时代》周刊推荐的十大健康食品中，菜花名列第四。

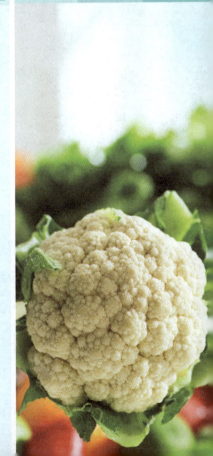

蔬菜类

黄花菜 yellow day lily

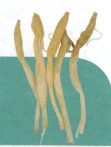

◎营养指数
（营养指数中的数值均为每百克食物的含量）

维生素			三大营养素				
A（微克）	307		蛋白质（克）	19.4	热量（千卡）	199
B₁（毫克）	0.05		脂肪（克）	1.4	胆固醇（毫克）	—
B₂（毫克）	0.21		碳水化合物（克）	27.2	膳食纤维（克）	7.7
B₆（毫克）	0.09					
B₁₂（微克）	—		钙（毫克）	301		
C（毫克）	10		铁（毫克）	8.1		
D（微克）	—	矿物质	磷（毫克）	216		
E（毫克）	4.92		钾（毫克）	380		
生物素（微克）	—		钠（毫克）	59.2		
K（微克）	35		铜（毫克）	0.37		
P（微克）	—		镁（毫克）	85		
胡萝卜素（毫克）	1.84		锌（毫克）	3.99		
叶酸（微克）	36		硒（微克）	4.22		
泛酸（毫克）	0.4					
烟酸（毫克）	3.1					

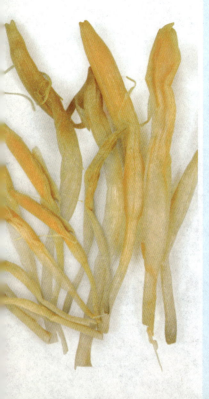

黄花菜 原名萱草，又叫金针菜。是人们喜爱的传统蔬菜之一。因其花瓣肥厚，色泽金黄，香味浓郁，食之清香、鲜嫩，营养价值高，被视为"席上珍品"。

■ **食性物语**

所含营养成分对人体健康，尤其是胎儿发育十分有益。有较强的健脑抗衰功能，人称"健脑菜"，精神过度疲劳的现代人当经常食用。常食黄花菜，可降低血清胆固醇，预防中老年疾病，延缓机体衰老，还能止血消炎、利尿安神、健胃。

■ **食而有道**

易用冷水发制。
凉拌应焯熟，炒食则应配其他食料。
鲜黄花菜中含有秋水仙碱，会引起中毒。

■ **食事求适**

老少皆宜，孕妇、中老年人、过度劳累者尤其适合食用。
有皮肤瘙痒症者忌食。

■ **适可而止**

每餐约15克。

蔬菜类 cucumber 黄瓜

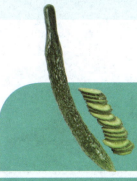

◎营养指数
（营养指数中的数值均为每百克食物的含量）

	项目	含量		项目	含量
	热量（千卡）	15	维生素	A（微克）	15
	胆固醇（毫克）	–		B_1（毫克）	0.04
	膳食纤维（克）	0.5		B_2（毫克）	0.04
三大营养素	蛋白质（克）	0.8		B_6（毫克）	0.05
	脂肪（克）	0.2		B_{12}（微克）	–
	碳水化合物（克）	2.4		C（毫克）	9
矿物质	钙（毫克）	24		D（微克）	–
	铁（毫克）	0.5		E（毫克）	0.46
	磷（毫克）	24		生物素（微克）	–
	钾（毫克）	102		K（微克）	34
	钠（毫克）	4.9		P（微克）	–
	铜（毫克）	0.05		胡萝卜素（毫克）	0.09
	镁（毫克）	15		叶酸（微克）	25
	锌（毫克）	0.18		泛酸（毫克）	0.2
	硒（微克）	0.38		烟酸（毫克）	0.2

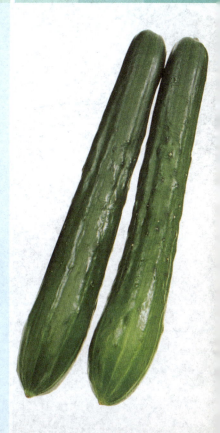

黄瓜 又叫胡瓜。黄瓜含水量为96%~98%，脆嫩清香，营养丰富。

■ 食性物语

经常食用或贴黄瓜在皮肤上可有效对抗皮肤老化，防止唇炎、口角炎。新鲜黄瓜为减肥良品，腌黄瓜却因含盐会引起发胖。黄瓜中的苦味素有抗癌作用，"黄瓜头儿"含苦味素较多，不宜全部丢弃。《本草纲目》中记载，黄瓜有清热、解渴、利水、消肿之功效。

■ 食而有道

黄瓜中维生素较少，应与其他蔬果同食。

■ 食事求适

一般人均可食用，糖尿病患者首选食品之一。
脾胃虚弱、腹痛腹泻、肺寒咳嗽者少食；患肝病、心血管病、肠胃病以及高血压的人不宜吃腌黄瓜。

■ 适可而止

黄瓜当水果生吃，不宜过多，每天1条（约100克）。

■ 食林广记

西汉时从西域引进，故初名"胡瓜"。

蔬菜类

冬瓜 white gourd

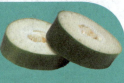

◎营养指数
（营养指数中的数值均为每百克食物的含量）

维生素		三大营养素		矿物质	
A（微克）	13	蛋白质（克）	0.2	热量（千卡）	7
B₁（毫克）	0.01	脂肪（克）	—	胆固醇（毫克）	—
B₂（毫克）	0.02	碳水化合物（克）	1.5	膳食纤维（克）	0.5
B₆（毫克）	0.03	钙（毫克）	23		
B₁₂（微克）	—	铁（毫克）	0.1		
C（毫克）	16	磷（毫克）	7		
D（微克）	—	钾（毫克）	136		
E（毫克）	0.08	钠（毫克）	3.6		
生物素（微克）	—	铜（毫克）	0.07		
K（微克）	1	镁（毫克）	8		
P（微克）	—	锌（毫克）	0.2		
胡萝卜素（毫克）	0.01	硒（微克）	0.22		
叶酸（微克）	26				
泛酸（毫克）	0.21				
烟酸（毫克）	0.3				

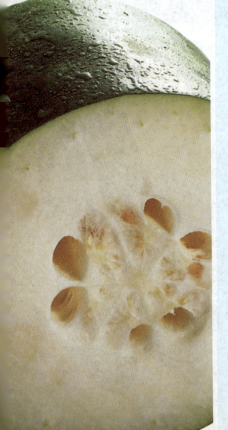

冬瓜又名枕瓜。产于夏季，因瓜熟之际表面有一层白粉状物质，有如冬日白霜，遂亦名白瓜。

■ 食性物语

夏季多食冬瓜，能解渴消暑、利尿，免生疔疮。冬瓜利尿，且含钠极少，是慢性肾炎水肿、营养不良性水肿、孕妇水肿的消肿佳品。含多种维生素和人体必需的微量元素，可调节代谢平衡，令肌肤洁白如玉，润泽光滑。冬瓜性寒，能养胃生津、清降胃火，促使体内淀粉、糖转化为热能，是肥胖者的理想蔬菜。

■ 食而有道

冬瓜连皮一起煮汤，解热利尿效果更明显。

■ 食事求适

一般人均可食用，肾病、糖尿病、高血压、冠心病患者尤其适用。

久病、阴虚火旺者忌食；服滋补药品时忌食。

■ 适可而止

每天约60克。

■ 食林广记

日本皇后美智子常用冬瓜制成冬瓜面霜来美容养颜。

蔬菜类

balsam pear 苦瓜

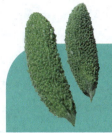

◎营养指数
（营养指数中的数值均为每百克食物的含量）

三大营养素		矿物质		维生素	
热量（千卡）	18	钙（毫克）	34	A（微克）	10
胆固醇（毫克）	-	铁（毫克）	0.6	B_1（毫克）	0.07
膳食纤维（克）	1.5	磷（毫克）	36	B_2（毫克）	0.04
蛋白质（克）	1.2	钾（毫克）	200	B_6（毫克）	0.06
脂肪（克）	0.1	钠（毫克）	1.8	B_{12}（微克）	–
碳水化合物（克）	3	铜（毫克）	0.06	C（毫克）	125
		镁（毫克）	18	D（微克）	–
		锌（毫克）	0.29	E（毫克）	0.85
		硒（微克）	0.36	生物素（微克）	–
				K（微克）	41
				P（微克）	–
				胡萝卜素（毫克）	0.06
				叶酸（微克）	72
				泛酸（毫克）	0.37
				烟酸（毫克）	0.3

苦瓜 亦名癞瓜、凉瓜。具特殊苦味。苦瓜雅称"君子菜"，这是因为它从不把苦味传给一起烧煮的"别人"。

■ **食性物语**

　　苦瓜中的苦味来源于生物碱中的奎宁，这些物质能刺激人的味觉神经，增进食欲。所含类似胰岛素的物质，能明显降低血糖，调节脂肪平衡，是糖尿病患者理想的食疗食物。内含生理活性蛋白质和维生素B_{17}，可提高人体免疫功能，预防癌症。苦瓜中的奎宁，能抑制过度兴奋的体温中枢，从而消暑解热。苦瓜煮水擦洗皮肤，可清热止痒祛痱。

■ **食而有道**
　　一次不要吃得过多。

■ **食事求适**
　　一般人都可食用。

■ **适可而止**
　　每次约80克。

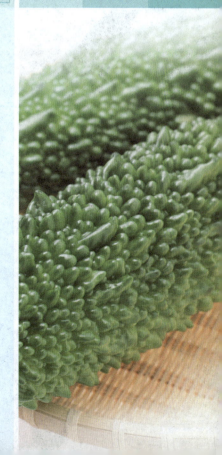

蔬菜类

丝瓜 loofah

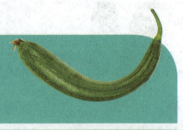

◎营养指数
（营养指数中的数值均为每百克食物的含量）

维生素			三大营养素				热量（千卡）	20
A（微克）	15		蛋白质（克）	1			胆固醇（毫克）	–
B₁（毫克）	0.02		脂肪（克）	0.2			膳食纤维（克）	0.6
B₂（毫克）	0.04		碳水化合物（克）	3.6				
B₆（毫克）	0.07		钙（毫克）	14				
B₁₂（微克）	–		铁（毫克）	0.4				
C（毫克）	5	矿物质	磷（毫克）	29				
D（微克）	–		钾（毫克）	115				
E（毫克）	0.22		钠（毫克）	2.6				
生物素（微克）	–		铜（毫克）	0.06				
K（微克）	12		镁（毫克）	11				
P（微克）	–		锌（毫克）	0.21				
胡萝卜素（毫克）	90		硒（微克）	0.86				
叶酸（微克）	92							
泛酸（毫克）	0.2							
烟酸（毫克）	0.4							

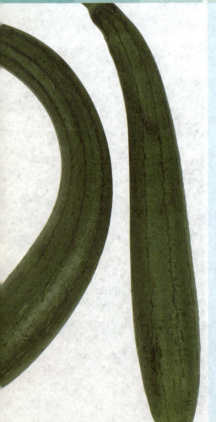

丝瓜又称吊瓜、水瓜、天萝等。明代从南洋引入。所含蛋白质、淀粉、钙、磷、铁及维生素A等营养素在瓜类食物中均较高。

■ 食性物语

　　丝瓜含维生素B₁、维生素A等成分，能消除皮肤斑块，令肌肤洁白、细嫩。丝瓜筋络贯穿，类似人体经络，可借以导引人体经络，使经络通畅、气血通顺，乃通经佳品。丝瓜性味甘平，有清暑凉血、解毒通便、祛风化痰、下乳汁等功效。

■ 食而有道

　　不宜生吃。

　　因水汁丰富宜现切现做，以免营养流失。

　　烹制丝瓜油要少用，可勾稀芡，以保留香嫩爽口的特点。

■ 食事求适

　　一般人都可食用，月经不调、身体疲乏者宜多食。

■ 适可而止

　　每次约60克。

蔬菜类

pumpkin 南瓜

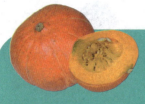

◎营养指数
（营养指数中的数值均为每百克食物的含量）

热量（千卡）	22	三大营养素	蛋白质（克）	0.7	维生素
胆固醇（毫克）	–		脂肪（克）	0.1	
膳食纤维（克）	0.8		碳水化合物（克）	4.5	

三大营养素		维生素	
蛋白质（克）	0.7	A（微克）	148
脂肪（克）	0.1	B₁（毫克）	0.03
碳水化合物（克）	4.5	B₂（毫克）	0.04
		B₆（毫克）	0.12
		B₁₂（微克）	–
		C（毫克）	8
矿物质		D（微克）	–
钙（毫克）	16	E（毫克）	0.36
铁（毫克）	0.4	生物素（微克）	–
磷（毫克）	24	K（微克）	26
钾（毫克）	287	P（微克）	–
钠（毫克）	0.8	胡萝卜素（毫克）	0.89
铜（毫克）	0.03	叶酸（微克）	80
镁（毫克）	8	泛酸（毫克）	0.5
锌（毫克）	0.14	烟酸（毫克）	0.4
硒（微克）	0.46		

南瓜也叫倭瓜、饭瓜。可以充饥，且具一定食疗价值。

■ **食性物语**

能有效防治高血压以及肝脏和肾脏的某些病变。南瓜中富含果胶，可延缓肠道对糖和脂质的吸收，中和并清除体内重金属和部分农药以防中毒。含量较高的钴，是胰岛细胞合成胰岛素所必需的微量元素，这一点是其他任何蔬菜都无法相比的。常吃南瓜有助于防治糖尿病。南瓜能消除亚硝酸胺的突变作用，能防癌，亦能增强肝肾细胞的再生能力。

■ **食而有道**

最好不与羊肉同食。

■ **食事求适**

一般人都可食用，肥胖者和中老年人尤宜。

糖尿病患者可把南瓜制成南瓜粉，以长期少量食用；患有脚气、黄疸者忌食。

■ **适可而止**

每次约100克。

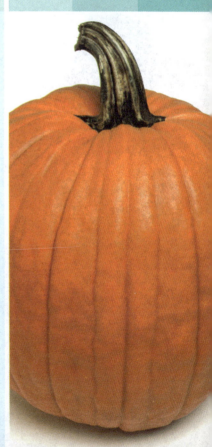

蔬菜类

草菇 straw mushroom

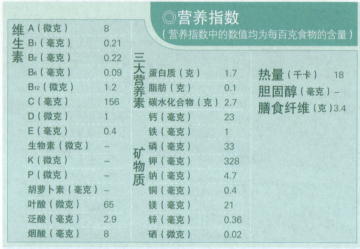

◎营养指数
（营养指数中的数值均为每百克食物的含量）

维生素			三大营养素					
A（微克）	8					热量（千卡）	18	
B₁（毫克）	0.21					胆固醇（毫克）	–	
B₂（毫克）	0.22		蛋白质（克）	1.7		膳食纤维（克）	3.4	
B₆（毫克）	0.09		脂肪（克）	0.1				
B₁₂（微克）	1.2		碳水化合物（克）	2.7				
C（毫克）	156							
D（微克）	1	矿物质	钙（毫克）	23				
E（毫克）	0.4		铁（毫克）	1				
生物素（微克）	–		磷（毫克）	33				
K（微克）	–		钾（毫克）	328				
P（微克）	–		钠（毫克）	4.7				
胡萝卜素（毫克）	–		铜（毫克）	0.4				
叶酸（微克）	65		镁（毫克）	21				
泛酸（毫克）	2.9		锌（毫克）	0.36				
烟酸（毫克）	8		硒（微克）	0.02				

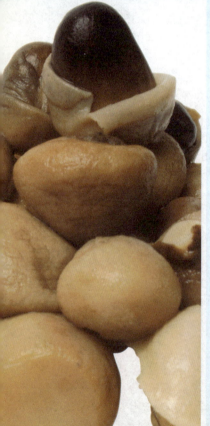

草菇 也叫包脚菇、兰花菇。肉质脆嫩，味道鲜美，香味浓郁，有"放一片，香一锅"的美誉。

■ **食性物语**

所含蛋白质高于一般蔬菜数倍，是国际公认的"十分好的蛋白质来源"，可降低胆固醇、提高抗癌能力。富含维生素C，能促进人体新陈代谢，提高机体免疫力。铅、砷、苯进入人体时，可服用草菇与其结合，形成抗坏血元，随小便排出。还能消食去热，滋阴壮阳，增加乳汁，防止坏血病，促进创伤愈合，护肝健胃，增强免疫力。

■ **食而有道**

适于做汤或素炒。
无论鲜品还是干品都不宜浸泡时间过长。

■ **食事求适**

一般人都可食用，糖尿病患者的良好食品。

■ **适可而止**

每餐约20克。

蔬菜类

black mushroom 香菇

◎营养指数
（营养指数中的数值均为每百克食物的含量）

三大营养素			矿物质			维生素			其他	
热量（千卡）	211		钙（毫克）	83		A（微克）	3		生物素（微克）	–
胆固醇（毫克）	–		铁（毫克）	10.5		B₁（毫克）	0.19		K（微克）	–
膳食纤维（克）	31.6		磷（毫克）	258		B₂（毫克）	1.26		P（微克）	–
蛋白质（克）	20		钾（毫克）	1960		B₆（毫克）	0.45		胡萝卜素（毫克）	20
脂肪（克）	1.2		钠（毫克）	11.2		B₁₂（微克）	1.7		叶酸（微克）	240
碳水化合物（克）	30.1		铜（毫克）	0.45		C（毫克）	5		泛酸（毫克）	16.8
			镁（毫克）	104		D（微克）	17		烟酸（毫克）	7.93
			锌（毫克）	8.57		E（毫克）	0.66			
			硒（微克）	6.42						

香菇又名香菌、冬菇。"山珍"之一，有"植物皇后"的美誉。它味道鲜美，营养丰富，有高蛋白、低脂肪、多糖、多种氨基酸和多种维生素的营养特点。

■ 食性物语

香菇内含可转化为维生素D的麦甾醇，能促进钙的吸收，增强抵抗力。可预防感冒，消除腹壁脂肪，防癌抗癌。香菇性味甘、平、凉，有补肝肾、健脾胃、益智安神、美容颜之功效。香菇汁是无副作用的降血压剂。

■ 食而有道

发好的香菇需冷藏才不会损失营养，泡发香菇的水中有很多溶解的营养物质，应保留。

特别大的鲜香菇多为用激素催肥，慎食。

■ 食事求适

适合所有人食用。

■ 适可而止

每次4~8朵。

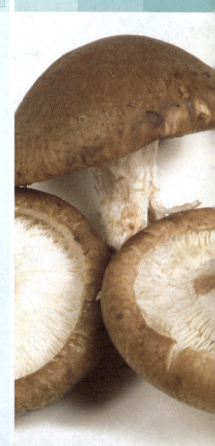

蔬菜类

平菇 oyster mushroom

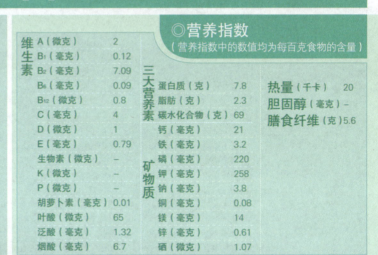

◎ 营养指数
（营养指数中的数值均为每百克食物的含量）

维生素			三大营养素				
A（微克）	2		蛋白质（克）	7.8	热量（千卡）	20	
B₁（毫克）	0.12		脂肪（克）	2.3	胆固醇（毫克）	–	
B₂（毫克）	7.09		碳水化合物（克）	69	膳食纤维（克）	5.6	
B₆（毫克）	0.09						
B₁₂（微克）	0.8						
C（毫克）	4		钙（毫克）	21			
D（微克）	1		铁（毫克）	3.2			
E（毫克）	0.79	矿物质	磷（毫克）	220			
生物素（微克）	–		钾（毫克）	258			
K（微克）	–		钠（毫克）	3.8			
P（微克）	–		铜（毫克）	0.08			
胡萝卜素（毫克）	0.01		镁（毫克）	14			
叶酸（微克）	65		锌（毫克）	0.61			
泛酸（毫克）	1.32		硒（微克）	1.07			
烟酸（毫克）	6.7						

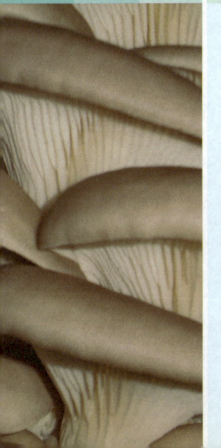

平菇又称侧耳、耳菇。质地肥厚，嫩滑可口，有类似牡蛎的香味，无论素炒还是制成荤菜，都十分鲜嫩诱人。

■ **食性物语**

所含抗肿瘤细胞的多糖体具免疫特性，侧耳毒素和蘑菇核糖核酸则能抑制病毒素的合成和增殖。平菇含有多种养分及菌糖、甘露醇糖、激素等，能改善人体新陈代谢、增强体质、调节自主神经功能，对肝炎、慢性胃炎、胃和十二指肠溃疡、软骨病、高血压等有疗效，还能降低血胆固醇、防治尿道结石，对妇女更年期综合征起到调理作用。此外，平菇具追风散寒、舒筋活络的功效，可治腰腿疼痛、手足麻木、经络不适等症。

■ **食而有道**

平菇口感好、营养高、不抢味，但鲜品出水较多，易被炒老，须掌握好火候。

■ **食事求适**

一般人均可食用，消化系统疾病、心血管疾病患者及癌症患者尤其适宜。

■ **适可而止**

每次约100克。

蔬菜类

winter mushroom 金针菇

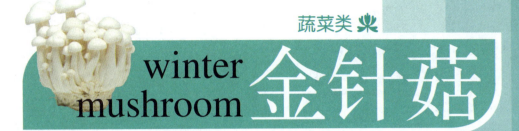

◎营养指数
（营养指数中的数值均为每百克食物的含量）

三大营养素		矿物质		维生素	
热量（千卡）	22	钙（毫克）	12	A（微克）	5
胆固醇（毫克）	-	铁（毫克）	1.4	B₁（毫克）	0.24
膳食纤维（克）	2.7	磷（毫克）	97	B₂（毫克）	0.17
蛋白质（克）	17.8	钾（毫克）	360	B₆（毫克）	0.12
脂肪（克）	1.3	钠（毫克）	4.3	B₁₂（微克）	-
碳水化合物（克）	32.3	铜（毫克）	0.14	C（毫克）	2
		镁（毫克）	17	D（微克）	1
		锌（毫克）	0.39	E（毫克）	1.14
		硒（微克）	0.28	生物素（微克）	-
				K（微克）	-
				P（微克）	-
				胡萝卜素（毫克）	0.03
				叶酸（微克）	75
				泛酸（毫克）	1.4
				烟酸（毫克）	4.1

金针菇 又名金菇、毛柄金钱菌。菌盖小巧，呈黄褐色或淡黄色，干部形似金针。它不仅味道鲜美，而且营养丰富。

■ 食性物语

　　富含赖氨酸和锌，利于促进儿童智力发育和健脑。能有效增强机体的生物活性，促进新陈代谢，加速营养素的吸收利用。可预防和治疗肝脏病及胃、肠道溃疡。抑制血脂升高、降低胆固醇，防治心脑血管疾病。抵抗疲劳，抗菌消炎，清除重金属盐类物质。

■ 食而有道

　　宜熟食。

■ 食事求适

　　一般人都可食用，高血压患者、肥胖者、气血不足的老人和儿童更宜食用。

　　脾胃虚寒者不宜多食。

■ 适可而止

　　每次约20~30克。

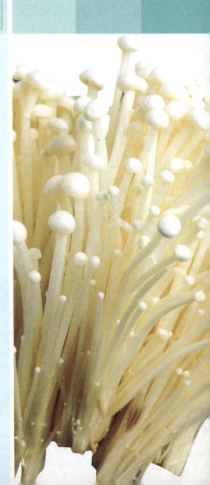

蔬菜类
猴头菇 monkey head mushroom

◎营养指数
（营养指数中的数值均为每百克食物的含量）

维生素			三大营养素				
A（微克）	4			蛋白质（克）	26.3	热量（千卡）	13
B$_1$（毫克）	0.69			脂肪（克）	4.2	胆固醇（毫克）	–
B$_2$（毫克）	1.89			碳水化合物（克）	44.9	膳食纤维（克）	6.4
B$_6$（毫克）	–		矿物质	钙（毫克）	2		
B$_{12}$（微克）	0.6			铁（毫克）	18		
C（毫克）	4			磷（毫克）	8.6		
D（微克）	2			钾（毫克）	8		
E（毫克）	0.46			钠（毫克）	175.2		
生物素（微克）	–			铜（毫克）	0.06		
K（微克）	–			镁（毫克）	5		
P（微克）	–			锌（毫克）	0.4		
胡萝卜素（毫克）	0.01			硒（微克）	1.28		
叶酸（微克）	–						
泛酸（毫克）	–						
烟酸（毫克）	16.2						

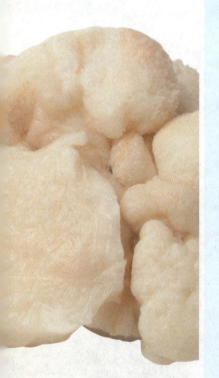

猴头菇 也叫猴头、猴头菌。与熊掌、海参、鱼翅同列"四大名菜"。菌肉鲜嫩，香醇可口，有"素中荤"之称。

■ 食性物语

　　猴头菇含不饱和脂肪酸，利于血液循环，能降低血胆固醇含量。具有提高机体免疫力的功能，可延缓衰老。能抑制癌细胞中遗传物质的合成，从而预防和治疗消化道癌症和其他恶性肿瘤，对胃溃疡、十二指肠溃疡、胃炎等消化道疾病的疗效令人瞩目。睡前食用蒸煮过的猴头菇，对气管、食道及平滑肌组织疾病患者有保健作用，能安眠平喘。

■ 食而有道

　　人工培育的猴头菇营养成分高于野生的。
　　食用猴头菇要经过涨发、漂洗和烹制，直至软烂如豆腐时营养成分才完全析出。

■ 食事求适

　　老少皆宜，心血管疾病、消化系统疾病、咳喘患者更宜食用。

■ 适可而止

　　干猴头菇每次约20克。

蔬菜类

pine mushroom 松蘑

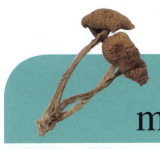

◎营养指数
（营养指数中的数值均为每百克食物的含量）

项目		数值	项目		数值
热量（千卡）		112	维生素	A（微克）	5
胆固醇（毫克）		-		B₁（毫克）	0.02
膳食纤维（克）		47.8		B₂（毫克）	1.4
三大营养素	蛋白质（克）	20.3		B₆（毫克）	0.15
	脂肪（克）	3.2		B₁₂（微克）	1.9
	碳水化合物（克）	0.4		C（毫克）	2
矿物质	钙（毫克）	14		D（微克）	4
	铁（毫克）	86		E（毫克）	3.09
	磷（毫克）	50		生物素（微克）	-
	钾（毫克）	330		K（微克）	-
	钠（毫克）	1.3		P（微克）	-
	铜（毫克）	0.1		胡萝卜素（毫克）	-
	镁（毫克）	29		叶酸（微克）	63
	锌（毫克）	6.22		泛酸（毫克）	1.19
	硒（微克）	98.4		烟酸（毫克）	0.6

松蘑 亦称松菇、松蕈、鸡丝菌等。不仅味道鲜美、香味诱人，而且营养丰富，不亚于猴头菇和灵芝，有"食用菌之王"的美称。

■ 食性物语

　　松蘑中的多元醇能医治糖尿病，多糖类物质可抗肉瘤、健胃、抗癌，辅助治疗糖尿病。经常食用可美颜健肤，延缓衰老。中医认为松蘑能益肠健胃、止痛理气、强身健体。俄罗斯专家则发现松蘑有很好的抗辐射作用。

■ 食而有道

　　新鲜松蘑口感好于水发干制品。

■ 食事求适

　　一般人都适合食用。

■ 适可而止

　　每次约30克。

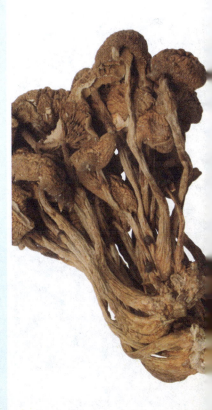

豆类及豆制品、乳制品类

黄豆 soybean

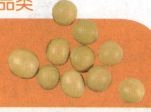

◎营养指数
（营养指数中的数值均为每百克食物的含量）

维生素		三大营养素		矿物质			
A（微克）	28	蛋白质（克）	35.6	热量（千卡）	391		
B₁（毫克）	0.41	脂肪（克）	19	胆固醇（毫克）	–		
B₂（毫克）	0.11	碳水化合物（克）	19.5	膳食纤维（克）	11.9		
B₆（毫克）	0.59	钙（毫克）	169				
B₁₂（微克）	–	铁（毫克）	8.3				
C（毫克）	–	磷（毫克）	400				
D（微克）	–	钾（毫克）	1800				
E（毫克）	18.9	钠（毫克）	0.5				
生物素（微克）	–	铜（毫克）	1.35				
K（微克）	34	镁（毫克）	199				
P（微克）	–	锌（毫克）	3.04				
胡萝卜素（毫克）	0.17	硒（微克）	6.16				
叶酸（微克）	260						
泛酸（毫克）	1.64						
烟酸（毫克）	2.1						

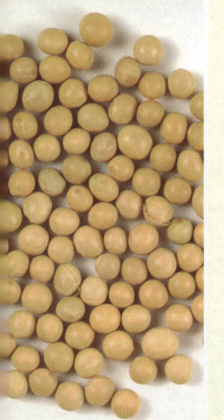

黄豆 青豆、黑豆，统称大豆。豆豉、豆汁、黄酱等大豆发酵制品，含多种有机酸、醇、酯、氨基酸，更易消化吸收。

■ **食性物语**

大豆富含皂角苷、蛋白酶抑制剂、异黄酮、钼、硒等成分，对几乎所有癌症有抑制作用。黄豆能降低血脂和胆固醇，保持血管弹性，防止脂肪肝的形成。青豆可补肝养胃，滋补强壮。黑豆蛋白质含量最高，能乌发明目，延年益寿。

■ **食而有道**

大豆不宜生食，夹生黄豆也不宜食用。

■ **食事求适**

是更年期妇女，糖尿病、心血管病患者，减肥者的理想食品。严重肝病、肾病、痛风、动脉硬化患者禁食；消化功能不良者尽量少食。

■ **适可而止**

每天约40克。

■ **食林广记**

有研究表明，婴幼儿不宜喝豆奶，因其成年后引发甲状腺和生殖系统疾病的风险系数较大。

豆类及豆制品、乳制品类
kidney bean 芸豆

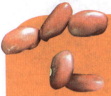

◎营养指数
（营养指数中的数值均为每百克食物的含量）

三大营养素		矿物质		维生素	
热量（千卡）	296	钙（毫克）	130	A（微克）	14.4
胆固醇（毫克）	-	铁（毫克）	6	B₁（毫克）	0.18
膳食纤维（克）	9.8	磷（毫克）	400	B₂（毫克）	0.26
蛋白质（克）	23.4	钾（毫克）	1520	B₆（毫克）	0.36
脂肪（克）	1.4	钠（毫克）	0.8	B₁₂（微克）	-
碳水化合物（克）	47.4	铜（毫克）	0.75	C（毫克）	-
		镁（毫克）	193.5	D（微克）	-
		锌（毫克）	0.54	E（毫克）	6.16
		硒（微克）	0.2	生物素（微克）	2
				K（微克）	8
				P（微克）	-
				胡萝卜素（毫克）	3.6
				叶酸（微克）	85
				泛酸（毫克）	0.63
				烟酸（毫克）	2.4

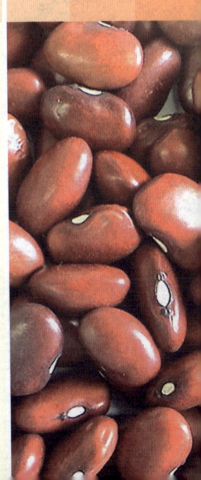

芸豆 学名菜豆，分大白芸豆、大黑花芸豆、黄芸豆、红芸豆等品种，前两种尤为著名。芸豆营养丰富，蛋白质、钙、铁、B族维生素等含量均超过鸡肉数倍。

■ 食性物语
芸豆含有皂苷、尿毒酶和多种球蛋白，能有效提高免疫力，激活淋巴T细胞，而尿素酶更是对肝昏迷患者有较好疗效。常食芸豆，可加速肌肤新陈代谢，缓解皮肤、头发的干燥。芸豆中的皂苷类物质能促进脂肪代谢，是减肥者的理想食品之一。

■ 食而有道
因籽粒中含有一种在高温下才能被破坏的毒蛋白，必须煮透才能食用。

■ 食事求适
老少皆宜，尤其适宜心脏病、动脉硬化、高脂血症、低血钾症和忌盐患者。
消化功能不良、慢性消化道疾病患者少食。

■ 适可而止
每次40~60克。

豆类及豆制品、乳制品类

绿豆 green gram

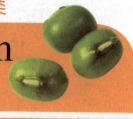

◎ 营养指数
（营养指数中的数值均为每百克食物的含量）

维生素			三大营养素				
	A（微克）	75		蛋白质（克）	20.6	热量（千卡）	326
	B₁（毫克）	0.25		脂肪（克）	1	胆固醇（毫克）	—
	B₂（毫克）	0.11		碳水化合物（克）	58.6	膳食纤维（克）	5.2
	B₆（毫克）	0.41	矿物质	钙（毫克）	162		
	B₁₂（微克）	—		铁（毫克）	22.8		
	C（毫克）	1		磷（毫克）	336		
	D（微克）	—		钾（毫克）	1900		
	E（毫克）	10.95		钠（毫克）	1.9		
	生物素（微克）	—		铜（毫克）	1.08		
	K（微克）	6		镁（毫克）	125		
	P（微克）	—		锌（毫克）	2.48		
	胡萝卜素（毫克）	0.45		硒（微克）	4.28		
	叶酸（微克）	130					
	泛酸（毫克）	1.26					
	烟酸（毫克）	2					

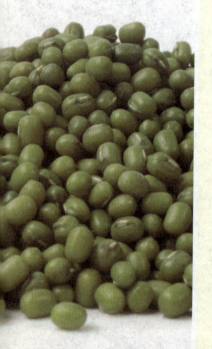

绿豆又叫青小豆。蛋白质含量几乎是大米的3倍，多种维生素，钙、磷、铁等矿物质也比粳米多，有"济世之良谷"之说。

■ 食性物语

绿豆汤能清暑益气、止渴利尿，能及时补充水分和矿物质，是夏天或高温环境工作者的首选饮品。绿豆能解毒，有机磷农药、铅、酒精中毒（醉酒）或吃错药时，可先灌一碗绿豆汤进行紧急处理。

■ 食而有道

不宜煮得过烂，以免降低清热解毒功效。
未煮熟的绿豆腥味强烈，食后易恶心、呕吐。
忌与鲤鱼、榧子同食。

■ 食事求适

老少皆宜，四季均可。经常在有毒环境中工作或接触有毒物质的人应常食。
脾胃虚弱的人不宜多吃；服药特别是服温补药时不要吃绿豆食品。

■ 适可而止

每次约40克。

豆类及豆制品、乳制品类

small red bean 赤豆

◎营养指数
（营养指数中的数值均为每百克食物的含量）

项目		数值		项目	数值
热量（千卡）		313	维生素	A（微克）	30
胆固醇（毫克）		—		B₁（毫克）	0.45
膳食纤维（克）		7.1		B₂（毫克）	0.09
三大营养素	蛋白质（克）	20.1		B₆（毫克）	0.39
	脂肪（克）	0.5		B₁₂（微克）	—
	碳水化合物（克）	57		C（毫克）	
矿物质	钙（毫克）	91		D（微克）	
	铁（毫克）	6.7		E（毫克）	0.6
	磷（毫克）	340		生物素（微克）	
	钾（毫克）	1500		K（微克）	8
	钠（毫克）	1.7		P（微克）	—
	铜（毫克）	0.64		胡萝卜素（毫克）	0.79
	镁（毫克）	138		叶酸（微克）	130
	锌（毫克）	2.27		泛酸（毫克）	2.2
	硒（微克）	3.8		烟酸（毫克）	1

赤豆 又名红小豆、赤小豆，因富含淀粉又称"饭豆"，是人们生活中不可缺少的高蛋白、低脂肪、高营养、多功能的杂粮。

■ 食性物语

赤豆有良好的利尿作用，能解酒、解毒，对心脏病和肾病、水肿有一定疗效。常食能润肠通便、降血压、降血脂、调节血糖、解毒抗癌、预防结石、健美减肥。中医认为它有律津液、利小便、消胀、除肿、止吐的功效。

■ 食而有道

赤豆宜与其他谷类食物混合食用，如豆沙包等。

■ 食事求适

一般人都可以食用，水肿患者、哺乳期妇女尤为适合。尿频的人应少吃。

■ 适可而止

每次约30克。

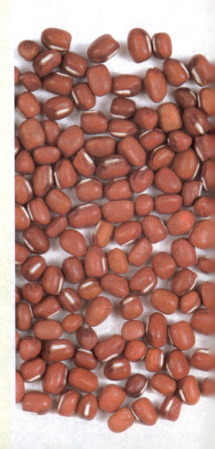

豆类及豆制品、乳制品类
豇豆 cowpea

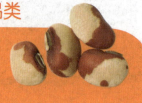

◎营养指数
（营养指数中的数值均为每百克食物的含量）

维生素					三大营养素 矿物质				热量（千卡）	29	27
	A（微克）	42	23			蛋白质（克）	2.9	2.1	胆固醇（毫克）	-	-
	B₁（毫克）	0.07	0.07			脂肪（克）	0.3	0.2	膳食纤维（克）	2.3	1.8
	B₂（毫克）	0.09	0.07			碳水化合物（克）	3.6	4.1			
	B₆（毫克）	0.24	0.3			钙（毫克）	27	65	（饭豇豆、长豇豆）		
	B₁₂（微克）	-	-			铁（毫克）	0.5	1.2			
	C（毫克）	9	11			磷（毫克）	63	55			
	D（微克）	-	-			钾（毫克）	200	210			
	E（毫克）	4.39	0.65			钠（毫克）	2.2	33.8			
	生物素（微克）	-	-			铜（毫克）	0.14	0.11			
	K（微克）	14	16			镁（毫克）	31	43			
	P（毫克）	-	-			锌（毫克）	0.54	1.46			
	胡萝卜素（毫克）	0.25	0.14			硒（微克）	0.74	1.4			
	叶酸（微克）	20.8	30								
	泛酸（毫克）	1.3	0.6								
	烟酸（毫克）	1.4	0.8								

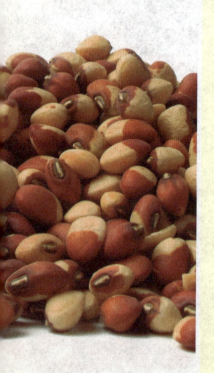

豇豆 俗称角豆、姜豆、带豆。豇豆分饭豇豆和长豇豆两种，前者多作粮食煮粥、制馅，后者多作蔬菜食用。

■ **食性物语**

豇豆含易于消化吸收的优质蛋白质、碳水化合物及多种维生素、微量元素，能及时补充机体的营养成分。因含维生素B₁、维生素C，可增进食欲，提高机体抗病毒能力。中医认为豇豆有健脾补肾的功效，对尿频、遗精及一些妇科功能性疾病有辅助疗效。

■ **食而有道**

饭豇豆与粳米一起煮粥最适宜。
长豇豆烹调时间不宜过长，以免营养损失。

■ **食事求适**

适宜于任何人，糖尿病、肾虚患者更佳。
多食易胀气。气滞便结者应慎食。

■ **适可而止**

长豇豆每餐约60克，饭豇豆每餐约30克。

■ **食林广记**

阿拉伯人视豇豆为爱情的象征，小伙子向姑娘求婚，新娘子到男家，都少不了送豇豆。

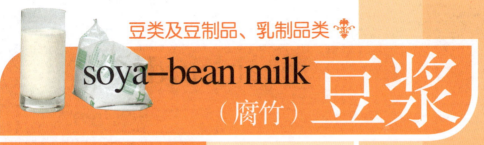

豆类及豆制品、乳制品类
soya-bean milk 豆浆（腐竹）

◎ 营养指数
（营养指数中的数值均为每百克食物的含量）

项目	指标	数值	项目	指标	数值
	热量（千卡）	21	维生素	A（微克）	15
	胆固醇（毫克）	–		B₁（毫克）	0.03
	膳食纤维（克）	0.1		B₂（毫克）	0
三大营养素	蛋白质（克）	2.5		B₆（毫克）	0.06
	脂肪（克）	1		B₁₂（微克）	–
	碳水化合物（克）	0.4		C（毫克）	–
矿物质	钙（毫克）	19		D（微克）	–
	铁（毫克）	0.4		E（毫克）	0.8
	磷（毫克）	32		生物素（微克）	–
	钾（毫克）	110		K（微克）	4
	钠（毫克）	1.2		P（微克）	–
	铜（毫克）	0.07		胡萝卜素（毫克）	0
	镁（毫克）	9		叶酸（微克）	28
	锌（毫克）	0.16		泛酸（毫克）	0.28
	硒（微克）	0.14		烟酸（毫克）	0.1

豆浆是防治高脂血症、高血压、动脉硬化、缺铁性贫血、气喘等疾病的理想食品。

■ **食性物语**

多喝豆浆可预防老年痴呆症，增强抗病能力，防癌抗癌。中老年妇女饮用，能调节内分泌，改善更年期综合征。青年女性饮用，能令皮肤白皙润泽，容光焕发。腐竹的颐养功能同豆浆。

■ **食而有道**

不能用豆浆代替牛奶喂婴儿。

不宜空腹饮用；不能与药物同饮；不能加红糖，白糖须煮熟离火后再加；不能冲入鸡蛋。

■ **食事求适**

一般人都适用，特别是女性和老人。

饮用过多会引起消化不良，出现腹胀、腹泻等不适。

■ **适可而止**

成年人每天500~700毫升，儿童200~250毫升。

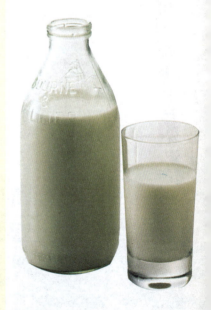

豆类及豆制品、乳制品类

豆腐 bean curd （豆腐干）

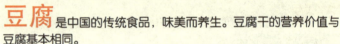

◎营养指数
（营养指数中的数值均为每百克食物的含量）

维生素		三大营养素		矿物质			
A（微克）	5	蛋白质（克）	12.2	热量（千卡）	98		
B₁（毫克）	0.05	脂肪（克）	4.8	胆固醇（毫克）	-		
B₂（毫克）	0.02	碳水化合物（克）	1.5	膳食纤维（克）	0.5		
B₆（毫克）	0.03	钙（毫克）	138				
B₁₂（微克）	0.06	铁（毫克）	1.5				
C（毫克）	0.03	磷（毫克）	158				
D（微克）	-	钾（毫克）	106				
E（毫克）	6.7	钠（毫克）	7.3				
生物素（微克）	-	铜（毫克）	0.22				
K（微克）	-	镁（毫克）	63				
P（微克）	-	锌（毫克）	0.63				
胡萝卜素（毫克）	0.03	硒（微克）	1.55				
叶酸（微克）	-						
泛酸（毫克）	0.4						
烟酸（毫克）	0.3						

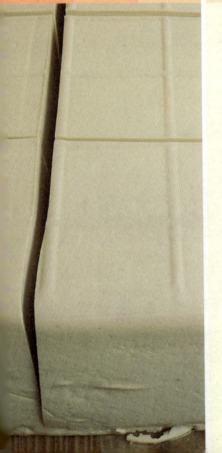

豆腐是中国的传统食品，味美而养生。豆腐干的营养价值与豆腐基本相同。

■ 食性物语

豆腐内含植物雌激素，能保护血管内皮细胞不被氧化破坏，常食可减轻血管系统的破坏，预防骨质疏松、乳腺癌和前列腺癌的发生，是更年期妇女的保护神。丰富的大豆卵磷脂有益于神经、血管、大脑的发育生长。大豆蛋白能恰到好处地降低血脂，保护血管细胞，预防心血管疾病。此外，豆腐对病后调养、减肥、细腻肌肤亦很有好处。

■ 食而有道

豆腐搭配鱼、鸡蛋、排骨等，可提高蛋白质的利用率。

豆腐不宜与菠菜、香葱一起烹调，因为那样会生成容易形成结石的草酸钙。

■ 食事求适

一般人都可食用。

肾病、缺铁性贫血、痛风患者少食；消化性溃疡、动脉硬化、低碘者应禁食。

■ 适可而止

每次不要食用过多，且不宜天天吃。

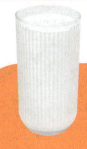

豆类及豆制品、乳制品类
milk 牛奶

◎营养指数
（营养指数中的数值均为每百克食物的含量）

三大营养素		矿物质		维生素	
热量（千卡）	54	钙（毫克）	135	A（微克）	11
胆固醇（毫克）	151	铁（毫克）	0.3	B₁（毫克）	0.04
膳食纤维（克）	-	磷（毫克）	73	B₂（毫克）	0.07
蛋白质（克）	3	钾（毫克）	157	B₆（毫克）	0.03
脂肪（克）	2.9	钠（毫克）	36.5	B₁₂（微克）	0.3
碳水化合物（克）	4.1	铜（毫克）	0.02	C（毫克）	1
		镁（毫克）	11	D（微克）	240
		锌（毫克）	3.36	E（毫克）	0.21
		硒（微克）	1.94	生物素（微克）	117
				K（微克）	2
				P（微克）	-
				胡萝卜素（毫克）	-
				叶酸（微克）	5
				泛酸（毫克）	0.55
				烟酸（毫克）	0.2

牛奶是人们喜爱的饮品之一，它富含蛋白质和人体生长发育所需的全部氨基酸，消化率高达98%。

■ 食性物语
常喝牛奶能降低高血压、脑血管疾病的发生率，改善儿童贫血，减缓中年妇女骨质流失，美容护肤。睡前饮用能帮助睡眠。牛奶中的钙最容易被吸收，且磷、钾、镁等多种矿物质搭配也十分合理，孕妇应多喝牛奶。常喝脱脂牛奶，可以预防癌症。

■ 食而有道
煮奶应用旺火或微波炉加热，不可久煮。
喝牛奶当配面包或糕点，婴儿喝纯牛奶需适当稀释。
牛奶和巧克力结合会生成草酸钙，不宜共食。

■ 食事求适
老年人、血压偏高者宜饮低脂奶；缺钙者、失眠者、老年人、少儿、易怒以及工作压力大的人宜饮高钙奶。
肠胃功能弱、肾病患者不宜饮用。

■ 适可而止
常人每天约200毫升，孕妇每天200~400毫升。

豆类及豆制品、乳制品类

奶酪 cheese

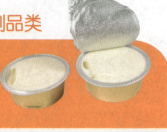

◎营养指数
（营养指数中的数值均为每百克食物的含量）

维生素			三大营养素				
A（微克）	79					热量（千卡）	294
B₁（毫克）	0.08					胆固醇（毫克）	111
B₂（毫克）	0.08		蛋白质（克）	26.4		膳食纤维（克）	-
B₆（毫克）	0.07		脂肪（克）	19			
B₁₂（微克）	2.8		碳水化合物（克）	4.4			
C（毫克）	-		钙（毫克）	799			
D（微克）	312		铁（毫克）	1.4			
E（毫克）	1.3	矿物质	磷（毫克）	393			
生物素（微克）	260		钾（毫克）	75			
K（微克）	8		钠（毫克）	584.6			
P（微克）			铜（毫克）	0.13			
胡萝卜素（毫克）	-		镁（毫克）	57			
叶酸（微克）	10		锌（毫克）	4.13			
泛酸（毫克）	0.72		硒（微克）	1.5			
烟酸（毫克）	0.2						

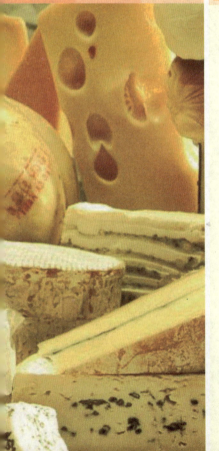

奶酪是牛奶经浓缩、发酵而成的奶制品，浓缩了牛奶中大量的精华。独特的发酵工艺，使其蛋白质的吸收率达96%~98%。

■ 食性物语

作为含钙最多的奶制品，奶酪可谓补钙佳品，能大大增加牙齿表面的含钙量，从而起到抑制龋齿发生的作用。它能增进抵抗力和新陈代谢，加强活力，保护眼睛健康并保持肌肤健美。其中的乳酸菌利于维持肠道内正常菌群的稳定和平衡，可防治便秘和腹泻。奶酪中的脂肪和热能较多，但胆固醇含量却相对较低，对心血管健康也有有利的一面。

■ 食而有道

不宜和水果同食，因为那样会与果酸等物质化合，不利吸收。

■ 食事求适

所有人群均可食用。
服用单胺氧化酶抑制剂的人应避免吃奶酪。
多吃易发胖。

■ 适可而止

每次约20克。

豆类及豆制品、乳制品类
sour milk 酸奶

◎营养指数
（营养指数中的数值均为每百克食物的含量）

三大营养素		矿物质		维生素	
热量（千卡）	101			A（微克）	17
胆固醇（毫克）	151			B₁（毫克）	0.04
膳食纤维（克）	-			B₂（毫克）	0.06
蛋白质（克）	3.1			B₆（毫克）	0.04
脂肪（克）	4.6			B₁₂（微克）	0.1
碳水化合物（克）	11.7			C（毫克）	1
钙（毫克）	118			D（微克）	232
铁（毫克）	0.3			E（毫克）	0.12
磷（毫克）	85			生物素（微克）	120
钾（毫克）	150			K（微克）	1
钠（毫克）	30.2			P（微克）	
铜（毫克）	0.03			胡萝卜素（毫克）	-
镁（毫克）	12			叶酸（微克）	11
锌（毫克）	1.74			泛酸（毫克）	-
硒（微克）	1.71			烟酸（毫克）	0.2

酸奶 由牛奶发酵制成，口味酸甜细滑，拥有鲜奶的全部营养成分，且其中的乳酸和钙能结合生成更易吸收的乳酸钙。

■ 食性物语

能促进消化液分泌，增进食欲，调节机体内微生物的平衡。所含乳酸能使肠道里的弱碱性物质转变成弱酸性，同时产生抗菌物质。常喝酸奶可防止癌症、贫血，降低胆固醇，缓解儿童营养不良，抑制中年妇女因缺钙引起的骨质疏松症。

■ 食而有道

宜于饭后2小时内饮用。
不能加热或代替水服药。

■ 食事求适

使用抗生素者、年老体弱者以及骨质疏松、动脉硬化、高血压、肿瘤病、消化不良患者宜常喝酸奶。
胃肠道术后病人、肠道疾病患者不宜饮用。

■ 适可而止

每日150~250毫升。

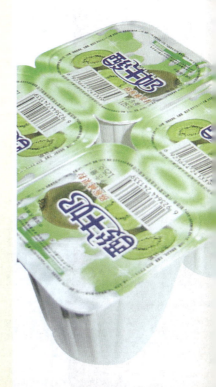

畜肉类、禽蛋类

猪肉 pork

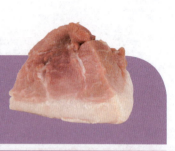

◎营养指数
（营养指数中的数值均为每百克食物的含量）

维生素		三大营养素			
A（微克）	16			热量（千卡）	331
B₁（毫克）	0.26			胆固醇（毫克）	69
B₂（毫克）	0.11	蛋白质（克）	14.6	膳食纤维（克）	—
B₆（毫克）	0.37	脂肪（克）	30.8		
B₁₂（微克）	0.3	碳水化合物（克）	1.1		
C（毫克）	1	钙（毫克）	11		
D（微克）	230	铁（毫克）	2.4		
E（毫克）	0.95	磷（毫克）	130		
生物素（微克）	8	钾（毫克）	162		
K（微克）	—	钠（毫克）	57.5		
P（微克）	—	铜（毫克）	0.13		
胡萝卜素（毫克）	—	镁（毫克）	12		
叶酸（微克）	1	锌（毫克）	0.84		
泛酸（毫克）	—	硒（微克）	2.94		
烟酸（毫克）	2.8				

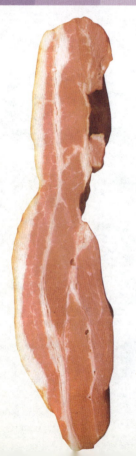

猪肉 是目前中国人餐桌上重要的动物性食品之一。

■ **食性物语**

猪肉为人类提供优质蛋白质和必需的脂肪酸，血红素铁（有机铁）和促进铁吸收的半胱氨酸，能改善缺铁性贫血。

■ **食而有道**

猪肉长时间炖煮，脂肪会减少30%~50%，且胆固醇含量会大大降低。

食用猪肉后不宜大量饮茶。

■ **食事求适**

一般人都可食用。

肥胖和血脂较高者不宜多食。

■ **适可而止**

成年人每天80~100克，儿童每天约50克。

■ **食林广记**

新加坡的一项调查显示，女性吸烟者做饭时若经常高温烹炒猪肉，患肺癌的可能性是一般吸烟者的2.5倍。

畜肉类、禽蛋类

pork liver 猪肝
（鸡肝、羊肝等）

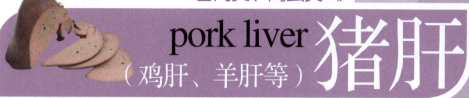

◎营养指数
（营养指数中的数值均为每百克食物的含量）

热量（千卡）	143	
胆固醇（毫克）	368	
膳食纤维（克）	-	

三大营养素
蛋白质（克）	22.7
脂肪（克）	5.7
碳水化合物（克）	0.3

矿物质
钙（毫克）	54
铁（毫克）	7.9
磷（毫克）	330
钾（毫克）	300
钠（毫克）	88.3
铜（毫克）	0.65
镁（毫克）	24
锌（毫克）	3.86
硒（微克）	19.21

维生素
A（微克）	10756
B_1（毫克）	0.22
B_2（毫克）	2.41
B_6（毫克）	0.89
B_{12}（微克）	52.8
C（毫克）	30
D（微克）	420
E（毫克）	0.3
生物素（微克）	28
K（微克）	1
P（微克）	–
胡萝卜素（毫克）	–
叶酸（微克）	1000
泛酸（毫克）	6.4
烟酸（毫克）	13.5

猪肝（鸡肝、羊肝等）是猪（鸡、羊等）体内储存养料和解毒的重要器官，是最理想的补血佳品之一。

■ 食性物语

食用猪肝可调节并改善贫血病人造血系统的生理功能。所含维生素A可维持正常生长和生殖机能，防止眼睛干涩、疲劳，维持健康的肤色。所含维生素B_2能补充辅酶，完成对某些有毒成分的去毒作用。所含维生素C和微量元素硒能增强人体的免疫反应，抑制肿瘤细胞产生。

■ 食而有道

新鲜猪肝应用水冲洗10分钟，再浸泡半小时。
治疗贫血配菠菜最好。

■ 食事求适

一般人都可食用，贫血、常在电脑前工作的人尤为适合。
高胆固醇血症、肝病、高血压和冠心病患者应少食。
不可多食，以免摄入过多胆固醇。

■ 适可而止

每餐50克。

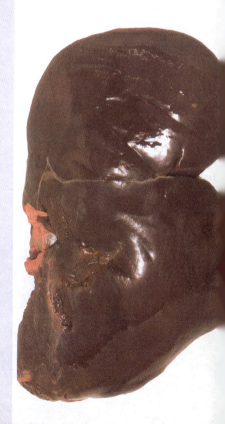

畜肉类、禽蛋类

猪蹄 trotter（猪皮）

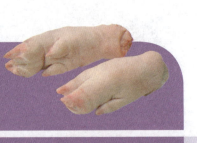

◎营养指数
（营养指数中的数值均为每百克食物的含量）

维生素			三大营养素				
A（微克）	6		蛋白质（克）	23.2	热量（千卡）	260	
B₁（毫克）	0.05		脂肪（克）	17.7	胆固醇（毫克）	—	
B₂（毫克）	0.04		碳水化合物（克）	1.9	膳食纤维（克）	—	
B₆（毫克）	0.02						
B₁₂（微克）	0.4						
C（毫克）	—	矿物质	钙（毫克）	32			
D（微克）	182		铁（毫克）	2.4			
E（毫克）	0.1		磷（毫克）	32			
生物素（微克）	3		钾（毫克）	50			
K（微克）	1		钠（毫克）	110			
P（微克）	—		铜（毫克）	0.09			
胡萝卜素（毫克）	—		镁（毫克）	5			
叶酸（微克）	1		锌（毫克）	0.78			
泛酸（毫克）	0.7		硒（微克）	5.85			
烟酸（毫克）	1.5						

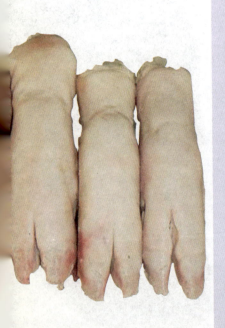

猪蹄
（猪皮）富含胶原蛋白质，脂肪含量低于肥肉，不含胆固醇。

■ 食性物语
猪蹄和猪皮中的胶原蛋白质在烹调过程中可转化成明胶，它能结合许多水，从而有效改善机体生理功能和皮肤组织细胞的储水功能，防止皮肤过早褶皱，延缓皮肤衰老。猪蹄对于经常四肢疲乏，腿部抽筋、麻木、消化道出血，失血性休克及缺血性脑病患者有一定辅助疗效。它还有助于青少年生长发育和减缓中老年妇女骨质疏松的速度。

■ 食而有道
作为通乳食疗时应少放盐、不放味精。
临睡前不宜吃猪蹄，以免增加血黏度。

■ 食事求适
一般人都可以吃，为老人、妇女、失血者的食疗佳品。
胃肠消化功能较弱者不宜多食；肝胆疾病、动脉硬化及高血压病患者应不食或少食。

■ 适可而止
猪蹄每次1只，猪皮每次约50克。

畜肉类、禽蛋类
pig blood 猪血

◎营养指数
（营养指数中的数值均为每百克食物的含量）

热量（千卡）	55	三大营养素	蛋白质（克）	12.2	维生素	A（微克）	12
胆固醇（毫克）	116		脂肪（克）	0.3		B_1（毫克）	0.03
膳食纤维（克）	-		碳水化合物（克）	0.9		B_2（毫克）	0.04
		矿物质	钙（毫克）	4		B_6（毫克）	-
			铁（毫克）	8.7		B_{12}（微克）	-
			磷（毫克）	16		C（毫克）	-
			钾（毫克）	29		D（微克）	386
			钠（毫克）	56		E（毫克）	0.2
			铜（毫克）	0.1		生物素（微克）	2.3
			镁（毫克）	5		K（微克）	90
			锌（毫克）	0.28		P（微克）	-
			硒（微克）	7.94		胡萝卜素（毫克）	-
						叶酸（微克）	-
						泛酸（毫克）	-
						烟酸（毫克）	0.3

猪血是最理想的补血佳品之一，人称"液体肉"，在日本和欧美等国家以动物血为原料制成的香肠、点心很受消费者青睐。

■ 食性物语

　　动物血含铁量较高，儿童、孕妇、哺乳期妇女多食，可防治缺铁性贫血，所含微量元素钴对其他贫血病也有一定疗效，而所含凝血酶则有良好的止血作用。它还能清肠通便，净化肠道内的尘埃及金属微粒等有害物质，避免积累性中毒。此外，它还能为人体提供优质蛋白质和多种微量元素，对营养不良、肾脏疾患、心血管疾病和病后的调养都有益处。

■ 食而有道

　　无论烧、煮，定要焯透。
　　不宜单独烹饪，葱、姜、辣椒等可祛除其异味。

■ 食事求适

　　一般人都能食用。不宜多食，以免增加体内的胆固醇含量。高胆固醇血症、肝病、高血压和冠心病患者应少食。

■ 适可而止

　　每次约50克。

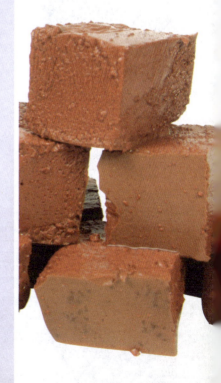

畜肉类、禽蛋类

牛肉 beef

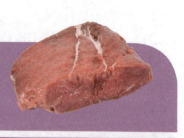

◎营养指数
（营养指数中的数值均为每百克食物的含量）

维生素	A（微克）	3	三大营养素	蛋白质（克）	17.8	热量（千卡）125
	B₁（毫克）	0.02		脂肪（克）	2	胆固醇（毫克）122
	B₂（毫克）	0.24		碳水化合物（克）	0.2	膳食纤维（克）—
	B₆（毫克）	0.38	矿物质	钙（毫克）	6	
	B₁₂（微克）	0.8		铁（毫克）	2.2	
	C（毫克）	—		磷（毫克）	150	
	D（微克）	243		钾（毫克）	270	
	E（毫克）	0.42		钠（毫克）	48.6	
	生物素（微克）	10.1		铜（毫克）	0.1	
	K（微克）	7		镁（毫克）	17	
	P（微克）	—		锌（毫克）	1.77	
	胡萝卜素（毫克）	—		硒（微克）	6.26	
	叶酸（微克）	6				
	泛酸（毫克）	0.66				
	烟酸（毫克）	4.1				

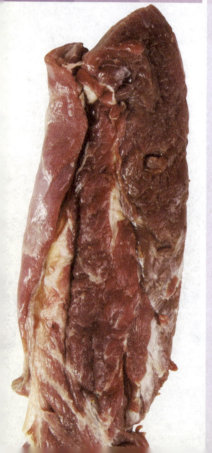

牛肉 是中国人的第二大肉类食品，味道鲜美，素有"肉中骄子"的美称。

■ **食性物语**

牛肉富含蛋白质，氨基酸组成比猪肉更接近人体需要，能提高机体抗病能力，对生长发育及术后、病后调养的人在补充失血、修复组织等方面特别适宜。寒冬食牛肉可暖胃，是该季节的补益佳品。

■ **食而有道**

不宜常吃，一周一次为宜。
烹饪时放一个山楂、一块橘皮或一点儿茶叶，牛肉易烂。
清炖牛肉能较好地保存营养成分。

■ **食事求适**

一般人都可以吃。
老人、幼儿及消化能力弱的人少食，或适当吃些嫩牛肉；患皮肤病、肝病、肾病的人慎食。
过量食用可能会提高结肠癌和前列腺癌的患病概率。

■ **适可而止**

每餐约80克。

畜肉类、禽蛋类

mutton 羊肉

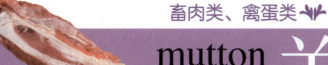

◎营养指数
（营养指数中的数值均为每百克食物的含量）

热量（千卡）	118	三大营养素	蛋白质（克）	20.5	
胆固醇（毫克）	60		脂肪（克）	3.9	
膳食纤维（克）	–		碳水化合物（克）	0.2	
矿物质	钙（毫克）	9	维生素	A（微克）	11
	铁（毫克）	3.9		B₁（毫克）	0.15
	磷（毫克）	196		B₂（毫克）	0.16
	钾（毫克）	403		B₆（毫克）	0.3
	钠（毫克）	69.4		B₁₂（微克）	2
	铜（毫克）	0.11		C（毫克）	1
	镁（毫克）	17		D（微克）	320
	锌（毫克）	6.06		E（毫克）	0.31
	硒（微克）	7.18		生物素（微克）	12
				K（微克）	6
				P（微克）	–
				胡萝卜素（毫克）	–
				叶酸（微克）	1
				泛酸（毫克）	0.72
				烟酸（毫克）	5.2

羊肉 较牛肉的肉质细嫩，较猪肉和牛肉的脂肪、胆固醇含量少。

■ 食性物语

寒冬常吃羊肉可益气补虚，促进血液循环，增强御寒能力。羊肉还可增加消化酶，保护胃壁，帮助消化。中医认为，羊肉还有补肾壮阳的作用，男士适合经常食用。

■ 食而有道

煮制时放数个山楂或一些萝卜、绿豆，炒制时放些葱、姜、孜然等作料可去膻味。

吃涮羊肉时务必涮透。

夏秋季节气候燥热，不宜吃羊肉。

■ 食事求适

一般人都可以食用，体虚胃寒者尤其适宜。

发热、牙痛、口舌生疮、咳吐黄痰等上火症状者不宜食用；肝病、高血压、急性肠炎或其他感染性疾病及发热期间不宜食用。

■ 适可而止

每餐约50克。

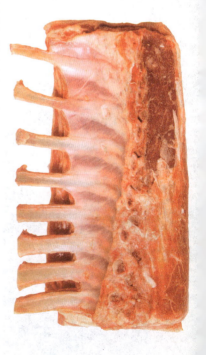

畜肉类、禽蛋类

狗肉 dog meat

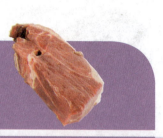

◎营养指数
（营养指数中的数值均为每百克食物的含量）

维生素		三大营养素		矿物质		其他	
A（微克）	157	蛋白质（克）	16.8	钙（毫克）	52	热量（千卡）	116
B₁（毫克）	0.34	脂肪（克）	4.6	铁（毫克）	2.9	胆固醇（毫克）	62.5
B₂（毫克）	0.2	碳水化合物（克）	1.8	磷（毫克）	107	膳食纤维（克）	—
B₆（毫克）	—			钾（毫克）	140		
B₁₂（微克）	2.21			钠（毫克）	47.4		
C（毫克）	—			铜（毫克）	0.14		
D（微克）	206			镁（毫克）	14		
E（毫克）	1.4			锌（毫克）	3.18		
生物素（微克）	4.3			硒（微克）	14.75		
K（微克）	—						
P（微克）	—						
胡萝卜素（毫克）	—						
叶酸（微克）	—						
泛酸（毫克）	—						
烟酸（毫克）	3.5						

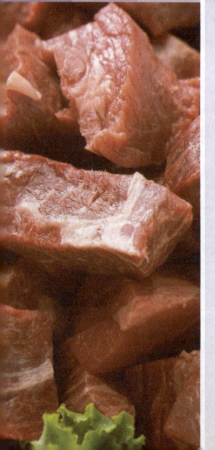

狗肉 味道醇厚，芳香四溢，有的地方也叫香肉，与羊肉同为冬令进补的佳品。

■ **食性物语**

狗肉所含蛋白质量高质优，对增强机体抗病能力、细胞活力及器官功能有明显作用。食用狗肉可增强体魄，提高消化能力，促进血液循环，改善性功能。狗肉中所含的少量稀有元素对治疗心脑缺血性疾病有一定益处。狗肉还可辅助治疗老年人的虚弱症。

■ **食而有道**

狗肉用白酒、姜片反复揉搓，再用稀释的白酒泡1~2小时，清水冲洗后入热油锅微炸再烹调可有效降低其腥味。

狗肉不能与鲤鱼、泥鳅、绿豆、杏仁同食。食用狗肉后宜喝米汤解渴，不宜喝茶。

半生狗肉、疯（狂犬病）狗肉忌食。

■ **食事求适**

一般人皆可食用。

非虚寒性疾病、心脑血管病、高血压病、中风后遗症患者不宜食用。

■ **适可而止**

每次约50克。

畜肉类、禽蛋类

black-bone chicken 乌鸡肉

◎营养指数
（营养指数中的数值均为每百克食物的含量）

三大营养素			矿物质			维生素		
热量（千卡）	111	蛋白质（克）	22.3			A（微克）	42	
胆固醇（毫克）	106	脂肪（克）	2.3			B_1（毫克）	0.02	
膳食纤维（克）	-	碳水化合物（克）	0.3			B_2（毫克）	0.2	
		钙（毫克）	17			B_6（毫克）	0.33	
		铁（毫克）	2.3			B_{12}（微克）	2.12	
		磷（毫克）	210			C（毫克）	-	
		钾（毫克）	323			D（微克）	250	
		钠（毫克）	64			E（毫克）	1.77	
		铜（毫克）	0.26			生物素（微克）	16	
		镁（毫克）	51			K（微克）		
		锌（毫克）	1.6			P（微克）		
		硒（微克）	7.73			胡萝卜素（毫克）	-	
						叶酸（微克）	-	
						泛酸（毫克）	-	
						烟酸（毫克）	7.1	

乌鸡 亦名乌骨鸡。口感细嫩，营养和食疗作用远胜普通鸡肉，被誉为"名贵食疗珍禽"。

■ 食性物语

乌鸡内含10种氨基酸，蛋白质、维生素B_2、烟酸、维生素E、磷、铁、钾、钠的含量均高于普通鸡肉，胆固醇和脂肪含量却很少，人称"黑了心的宝贝"。食用乌鸡，可提高生理机能、延缓衰老、强筋健骨，对防治骨质疏松、佝偻病、妇女缺铁性贫血症等有明显功效。

■ 食而有道

乌鸡连骨（砸碎）熬汤滋补效果最佳，炖煮时宜用砂锅文火慢炖，不宜用高压锅。

■ 食事求适

体虚血亏、肝肾不足、脾胃不健的人宜食。

■ 适可而止

每次约150克。

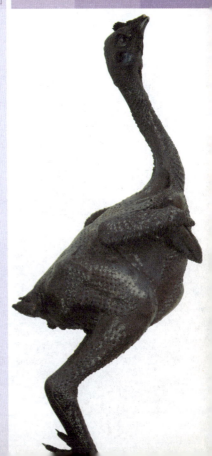

畜肉类、禽蛋类
鸡肉 chicken

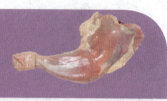

◎营养指数
（营养指数中的数值均为每百克食物的含量）

维生素			三大营养素				
A（微克）	42		蛋白质（克）	18.5	热量（千卡）	166	
B₁（毫克）	0.07		脂肪（克）	9.6	胆固醇（毫克）	187	
B₂（毫克）	0.08		碳水化合物（克）	1.4	膳食纤维（克）	–	
B₆（毫克）	0.18						
B₁₂（微克）	0.4	矿物质	钙（毫克）	17			
C（毫克）	3		铁（毫克）	0.9			
D（微克）	221		磷（毫克）	160			
E（毫克）	0.2		钾（毫克）	340			
生物素（微克）	2		钠（毫克）	72.4			
K（微克）	53		铜（毫克）	0.08			
P（微克）	–		镁（毫克）	7			
胡萝卜素（毫克）	–		锌（毫克）	1.29			
叶酸（微克）	11		硒（微克）	5.4			
泛酸（毫克）	1.68						
烟酸（毫克）	5						

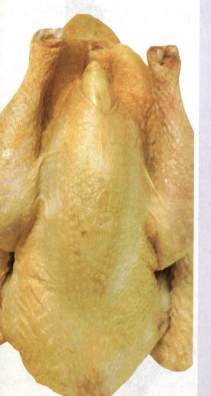

鸡肉 肉质细嫩，滋味鲜美，营养丰富，能滋补养身。

■ 食性物语

　　鸡肉蛋白质含量较高，且易被人体吸收利用，有增强体力、强壮身体的作用。所含对人体生长发育有重要作用的磷脂类，是中国人膳食结构中脂肪和磷脂的重要来源之一。鸡肉对营养不良、畏寒怕冷、乏力疲劳、月经不调、贫血等症有很好的食疗作用。

■ 食而有道

　　鸡肉可热炒、炖汤、凉拌。
　　鸡肉的营养高于鸡汤。
　　鸡屁股是淋巴最为集中的地方，也是储存病菌、病毒和致癌物的仓库，应弃掉，不可食用。

■ 食事求适

　　一般人群均可食用，老人、病人、体弱者更宜食用。
　　动脉硬化、冠心病和高脂血症患者忌饮鸡汤；感冒伴有头痛、乏力、发热的人忌食鸡肉、鸡汤。

■ 适可而止

　　每餐约100克。

畜肉类、禽蛋类

hen's egg 鸡蛋

◎营养指数
（营养指数中的数值均为每百克食物的含量）

热量（千卡）	140
胆固醇（毫克）	1200
膳食纤维（克）	–

三大营养素	蛋白质（克）	12.9
	脂肪（克）	9.1
	碳水化合物（克）	1.5

矿物质	钙（毫克）	30
	铁（毫克）	1.2
	磷（毫克）	182
	钾（毫克）	60
	钠（毫克）	196.4
	铜（毫克）	0.07
	镁（毫克）	11
	锌（毫克）	1.01
	硒（微克）	14.98

维生素	A（微克）	154
	B_1（毫克）	0.16
	B_2（毫克）	0.17
	B_6（毫克）	0.07
	B_{12}（微克）	0.9
	C（毫克）	–
	D（微克）	3
	E（毫克）	2.29

生物素（微克）	13
K（微克）	12
P（微克）	–
胡萝卜素（毫克）	–
叶酸（微克）	36
泛酸（毫克）	0.1
烟酸（毫克）	–

鸡蛋 含有蛋白质、脂肪、卵黄素、卵磷脂、维生素和铁、钙、钾等人体所需要的矿物质，其中蛋白质是自然界最优良的蛋白质。

■ **食性物语**

鸡蛋富含DHA和卵磷脂，对神经系统和身体发育有利，能健脑益智，改善记忆力，并促进肝细胞再生。鸡蛋中含有较多的维生素B_2和多种微量元素，可以分解和氧化人体内的致癌物质，具有防癌作用。鸡蛋蛋白质对肝脏组织损伤有修复作用。

■ **食而有道**

毛蛋、臭蛋、生蛋忌食，打蛋时须提防沾染到蛋壳上的细菌。婴幼儿、老人、病人吃鸡蛋以煮、卧、蒸、甩为好。

■ **食事求适**

一般人都适合，尤其适宜婴幼儿、孕产妇、老人、病人。
发热病人，冠心病、肾病患者不宜吃鸡蛋；高胆固醇血症患者不宜吃蛋黄。

■ **适可而止**

常人每周3~4个。

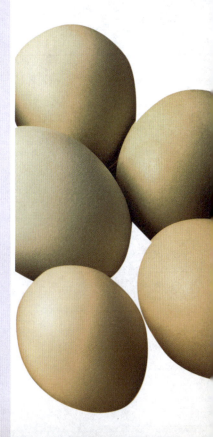

畜肉类、禽蛋类
鸭肉 duck meat

◎ 营养指数
（营养指数中的数值均为每百克食物的含量）

维生素			三大营养素					
A（微克）	47		蛋白质（克）	17.3		热量（千卡）		149
B₁（毫克）	0.22		脂肪（克）	9		胆固醇（毫克）		89
B₂（毫克）	0.34		碳水化合物（克）	0.2		膳食纤维（克）		-
B₆（毫克）	0.33							
B₁₂（微克）	0.6		钙（毫克）	12				
C（毫克）	-		铁（毫克）	2.5				
D（微克）	136		磷（毫克）	84				
E（毫克）	0.2	矿物质	钾（毫克）	100				
生物素（微克）	2		钠（毫克）	80.7				
K（微克）	8		铜（毫克）	0.21				
P（微克）	-		镁（毫克）	14				
胡萝卜素（毫克）	-		锌（毫克）	0.9				
叶酸（微克）	2		硒（微克）	10				
泛酸（毫克）	1.13							
烟酸（毫克）	2.4							

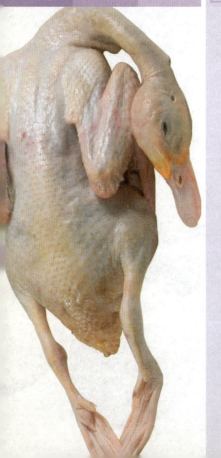

鸭肉是人们常言的"鸡鸭鱼肉"四大荤之一，鸭肉蛋白质含量为16%~25%，比畜肉含量高得多，脂肪含量适中且分布较均匀。

■ **食性物语**

鸭肉中的脂肪酸熔点低，易于消化。所含B族维生素和维生素E较其他肉类多，能有效抵抗脚气病、神经炎和多种炎症，还能抗衰老。鸭肉中含有较为丰富的烟酸，它是构成人体内两种重要辅酶的成分之一，对心肌梗死等心脏疾病患者有保护作用。

■ **食而有道**

烹调时加入少量盐，肉汤会更鲜美。
忌与核桃、甲鱼、木耳和荞麦同食。

■ **食事求适**

体热、上火、虚弱、食少、便秘、水肿、心脏病、癌症患者和放疗、化疗后的病人宜食。
胃腹疼痛、腹泻、腰痛及痛经期间及身体虚寒者不食为宜。

■ **适可而止**

每次约80克。

■ **食林广记**

据报道，法国西南部的加斯科尼人很少患心脏病，原因可能是他们惯用鸭油、鹅油做菜。

畜肉类、禽蛋类

duck's egg 鸭蛋（松花蛋）

◎营养指数
（营养指数中的数值均为每百克食物的含量）

（鸭蛋、松花蛋）

三大营养素				维生素			
热量（千卡）	180	161		A（微克）	261	215
胆固醇（毫克）	550	1100		B₁（毫克）	0.17	0.06
膳食纤维（克）	-	-		B₂（毫克）	0.35	0.18

三大营养素	蛋白质（克）	12.6	14.2	B₆（毫克）	-	0.01
	脂肪（克）	13	10.7	B₁₂（微克）	-	1.1
	碳水化合物（克）	3.1	4.5	C（毫克）	-	-
矿物质	钙（毫克）	62	63	D（微克）	4	6
	铁（毫克）	2.9	3.3	E（毫克）	4.98	3.05
	磷（毫克）	226	165	生物素（微克）	20	22
	钾（毫克）	60	73	K（微克）	-	26
	钠（毫克）	106	542.7	P（微克）	-	-
	铜（毫克）	0.11	0.12	胡萝卜素（毫克）	-	-
	镁（毫克）	13	13	叶酸（微克）	-	63
	锌（毫克）	1.67	1.48	泛酸（毫克）	-	0.94
	硒（微克）	15.68	25.24	烟酸（毫克）	0.2	0.1

鸭蛋 营养丰富，可与鸡蛋媲美，是补充B族维生素的理想食品。松花蛋也叫皮蛋，是用石灰等原料腌制后的蛋类食品，因蛋白中常有松针状的结晶或花纹而得名。

■ 食性物语

鸭蛋中的蛋白质含量和鸡蛋相当，而矿物质总量远胜鸡蛋，尤其铁、钙含量极为丰富，能预防贫血，促进骨骼发育。中医认为鸭蛋有大补虚劳、滋阴养血、润肺美肤的功效。

松花蛋较鸭蛋含更多矿物质，脂肪和总热量却稍有下降。它能刺激消化器官，增进食欲，促进营养的消化吸收，中和胃酸、清凉、降压。

■ 食而有道

食用松花蛋应配以姜末和醋解毒。
不宜与甲鱼、李子同食。

■ 食事求适

大众都可食用，阴虚火旺者最宜。
脾阳不足、寒湿下痢者不宜；心血管病、肝肾疾病患者应少食。

■ 适可而止

每天1个。

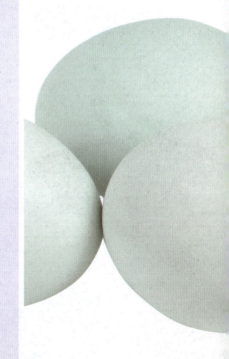

水产品类
鲤鱼 carp

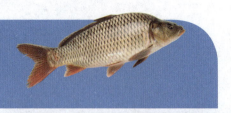

◎营养指数
（营养指数中的数值均为每百克食物的含量）

维生素			三大营养素					
A（微克）	25		蛋白质（克）	17.7		热量（千卡）	109	
B₁（毫克）	0.03		脂肪（克）	4.1		胆固醇（毫克）	83	
B₂（毫克）	0.09		碳水化合物（克）	0.5		膳食纤维（克）	-	
B₆（毫克）	0.13		钙（毫克）	50				
B₁₂（微克）	10		铁（毫克）	1				
C（毫克）	-		磷（毫克）	204				
D（微克）	14	矿物质	钾（毫克）	334				
E（毫克）	1.27		钠（毫克）	53.7				
生物素（微克）	-		铜（毫克）	0.06				
K（微克）	-		镁（毫克）	33				
P（微克）	-		锌（毫克）	2.08				
胡萝卜素（毫克）	-		硒（微克）	15.4				
叶酸（微克）	5							
泛酸（毫克）	1.48							
烟酸（毫克）	2.7							

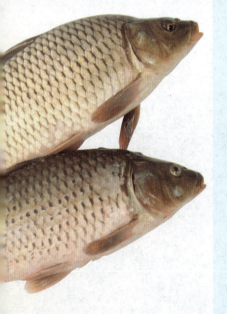

鲤鱼 也叫鲤拐子、鲤子，因鱼鳞上有十字纹理而得名。体态肥壮，肉质细嫩。

■ **食性物语**

鲤鱼可辅助治疗各种水肿、腹胀、少尿、黄疸、孕妇胎动不安、乳汁不通等症。

■ **食而有道**

鲤鱼鱼腹两侧各有一条同细线一样的白筋，去掉可以除腥味。忌与绿豆、芋头、牛羊油、猪肝、狗肉同食。

■ **食事求适**

一般人均可食用。

鲤鱼是发物，有慢性病者不宜食用；身体过于虚弱者少食。

■ **适可而止**

每次约100克。

■ **食林广记**

逢年过节餐桌上都少不了鲤鱼，取其"年年有余""鱼跃龙门"之意，增添喜庆气氛。

水产品类
grass carp 草鱼

◎营养指数
（营养指数中的数值均为每百克食物的含量）

热量（千卡）	112	三大营养素	蛋白质（克）	18.5	
胆固醇（毫克）	86		脂肪（克）	4.3	
膳食纤维（克）	–		碳水化合物（克）	2.5	
		矿物质	钙（毫克）	36	
			铁（毫克）	0.8	
			磷（毫克）	166	
			钾（毫克）	312	
			钠（毫克）	46	
			铜（毫克）	0.05	
			镁（毫克）	31	
			锌（毫克）	0.87	
			硒（微克）	6.66	

维生素	A（微克）	11
	B_1（毫克）	0.03
	B_2（毫克）	0.15
	B_6（毫克）	–
	B_{12}（微克）	8
	C（毫克）	–
	D（微克）	20
	E（毫克）	2.03
	生物素（微克）	–
	K（微克）	
	P（微克）	
	胡萝卜素（毫克）	–
	叶酸（微克）	–
	泛酸（毫克）	–
	烟酸（毫克）	1.95

草鱼又称鲩鱼。与青鱼、鳙鱼、鲢鱼并称中国四大淡水鱼。肉质细嫩，骨刺少，适合切花刀制作菊花鱼等造型菜。

■ 食性物语

　　草鱼富含不饱和脂肪酸和硒元素，前者利于血液循环，是心血管病患者的良好食物；后者可抗衰老、养颜，一定程度上还可防治肿瘤。对于身体瘦弱、食欲不振的人来说，草鱼肉嫩而不腻，可以开胃、滋补。中医认为，草鱼有平肝、祛风、治痹等功效。

■ 食而有道

　　烹调时不用放味精。
　　鱼胆有毒不能吃。

■ 食事求适

　　所有人都适合食用。
　　食用过多易诱发各种疮疥。

■ 适可而止

　　每次约100克。

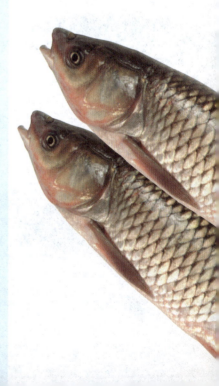

水产品类

鲫鱼 crucian carp

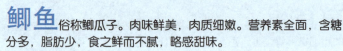

◎营养指数
（营养指数中的数值均为每百克食物的含量）

维生素		三大营养素		矿物质			
A（微克）	32	蛋白质（克）	17.4	热量（千卡）	91		
B₁（毫克）	0.04	脂肪（克）	1.3	胆固醇（毫克）	130		
B₂（毫克）	0.07	碳水化合物（克）	2.5	膳食纤维（克）	-		
B₆（毫克）	0.11	钙（毫克）	64				
B₁₂（微克）	5.5	铁（毫克）	1.2				
C（毫克）	1	磷（毫克）	193				
D（微克）	4	钾（毫克）	290				
E（毫克）	0.68	钠（毫克）	70.8				
生物素（微克）	-	铜（毫克）	0.08				
K（微克）	-	镁（毫克）	41				
P（微克）	-	锌（毫克）	2.75				
胡萝卜素（毫克）	-	硒（微克）	14.3				
叶酸（微克）	14						
泛酸（毫克）	0.69						
烟酸（毫克）	2.5						

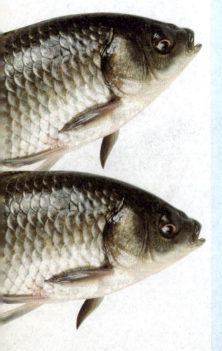

鲫鱼 俗称鲫瓜子。肉味鲜美，肉质细嫩。营养素全面，含糖分多，脂肪少，食之鲜而不腻，略感甜味。

■ 食性物语
鲫鱼所含的蛋白质质优、齐全，易于消化吸收，是肝肾疾病、心脑血管疾病患者的良好蛋白质来源，常食可增强抗病能力，肝炎、肾炎、高血压、心脏病、慢性支气管炎等疾病患者可经常食用。鲫鱼有健脾利湿、和中开胃、活血通络、温中下气之功效，对脾胃虚弱、水肿、溃疡、气管炎、哮喘、糖尿病有很好的滋补食疗作用。产后妇女炖食鲫鱼汤，可补虚通乳。鲫鱼子能补肝养目，鲫鱼脑有健脑益智作用。

■ 食而有道
宜清蒸或煮汤，煎炸则功效大打折扣。
冬令时节食之最佳。
鲫鱼与豆腐搭配炖汤营养最佳，忌与荠菜、猪肝同食。

■ 食事求适
一般人都适合食用。
中老年人、高血脂、高胆固醇者忌食鲫鱼子。

■ 适可而止
每餐约40克。

水产品类
bighead 胖头鱼

◎营养指数
（营养指数中的数值均为每百克食物的含量）

类别	项目	数值		项目	数值
	热量（千卡）	100	维生素	A（微克）	34
	胆固醇（毫克）	112		B₁（毫克）	0.04
	膳食纤维（克）	-		B₂（毫克）	11
三大营养素	蛋白质（克）	15.3		B₆（毫克）	-
	脂肪（克）	2.2		B₁₂（微克）	4.3
	碳水化合物（克）	4.7		C（毫克）	2.65
矿物质	钙（毫克）	82		D（微克）	18
	铁（毫克）	0.8		E（毫克）	-
	磷（毫克）	180		生物素（微克）	-
	钾（毫克）	229		K（微克）	-
	钠（毫克）	60.6		P（微克）	-
	铜（毫克）	0.07		胡萝卜素（毫克）	-
	镁（毫克）	26		叶酸（微克）	-
	锌（毫克）	0.76		泛酸（毫克）	-
	硒（微克）	19.5		烟酸（毫克）	2.8

胖头鱼又叫大头鱼，学名鳙鱼。胖头鱼鱼头大而肥，肉质雪白细嫩，是鱼头火锅的首选。

■ 食性物语

　　胖头鱼属高蛋白、低脂肪、低胆固醇鱼类，对心血管系统有保护作用。富含磷脂及改善记忆力的垂体后叶素，特别是脑髓含量很高，常食能暖胃、祛眩晕、益智商、助记忆、延缓衰老，还可润泽皮肤。中医认为鳙鱼肉能疏肝解郁、健脾利肺、补虚弱、祛风寒、益筋骨。咳嗽、水肿、肝炎、眩晕、肾炎和身体虚弱者可用于食疗。

■ 食而有道

　　鱼胆有毒勿食。

■ 食事求适

　　一般人都可以食用。
　　瘙痒性皮肤病以及有内热、荨麻疹、癣病者应忌食。
　　食用过多易引发疮疥。

■ 适可而止

　　每次约100克。

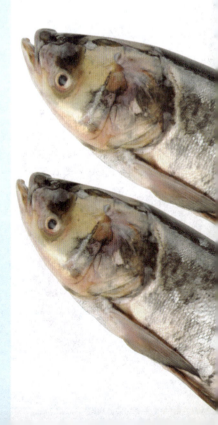

水产品类

三文鱼 salmon

◎营养指数
（营养指数中的数值均为每百克食物的含量）

维生素			三大营养素				
A（微克）	63		蛋白质（克）	22.3	热量（千卡）	133
B₁（毫克）	0.11		脂肪（克）	4.1	胆固醇（毫克）	54
B₂（毫克）	0.14		碳水化合物（克）	0.1	膳食纤维（克）	–
B₆（毫克）	0.52					
B₁₂（微克）	7.6					
C（毫克）	1		钙（毫克）	15		
D（微克）	10		铁（毫克）	0.4		
E（毫克）	2.3	矿物质	磷（毫克）	260		
生物素（微克）	–		钾（毫克）	390		
K（微克）	–		钠（毫克）	53		
P（微克）	–		铜（毫克）	0.03		
胡萝卜素（毫克）	–		镁（毫克）	36		
叶酸（微克）	21		锌（毫克）	1.8		
泛酸（毫克）	0.97		硒（微克）	17.2		
烟酸（毫克）	8.8					

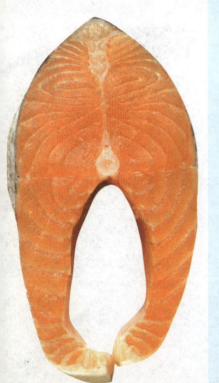

三文鱼 是英文SALMON的音译，学名鲑鱼，也叫大马哈鱼，或大麻哈鱼，是世界名贵鱼类之一。它鳞小刺少，肉色橙红，肉质细嫩，营养丰富，由它制成的鱼肝油更是营养佳品。

■ 食性物语

三文鱼肉富含不饱和脂肪酸，能有效降低血脂和血胆固醇，防治心血管疾病。所含的Ω-3脂肪酸更是脑部、视网膜及神经系统生长所必不可少的物质，可增强脑功能、防治老年痴呆并预防视力减退。由它为主要成分制成的鱼肝油能有效地预防诸如糖尿病等慢性疾病的发生、发展，具有很高的营养价值，享有"水中珍品"的美誉。

■ 食而有道

不可烧得过烂，清洁无污染的三文鱼只需八成熟就能在保存鲜嫩的基础上祛除腥味。

■ 食事求适

老少皆宜，心血管疾病患者和脑力劳动者尤其适宜。
生食一定要选新鲜无污染的。

■ 适可而止

熟食每次60~80克，生食每次约30克。

水产品类

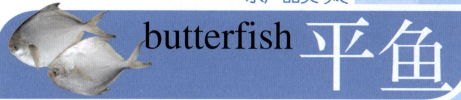

butterfish 平鱼

◎营养指数
（营养指数中的数值均为每百克食物的含量）

三大营养素			矿物质			维生素		
热量（千卡）		142	钙（毫克）	46		A（微克）	24	
胆固醇（毫克）		77	铁（毫克）	1.1		B₁（毫克）	0.04	
膳食纤维（克）		–	磷（毫克）	155		B₂（毫克）	0.07	
蛋白质（克）		18.5	钾（毫克）	328		B₆（毫克）	0.3	
脂肪（克）		7.8	钠（毫克）	62.5		B₁₂（微克）	1.4	
碳水化合物（克）		0.5	铜（毫克）	0.14		C（毫克）	1	
			镁（毫克）	39		D（微克）	30	
			锌（毫克）	0.8		E（毫克）	1.26	
			硒（微克）	27.2		生物素（微克）	–	
						K（微克）	–	
						P（微克）	–	
						胡萝卜素（毫克）	–	
						叶酸（微克）	7	
						泛酸（毫克）	1.37	
						烟酸（毫克）	2.1	

平鱼又叫银鲳、镜鱼，学名鲳鱼。富含高蛋白、不饱和脂肪酸和多种微量元素，因刺少肉嫩而深受人们喜爱。

■ 食性物语

　　平鱼含有丰富的不饱和脂肪酸，能降低胆固醇，是适宜高血脂、高胆固醇者食用的鱼类食品。还含有丰富的微量元素硒和镁，对冠状动脉硬化等心血管疾病有预防作用，常食能延缓机体衰老，预防癌症发生。

■ 食而有道

　　忌用动物油炸制。
　　不要和羊肉同食。

■ 食事求适

　　老少皆宜。
　　平鱼属于发物，有慢性疾病和过敏性皮肤病的人不宜食用。

■ 适可而止

　　每次80~100克。

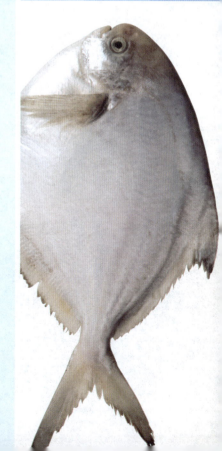

水产品类

海蜇 jellyfish

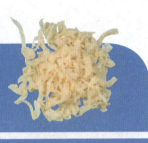

◎营养指数
（营养指数中的数值均为每百克食物的含量）

维生素				三大营养素				
A（微克）	12			蛋白质（克）	3.7	热量（千卡）	33	
B₁（毫克）	0.03			脂肪（克）	0.3	胆固醇（毫克）	8	
B₂（毫克）	0.05			碳水化合物（克）	3.8	膳食纤维（克）	–	
B₆（毫克）	–							
B₁₂（微克）	0.2							
C（毫克）	–		矿物质	钙（毫克）	150			
D（微克）	9			铁（毫克）	4.8			
E（毫克）	2.13			磷（毫克）	30			
生物素（微克）	–			钾（毫克）	160			
K（微克）	–			钠（毫克）	235			
P（微克）	–			铜（毫克）	0.12			
胡萝卜素（毫克）	–			镁（毫克）	124			
叶酸（微克）	3			锌（毫克）	0.55			
泛酸（毫克）	–			硒（微克）	30			
烟酸（毫克）	0.2							

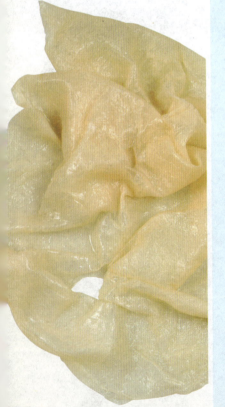

海蜇也称水母、白皮子。形如蘑菇，"蘑菇头"部分人称"海蜇皮"；"蘑菇柄"部分则称"海蜇头"。

■ **食性物语**

海蜇能软坚散结、行瘀化积、清热化痰，对气管炎、哮喘、胃溃疡、风湿性关节炎等有一定疗效，还可防治肿瘤。食用海蜇能扩张血管，降低血压，防治动脉粥样硬化，补充碘等多种营养。从事尘埃接触较多的工作人员常吃海蜇，可去尘积、清肠胃。

■ **食而有道**

凉拌海蜇适当加醋可避免其"走味"。

与白糖同腌会使保质期缩短。

新鲜海蜇含有毒素，需经食盐加明矾盐渍3次并清洗净后方能食用。

■ **食事求适**

一般人都能食用。

■ **适可而止**

每餐约40克。

■ **食林广记**

中国是最早食用海蜇的国家，晋代张华所著的《博物志》中就有食用海蜇的记载。

水产品类
hairtail 带鱼

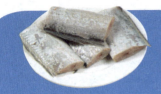

◎营养指数
（营养指数中的数值均为每百克食物的含量）

热量（千卡）	127	
胆固醇（毫克）	76	
膳食纤维（克）	–	

三大营养素		
蛋白质（克）	17.7
脂肪（克）	4.9
碳水化合物（克）	3.1

矿物质		
钙（毫克）	28
铁（毫克）	1.2
磷（毫克）	191
钾（毫克）	280
钠（毫克）	150.1
铜（毫克）	0.08
镁（毫克）	43
锌（毫克）	0.7
硒（微克）	36.6

维生素		
A（微克）	29
B_1（毫克）	0.02
B_2（毫克）	0.06
B_6（毫克）	0.2
B_{12}（微克）	0.9
C（毫克）	1
D（微克）	14
E（毫克）	0.82

生物素（微克）	–
K（微克）	
P（微克）	
胡萝卜素（毫克）	–
叶酸（微克）	2
泛酸（毫克）	0.56
烟酸（毫克）	2.8

带鱼 也叫刀鱼、裙带鱼、白带鱼。因身体扁长似带而得名，以舟山所产为最佳。带鱼肉肥刺少，味道鲜美，营养丰富，鲜食、腌制、冷冻均可。

■ **食性物语**

　　带鱼脂肪含量高于一般鱼类，且多为不饱和脂肪酸，有降低胆固醇的作用。所含丰富的镁元素，对心血管系统有很好的保护作用，有利于预防高血压、心肌梗死等心血管疾病。带鱼鳞和银白色油脂层中含有抗癌成分6–硫代鸟嘌呤，对急性白血病、胃癌、淋巴肿瘤及绒毛上皮癌有一定疗效。经常食用带鱼，可补益五脏、养肝补血、泽肤养发。

■ **食而有道**

　　带鱼腥气较重，宜红烧、糖醋。
　　忌用牛油、羊油煎炸。

■ **食事求适**

　　一般人都可食用。
　　疥疮、湿疹等皮肤病或皮肤过敏者慎食。

■ **适可而止**

　　每次约100克。

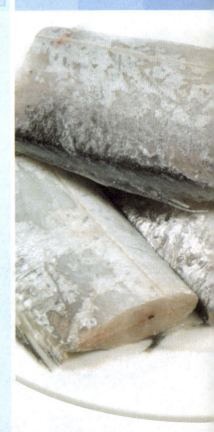

水产品类

虾 shrimp

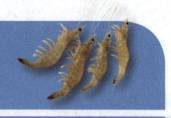

◎营养指数
（营养指数中的数值均为每百克食物的含量）

		海水虾	淡水虾			海水虾	淡水虾			海水虾	淡水虾
维生素	A（微克）	15	48	三大营养素	蛋白质（克）	18.6	16.4		热量（千卡）	93	84
	B₁（毫克）	0.01	0.04		脂肪（克）	0.8	2.4		胆固醇（毫克）	193	240
	B₂（毫克）	0.07	0.03		碳水化合物（克）	2.8	2.2		膳食纤维（克）	-	-
	B₆（毫克）	0.12	0.1								
	B₁₂（微克）	1.9	1.1						（海水虾、淡水虾）		
	C（毫克）	-	-								
	D（微克）	123	104	矿物质	钙（毫克）	62	325				
	E（毫克）	0.62	5.33		铁（毫克）	1.5	4				
生物素（微克）		-	-		磷（毫克）	228	186				
K（微克）		-	-		钾（毫克）	215	329				
P（微克）		-	-		钠（毫克）	165.2	133.8				
胡萝卜素（毫克）		-	-		铜（毫克）	0.44	0.64				
叶酸（微克）		23	57		镁（毫克）	46	60				
泛酸（毫克）		3.8	0.38		锌（毫克）	2.38	2.24				
烟酸（毫克）		1.7	2.2		硒（微克）	33.72	29.65				

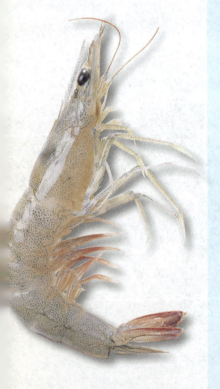

虾 分为淡水虾和海水虾，常见的青虾、草虾、小龙虾为淡水虾，对虾、基围虾、琵琶虾、龙虾则是海水虾。虾肉肥嫩鲜美，不腥无刺，是滋补壮阳之妙品。

■ 食性物语

　　虾肉所含蛋白质是鱼、蛋、奶的数倍至数十倍，另含丰富的钾、碘、镁、磷等矿物质及维生素A、氨茶碱等，且肉质松软、易消化，对身体虚弱以及病后需要调养的人极好。经常食用虾肉，能保护心血管系统，预防高血压及心肌梗死。虾可通乳，且富含磷、钙，小儿、孕妇尤宜食用。

■ 食而有道

　　腐败变质虾忌食。
　　虾线含沙，应挑去。

■ 食事求适

　　老少皆宜。
　　染有宿疾者、上火之时不宜食用；患过敏性鼻炎、支气管炎、反复发作性过敏性皮炎的老年人不宜吃虾。

■ 适可而止

　　每次30~50克。

水产品类

crab 蟹

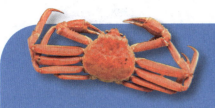

◎营养指数
（营养指数中的数值均为每百克食物的含量）

三大营养素	蛋白质（克）	13.8	17.5
	脂肪（克）	2.3	2.6
	碳水化合物（克）	4.7	2.3

热量（千卡） 95　103
胆固醇（毫克） 125　267
膳食纤维（克） －　－

（海蟹、河蟹）

矿物质	钙（毫克）	208	126
	铁（毫克）	1.6	2.9
	磷（毫克）	142	182
	钾（毫克）	232	181
	钠（毫克）	260	19.35
	铜（毫克）	1.67	2.97
	镁（毫克）	47	23
	锌（毫克）	3.32	3.68
	硒（微克）	82.65	56.72

维生素	A（微克）	30	389
	B₁（毫克）	0.01	0.06
	B₂（毫克）	0.1	0.28
	B₆（毫克）	0.18	0.16
	B₁₂（微克）	4.7	1.9
	C（毫克）	－	－
	D（微克）	95	110
	E（毫克）	2.99	6.09

生物素（微克） －　－
K（微克） －　－
P（微克） －　－
胡萝卜素（毫克） －　－
叶酸（微克） 22　13
泛酸（毫克） 0.78　0.14
烟酸（毫克） 2.5　1.7

蟹 分为海蟹和河蟹，乃食中珍味，素有"一盘蟹，顶桌菜"的民谚。它不但味美，且营养丰富，是一种高蛋白的补品。

■ 食性物语

螃蟹富含蛋白质、微量元素，能较好地滋补身体。研究表明，螃蟹具有抗结核作用，对结核病患者的康复大有补益。中医认为螃蟹有清热解毒、补骨添髓、养筋活血、利肢节、滋肝阴、充胃液之功效，对于瘀血、黄疸、腰腿酸痛和风湿性关节炎等有一定的食疗效果。

■ 食而有道

吃蟹时和吃蟹后1小时内忌饮茶水。

■ 食事求适

一般人均可食用。

伤风、发热、胃痛、腹泻、消化道溃疡、胆囊炎、胆结石症患者不宜食蟹；脾胃虚寒者少食；冠心病、高血压、动脉硬化、高脂血症患者应少吃或不吃蟹黄。

蟹肉有活血祛瘀之功，对孕妇不利，蟹爪有明显的堕胎作用。

■ 适可而止

每次约80克。

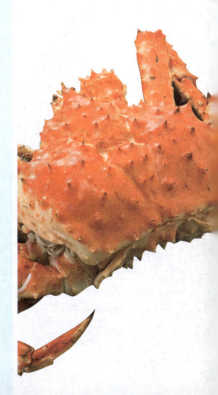

水产品类
蛤蜊 clam

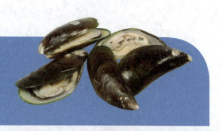

◎营养指数
（营养指数中的数值均为每百克食物的含量）

维生素			三大营养素				
A（微克）	23			蛋白质（克）	7.7	热量（千卡）	45
B$_1$（毫克）	0.01			脂肪（克）	0.6	胆固醇（毫克）	63
B$_2$（毫克）	0.13			碳水化合物（克）	2.2	膳食纤维（克）	—
B$_6$（毫克）	0.08			钙（毫克）	59		
B$_{12}$（微克）	28.4			铁（毫克）	6.1		
C（毫克）	1		矿物质	磷（毫克）	126		
D（微克）	84			钾（毫克）	235		
E（毫克）	0.5			钠（毫克）	309		
生物素（微克）	—			铜（毫克）	0.2		
K（微克）	—			镁（毫克）	82		
P（微克）	—			锌（毫克）	1.19		
胡萝卜素（毫克）	—			硒（微克）	77.1		
叶酸（微克）	20						
泛酸（毫克）	0.37						
烟酸（毫克）	1.9						

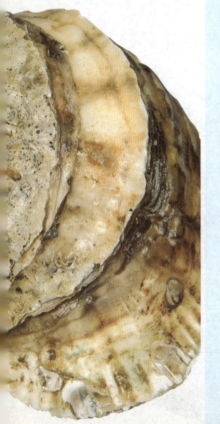

蛤蜊 有花蛤、文蛤、西施舌等诸多品种。和许多贝类一样，蛤蜊有高蛋白、高微量元素、高铁、高钙、少脂肪的特点。

■ 食性物语
贝类动物中含有能降低血清胆固醇的δ－7－胆固醇和24－亚甲基胆固醇，兼有抑制胆固醇在肝脏中合成和加速排泄胆固醇的作用。食用贝类食物还能解除某些烦恼症状。中医学认为蛤蜊肉有滋阴明目、软坚、化痰的功效。

■ 食而有道
烹制时勿加味精，也不宜多放盐，以免鲜味反失。
未熟透的贝类勿食，以免传染上肝炎等疾病。
泥肠不宜食用。

■ 食事求适
常人均可食用。
高血脂体质的人以及患有甲状腺肿大、支气管炎、胃病等疾病的人尤为适合。
有宿疾者应慎食，脾胃虚寒者不宜多吃。

■ 适可而止
每次约50克。

水产品类

sleeve-fish 鱿鱼

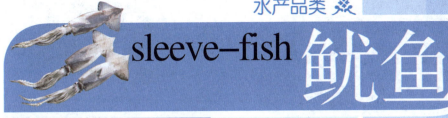

◎营养指数
（营养指数中的数值均为每百克食物的含量）

热量（千卡）	77
胆固醇（毫克）	638
膳食纤维（克）	-

三大营养素	蛋白质（克）	17.0
	脂肪（克）	0.8
	碳水化合物（克）	0

矿物质	钙（毫克）	43
	铁（毫克）	0.5
	磷（毫克）	60
	钾（毫克）	16
	钠（毫克）	134.7
	铜（毫克）	0.2
	镁（毫克）	61
	锌（毫克）	1.36
	硒（微克）	13.65

维生素	A（微克）	16
	B_1（毫克）	-
	B_2（毫克）	0.03
	B_6（毫克）	-
	B_{12}（微克）	0.05
	C（毫克）	-
	D（微克）	3.0
	E（毫克）	0.94
	生物素（微克）	
	K（微克）	
	P（微克）	
	胡萝卜素（毫克）	-
	叶酸（微克）	
	泛酸（毫克）	
	烟酸（毫克）	

鱿鱼 亦名柔鱼、枪乌贼。营养功用与墨鱼、章鱼基本相同，富含蛋白质、钙、磷、铁，另含丰富的硒、碘、锰、铜等微量元素。

■ 食性物语

鱿鱼富含钙、磷、铁元素，利于骨骼发育和造血，能有效治疗贫血。除富含蛋白质和人体所需的氨基酸外，鱿鱼还含有大量的牛磺酸，可抑制血液中的胆固醇含量，缓解疲劳，恢复视力，改善肝脏功能。所含多肽和硒有抗病毒、抗射线作用。中医认为，鱿鱼有滋阴养胃、补虚润肤的功能。

■ 食而有道

鲜鱿鱼中有一种多肽成分，须煮熟后食用。

■ 食事求适

一般人均能食用。

脾胃虚寒者少吃；高脂血症、高胆固醇血症、动脉硬化及肝病患者慎食；湿疹、荨麻疹患者忌食。

■ 适可而止

每次30~50克。

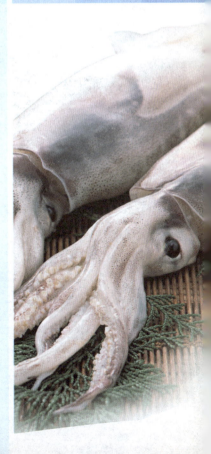

水产品类
海带 kelp

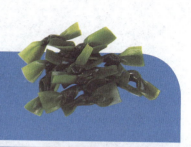

◎ 营养指数
（营养指数中的数值均为每百克食物的含量）

维生素		三大营养素		矿物质			
A（微克）	40	蛋白质（克）	4	热量（千卡）	64		
B₁（毫克）	0.04	脂肪（克）	0.1	胆固醇（毫克）	-		
B₂（毫克）	0.23	碳水化合物（克）	11.9	膳食纤维（克）	6.1		
B₆（毫克）	0.07	钙（毫克）	445				
B₁₂（微克）	-	铁（毫克）	10.2				
C（毫克）	-	磷（毫克）	52				
D（微克）	-	钾（毫克）	1338				
E（毫克）	0.85	钠（毫克）	353.8				
生物素（微克）	-	铜（毫克）	0.14				
K（微克）	74	镁（毫克）	129				
P（微克）	-	锌（毫克）	0.97				
胡萝卜素（毫克）	0.24	硒（微克）	5.84				
叶酸（微克）	19						
泛酸（毫克）	0.33						
烟酸（毫克）	0.8						

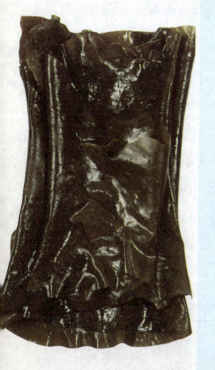

海带 亦名昆布，有"长寿菜""海上之蔬""含碘冠军"的美誉。

■ 食性物语

海带含碘量极高，碘是体内合成甲状腺素的主要原料。常食海带可令头发润泽乌黑。

■ 食而有道

烹制前用清水浸泡2~3小时，中间换几次水。
吃海带后不要马上喝茶及吃酸涩的水果。

■ 食事求适

一般人都可食用，精力不足、气血不足及肝硬化腹水和神经衰弱者尤宜食用。
脾胃虚弱、痰多、便溏者勿食。

■ 适可而止

每次15~20克。

水产品类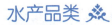

laver 紫菜

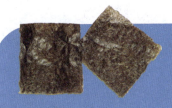

◎营养指数
(营养指数中的数值均为每百克食物的含量)

热量（千卡）	7.22	三大营养素	蛋白质（克）	28.2	
胆固醇（毫克）	216		脂肪（克）	3.9	
膳食纤维（克）	27.3		碳水化合物（克）	16.9	
		矿物质	钙（毫克）	422	
			铁（毫克）	46.8	
			磷（毫克）	350	
			钾（毫克）	1640	
			钠（毫克）	365.6	
			铜（毫克）	1.68	
			镁（毫克）	105	
			锌（毫克）	2.3	
			硒（微克）	7.22	

维生素				
	A（微克）	403		
	B_1（毫克）	0.44		
	B_2（毫克）	2.07		
	B_6（毫克）	0.06		
	B_{12}（微克）	–		
	C（毫克）	2		
	D（微克）	–		
	E（毫克）	1.82		
	生物素（微克）	–		
	K（微克）	110		
	P（微克）	–		
	胡萝卜素（毫克）	2.42		
	叶酸（微克）	720		
	泛酸（毫克）	1.24		
	烟酸（毫克）	7.3		

紫菜 属红藻类植物，生长在浅海岩礁上，颜色分红紫、绿紫和黑紫3种，干燥后均呈紫色，因可入菜而得名紫菜。

■ **食性物语**

营养丰富，含碘量很高，可用于治疗因缺碘引起的"甲状腺肿大"。紫菜有软坚散结功能，对其他郁结积块也有用途。富含胆碱和钙、铁，能增强记忆，治疗妇幼贫血，促进骨骼、牙齿的生长和保健。含有一定量的甘露醇，可作为辅助治疗水肿的食品。

■ **食而有道**

食用前用清水泡发，并换1~2次水以清除污染、毒素。

■ **食事求适**

一般人均宜食用，水肿、脚气、肺病初期、甲状腺肿大、心血管病和各类肿块、增生的患者更宜食用。

胃肠消化功能不好的人少食；腹痛便溏者禁食。

■ **适可而止**

每次约15克。

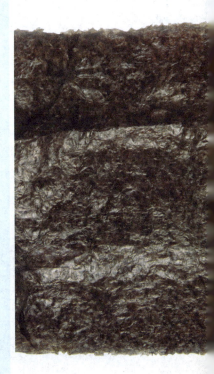

果品类
苹果 apple

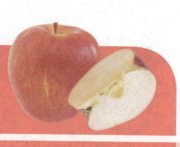

◎ 营养指数
（营养指数中的数值均为每百克食物的含量）

维生素			三大营养素				
A（微克）	100		蛋白质（克）	0.1		热量（千卡）	57
B₁（毫克）	0.01		脂肪（克）	0.3		胆固醇（毫克）	—
B₂（毫克）	0.03		碳水化合物（克）	13.4		膳食纤维（克）	0.5
B₆（毫克）	0.06		钙（毫克）	11			
B₁₂（微克）	—		铁（毫克）	0.1			
C（毫克）	8	矿物质	磷（毫克）	11			
D（微克）	—		钾（毫克）	2			
E（毫克）	1.46		钠（毫克）	0.9			
生物素（微克）	66		铜（毫克）	0.06			
K（微克）	—		镁（毫克）	5			
P（微克）	—		锌（毫克）	0.01			
胡萝卜素（毫克）	600		硒（微克）	1			
叶酸（微克）	5						
泛酸（毫克）	0.09						
烟酸（毫克）	0.1						

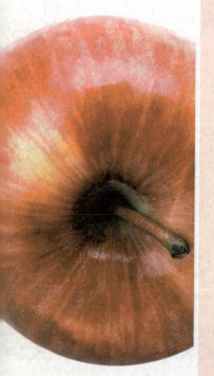

苹果 古称柰、苹婆。酸甜可口，营养丰富，人称"大夫第一药"。

■ **食性物语**

　　苹果是心血管的保护神、心脏病患者的健康水果。苹果汁有强大的杀灭病毒的作用，多食可改善呼吸系统和肺功能，预防感冒，保护肺部免受污染和烟尘的影响。常闻苹果香味，能提神醒脑，缓解不良情绪。

■ **食而有道**

　　吃苹果当细嚼慢咽，以利消化和减少疾病。
　　饭前不宜食用。

■ **食事求适**

　　婴幼儿、老人和病人非常适宜食用。孕妇每天吃1个苹果可以减轻孕期反应。
　　冠心病、心肌梗死、肾炎及糖尿病患者切忌多食。

■ **适可而止**

　　每天1~2个。

■ **食林广记**

　　许多美国人把苹果作为瘦身必备食品，每周节食一天，这一天只吃苹果，号称"苹果日"。

果品类

pear 梨

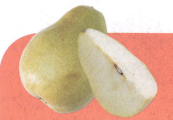

◎ 营养指数
（营养指数中的数值均为每百克食物的含量）

三大营养素			维生素		
热量（千卡）		45	A（微克）		100
胆固醇（毫克）		–	B₁（毫克）		0.03
膳食纤维（克）		2.1	B₂（毫克）		0.03
	蛋白质（克）	0.7	B₆（毫克）		0.03
	脂肪（克）	0.4	B₁₂（微克）		–
	碳水化合物（克）	9.6	C（毫克）		4
矿物质	钙（毫克）	3	D（微克）		–
	铁（毫克）	0.7	E（毫克）		1.46
	磷（毫克）	11	生物素（微克）		57
	钾（毫克）	115	K（微克）		–
	钠（毫克）	0.7	P（毫克）		–
	铜（毫克）	0.08	胡萝卜素（毫克）		0.6
	镁（毫克）	10	叶酸（微克）		5
	锌（毫克）	0.1	泛酸（毫克）		0.09
	硒（微克）	0.98	烟酸（毫克）		0.2

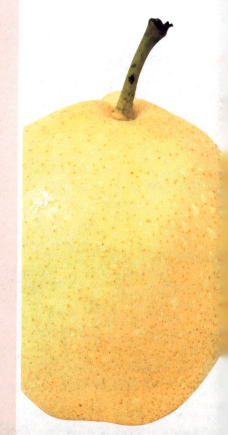

梨 又称为快果、玉乳。因鲜嫩多汁，酸甜适口，又有"天然矿泉水"之称。

■ 食性物语

能清心润肺，对肺结核、气管炎和上呼吸道感染的患者所出现的咽干、痒痛、音哑、痰稠等症状有疗效。可降低血压、养阴清热，高血压、心脏病、肝炎、肝硬化患者宜常食。能促进食欲，帮助消化，并有利尿通便和解热作用，可于高热之时补充水分和营养。煮熟的梨有助于肾脏排泄尿酸并预防痛风、风湿病和关节炎。秋季每天吃一两个梨可缓解秋燥。播音员、演艺人员经常食用煮好的熟梨，可保养嗓子。

■ 食而有道

梨可以生吃或切片晒成梨干食用，还可以加冰糖，熬制成止咳的"秋梨膏"。

■ 食事求适

一般人都可食用，肝炎、肝硬化患者及肾功能不佳者尤其适合。

脾胃虚寒者、发热的人宜用梨煮水服用。

■ 适可而止

每天1个。

果品类

桃 peach

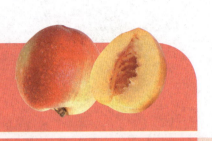

◎营养指数
(营养指数中的数值均为每百克食物的含量)

维生素			三大营养素				
A（微克）	5			蛋白质（克）	0.6	热量（千卡）	38
B₁（毫克）	0.01			脂肪（克）	0.1	胆固醇（毫克）	-
B₂（毫克）	0.03			碳水化合物（克）	8.8	膳食纤维（克）	0.5
B₆（毫克）	0.02		矿物质	钙（毫克）	12		
B₁₂（微克）	-			铁（毫克）	0.5		
C（毫克）	9			磷（毫克）	20		
D（微克）	-			钾（毫克）	144		
E（毫克）	0.7			钠（毫克）	1		
生物素（微克）	45			铜（毫克）	0.04		
K（微克）	-			镁（毫克）	8		
P（微克）	-			锌（毫克）	0.15		
胡萝卜素（毫克）	0.06			硒（微克）	0.1		
叶酸（微克）	5						
泛酸（毫克）	0.13						
烟酸（毫克）	0.7						

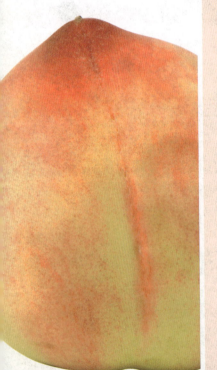

桃子 在中国是福寿祥瑞的象征，民间有"寿桃"和"仙桃"的美称。桃子含有多种维生素和果酸以及钙、磷等矿物质。

■ 食性物语

　　桃能补益气血、养阴生津，可用于大病之后、气血亏虚、面黄肌瘦、心悸气短者。含铁量较高，是缺铁性贫血病人的理想辅助食物。含钾多钠少，适合水肿病人食用。桃仁能活血化瘀、润肠通便，可用于闭经、跌打损伤等的辅助治疗。桃仁提取物可抗凝血、止咳、降血压。

■ 食而有道

　　未成熟的桃、烂桃勿吃。
　　忌与甲鱼同食。

■ 食事求适

　　一般人均可食用。
　　胃肠功能不良、糖尿病患者及老人、小孩儿不宜多吃。

■ 适可而止

　　每次1个。

果品类

apricot 杏
（杏仁）

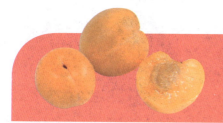

◎营养指数
（营养指数中的数值均为每百克食物的含量）

（杏、杏仁）

热量（千卡）	36	514	三大营养素	蛋白质（克）	0.9	24.7
胆固醇（毫克）	–	–		脂肪（克）	0.1	44.8
膳食纤维（克）	1.3	19.2		碳水化合物（克）	7.8	2.9
			矿物质	钙（毫克）	14	71
				铁（毫克）	0.6	1.3
				磷（毫克）	15	27
				钾（毫克）	226	106
				钠（毫克）	2.3	7.1
				铜（毫克）	0.11	0.81
				镁（毫克）	11	–
				锌（毫克）	0.2	3.64
				硒（微克）	0.2	15.65
维生素	A（微克）	75	1			
	B_1（毫克）	0.02	0.08			
	B_2（毫克）	0.03	1.25			
	B_6（毫克）	0.05	0.1			
	B_{12}（微克）	–	–			
	C（毫克）	4	26			
	D（微克）	–	–			
	E（毫克）	0.95	18.53			
生物素（微克）	11	–				
K（微克）	–	–				
P（微克）	–	220				
胡萝卜素（毫克）	1.15	1.03				
叶酸（微克）	2	63				
泛酸（毫克）	0.3	0.66				
烟酸（毫克）	0.6	3.5				

杏 也叫甜梅、吧嗒杏。其果肉黄软，香气扑鼻，酸甜多汁。杏仁分苦、甜两种，甜者可做凉菜或休闲小吃；苦者一般入药，有小毒（中药毒性分大毒、有毒、小毒、微毒四级），不可多吃。

■ **食性物语**

未成熟的杏中含有较多黄酮类，可预防心脏病，常食对心脏病患者有一定好处。杏是维生素B_{17}含量最丰富的果品，此种抗癌物质只对癌细胞有杀灭作用，对正常健康的细胞无任何毒害。苦杏仁可治疗肺病、咳嗽等疾病，甜杏仁可补肺。杏仁还能美容。

■ **食而有道**

未成熟的杏不可生吃。
杏不宜多食，否则易发生组织细胞窒息，严重者会导致死亡。

■ **食事求适**

一般人都可食用。
产妇、幼儿、病人、糖尿病患者不宜食用。

■ **适可而止**

每次约50克。

■ **食林广记**

斐济是世界上独一无二的"无癌之国"，国人大多长寿，据科学分析经常吃杏可能是主要原因之一。

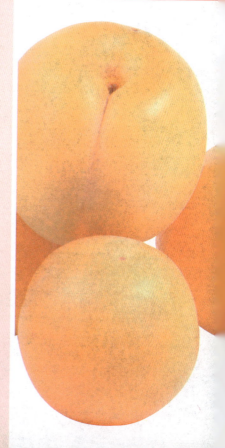

果品类

李子 plum

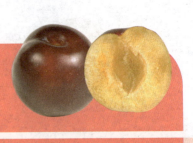

◎营养指数
（营养指数中的数值均为每百克食物的含量）

维生素			三大营养素					
A（微克）	25			蛋白质（克）	0.7		热量（千卡）	36
B1（毫克）	0.03			脂肪（克）	0.2		胆固醇（毫克）	-
B2（毫克）	0.02			碳水化合物（克）	7.8		膳食纤维（克）	0.9
B6（毫克）	0.04		矿物质	钙（毫克）	8			
B12（微克）	2.7			铁（毫克）	0.6			
C（毫克）	5			磷（毫克）	11			
D（微克）	-			钾（毫克）	144			
E（毫克）	0.74			钠（毫克）	3.8			
生物素（微克）	23			铜（毫克）	0.04			
K（微克）	-			镁（毫克）	10			
P（微克）	-			锌（毫克）	0.14			
胡萝卜素（毫克）	0.15			硒（微克）	0.23			
叶酸（微克）	37							
泛酸（毫克）	0.14							
烟酸（毫克）	0.4							

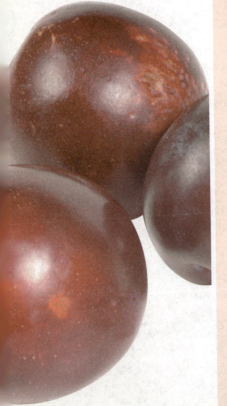

李子 饱满圆润，玲珑剔透，形态美艳，口味甘甜，可鲜食，可制罐头或果脯。

■ **食性物语**

常食李子，可保养肝脏，促进血红蛋白再生，美白肌肤。中医认为，李子味甘酸、性凉，具有清肝涤热、生津液、利小便之功效，特别适合治疗胃阴不足、口渴咽干、大腹水肿、小便不利等症状。

■ **食而有道**

未熟透的李子不要吃。
不宜多食。
不宜与蜂蜜、鸭蛋一同食用。

■ **食事求适**

一般人都可食用。
李子的果酸含量高，过量食用易引起胃痛。

■ **适可而止**

每次约60克。

■ **食林广记**

俗话说："桃养人，杏伤人，李子树下抬死人。"多食李子会使人生痰、助湿，甚至令人发虚热、头脑发涨，故脾胃虚弱者宜少吃。

果品类

grape 葡萄

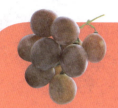

◎营养指数
（营养指数中的数值均为每百克食物的含量）

热量（千卡）	4
胆固醇（毫克）	–
膳食纤维（克）	1.8

三大营养素		
蛋白质（克）	0.3
脂肪（克）	0.4
碳水化合物（克）	0.2

矿物质		
钙（毫克）	11
铁（毫克）	0.2
磷（毫克）	7
钾（毫克）	124
钠（毫克）	0.5
铜（毫克）	0.1
镁（毫克）	6
锌（毫克）	0.02
硒（微克）	0.5

维生素		
A（微克）	5
B_1（毫克）	0.05
B_2（毫克）	0.03
B_6（毫克）	0.04
B_{12}（微克）	–
C（毫克）	4
D（微克）	–
E（毫克）	0.34
生物素（微克）	44
K（微克）	–
P（微克）	–
胡萝卜素（毫克）	0.13
叶酸（微克）	4
泛酸（毫克）	0.1
烟酸（毫克）	0.2

葡萄 原产西亚，西汉张骞出使西域时带回中原。含糖、矿物质、维生素及多种具有生理功能的物质。

■ 食性物语

　　葡萄所含的糖主要是葡萄糖，易为人体吸收，低血糖时及时饮用葡萄汁可迅速缓解症状。它能阻止血栓形成，降低血清胆固醇水平、血小板凝聚力，对预防心脑血管病有一定作用。所含类黄酮乃强力抗氧化剂，能抗衰老、清除体内自由基。适当多吃葡萄，能健脾胃，防止健康细胞癌变及癌细胞扩散。葡萄汁还可以帮助器官移植手术患者减少排异反应。

■ 食而有道

　　食后不能立刻喝水，否则易腹泻。
　　应当连皮吃，因很多营养成分都存于皮中。
　　不宜与水产品同食，间隔4小时以上为宜。

■ 食事求适

　　贫血、高血压、水肿、神经衰弱、疲劳的人可适当多吃。葡萄干含糖、铁较多，适合儿童、妇女、体弱贫血者作为补品食用。
　　糖尿病患者忌食。

■ 适可而止

　　每天约100克。

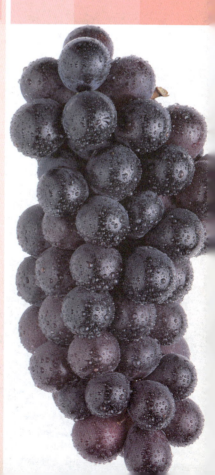

果品类

香蕉 banana

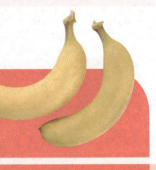

◎营养指数
（营养指数中的数值均为每百克食物的含量）

维生素		三大营养素		矿物质			
A（微克）	56	蛋白质（克）	1.5	热量（千卡）	89
B₁（毫克）	0.02	脂肪（克）	0.2	胆固醇（毫克）	-
B₂（毫克）	0.04	碳水化合物（克）	20.3	膳食纤维（克）	1.1
B₆（毫克）	0.38	钙（毫克）	32		
B₁₂（微克）	-	铁（毫克）	0.4		
C（毫克）	3	磷（毫克）	31		
D（微克）	-	钾（毫克）	472		
E（毫克）	0.5	钠（毫克）	0.4		
生物素（微克）	76	铜（毫克）	0.14		
K（微克）	-	镁（毫克）	43		
P（微克）	-	锌（毫克）	0.17		
胡萝卜素（毫克）	60	硒（微克）	0.87		
叶酸（微克）	26				
泛酸（毫克）	0.7				
烟酸（毫克）	0.7				

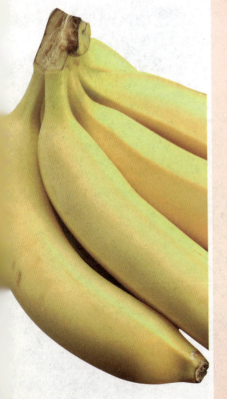

香蕉 盛产于热带、亚热带，营养高、热量低，含有丰富的蛋白质、糖、钾、磷、维生素A和维生素C以及膳食纤维。

■ 食性物语
香蕉含有一种能帮助人体制造"开心激素"的氨基酸，食用后可减轻心理压力，睡前食用还有镇静作用。经常食用香蕉，能预防中风和高血压，治疗手足皮肤皲裂，帮助消化、健脑。如果皮肤因真菌、细菌感染而发炎，可将香蕉皮敷在上面，因为其中有杀菌成分。

■ 食而有道
有黑色斑点的香蕉在室温下极易滋生细菌，最好丢弃。

■ 食事求适
老少皆宜。
胃酸过多、急性肾炎、慢性肾炎、肾功能不佳者勿食；胃痛、消化不良、腹泻者少食。

■ 适可而止
每天1~2根。

■ 食林广记
美国科学家研究证实：连续一周每天吃两根香蕉，可使血压降低10%。如果每天吃5根香蕉，其降压效果相当于降压药日服用量产生效果的50%。

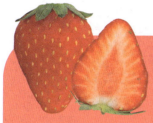

果品类

strawberry 草莓

◎营养指数

（营养指数中的数值均为每百克食物的含量）

热量（千卡）	25	三大营养素	蛋白质（克）	0.8	
胆固醇（毫克）	–		脂肪（克）	0.1	
膳食纤维（克）	1.6		碳水化合物（克）	5.2	
矿物质		钙（毫克）	15		
		铁（毫克）	2.2		
		磷（毫克）	27		
		钾（毫克）	170		
		钠（毫克）	6.5		
		铜（毫克）	0.04		
		镁（毫克）	12		
		锌（毫克）	0.11		
		硒（微克）	0.7		

维生素		
A（微克）	2	
B₁（毫克）	0.03	
B₂（毫克）	0.03	
B₉（毫克）	0.04	
B₁₂（微克）	–	
C（毫克）	35	
D（微克）	–	
E（毫克）	0.4	
生物素（微克）	155	
K（微克）	–	
P（微克）	–	
胡萝卜素（毫克）	0.01	
叶酸（微克）	90	
泛酸（毫克）	0.33	
烟酸（毫克）	0.4	

草莓 也叫红莓、地莓，台湾等地区称为士多啤梨。它外观呈心形，鲜美红嫩，果肉多汁，酸甜可口，香味浓郁，人称"果中皇后"。

■ 食性物语

草莓的营养成分易消化吸收，多吃不会受凉或上火。所含胡萝卜素是合成维生素A的重要物质，有明目养肝的作用。常食草莓能预防便秘和坏血病，调理胃肠道，防治动脉硬化和冠心病，防癌，减肥。草莓性凉味酸，具有润肺生津、清热凉血、健脾解酒等功效。

■ 食而有道

用淡盐水浸泡10分钟，能杀菌且易洗净。

■ 食事求适

老少皆宜。
尿路结石病人不宜多食。

■ 适可而止

每次10颗。

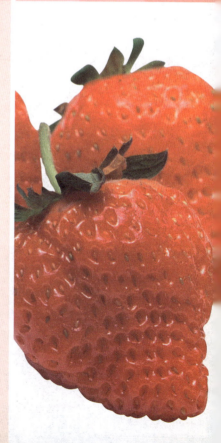

果品类

橙子 orange

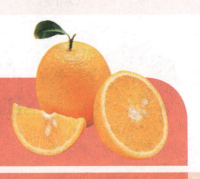

◎营养指数
（营养指数中的数值均为每百克食物的含量）

维生素			三大营养素				
A（微克）	27		蛋白质（克）	0.8	热量（千卡）	47	
B₁（毫克）	0.05		脂肪（克）	0.2	胆固醇（毫克）	—	
B₂（毫克）	0.04		碳水化合物（克）	10.5	膳食纤维（克）	0.6	
B₆（毫克）	0.06		钙（毫克）	20			
B₁₂（微克）	—		铁（毫克）	0.4			
C（毫克）	33	矿物质	磷（毫克）	22			
D（微克）	—		钾（毫克）	159			
E（毫克）	0.56		钠（毫克）	1.2			
生物素（微克）	61		铜（毫克）	0.03			
K（微克）	—		镁（毫克）	14			
P（微克）	500		锌（毫克）	0.14			
胡萝卜素（毫克）	0.16		硒（微克）	0.31			
叶酸（微克）	34						
泛酸（毫克）	0.28						
烟酸（毫克）	0.3						

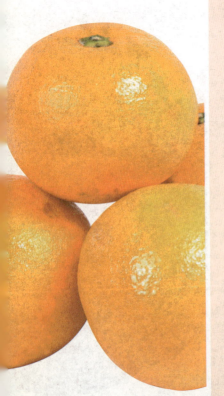

橙子 种类很多，颜色鲜艳，酸甜可口，富含维生素C、钙、磷、钾、β-胡萝卜素，人称"疗疾佳果"。

■ 食性物语
橙汁含有类黄酮和柠檬素，可促进体内高密度脂蛋白增加，并运送"坏"的低密度脂蛋白到体外，所以每天喝数杯橙汁可降低患心脏病的概率。常食橙子能有效预防胆囊疾病。橙子的气味有利于缓解女性心理压力，对男性作用却不大。服药期间吃一些橙子或饮橙汁，可增加机体对药物的吸收。

■ 食而有道
空腹时不宜食用。
吃橙子前后1小时内不宜喝牛奶。
橙皮上一般有保鲜剂，不宜用来泡水。

■ 食事求适
一般人均宜。

■ 适可而止
每天1~3个，过多会引起手、足乃至全身皮肤变黄。

果品类

mandarin orange 橘子

◎营养指数
（营养指数中的数值均为每百克食物的含量）

三大营养素	热量（千卡）	42
	胆固醇（毫克）	-
	膳食纤维（克）	1.4
	蛋白质（克）	0.8
	脂肪（克）	0.4
	碳水化合物（克）	8.9
矿物质	钙（毫克）	35
	铁（毫克）	0.2
	磷（毫克）	18
	钾（毫克）	177
	钠（毫克）	1.3
	铜（毫克）	0.07
	镁（毫克）	16
	锌（毫克）	1
	硒（微克）	0.45
维生素	A（微克）	277
	B₁（毫克）	0.05
	B₂（毫克）	0.04
	B₆（毫克）	0.05
	B₁₂（微克）	-
	C（毫克）	33
	D（微克）	-
	E（毫克）	0.45
	生物素（微克）	62
	K（微克）	-
	P（微克）	350
	胡萝卜素（毫克）	1.66
	叶酸（微克）	13
	泛酸（毫克）	0.05
	烟酸（毫克）	0.2

橘子 颜色鲜艳，酸甜可口。

■ **食性物语**

　　橘子富含维生素C与柠檬酸，可美容并消除疲劳。常食橘子，能降低患冠心病、高血压、糖尿病、痛风的概率。橘皮苷能加强毛细血管韧性，降血压，扩张心脏的冠状动脉。鲜橘汁中含"诺米灵"，它能使致癌化学物质分解，抑制和阻断癌细胞的生长，阻止致癌物对细胞核的损伤。

■ **食而有道**

　　空腹时不宜食用。

■ **食事求适**

　　所有人都适合食用。
　　肠胃功能欠佳者不宜多食。

■ **适可而止**

　　每天1~3个，过多会"上火"，从而促发口腔炎、牙周炎等症，亦会出现皮肤变黄等症状。

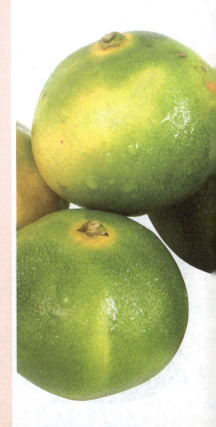

果品类

柚子 shaddock

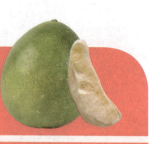

◎营养指数
（营养指数中的数值均为每百克食物的含量）

维生素	A（微克）	2	三大营养素	蛋白质（克）	0.8	热量（千卡） 41
	B₁（毫克）	0.07		脂肪（克）	0.2	胆固醇（毫克） —
	B₂（毫克）	0.1		碳水化合物（克）	9.1	膳食纤维（克）0.4
	B₆（毫克）	0.09	矿物质	钙（毫克）	12	
	B₁₂（微克）	—		铁（毫克）	0.3	
	C（毫克）	110		磷（毫克）	24	
	D（微克）	—		钾（毫克）	119	
	E（毫克）	3.4		钠（毫克）	3	
生物素（微克）		33		铜（毫克）	0.18	
K（微克）		—		镁（毫克）	4	
P（微克）		480		锌（毫克）	0.4	
胡萝卜素（毫克）		0.1		硒（微克）	3.02	
叶酸（微克）		21				
泛酸（毫克）		0.5				
烟酸（毫克）		0.89				

柚子 也叫文旦、香抛。盛产于福建、广东等地。它味道酸甜略苦，富含维生素C及其他营养成分。

■ **食性物语**

柚子含天然果胶，能降低血液中的胆固醇。所含维生素P能强化皮肤毛细孔功能，加速复原受伤的皮肤组织功能；天然叶酸可预防贫血症状发生，促进胎儿发育；胰岛素成分能降低血糖。经常食用柚子可降低呼吸器官系统患病的概率，帮助身体更容易吸收钙、铁，增强体质。柚子含钾却几乎不含钠，是心脑血管病及肾脏病患者的最佳食疗水果。

■ **食而有道**

太苦的柚子不宜吃。

■ **食事求适**

一般人都可食用。
身体虚寒者当少食。服药期间不宜食用。

■ **适可而止**

每次1大瓣（约50克）。

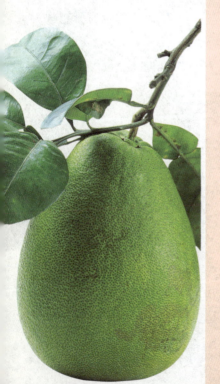

果品类

watermelon 西瓜

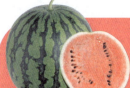

◎营养指数

（营养指数中的数值均为每百克食物的含量）

热量（千卡）	34
胆固醇（毫克）	–
膳食纤维（克）	0.2

三大营养素	蛋白质（克）	0.5
	脂肪（克）	–
	碳水化合物（克）	8.1

矿物质	钙（毫克）	13
	铁（毫克）	0.2
	磷（毫克）	8
	钾（毫克）	120
	钠（毫克）	2.3
	铜（毫克）	0.02
	镁（毫克）	11
	锌（毫克）	0.05
	硒（微克）	0.08

维生素	A（微克）	180
	B_1（毫克）	0.03
	B_2（毫克）	0.04
	B_6（毫克）	0.07
	B_{12}（微克）	–
	C（毫克）	10
	D（微克）	–
	E（毫克）	0.1

生物素（微克）	22
K（微克）	–
P（微克）	–
胡萝卜素（毫克）	1.08
叶酸（微克）	3
泛酸（毫克）	0.2
烟酸（毫克）	0.22

西瓜又叫水瓜、寒瓜、夏瓜。味甘甜多汁，清爽解渴，不含脂肪和胆固醇，却含有人体所需的几乎各种营养成分。

■ 食性物语

　　西瓜内含大量水分，可清热解暑，除烦止渴。所含糖、盐能利尿并消除肾脏炎症。蛋白酶能将不溶性蛋白质转化为可溶的蛋白质。吃西瓜后尿量会明显增加，从而减少胆色素含量，还可使大便通畅，对治疗黄疸有一定作用。新鲜的西瓜汁和鲜嫩的瓜皮可增加皮肤弹性，减少皱纹。

■ 食而有道

　　冬季不宜多吃。
　　刚从冰箱里拿出来的西瓜勿食。

■ 食事求适

　　一般人都可以吃。
　　糖尿病患者慎食；心衰或肾炎患者，脾胃虚寒、消化不良及有胃肠道疾患的人应少吃。

■ 适可而止

　　每次约200克，过多会冲淡胃液，影响消化。

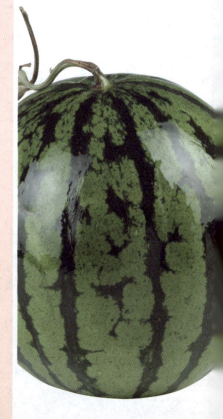

果品类

柿子 persimmon

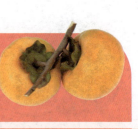

◎营养指数
（营养指数中的数值均为每百克食物的含量）

维生素			三大营养素					
A（微克）	20		蛋白质（克）	0.4		热量（千卡）	71	
B₁（毫克）	0.02		脂肪（克）	0.1		胆固醇（毫克）	–	
B₂（毫克）	0.02		碳水化合物（克）	17.1		膳食纤维（克）	1.4	
B₆（毫克）	0.06		钙（毫克）	9				
B₁₂（微克）	–		铁（毫克）	0.2				
C（毫克）	30		磷（毫克）	23				
D（微克）	–		钾（毫克）	151				
E（毫克）	1.12		钠（毫克）	0.8				
生物素（微克）	63		铜（毫克）	0.06				
K（微克）	–		镁（毫克）	19				
P（毫克）	–		锌（毫克）	0.08				
胡萝卜素（毫克）	0.12		硒（微克）	0.24				
叶酸（微克）	18							
泛酸（毫克）	0.28							
烟酸（毫克）	0.3							

柿子甜腻可口，营养丰富。

■ **食性物语**

除铜、锌外，柿子的其他营养成分在水果中均占优势。在预防心脏血管硬化方面，其功效远大于苹果。柿子含碘，可辅助预防并治疗因缺碘引起的地方性甲状腺肿大患者。柿子可养肺胃、清燥火，常食能补虚、止咳、利肠、除热、止血、解酒。柿饼有涩肠、润肺、和胃等功效。

■ **食而有道**

宜在饭后吃，且尽量少食柿皮。
空腹吃柿子易患胃柿石症。
不宜与螃蟹同吃。

■ **食事求适**

脾胃消化功能正常的人适合食用。
贫血患者少食；糖尿病、慢性胃炎患者，消化功能低下、胃大部切除术后勿食。

■ **适可而止**

每天约100克。

果品类

Chinese date 枣

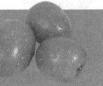

◎营养指数
（营养指数中的数值均为每百克食物的含量）

	热量（千卡）	139
	胆固醇（毫克）	–
	膳食纤维（克）	2.4
三大营养素	蛋白质（克）	1.4
	脂肪（克）	0.1
	碳水化合物（克）	33.1
矿物质	钙（毫克）	16
	铁（毫克）	0.7
	磷（毫克）	51
	钾（毫克）	127
	钠（毫克）	7
	铜（毫克）	0.06
	镁（毫克）	25
	锌（毫克）	1.82
	硒（微克）	1.02
维生素	A（微克）	2
	B_1（毫克）	0.06
	B_2（毫克）	0.05
	B_6（毫克）	0.14
	B_{12}（微克）	–
	C（毫克）	297
	D（微克）	–
	E（毫克）	0.1
	生物素（微克）	16
	K（微克）	–
	P（微克）	320
	胡萝卜素（毫克）	0.01
	叶酸（微克）	140
	泛酸（毫克）	1.6
	烟酸（毫克）	0.86

枣 又名红枣。"五果"（桃、李、梅、杏、枣）之一，维生素含量颇高。

■ 食性物语

枣含有抑制癌细胞物质，常食能提高人体免疫力，抑制癌细胞。所含芦丁能软化血管，降低血压。枣能促进白细胞生成，降低血清胆固醇，提高人血白蛋白，保护肝脏。鲜枣富含维生素C，能使体内多余的胆固醇转变为胆汁酸，从而减少结石形成的概率。枣含钙、铁，能防治骨质疏松和贫血。

■ 食而有道

生枣皮不易消化，勿食。
炖汤时应连皮一起烹调。
烂枣勿食，易出现头晕、视力障碍等中毒反应。

■ 食事求适

中老年人、青少年、女性、病人宜食。
有宿疾者应慎食，脾胃虚寒者不宜多吃。

■ 适可而止

每天5颗，过多食用会引起胃酸过多和腹胀。

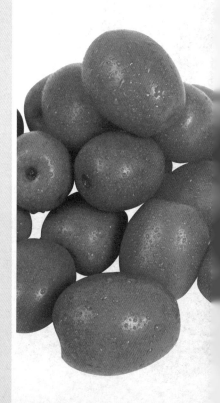

果品类

荔枝 lichee

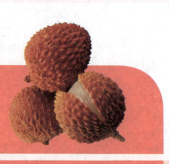

◎营养指数
（营养指数中的数值均为每百克食物的含量）

维生素		三大营养素		矿物质		其他	
A（微克）	2	蛋白质（克）	0.7	钙（毫克）	6	热量（千卡）	61
B₁（毫克）	0.02	脂肪（克）	0.6	铁（毫克）	0.5	胆固醇（毫克）	–
B₂（毫克）	0.06	碳水化合物（克）	13.3	磷（毫克）	34	膳食纤维（克）	0.5
B₆（毫克）	0.09			钾（毫克）	193		
B₁₂（微克）	–			钠（毫克）	1.7		
C（毫克）	36			铜（毫克）	0.16		
D（微克）	–			镁（毫克）	12		
E（毫克）	0.1			锌（毫克）	0.17		
生物素（微克）	12			硒（微克）	0.14		
K（微克）	–						
P（微克）	–						
胡萝卜素（毫克）	0.01						
叶酸（微克）	100						
泛酸（毫克）	1						
烟酸（毫克）	0.7						

荔枝 乃果中佳品，味道鲜美甘甜，口感软韧，富含糖分、蛋白质及多种维生素。

■ 食性物语

　　荔枝富含维生素，常食能促进微细血管的血液循环，防止雀斑的发生，令皮肤更加光滑。荔枝还能补脑健身，开胃益脾，促进食欲。

■ 食而有道

　　一次食用不宜过多，也不宜连续多食，尤其是老人、儿童和糖尿病患者。

■ 食事求适

　　产妇、老人、体质虚弱者、病后调养者，贫血、胃寒和口臭者十分适合。

　　有上火症状者不宜食用。

　　大量食用会出现血糖下降、口渴、出汗、头晕、腹泻，甚至出现昏迷和循环衰竭等症，人称"荔枝病"。

■ 适可而止

　　每天5颗左右。

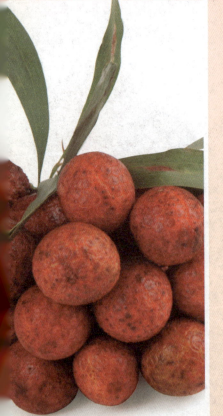

果品类

longan pulp 龙眼

◎营养指数
（营养指数中的数值均为每百克食物的含量）

三大营养素		矿物质		维生素	
热量（千卡）	70				
胆固醇（毫克）	–				
膳食纤维（克）	0.4				
蛋白质（克）	1.2			A（微克）	106
脂肪（克）	0.1			B_1（毫克）	0.01
碳水化合物（克）	16.2			B_2（毫克）	0.14
钙（毫克）	6			B_6（毫克）	0.2
铁（毫克）	0.2			B_{12}（微克）	–
磷（毫克）	30			C（毫克）	43
钾（毫克）	248			D（微克）	–
钠（毫克）	3.9			E（毫克）	–
铜（毫克）	0.1			生物素（微克）	20
镁（毫克）	10			K（微克）	–
锌（毫克）	0.4			P（微克）	–
硒（微克）	0.83			胡萝卜素（毫克）	0.02
				叶酸（微克）	20
				泛酸（毫克）	–
				烟酸（毫克）	1.3

龙眼 亦名桂圆、益智、骊珠等。因种子圆黑光泽，种脐突起呈白色，看似"龙眼"而得名。新鲜龙眼肉质极嫩，汁多甜蜜，烘成干果后即为中药里的桂圆。

■ 食性物语

　　龙眼是健脾益智的传统食物，有补血安神、健脑益智、补养心脾的功效，对失眠、心悸、神经衰弱、记忆力减退、贫血有较好的疗效。研究表明，龙眼对子宫癌细胞的抑制率超过90%，妇女更年期应适当吃些龙眼。龙眼有补益作用，对病后需要调养及体质虚弱的人有辅助疗效。

■ 食而有道

　　变味果粒勿吃。

　　疯人果也叫龙荔，形似龙眼，外壳平滑无鳞斑状，有毒，购买时应注意。

■ 食事求适

　　体弱者、妇女最适宜食用。

　　龙眼属温热食物，多食易滞气，有上火发炎症状的人不宜食用。

■ 适可而止

　　每天5颗左右。

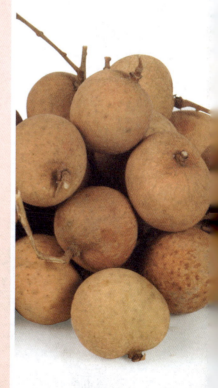

果品类

杧果 mango

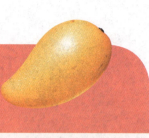

◎营养指数
（营养指数中的数值均为每百克食物的含量）

维生素		三大营养素		矿物质			
A（微克）	1342	蛋白质（克）	0.6	钙（毫克）	15	热量（千卡）	32
B1（毫克）	0.01	脂肪（克）	0.2	铁（毫克）	0.2	胆固醇（毫克）	-
B2（毫克）	0.04	碳水化合物（克）	7	磷（毫克）	11	膳食纤维（克）	1.3
B6（毫克）	0.13			钾（毫克）	138		
B12（微克）	-			钠（毫克）	2.8		
C（毫克）	23			铜（毫克）	0.06		
D（微克）	-			镁（毫克）	14		
E（毫克）	1.21			锌（毫克）	0.09		
生物素（微克）	12			硒（微克）	1.44		
K（微克）	-						
P（微克）	120						
胡萝卜素（毫克）	8.05						
叶酸（微克）	84						
泛酸（毫克）	0.22						
烟酸（毫克）	0.3						

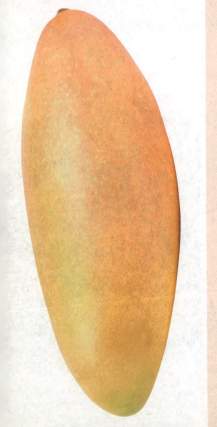

杧果 又名芒果、檬果，热带水果之王。它外形多样，皮色多种，果肉酸甜不一，有香气，汁水多而果核大。

■ 食性物语

杧果的胡萝卜素含量特别高，有益于视力，能润泽皮肤。杧果苷物质能延缓细胞衰老、提高脑功能，可明显提高红细胞过氧化氢酶活力并降低红细胞血红蛋白。杧果酮酸等化合物有抗癌的药理作用。食用杧果可祛痰止咳，增加胃肠蠕动，防治结肠癌。

■ 食而有道

杧果是富含蛋白质的水果，多吃易饱。
避免与大蒜等辛辣食物同食。

■ 食事求适

一般人都可食用。
过敏体质者慎食；皮肤病、肿瘤、糖尿病患者忌食。
过多食用会对肾脏造成损害。

■ 适可而止

每天1个（约100克）。

■ 食林广记

杧果有益胃、止呕、止晕的功效。古代，漂洋过海者都随身携带一些杧果，以解晕船之症。

果品类

Chinese gooseberry 猕猴桃

◎营养指数
（营养指数中的数值均为每百克食物的含量）

三大营养素			矿物质			维生素		
热量（千卡）	53		钙（毫克）	32		A（微克）	66	
胆固醇（毫克）	–		铁（毫克）	0.3		B₁（毫克）	0.01	
膳食纤维（克）	2.5		磷（毫克）	42		B₂（毫克）	0.02	
蛋白质（克）	1		钾（毫克）	144		B₆（毫克）	0.12	
脂肪（克）	0.1		钠（毫克）	3.3		B₁₂（微克）	–	
碳水化合物（克）	13.5		铜（毫克）	1.87		C（毫克）	652	
			镁（毫克）	12		D（微克）	–	
			锌（毫克）	0.57		E（毫克）	1.3	
			硒（微克）	0.28		生物素（微克）	33	
						K（微克）	–	
						P（微克）	–	
						胡萝卜素（毫克）	35	
						叶酸（微克）	36	
						泛酸（毫克）	0.29	
						烟酸（毫克）	0.29	

猕猴桃 又名毛桃、藤梨、猕猴梨，因猕猴喜食而得名。维生素C含量极高，被誉为"维C之王"。

■ **食性物语**

猕猴桃富含维生素C，能有效抑制硝化反应，防止癌症发生，常吃烧烤食物的人宜多食。含有血清促进素，具有稳定情绪、镇静心情的作用。所含天然肌醇有助于脑部活动，能帮助忧郁之人走出情绪低谷。有良好的膳食纤维，能降低胆固醇，促进心脏健康，帮助消化，防止便秘。猕猴桃味甘酸、性寒，能够解热除烦，止渴利尿。

■ **食而有道**

食用后不能立即喝牛奶或吃其他乳制品，以免出现腹泻症状。

■ **食事求适**

一般人都可以食用。
脾胃虚寒者少食。

■ **适可而止**

成人每天1个。

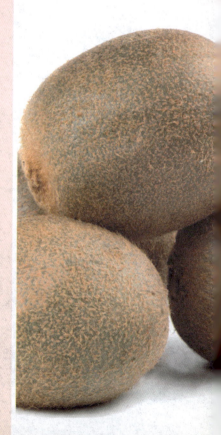

果品类

菠萝 pineapple

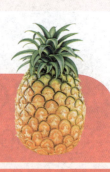

◎ 营养指数
（营养指数中的数值均为每百克食物的含量）

维生素			三大营养素					
A（微克）	33			蛋白质（克）	0.4		热量（千卡）	42
B₁（毫克）	0.08			脂肪（克）	0.3		胆固醇（毫克）	–
B₂（毫克）	0.02			碳水化合物（克）	9		膳食纤维（克）	0.4
B₆（毫克）	0.08		矿物质	钙（毫克）	18			
B₁₂（微克）	–			铁（毫克）	0.5			
C（毫克）	24			磷（毫克）	28			
D（微克）	–			钾（毫克）	147			
E（毫克）	–			钠（毫克）	0.8			
生物素（微克）	51			铜（毫克）	0.07			
K（微克）	–			镁（毫克）	8			
P（微克）	–			锌（毫克）	0.14			
胡萝卜素（毫克）	0.08			硒（微克）	0.24			
叶酸（微克）	11							
泛酸（毫克）	0.28							
烟酸（毫克）	0.2							

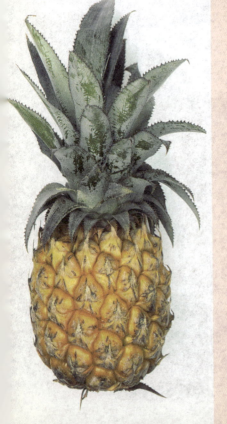

菠萝 也叫凤梨。盛产于热带、亚热带，果形美观，汁多味甜，有特殊香味。

■ 食性物语

含有"菠萝朊酶"，能分解蛋白质，食用肉类或油腻食物后宜吃些菠萝；能溶解阻塞于组织中的纤维蛋白和血凝块，改善局部血液循环，消除炎症和水肿。菠萝所含糖、盐类和酶有利尿作用，适当食用对肾炎、高血压病患者有益。性味甘平，具有健胃消食、补脾止泻、清胃解渴等功用。

■ 食而有道

去皮切成片后，于淡盐水里浸泡30分钟，再用凉开水浸洗后食用。

■ 食事求适

除溃疡病、肾脏病患者及凝血功能障碍者均可食用。
发热、湿疹、疥疮患者不宜多吃。

■ 适可而止

每次约100克。

■ 食林广记

家里装修后，把菠萝放在室内可吸附异味，但这样的菠萝不能再食用。

果品类

haw 山楂

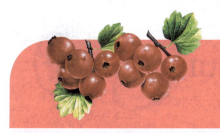

◎营养指数

（营养指数中的数值均为每百克食物的含量）

热量（千卡）	98	三大营养素	蛋白质（克）	0	
胆固醇（毫克）	—		脂肪（克）	1.5	
膳食纤维（克）	2.9		碳水化合物（克）	20.7	
		矿物质	钙（毫克）	162	
			铁（毫克）	0.8	
			磷（毫克）	24	
			钾（毫克）	299	
			钠（毫克）	0.9	
			铜（毫克）	0.11	
			镁（毫克）	19	
			锌（毫克）	0.02	
			硒（微克）	1.22	

维生素		
A（微克）	8
B_1（毫克）	0.02
B_2（毫克）	0.01
B_6（毫克）	—
B_{12}（微克）	—
C（毫克）	19
D（微克）	—
E（毫克）	7.32
生物素（微克）	52
K（微克）	—
P（微克）	—
胡萝卜素（毫克）	0.05
叶酸（微克）	—
泛酸（毫克）	—
烟酸（毫克）	0.4

山楂 也叫山里红、红果、胭脂果。有很高的营养和医疗价值。

■ **食性物语**

常食山楂，能扩张血管、增加冠脉血流量，防治心血管疾病和老年性心脏病；活血化瘀，帮助解除局部瘀血状态，辅助治疗跌打损伤。山楂所含的黄酮类和维生素C、胡萝卜素等物质能阻断并减少自由基的生成，可增强机体的免疫力，防老抗癌。山楂对子宫有收缩作用，孕妇临产时有催生之效。山楂还能开胃消食。

■ **食而有道**

山楂味酸，加热后会变得更酸，食用后当立即漱口刷牙。
市场上的山楂小食品含糖很多，应少吃。

■ **食事求适**

一般人都可以吃，牙齿怕酸的人可食山楂糕等山楂制品。
孕妇勿食，若食可能诱发流产；脾胃虚弱者、血糖过低者、儿童少食。

■ **适可而止**

每次3~4个。

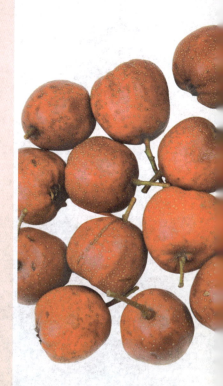

果品类

椰子 coconut

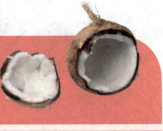

◎营养指数
（营养指数中的数值均为每百克食物的含量）

维生素			三大营养素				
A（微克）	21		蛋白质（克）	4	热量（千卡）	231
B₁（毫克）	0.01		脂肪（克）	12.1	胆固醇（毫克）	–
B₂（毫克）	0.01		碳水化合物（克）	26.6	膳食纤维（克）	4.7
B₆（毫克）	–	矿物质	钙（毫克）	2		
B₁₂（微克）	–		铁（毫克）	1.8		
C（毫克）	6		磷（毫克）	90		
D（微克）	–		钾（毫克）	475		
E（毫克）	–		钠（毫克）	55.6		
生物素（微克）	26		铜（毫克）	0.19		
K（微克）	–		镁（毫克）	65		
P（微克）	–		锌（毫克）	0.92		
胡萝卜素（毫克）	–		硒（微克）	6.21		
叶酸（微克）	1					
泛酸（毫克）	–					
烟酸（毫克）	0.5					

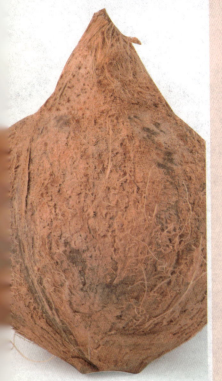

椰子是热带水果，椰汁清如水甜如蜜，饮之甘甜可口；椰肉芳香滑脆，柔若奶油。果实越成熟所含蛋白质和脂肪越多。

■ 食性物语

　　椰肉的含油量约为35%，油中的主要成分为癸酸、棕榈酸、油酸、月桂酸、脂肪酸、游离脂肪酸及多种甾醇物质，有补充机体营养、美容、防治皮肤病的作用。椰汁能清凉消暑、生津止渴、强心、利尿、驱虫、止呕止泻；椰肉能补益脾胃、杀虫消疳。

■ 食而有道

　　椰肉炖汤补益功效更加显著。
　　椰汁离开椰壳味道则变，上午倒出的椰汁较甜，下午较淡。

■ 食事求适

　　一般人都可以食用。
　　体内热盛、长期睡眠不佳、爱吃煎炸食物者少食或不食。

■ 适可而止

　　椰汁每次1杯（约150毫升），椰肉每次约30克。

果品类

lemon 柠檬

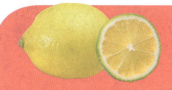

◎营养指数
（营养指数中的数值均为每百克食物的含量）

类别	项目	数值	类别	项目	数值
	热量（千卡）	35	维生素	A（微克）	4
	胆固醇（毫克）	-		B₁（毫克）	0.05
	膳食纤维（克）	1.3		B₂（毫克）	0.02
三大营养素	蛋白质（克）	1.1		B₆（毫克）	0.08
	脂肪（克）	1.2		B₁₂（微克）	-
	碳水化合物（克）	4.9		C（毫克）	40
矿物质	钙（毫克）	101		D（微克）	-
	铁（毫克）	0.8		E（毫克）	1.14
	磷（毫克）	22		生物素（微克）	37
	钾（毫克）	209		K（微克）	-
	钠（毫克）	1.1		P（微克）	560
	铜（毫克）	0.14		胡萝卜素（毫克）	0.13
	镁（毫克）	37		叶酸（微克）	31
	锌（毫克）	0.65		泛酸（毫克）	0.2
	硒（微克）	0.5		烟酸（毫克）	0.6

柠檬又称柠果、洋柠檬、益母果等。果实汁多肉脆，芳香浓郁，富含柠檬酸，多用来调制饮料、菜肴、化妆品和药品。

■ 食性物语

柠檬汁极酸，具有很强的杀菌作用；内含大量柠檬酸盐，能抑制钙盐结晶，从而阻止肾结石形成。柠檬富有香气，能消除肉类、水产的腥膻之味，并能使肉质更加细嫩。柠檬还能促进胃中蛋白分解酶的分泌，增强胃肠蠕动。食用柠檬还可以防治心血管疾病，提高凝血功能及血小板数量，美白肌肤，安胎止呕。

■ 食而有道

因太酸而不宜鲜食。

■ 食事求适

适合一般人食用。

胃溃疡、胃酸过多者不宜食用；龋齿、糖尿病患者忌食。

■ 适可而止

每次1/6个（1~2瓣）。

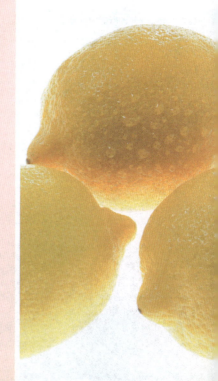

果品类

木瓜 pawpaw

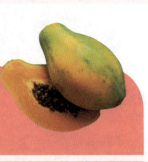

◎营养指数
（营养指数中的数值均为每百克食物的含量）

维生素			三大营养素				
A（微克）	145		蛋白质（克）	0.4	热量（千卡）	27
B₁（毫克）	0.02		脂肪（克）	0.1	胆固醇（毫克）	–
B₂（毫克）	0.04		碳水化合物（克）	6.2	膳食纤维（克）	0.8
B₆（毫克）	0.01	矿物质	钙（毫克）	17		
B₁₂（微克）	–		铁（毫克）	0.2		
C（毫克）	50		磷（毫克）	12		
D（微克）	–		钾（毫克）	18		
E（毫克）	0.3		钠（毫克）	28		
生物素（微克）	38		铜（毫克）	0.03		
K（微克）	–		镁（毫克）	9		
P（微克）	–		锌（毫克）	0.25		
胡萝卜素（毫克）	0.87		硒（微克）	1.8		
叶酸（微克）	44					
泛酸（毫克）	0.42					
烟酸（毫克）	0.3					

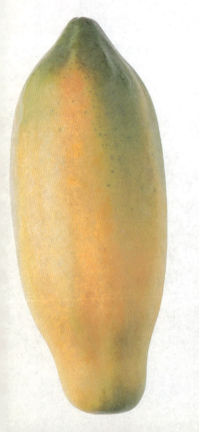

木瓜是岭南四大名果之一，作为水果食用的木瓜实际是番木瓜，又名乳瓜、番瓜、文冠果。果皮光滑美观，果肉厚实细致、香气浓郁、汁水丰多、营养丰富。木瓜富含17种以上氨基酸及钙、铁等矿物质。北方木瓜即宣木瓜，宜治病不宜鲜食。

■ 食性物语

能健脾消食，美白肌肤，丰胸增乳。它独有的番木瓜碱具有抗肿瘤功效，阻止人体致癌物质亚硝酸胺的合成，对淋巴性白血病细胞具有强烈抗癌活性。所含齐墩果成分可护肝降酶、抗炎抑菌、降低血脂、软化血管。

■ 食而有道

食用木瓜即番木瓜，可生吃，可与肉类一起炖煮。
丰胸用青木瓜效果最好。

■ 食事求适

适合一般人食用。
营养缺乏、消化不良、肥胖和产后缺乳者更宜常食。
木瓜中的番木瓜碱对人体有小毒，每次食量不宜过多。

■ 适可而止

每次1/4个。

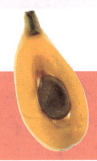

果品类
loquat 枇杷

◎营养指数
（营养指数中的数值均为每百克食物的含量）

三大营养素		矿物质		维生素	
热量（千卡）	39			A（微克）	117
胆固醇（毫克）	–			B_1（毫克）	0.02
膳食纤维（克）	0.8			B_2（毫克）	0.03
蛋白质（克）	0.8			B_6（毫克）	0.06
脂肪（克）	0.2			B_{12}（微克）	–
碳水化合物（克）	8.5			C（毫克）	8
钙（毫克）	17			D（微克）	–
铁（毫克）	1.1			E（毫克）	0.24
磷（毫克）	8			生物素（微克）	35
钾（毫克）	122			K（微克）	–
钠（毫克）	4			P（微克）	120
铜（毫克）	0.06			胡萝卜素（毫克）	0.7
镁（毫克）	10			叶酸（微克）	9
锌（毫克）	0.21			泛酸（毫克）	0.22
硒（微克）	0.72			烟酸（毫克）	0.2

枇杷 也叫腊兄、金丸、卢橘，因果形状似琵琶而得名。清香鲜甜，略带酸味。

■ **食性物语**

所含有机酸能刺激消化腺分泌，对增进食欲、帮助消化吸收、止渴解暑有相当好的作用。内含苦杏仁苷，能够润肺止咳、祛痰，治疗各种咳嗽。常吃枇杷果实及叶可以预防四时感冒。枇杷叶可晾干制成茶叶，有泄热下气、和胃降逆之功效，是止呕良品。

■ **食而有道**

枇杷仁有毒，不可食用。

■ **食事求适**

适合一般人食用。
糖尿病患者、脾虚泄泻者忌食。
多食易助湿生痰，继发痰热。

■ **适可而止**

每次1~2个。

■ **食林广记**

安徽"三潭"枇杷全国闻名，徽州民间有"天上王母蟠桃，地上三潭枇杷"之说，与樱桃、梅子并称为"三友"。

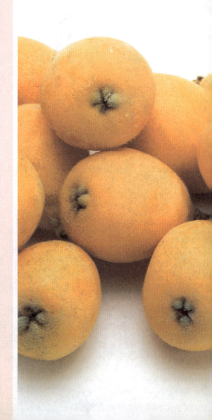

果品类

樱桃 cherry

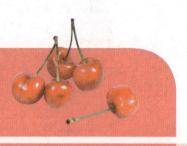

◎ 营养指数
（营养指数中的数值均为每百克食物的含量）

维生素		三大营养素		热量（千卡）	6
A（微克）	35	蛋白质（克）	0.1	胆固醇（毫克）	–
B₁（毫克）	0.02	脂肪（克）	0.2	膳食纤维（克）	0.3
B₂（毫克）	0.02	碳水化合物（克）	9.9		
B₆（毫克）	0.02	矿物质			
B₁₂（微克）	–	钙（毫克）	11		
C（毫克）	10	铁（毫克）	6		
D（微克）	–	磷（毫克）	27		
E（毫克）	2.22	钾（毫克）	232		
生物素（微克）	62	钠（毫克）	8		
K（微克）	–	铜（毫克）	0.1		
P（微克）	230	镁（毫克）	12		
胡萝卜素（毫克）	0.21	锌（毫克）	0.23		
叶酸（微克）	38	硒（微克）	0.21		
泛酸（毫克）	0.2				
烟酸（毫克）	0.6				

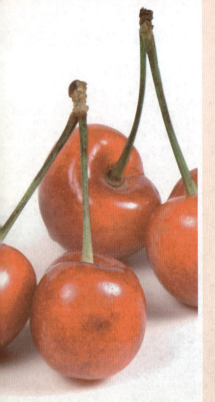

樱桃 也称莺桃、含桃、荆桃等。果实色泽红艳，玲珑如玛瑙宝石，味道甘甜而微酸，可鲜食，可腌制。

■ **食性物语**
　　樱桃的铁含量居各种水果之首，食之可促进血红蛋白再生，防治缺铁性贫血，增强体质，健脑益智。有调中益气、健脾和胃、祛风湿之功效，对食欲不振、消化不良、风湿身痛等均有益处。经常食用还能养颜驻容。

■ **食而有道**
　　樱桃适宜生食，或者制成果汁。
　　樱桃常被用来点缀蛋糕和冰激凌。

■ **食事求适**
　　适合一般人食用。
　　樱桃性温热，热性病及虚热咳嗽者忌食。
　　食用过多会引起铁中毒或氢氧化物中毒。

■ **适可而止**
　　每次约30克。

■ **食林广记**
　　樱桃又被称为"莺桃"，据说是因为黄莺特别喜好啄食樱桃，因而得名。

果品类

waxberry 杨梅

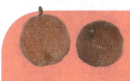

◎营养指数
（营养指数中的数值均为每百克食物的含量）

分类	项目	含量	分类	项目	含量
	热量（千卡）	28	维生素	A（微克）	7
	胆固醇（毫克）	–		B₁（毫克）	0.01
	膳食纤维（克）	1		B₂（毫克）	0.05
三大营养素	蛋白质（克）	0.8		B₆（毫克）	0.05
	脂肪（克）	0.2		B₁₂（微克）	–
	碳水化合物（克）	5.7		C（毫克）	9
矿物质	钙（毫克）	14		D（微克）	–
	铁（毫克）	1		E（毫克）	0.81
	磷（毫克）	8		生物素（微克）	19
	钾（毫克）	149		K（微克）	–
	钠（毫克）	0.7		P（微克）	–
	铜（毫克）	0.02		胡萝卜素（毫克）	0.04
	镁（毫克）	10		叶酸（微克）	26
	锌（毫克）	0.14		泛酸（毫克）	0.3
	硒（微克）	0.31		烟酸（毫克）	0.3

杨梅也叫龙睛、朱红。中国特产水果之一。果实色泽鲜艳，汁液多，甜酸适口。

■ **食性物语**

含有多种有机酸及大量维生素C，能直接参与体内糖的代谢和氧化还原，增强毛细血管的通透性，可降血脂，阻止癌细胞在体内生成。杨梅果仁中的氰胺类、脂肪油等也有抑制癌细胞的作用。杨梅能开胃生津，消食解暑，阻止体内的糖向脂肪转化，治疗痢疾腹痛。

■ **食而有道**

食后应及时漱口刷牙。
蘸少许盐食用更美味。
忌与生葱同食。

■ **食事求适**

一般人都可食用。
溃疡病患者慎食；牙痛、胃酸过多、上火的人少食；糖尿病患者忌食。

■ **适可而止**

每次约40克。

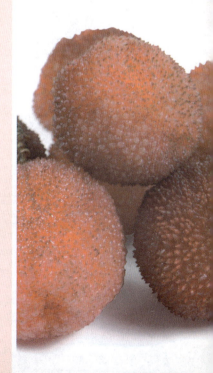

果品类

金橘 kumquat

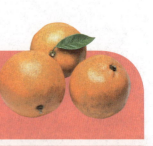

◎营养指数
（营养指数中的数值均为每百克食物的含量）

维生素			三大营养素					
A（微克）	62		蛋白质（克）	1		热量（千卡）	55	
B₁（毫克）	0.04		脂肪（克）	0.2		胆固醇（毫克）	-	
B₂（毫克）	0.03		碳水化合物（克）	12.3		膳食纤维（克）	1.4	
B₆（毫克）	0.03		钙（毫克）	56				
B₁₂（微克）	-		铁（毫克）	1				
C（毫克）	35		磷（毫克）	20				
D（微克）	-		钾（毫克）	144				
E（毫克）	1.58		钠（毫克）	3				
生物素（微克）	37	矿物质	铜（毫克）	0.07				
K（微克）	-		镁（毫克）	20				
P（微克）	280		锌（毫克）	0.21				
胡萝卜素（毫克）	0.37		硒（微克）	0.62				
叶酸（微克）	20							
泛酸（毫克）	0.29							
烟酸（毫克）	0.3							

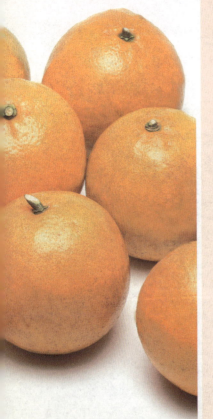

金橘 也叫金柑、夏橘、金枣、寿星柑。皮色金黄、皮薄肉嫩、汁多香甜。内含特殊挥发油、金橘苷等物质，具有令人愉悦的香气。

■ **食性物语**

金橘对防止血管破裂，减缓血管硬化有良好作用，并对血压能产生双向调节，高血压、血管硬化及冠心病患者食之非常有益。有行气解郁、生津消食、化痰利咽、醒酒的作用，适宜脘腹胀满、咳嗽痰多、烦渴、咽喉肿痛者食用。常食还能增强机体的抗寒能力，防治感冒。

■ **食而有道**

金橘皮中含有多种营养成分，勿丢弃。
糖、蜜腌渍后食疗效果更佳。
口舌生疮、大便干结等病症者不宜食用；糖尿病患者忌食。

■ **食事求适**

一般人皆可食用。

■ **适可而止**

每次5个。

果品类

pomegranate 石榴

◎营养指数
(营养指数中的数值均为每百克食物的含量)

三大营养素			维生素		
热量（千卡）		63	A（微克）		43
胆固醇（毫克）		—	B₁（毫克）		0.05
膳食纤维（克）		4.7	B₂（毫克）		0.03
	蛋白质（克）	1.6	B₆（毫克）		0.04
	脂肪（克）	0.2	B₁₂（微克）		—
	碳水化合物（克）	13.7	C（毫克）		5
矿物质	钙（毫克）	6	D（微克）		—
	铁（毫克）	0.4	E（毫克）		2.28
	磷（毫克）	70	生物素（微克）		11
	钾（毫克）	231	K（微克）		—
	钠（毫克）	0.7	P（微克）		—
	铜（毫克）	0.15	胡萝卜素（毫克）		—
	镁（毫克）	17	叶酸（微克）		6
	锌（毫克）	0.2	泛酸（毫克）		0.32
	硒（微克）	0.2	烟酸（毫克）		0.2

石榴原产于西域，汉代传入中原，有玛瑙石榴、粉皮石榴、青皮石榴、玉石子等品种。它色彩鲜艳，子多饱满，酸甜多汁，常被用作喜庆水果，象征多子多福、子孙满堂。

■ 食性物语

　　石榴能涩肠止血，抑制细菌，是治疗出血、腹泻的佳品。以色列研究证实，连续两周每天饮用57～85克石榴汁，可将氧化过程减缓40%，减少已沉积的氧化胆固醇，停止饮用后效果仍将持续1个月。石榴汁还能有效抵抗心血管疾病，抗衰老、防治癌瘤。

■ 食而有道

　　果汁染到衣物上很难洗掉。

■ 食事求适

　　老少皆宜。
　　感冒、急性炎症、大便秘结者慎食；糖尿病患者忌食。
　　多食会损伤牙齿，助火生痰。

■ 适可而止

　　每次约40克。

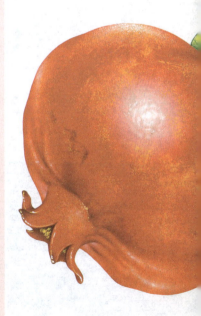

果品类

蓝莓 blueberry

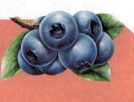

◎营养指数
（营养指数中的数值均为每百克食物的含量）

维生素			三大营养素				
A（微克）	9		蛋白质（克）	0.5	热量（千卡）	49
B₁（毫克）	0.03		脂肪（克）	0.1	胆固醇（毫克）	–
B₂（毫克）	0.03		碳水化合物（克）	12.9	膳食纤维（克）	3.3
B₆（毫克）	–	矿物质	钙（毫克）	8		
B₁₂（微克）	0.05		铁（毫克）	0.2		
C（毫克）	9		磷（毫克）	9		
D（微克）	–		钾（毫克）	70		
E（毫克）	1.7		钠（毫克）	1		
生物素（微克）	0.2		铜（毫克）	0.04		
K（微克）	33		镁（毫克）	5		
P（微克）	232		锌（毫克）	0.26		
胡萝卜素（毫克）	55		硒（微克）	0.1		
叶酸（微克）	12					
泛酸（毫克）	0.12					
烟酸（毫克）	0.2					

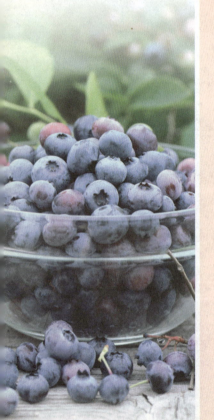

蓝莓 学名笃斯越橘，又名都柿。人类偶然发现这种紫红色果汁的小果子味道酸甜，且具特殊香气，便逐渐食用。因具多种食用及药用功效，被国际粮农组织列入人类五大健康食品。

■ 食性物语

蓝莓的果胶含量很高，能有效降低胆固醇，防止动脉粥样硬化，促进心血管健康。所含花青苷色素具有活化视网膜功效，可以强化视力，防止眼球疲劳。富含维生素C，有增强心脏功能、预防癌症和心脏病的功效，能防止脑神经衰老、增进脑力。对一般的伤风感冒、咽喉疼痛以及腹泻也有一定改善作用。

■ 食而有道

蓝莓的紫蓝色汁液溅到衣服上极难洗涤。
汁液中的某些成分会导致蛋白质的凝固，勿与牛奶等乳制品一起食用。

■ 食事求适

老少皆宜，心脏功能不佳者、心脏病患者十分适合。
新鲜蓝莓有轻泻作用，腹泻时勿食。

■ 适可而止

每次20~30个。

果品类
medlar 枸杞子

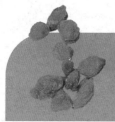

◎营养指数
（营养指数中的数值均为每百克食物的含量）

三大营养素				维生素		
热量（千卡）	44	蛋白质（克）	5.6	A（微克）		87.8
胆固醇（毫克）	–	脂肪（克）	1.1	B₁（毫克）		0.08
膳食纤维（克）	1.6	碳水化合物（克）	2.9	B₂（毫克）		0.32
				B₆（毫克）		0.25
				B₁₂（微克）		–
矿物质		钙（毫克）	36	C（毫克）		58
		铁（毫克）	2.4	D（微克）		–
		磷（毫克）	32	E（毫克）		2.99
		钾（毫克）	170	生物素（微克）		29
		钠（毫克）	29.8	K（微克）		–
		铜（毫克）	0.21	P（微克）		–
		镁（毫克）	74	胡萝卜素（毫克）		–
		锌（毫克）	0.21	叶酸（微克）		150
		硒（微克）	0.35	泛酸（毫克）		0.22
				烟酸（毫克）		1.3

枸杞子 是落叶灌木枸杞的果实，亦名红耳坠。可作干果食用，可入药，内含14种氨基酸以及甜菜碱、玉蜀黄素、酸浆果红素等营养成分。

■ 食性物语

枸杞子富含胡萝卜素、维生素A、维生素B₁、维生素B₁₇、维生素C和钙、铁，明目效果好，俗称"明眼子"。民间常用枸杞子治疗慢性眼病，枸杞子蒸蛋就是简便有效的食疗方子。能提高机体免疫力、补气强精、滋补肝肾、抗衰老、止消渴、暖身体、抗肿瘤。具有降低血压、血脂和血糖的作用，能防止动脉粥样硬化，保护肝脏，抑制脂肪肝，促进肝细胞再生。

■ 食而有道

有酒味的枸杞子已变质，不可食用。

枸杞子一般不要和过多药性温热的补品如桂圆、红参、红枣等共同食用。

■ 食事求适

适合所有人食用，用眼过度者、老人更适合。

枸杞子性质比较温和，但若进食过多，反而会上火。

■ 适可而止

每天10~20克。

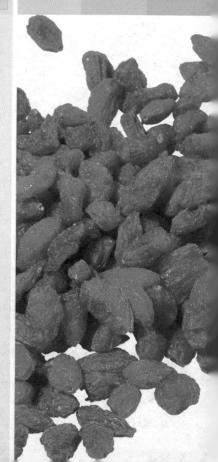

果品类

橄榄 olive

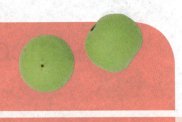

◎营养指数
（营养指数中的数值均为每百克食物的含量）

维生素			三大营养素					
A（微克）	22		蛋白质（克）	0.8		热量（千卡）	49	
B₁（毫克）	0.01		脂肪（克）	0.2		胆固醇（毫克）	–	
B₂（毫克）	0.01		碳水化合物（克）	11.1		膳食纤维（克）	4	
B₆（毫克）	–		钙（毫克）	49				
B₁₂（微克）	–		铁（毫克）	0.2				
C（毫克）	3	矿物质	磷（毫克）	18				
D（微克）	–		钾（毫克）	23				
E（毫克）	–		钠（毫克）	44.1				
生物素（微克）	40		铜（毫克）	–				
K（微克）	–		镁（毫克）	10				
P（微克）	–		锌（毫克）	0.25				
胡萝卜素（毫克）	0.13		硒（微克）	0.35				
叶酸（微克）	–							
泛酸（毫克）	–							
烟酸（毫克）	0.7							

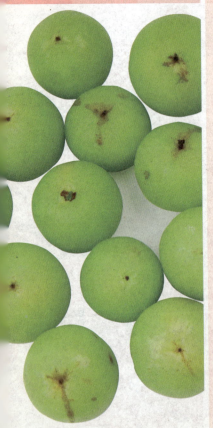

橄榄又名青果、忠果、谏果。初尝味道酸涩，久嚼后方觉得满口清香，回味无穷。

■ 食性物语
橄榄果肉含钙较多，鲜食对人体健康有益，对儿童骨骼发育有帮助。新鲜橄榄能清热解毒、化痰、消积，食之可解煤气中毒、酒精中毒和鱼蟹之毒。隆冬腊月常食用橄榄可润喉，对于肺热咳嗽、咯血颇有疗效。橄榄与肉类炖汤作为保健饮料有舒筋活络功效。

■ 食而有道
色泽变黄且有黑点的橄榄说明已不新鲜。
色泽特别青绿且没有一点儿黄色的橄榄果，说明已经用矾水浸泡过，最好不要食用。

■ 食事求适
一般人都可食用。

■ 适可而止
每次3~5枚。

■ 食林广记
土耳其人将它与石榴、无花果并称"天堂之果"。

pitaya 火龙果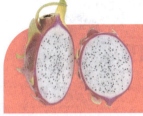

◎营养指数
（营养指数中的数值均为每百克食物的含量）

三大营养素		矿物质		维生素	
热量（千卡）	50	钙（毫克）	6	A（微克）	18
胆固醇（毫克）	–	铁（毫克）	0.3	B_1（毫克）	0.08
膳食纤维（克）	1.9	磷（毫克）	29	B_2（毫克）	0.06
蛋白质（克）	1.4	钾（毫克）	350	B_6（毫克）	0.05
脂肪（克）	0.3	钠（毫克）	76	B_{12}（微克）	–
碳水化合物（克）	11.8	铜（毫克）	0.03	C（毫克）	7
		镁（毫克）	41	D（微克）	–
		锌（毫克）	2.28	E（毫克）	0.4
		硒（微克）	3.36	生物素（微克）	–
				K（微克）	–
				P（微克）	–
				胡萝卜素（毫克）	0.01
				叶酸（微克）	44
				泛酸（毫克）	0.53
				烟酸（毫克）	0.4

火龙果 外观独特，味道堪称一绝，因含有一般植物少有的植物性白蛋白及花青素、丰富的维生素和水溶性膳食纤维，对人体有绝佳的食疗功效。

■ 食性物语

火龙果中的白蛋白是具黏性、胶质性的物质，可缓解重金属中毒，还能对胃壁起保护作用。所含花青素成分较多，有抗氧化、抗自由基、抗衰老的作用，能提高对脑细胞变性的预防，抑制痴呆症发生。食用火龙果还能美白皮肤、减肥、降低血糖、润肠。

■ 食而有道

火龙果是热带水果，适宜现买现吃。如需保存，应当存放于阴凉通风处，而不要放在冰箱中，以免冻伤变质。

■ 食事求适

一般人都可以食用。

■ 适可而止

每次约60克。

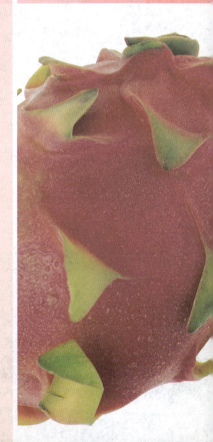

果品类

榴梿 civet durian

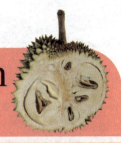

◎营养指数
（营养指数中的数值均为每百克食物的含量）

维生素			三大营养素				
A（微克）	6		蛋白质（克）	2.3	热量（千卡）	133	
B₁（毫克）	0.33		脂肪（克）	3.3	胆固醇（毫克）	—	
B₂（毫克）	0.2		碳水化合物（克）	27.1	膳食纤维（克）	2.1	
B₆（毫克）	0.25						
B₁₂（微克）	—		矿物质				
C（毫克）	31		钙（毫克）	5			
D（微克）	—		铁（毫克）	0.3			
E（毫克）	2.3		磷（毫克）	36			
生物素（微克）	24		钾（毫克）	510			
K（微克）	—		钠（毫克）	35			
P（微克）	—		铜（毫克）	0.19			
胡萝卜素（毫克）	—		镁（毫克）	27			
叶酸（微克）	150		锌（毫克）	0.27			
泛酸（毫克）	0.22		硒（微克）	1.18			
烟酸（毫克）	1.4						

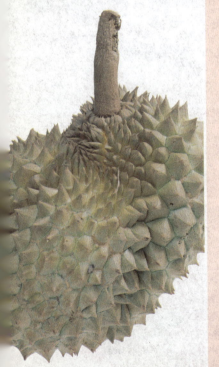

榴梿 乃热带水果之王。成熟果肉淡黄，黏滑多汁，酥软味甜，吃起来有陈乳酪和洋葱味，初尝有异味，继食清凉甜蜜，回味甚佳，故有"流连（榴梿）忘返"的美誉。

■ **食性物语**

富含蛋白质和脂类，对机体有很好的补养作用。它气味独特，不同的人感受不同，有的人认为其臭如猫屎，有的人认为香气馥郁。榴梿的这种气味有开胃、促进食欲的功效，其中的膳食纤维还能促进肠蠕动。

■ **食而有道**

有酒精味的榴梿表明已经变质。

食后多喝开水可助消化，或吃几只"果中皇后"——山竹以降服水果之王。

■ **食事求适**

一般健康人都可食用，病后及妇女产后可用以补养身体。

肥胖人士，肾病、心脏病患者少食；糖尿病患者忌食。

食用过多会上火，引起便秘。

■ **适可而止**

每天约100克。

果品类

mangosteen 山竹

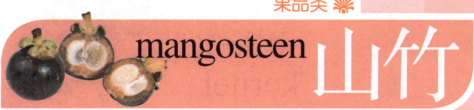

◎营养指数
（营养指数中的数值均为每百克食物的含量）

三大营养素		矿物质		维生素	
热量（千卡）	67	钙（毫克）	6	A（微克）	5
胆固醇（毫克）	–	铁（毫克）	0.1	B₁（毫克）	0.11
膳食纤维（克）	1.4	磷（毫克）	12	B₂（毫克）	0.03
蛋白质（克）	0.6	钾（毫克）	100	B₆（毫克）	0.04
脂肪（克）	0.2	钠（毫克）	1	B₁₂（微克）	–
碳水化合物（克）	17.5	铜（毫克）	0.07	C（毫克）	3
		镁（毫克）	18	D（微克）	–
		锌（毫克）	0.61	E（毫克）	0.7
		硒（微克）	1.34	生物素（微克）	22
				K（微克）	–
				P（微克）	–
				胡萝卜素（毫克）	–
				叶酸（微克）	20
				泛酸（毫克）	0.33
				烟酸（毫克）	0.5

山竹 原名莽吉柿。幽香气爽，滑润而不腻滞，与榴梿齐名，号称"果中皇后"。

■ **食性物语**

山竹含有一种特殊物质，具有降燥、清凉解热的作用。在泰国，人们将榴梿、山竹视为"夫妻果"。如果吃了过多榴梿上了火，吃上几个山竹就能缓解。山竹富含蛋白质和脂类，对体弱、营养不良、病后的人都有很好的调养作用。

■ **食而有道**

购买山竹时定要选蒂绿、果软的新鲜果，否则会买到"死竹"。

紫色汁液如果染在肉瓣上会影响口味。

■ **食事求适**

一般人都可食用。

肥胖者，肾病、心脏病患者少食；糖尿病患者忌食。

食用过多会引起便秘。

■ **适可而止**

每天3个。

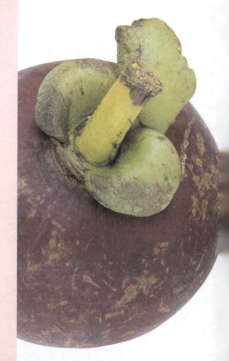

果品类

核桃 walnut kernel

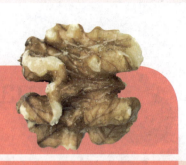

◎营养指数

（营养指数中的数值均为每百克食物的含量）

维生素			三大营养素					
A（微克）	10			蛋白质（克）	15.2	热量（千卡）	654	
B₁（毫克）	0.26			脂肪（克）	65.6	胆固醇（毫克）	—	
B₂（毫克）	0.15			碳水化合物（克）	0.8	膳食纤维（克）	11.6	
B₆（毫克）	0.49			钙（毫克）	25			
B₁₂（微克）	—		矿物质	铁（毫克）	2.2			
C（毫克）	—			磷（毫克）	280			
D（微克）	—			钾（毫克）	540			
E（毫克）	43.21			钠（毫克）	4			
生物素（微克）	—			铜（毫克）	1.17			
K（微克）	7			镁（毫克）	131			
P（毫克）	—			锌（毫克）	2.05			
胡萝卜素（毫克）	0.06			硒（微克）	4.62			
叶酸（微克）	91							
泛酸（毫克）	0.67							
烟酸（毫克）	1							

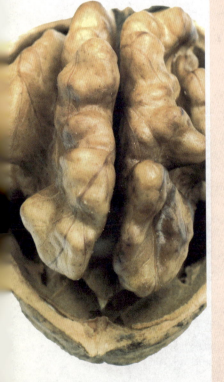

核桃 也称胡桃、羌桃。与扁桃、腰果、榛子并称为世界著名的"四大干果"，能生食、炒食，可榨油、配制糕点。另有一种山核桃，又叫野胡桃，是我国浙江的特产，营养与核桃基本相同。

■ 食性物语

常食核桃能减少肠道对胆固醇的吸收，动脉硬化、高血压和冠心病患者适宜食用。核桃含大量脂肪，能润肠，治疗大便秘结，还可使体型消瘦的人增胖。因所含脂肪主要是亚麻酸和亚油酸，是人体理想的肌肤美容剂，常食能润肌肤、乌须发。富含B族维生素和维生素E，可防止细胞老化，能健脑、增强记忆力。

■ 食而有道

核桃仁表面的褐色薄皮也含有部分营养，勿丢弃。
不能与野鸡肉同食。

■ 食事求适

所有人都可食用。
食用过多会影响消化。

■ 适可而止

每次20克。

■ 食林广记

原产于近东地区。

果品类

Chinese chestnut 栗子

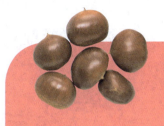

◎营养指数
(营养指数中的数值均为每百克食物的含量)

三大营养素		矿物质		维生素	
热量（千卡） 191		蛋白质（克） 4.1		A（微克） 2	
胆固醇（毫克）–		脂肪（克） 1.2		B₁（毫克） 0.14	
膳食纤维（克）2.1		碳水化合物（克）40.9		B₂（毫克） 0.17	
		钙（毫克） 5		B₆（毫克） 0.37	
		铁（毫克） 1.7		B₁₂（微克） –	
		磷（毫克） 89		C（毫克） 24	
		钾（毫克） 560		D（微克） –	
		钠（毫克） 2		E（毫克） 4.56	
		铜（毫克） 0.4		生物素（微克） –	
		镁（毫克） 50		K（微克） –	
		锌（毫克） 0.55		P（微克） –	
		硒（微克） 1.13		胡萝卜素（毫克）0.01	
				叶酸（微克） 100	
				泛酸（毫克） 1.3	
				烟酸（毫克） 0.8	

栗子 又名板栗。内含大量淀粉以及蛋白质、脂肪、B族维生素等多种营养成分，素有"干果之王"的美称，是一种价廉物美、富有营养的补养良药。

■ 食性物语

含丰富的不饱和脂肪酸和维生素、矿物质，能防治高血压、冠心病、动脉硬化、骨质疏松等疾病，可抗衰老、延年益寿。栗子含核黄素（维生素B₂），常吃对日久难愈的小儿口舌生疮和成人口腔溃疡有疗效。栗子对人体的滋补功能可与人参、黄芪、当归等媲美，对肾虚有良好的疗效，故又称"肾之果"，经常食用能强身愈病，特别是老年肾虚、大便溏稀者更为适宜。

■ 食而有道

栗子生吃难消化，熟食易滞气，所以一次不宜多食。
发霉栗子勿食，会中毒。

■ 食事求适

老少皆宜，老年人尤宜。
脾胃虚弱、消化不良者及风湿病患者不宜食用。

■ 适可而止

每次10个（约50克）。

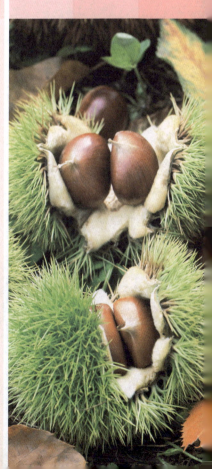

果品类

松子 pine nut

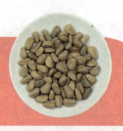

◎营养指数
（营养指数中的数值均为每百克食物的含量）

维生素			三大营养素				
A（微克）	2		蛋白质（克）	13.4	热量（千卡）	698
B₁（毫克）	0.19		脂肪（克）	70.6	胆固醇（毫克）	–
B₂（毫克）	0.25		碳水化合物（克）	2.2	膳食纤维（克）	10
B₆（毫克）	0.17					
B₁₂（微克）	–	矿物质	钙（毫克）	78		
C（毫克）	–		铁（毫克）	4.3		
D（微克）	–		磷（毫克）	569		
E（毫克）	32.79		钾（毫克）	502		
生物素（微克）	–		钠（毫克）	10.1		
K（微克）	1		铜（毫克）	2.68		
P（微克）	–		镁（毫克）	567		
胡萝卜素（毫克）	0.01		锌（毫克）	4.61		
叶酸（微克）	79		硒（微克）	0.74		
泛酸（毫克）	0.59					
烟酸（毫克）	4					

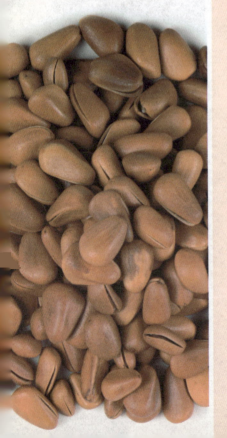

松子又叫罗松子、海松子、红松果。在人们心目中，松子被视为"长寿果"，又被称为"坚果中的鲜品"，对老年人最有益。

■ **食性物语**

松子中的脂肪成分是油酸、亚油酸等不饱和脂肪酸，有很好的软化血管的作用。磷、锰含量高，对大脑和神经有补益作用，是学生、脑力劳动者和预防老年痴呆的理想食品。有润肠通便之功，可美容、润肤，延缓衰老。常食能强身健体，提高抵抗力，增进性欲。

■ **食而有道**

长时间储存会产生"油哈喇"味，不宜食用。

■ **食事求适**

老少皆宜。
因富含油脂，胆功能严重不良者慎食。

■ **适可而止**

每次约20克。

果品类
pistachio 开心果

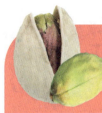

◎ 营养指数
（营养指数中的数值均为每百克食物的含量）

热量（千卡）	653
胆固醇（毫克）	–
膳食纤维（克）	7

三大营养素	蛋白质（克）	21
	脂肪（克）	55
	碳水化合物（克）	19

矿物质	钙（毫克）	120
	铁（毫克）	3
	磷（毫克）	440
	钾（毫克）	970
	钠（毫克）	270
	铜（毫克）	1.15
	镁（毫克）	120
	锌（毫克）	4.2
	硒（微克）	0.88

维生素	A（微克）	20
	B_1（毫克）	0.43
	B_2（毫克）	0.24
	B_6（毫克）	1.22
	B_{12}（微克）	–
	C（毫克）	–
	D（微克）	–
	E（毫克）	4

生物素（微克）	–
K（微克）	29
P（微克）	–
胡萝卜素（毫克）	–
叶酸（微克）	59
泛酸（毫克）	1.06
烟酸（毫克）	1

开心果 也叫阿月浑子、无名子。主要产于叙利亚、伊拉克等地。

■ **食性物语**
开心果营养丰富，果仁含蛋白质约20%，含糖15%~18%，对身体有很好的补充营养的作用。果仁所含维生素E有抗衰老作用，能增强体质。因富含油脂，具有润肠通便的作用，有助于机体排毒。

■ **食而有道**
果仁颜色是绿色的比黄色的要新鲜。
储藏时间太久的开心果不宜再食用。

■ **食事求适**
老少皆宜。
怕胖的人、血脂高的人应少吃。

■ **适可而止**
每次约50克。

■ **食林广记**
传说公元前5世纪波希战争时，波斯人就是靠吃开心果才使军队精力旺盛，连打胜仗的。当时波斯牧民在游牧时，必随身带足开心果，才进行距离较远的迁移。

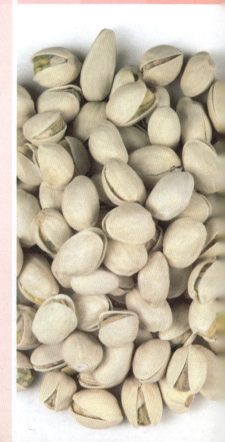

※ 果品类

葵花子 sunflower seed

◎营养指数
（营养指数中的数值均为每百克食物的含量）

维生素	A（微克）	5	三大营养素	蛋白质（克）	23.9	热量（千卡）	597
	B₁（毫克）	0.36		脂肪（克）	49.9	胆固醇（毫克）	-
	B₂（毫克）	0.2		碳水化合物（克）	13	膳食纤维（克）	6.1
	B₆（毫克）	1.18		钙（毫克）	72		
	B₁₂（微克）	-	矿物质	铁（毫克）	5.7		
	C（毫克）	-		磷（毫克）	238		
	D（微克）	-		钾（毫克）	562		
	E（毫克）	34.53		钠（毫克）	5.5		
	生物素（微克）	-		铜（毫克）	2.51		
	K（微克）	-		镁（毫克）	264		
	P（微克）	-		锌（毫克）	6.03		
	胡萝卜素（毫克）	0.03		硒（微克）	1.21		
	叶酸（微克）	280					
	泛酸（毫克）	1.66					
	烟酸（毫克）	4.8					

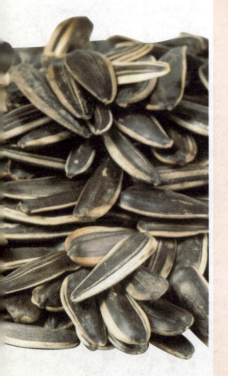

葵花子 为向日葵的种子，含有大量的油脂，可作零食，可作制作糕点的原料，还是重要的榨油原料。葵花子油是近几年来深受营养学界推崇的高档健康油脂。

■ 食性物语

　　脂肪含量达50%左右，主要为不饱和脂肪酸，且不含胆固醇；亚油酸含量达70%，有助于降低人体的血胆固醇水平，保护心血管健康。富含铁、锌、钾、镁等矿物质，能预防贫血。每天吃一把葵花子，对安定情绪，防止细胞衰老，预防成人疾病有益。还能治疗失眠、增强记忆力，能在一定程度上预防癌症、高血压和神经衰弱。

■ 食而有道

　　经常用牙齿嗑瓜子会损伤牙釉质。
　　大量嗑瓜子会严重耗费唾液，久而久之会影响人的口腔健康甚至消化。

■ 食事求适

　　适合所有人食用。
　　食用过多易上火、口舌生疮。

■ 适可而止

　　每次约80克。

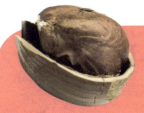

果品类

hazelnut 榛子

◎营养指数
（营养指数中的数值均为每百克食物的含量）

热量（千卡）	452	
胆固醇（毫克）	–	
膳食纤维（克）	9.6	

三大营养素	蛋白质（克）	20
	脂肪（克）	44.8
	碳水化合物（克）	14.7

矿物质	钙（毫克）	104
	铁（毫克）	6.4
	磷（毫克）	422
	钾（毫克）	1244
	钠（毫克）	4.7
	铜（毫克）	3.03
	镁（毫克）	420
	锌（毫克）	5.83
	硒（微克）	0.78

维生素	A（微克）	8
	B_1（毫克）	0.62
	B_2（毫克）	0.14
	B_6（毫克）	0.39
	B_{12}（微克）	–
	C（毫克）	–
	D（微克）	–
	E（毫克）	36.43

生物素（微克）	–	
K（微克）	4	
P（微克）	–	
胡萝卜素（毫克）	0.05	
叶酸（微克）	54	
泛酸（毫克）	1.07	
烟酸（毫克）	2.5	

榛子 又名山板栗、尖栗、棰子等。形似栗子，果仁肥白而圆，有"坚果之王"的称呼。营养丰富，果仁中除富含蛋白质、脂肪、糖类外，胡萝卜素、维生素B_1、维生素B_2、维生素E含量也高；富含人体所需的8种氨基酸，且含量远远高过核桃；钙、磷、铁含量也高于其他坚果。

■ **食性物语**

富含油脂，有利于其中脂溶性维生素在人体内的吸收，对体弱、病后虚赢、易饥饿的人都有很好的补养作用。有天然香气，能开胃。内含抗癌化学成分紫杉酚，能治疗卵巢癌、乳腺癌及其他一些癌症。补脾胃，益气力，明目健行，并对消渴、盗汗、夜尿频多等颇有疗效。

■ **食而有道**

存放时间较长后不宜食用。

■ **食事求适**

一般人皆可食用，癌症、糖尿病患者也适合食用。
富含油脂，胆功能严重不良者慎食。

■ **适可而止**

每次20颗。

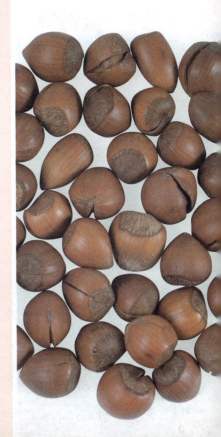

果品类

南瓜子 pumpkin seed

◎营养指数
（营养指数中的数值均为每百克食物的含量）

维生素			三大营养素					
	A（微克）	–		蛋白质（克）	35.1		热量（千卡）	520
	B1（毫克）	0.15		脂肪（克）	31.8		胆固醇（毫克）	–
	B2（毫克）	0.15		碳水化合物（克）	8		膳食纤维（克）	4.9
	B6（毫克）	–		钙（毫克）	235			
	B12（微克）	–		铁（毫克）	6.7			
	C（毫克）	–	矿物质	磷（毫克）	670			
	D（微克）	–		钾（毫克）	102			
	E（毫克）	13.25		钠（毫克）	20.6			
生物素（微克）		–		铜（毫克）	1.11			
K（微克）		–		镁（毫克）	2			
P（微克）		–		锌（毫克）	2.57			
胡萝卜素（毫克）		0.47		硒（微克）	2.78			
叶酸（微克）		–						
泛酸（毫克）		1.5						
烟酸（毫克）		0.62						

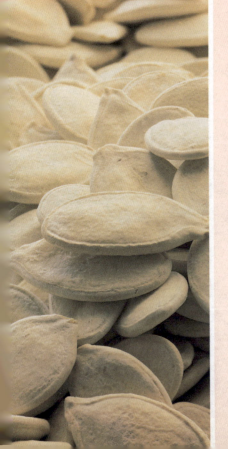

南瓜子 即白瓜子，生吃、熟吃都可以，有杀虫和治疗前列腺疾病的作用。

■ **食性物语**

能很好地杀灭人体内寄生虫，对血吸虫幼虫也具有很好的杀灭作用，是血吸虫病的首选食疗之品。美国研究发现，每天吃50克左右的南瓜子可有效地防治前列腺疾病。南瓜子含有丰富的泛酸，能缓解静止性心绞痛、降血压。

■ **食而有道**

曾有过多食用南瓜子而导致头昏的报道。

■ **食事求适**

一般人都可以食用。
卫生条件较差地区的人可经常食用以驱虫。
男性适宜经常食用。
胃热病人宜少食，否则会感到脘腹胀闷。

■ **适可而止**

每次50克。

果品类
watermelon seed 西瓜子

◎营养指数
（营养指数中的数值均为每百克食物的含量）

热量（千卡）	555	
胆固醇（毫克）	–	
膳食纤维（克）	5.4	

三大营养素		
蛋白质（克）	32.4	
脂肪（克）	45.9	
碳水化合物（克）	3.2	

矿物质		
钙（毫克）	170
铁（毫克）	4.7
磷（毫克）	760
钾（毫克）	186
钠（毫克）	9.4
铜（毫克）	0.04
镁（毫克）	1
锌（毫克）	0.39
硒（微克）	11

维生素		
A（微克）	–
B_1（毫克）	0.2
B_2（毫克）	0.08
B_6（毫克）	–
B_{12}（微克）	–
C（毫克）	–
D（微克）	–
E（毫克）	27.37

生物素（微克）	–
K（微克）	–
P（微克）	–
胡萝卜素（毫克）	–
叶酸（微克）	–
泛酸（毫克）	–
烟酸（毫克）	1.4

西瓜子 经加工可制成五香瓜子、奶油瓜子、多味瓜子等，既好吃，又有利肺、润肠、止血、健胃、降压等医疗功效。

■ 食性物语
有清肺化痰的作用，对咳嗽痰多和咯血等症有辅助疗效。富含油脂，有健胃、通便的作用，没有食欲或便秘时不妨食用一些西瓜子之类的种仁。含有不饱和脂肪酸，有助于预防动脉硬化、降低血压，是适合高血压患者的小吃。

■ 食而有道
果壳较硬，嗑得太多对牙齿不利。
尽量不要给婴幼儿吃，以免掉进气管发生危险。
咸瓜子吃得太多会伤肾。
长时间不停地嗑瓜子会伤津液，导致口干舌燥，甚至舌头磨破、生疮。

■ 食事求适
适宜于一切人食用。

■ 适可而止
每次约50克。

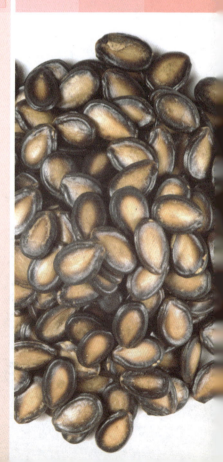

果品类

莲子 lotus seed

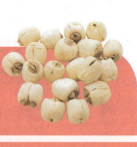

◎营养指数
(营养指数中的数值均为每百克食物的含量)

维生素			三大营养素					
A（微克）	—		蛋白质（克）	17.2		热量（千卡）	344	
B₁（毫克）	0.16		脂肪（克）	2		胆固醇（毫克）	—	
B₂（毫克）	0.08		碳水化合物（克）	64.2		膳食纤维（克）	3	
B₆（毫克）	—		钙（毫克）	97				
B₁₂（微克）	—		铁（毫克）	3.6				
C（毫克）	5	矿物质	磷（毫克）	550				
D（微克）	—		钾（毫克）	846				
E（毫克）	2.71		钠（毫克）	5.1				
生物素（微克）	—		铜（毫克）	1.33				
K（微克）	—		镁（毫克）	242				
P（微克）	—		锌（毫克）	2.78				
胡萝卜素（毫克）	—		硒（微克）	3.36				
叶酸（微克）	—							
泛酸（毫克）	—							
烟酸（毫克）	4.2							

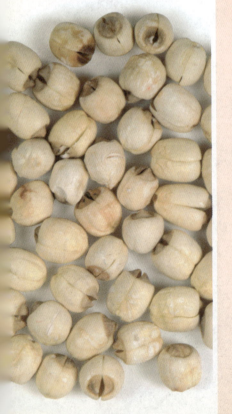

莲子是常见的滋补之品。一般家庭都用来制作冰糖莲子汤、银耳莲子羹或八宝粥。古人认为经常服食，可祛百病。

■ **食性物语**

富含钙、磷、钾等可以构成骨骼和牙齿的成分，有促进凝血，使某些酶活化，维持神经传导性，镇静神经，维持肌肉的伸缩性和心跳的节律等作用。所含磷是细胞核蛋白的主要组成部分，帮助机体进行蛋白质、脂肪、糖类代谢，对精子的形成也有重要作用。莲子有养心安神的功效，经常食用可健脑，增强记忆力，并能预防老年痴呆的发生。莲心味道极苦，却有显著的强心作用，可以治疗口舌生疮，并有助于睡眠。

■ **食而有道**

发霉的莲子勿食。
莲心宜研末后吞食。

■ **食事求适**

一般人都可以食用。
便秘、脘腹胀闷者忌食。

■ **适可而止**

莲子每次30~50克；莲心每次约3克。

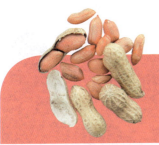

果品类
peanut 花生

◎营养指数
（营养指数中的数值均为每百克食物的含量）

	项目	含量		项目	含量
	热量（千卡）	298	维生素	A（微克）	6
	胆固醇（毫克）	-		B1（毫克）	0.85
	膳食纤维（克）	7.7		B2（毫克）	0.1
三大营养素	蛋白质（克）	12.1		B6（毫克）	0.46
	脂肪（克）	25.4		B12（微克）	-
	碳水化合物（克）	5.2		C（毫克）	14
矿物质	钙（毫克）	8		D（微克）	-
	铁（毫克）	3.4		E（毫克）	2.93
	磷（毫克）	250		生物素（微克）	-
	钾（毫克）	1004		K（微克）	100
	钠（毫克）	3.7		P（微克）	-
	铜（毫克）	0.68		胡萝卜素（毫克）	0.01
	镁（毫克）	110		叶酸（微克）	76
	锌（毫克）	1.79		泛酸（毫克）	17
	硒（微克）	4.5		烟酸（毫克）	14.1

花生的学名为落花生，也叫地果、唐人豆。和黄豆一样被誉为"植物肉""素中之荤"。营养价值高于粮食类，可与鸡蛋、牛奶、肉类等食品媲美。

■ 食性物语

花生能止血，其红衣的止血作用比花生更是高出50倍。内含不饱和脂肪酸，能降低胆固醇，有助于防治动脉硬化、高血压和冠心病。所含白藜芦醇是肿瘤类疾病的化学预防剂，也是降低血小板聚集，预防和治疗动脉粥样硬化、心脑血管疾病的化学预防剂。花生还有扶正补虚、健脾和胃、润肺化痰、滋养调气、利水消肿、止血生乳、清咽止疟的作用。

■ 食而有道

花生连红衣与红枣配合食用，可补虚、止血。
熟花生性质热燥，不宜多食。
花生煮吃最佳，既保留了营养成分，又不温不火、易于消化。

■ 食事求适

老少均可食用。
胆病、血黏度高、血栓患者不宜食用。

■ 适可而止

每次80~100克。

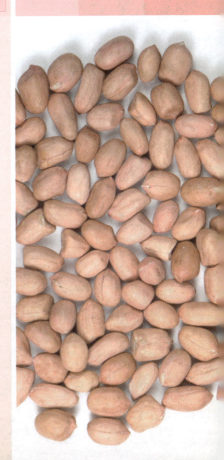

调味品、油脂类

葱 green Chinese onion

◎营养指数
（营养指数中的数值均为每百克食物的含量）

维生素				三大营养素						
A（微克）	17	888			蛋白质（克）	1.1	1.7	热量（千卡）	23	23
B₁（毫克）	0.03	0.05			脂肪（克）	0.2	0.3	胆固醇（毫克）	–	–
B₂（毫克）	0.05	0.06			碳水化合物（克）	4.2	3.4	膳食纤维（克）	1.5	1.4
B₆（毫克）	0.11	0.13		矿物质	钙（毫克）	13	71			
B₁₂（微克）	–	–			铁（毫克）	0.8	2.2			
C（毫克）	10	15			磷（毫克）	28	21	（大葱、小葱）		
D（微克）	–	–			钾（毫克）	180	320			
E（毫克）	0.3	0.59			钠（毫克）	3.4	3.1			
生物素（微克）	–	–			铜（毫克）	0.08	0.06			
K（微克）	7	120			镁（毫克）	19	18			
P（毫克）	–	–			锌（毫克）	1.63	0.12			
胡萝卜素（毫克）	0.1	5.33			硒（微克）	0.67	1.06			
叶酸（微克）	56	120								
泛酸（毫克）	0.4	0.6								
烟酸（毫克）	0.5	0.4								

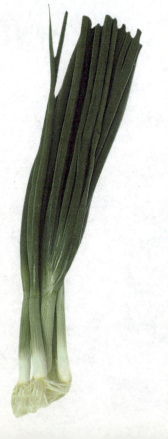

葱可谓佳蔬良药。葱分大葱和小葱。大葱用于煎炒烹炸或生食；小葱一般都用作菜肴点缀或拌凉菜用。

■ 食性物语

葱含有具刺激性气味的挥发油，能祛除腥膻等油腻厚味菜肴的异味，产生特殊香气，可增进食欲。含有"前列腺素A"，能舒张小血管，有助于防止血压升高所致的头晕，使大脑保持灵活并预防老年痴呆。含有微量元素硒，并可降低胃液内的亚硝酸盐含量，能防癌。

■ 食而有道

葱叶中富含胡萝卜素，不要轻易丢弃。
葱对汗腺刺激作用较强。
葱不宜与蜂蜜同食。

■ 食事求适

一般人都可食用，脑力劳动者更宜。
有腋臭的人在夏季慎食；多汗的人忌食；胃肠道疾病患者少食。
过多食用会损伤视力。

■ 适可而止

每次约10克。

调味品、油脂类

ginger 姜

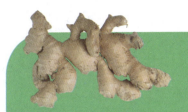

◎营养指数
（营养指数中的数值均为每百克食物的含量）

三大营养素		矿物质		维生素	
热量（千卡）	66	钙（毫克）	46	A（微克）	30
胆固醇（毫克）	–	铁（毫克）	2.1	B₁（毫克）	0.01
膳食纤维（克）	2.2	磷（毫克）	42	B₂（毫克）	0.04
蛋白质（克）	1.5	钾（毫克）	387	B₆（毫克）	0.13
脂肪（克）	1.5	钠（毫克）	28.2	B₁₂（微克）	–
碳水化合物（克）	11.5	铜（毫克）	0.1	C（毫克）	5
		镁（毫克）	44	D（微克）	–
		锌（毫克）	0.34	E（毫克）	0.2
		硒（微克）	0.56	生物素（微克）	–
				K（微克）	–
				P（微克）	–
				胡萝卜素（毫克）	0.18
				叶酸（微克）	8
				泛酸（毫克）	0.6
				烟酸（毫克）	0.4

姜是重要的调味品之一，也可作为蔬菜单独食用，还是一味重要的中药材。它可将自身的辛辣味和特殊芳香渗入到菜肴中，使其鲜美可口，味道清香。

■ **食性物语**

生姜是传统的治疗恶心、呕吐的中药，享有"呕家圣药"之誉。吃姜能改善食欲，增加饭量。吃松花蛋或水产品时放上一些姜末、姜汁能解毒杀菌。着凉、感冒时喝些姜汤，能起到很好的预防、治疗作用。生姜的姜辣素进入体内后，能产生一种抗氧化酶，经常食用可抗衰老，老年人则可除"老年斑"。

■ **食而有道**

多食用生姜会刺激肾脏，并产生口干、咽痛、便秘等上火症状。

烂姜、冻姜含致癌物质，勿食。

■ **食事求适**

所有人都可食用。

有内热者慎食。

■ **适可而止**

每次约10克。

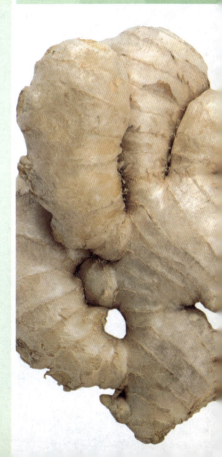

调味品、油脂类

大蒜 garlic

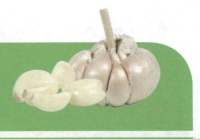

◎营养指数
（营养指数中的数值均为每百克食物的含量）

维生素			三大营养素					
A（微克）	5		蛋白质（克）	7		热量（千卡）	117	
B₁（毫克）	0.19		脂肪（克）	0.1		胆固醇（毫克）	–	
B₂（毫克）	0.07		碳水化合物（克）	22.1		膳食纤维（克）	0.8	
B₆（毫克）	1.5							
B₁₂（微克）	–		钙（毫克）	4				
C（毫克）	10		铁（毫克）	1				
D（微克）	–		磷（毫克）	138				
E（毫克）	0.5	矿物质	钾（毫克）	530				
生物素（微克）	–		钠（毫克）	17.6				
K（微克）	–		铜（毫克）	0.22				
P（微克）	–		镁（毫克）	21				
胡萝卜素（毫克）	0.03		锌（毫克）	1.06				
叶酸（微克）	92		硒（微克）	3.09				
泛酸（毫克）	0.7							
烟酸（毫克）	0.55							

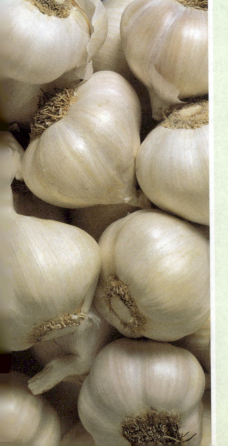

大蒜可调味，可防病健身，被称为"天然抗生素"。

■ **食性物语**

大蒜含有"硫化丙烯"，杀菌能力是青霉素的1/10，对病原菌和寄生虫都有良好的杀灭作用。大蒜有明显的降血脂及预防冠心病、动脉硬化的作用，可防止血栓的形成。大蒜能保护肝脏，阻断亚硝胺致癌物质的合成，从而预防癌症发生。常食大蒜能延缓衰老，其抗氧化活性优于人参。经常接触铅或有铅中毒倾向的人食用大蒜，能有效地防治铅中毒。

■ **食而有道**

发芽的大蒜食疗效果甚微。
大蒜不宜腌渍过久，以免破坏有效成分。
生食大蒜才能预防和治疗感染性疾病。

■ **食事求适**

无消化道疾病者都可以食用。
胃溃疡、十二指肠溃疡患者不宜食蒜；肝病患者少食。

■ **适可而止**

每次1~4瓣，过量食用会影响视力。

调味品、油脂类
capsicum 辣椒

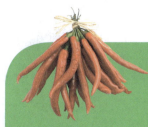

◎营养指数
（营养指数中的数值均为每百克食物的含量）

（青辣椒、干辣椒）

热量（千卡）	29	212	三大营养素	蛋白质（克）	2	15	
胆固醇（毫克）	–	–		脂肪（克）	0.5	12	
膳食纤维（克）	2.3	41.7		碳水化合物（克）	4.2	11	
			矿物质	钙（毫克）	11	12	
				铁（毫克）	0.6	6	
				磷（毫克）	36	29	
				钾（毫克）	300	1470	
				钠（毫克）	2.1	1.8	
				铜（毫克）	0.11	0.61	
				镁（毫克）	15	131	
				锌（毫克）	0.12	8.21	
				硒（微克）	0.62	0.9	
维生素	A（微克）	23	232				
	B_1（毫克）	0.04	0.61				
	B_2（毫克）	0.03	0.9				
	B_6（毫克）	1	3.81				
	B_{12}（微克）	–	–				
	C（毫克）	62	28				
	D（微克）	–	–				
	E（毫克）	185	30.7				
	生物素（微克）	–	–				
	K（微克）	27	58				
	P（微克）	–	–				
	胡萝卜素（毫克）	0.73	16.89				
	叶酸（微克）	41	30				
	泛酸（毫克）	3.7	14				
	烟酸（毫克）	0.3	8.1				

辣椒又名尖椒，青者可作蔬菜食用，干红者则是调味品。

■ 食性物语

食用辣椒能增加饭量，增强体力，改善怕冷、冻伤、血管性头痛等症状。辣椒含有一种特殊物质，能加速新陈代谢，促进荷尔蒙分泌，保健皮肤。富含维生素C，可以控制心脏病及冠状动脉硬化，降低胆固醇。含有较多抗氧化物质，可预防癌症及其他慢性疾病。可以使呼吸道畅通，用以治疗咳嗽、感冒。辣椒还能杀抑胃腹内的寄生虫。

■ 食而有道

维生素C不耐热，易被破坏，在铜器中更是如此，所以避免使用铜质餐具烹制辣椒。

■ 食事求适

一般健康人都可以食用。
食管炎、胃肠炎、胃溃疡、痔疮患者应少吃或忌食；有火热病症或阴虚火旺、高血压病、肺结核病的人慎食。

■ 适可而止

鲜辣椒每次约100克；干辣椒每次约10克。

■ 食林广记

印度人称辣椒为"红色牛排"，墨西哥人将辣椒视为国食。

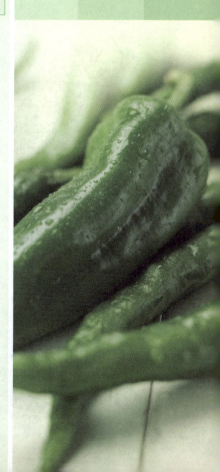

调味品、油脂类

花椒 Chinese red pepper

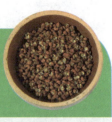

◎营养指数
（营养指数中的数值均为每百克食物的含量）

维生素			三大营养素					
A（微克）	7		蛋白质（克）	14.1		热量（千卡）	232	
B₁（毫克）	0.1		脂肪（克）	5.5		胆固醇（毫克）	–	
B₂（毫克）	0.45		碳水化合物（克）	31.6		膳食纤维（克）	33.8	
B₆（毫克）	–		钙（毫克）	139				
B₁₂（微克）	–		铁（毫克）	8.1				
C（毫克）	–	矿物质	磷（毫克）	210				
D（微克）	–		钾（毫克）	1700				
E（毫克）	–		钠（毫克）	37.3				
生物素（微克）	–		铜（毫克）	0.33				
K（微克）	–		镁（毫克）	100				
P（微克）	–		锌（毫克）	0.39				
胡萝卜素（毫克）	0.04		硒（微克）	0.87				
叶酸（微克）	–							
泛酸（毫克）	–							
烟酸（毫克）	2.8							

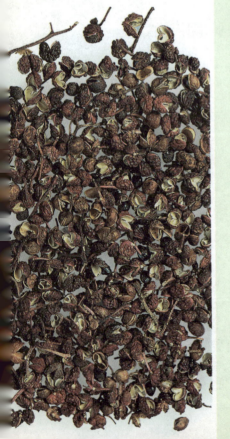

花椒是中国特有的香料，位列调料"十三香"之首，无论红烧、卤味、小菜、四川泡菜、鸡鸭鱼羊牛等菜肴均会用到它，也可粗磨成粉和盐拌匀为椒盐，供蘸食用。

■ 食性物语

气味芳香，可除各种肉类的腥膻臭气，能促进唾液分泌，增进食欲。日本医学院研究发现，花椒能使血管扩张，从而能起到降低血压的作用。服食花椒水能驱除寄生虫。中医认为，花椒有芳香健胃，温中散寒，除湿止痛，杀虫解毒，止痒解腥之功效。

■ 食而有道

炸花椒油时油温不宜过高。

■ 食事求适

一般人皆可食用。
孕妇、阴虚火旺者忌食。
过多食用易消耗肠道水分，造成便秘。

■ 适可而止

每次3~5克。

调味品、油脂类

star anise & fennel seed 大小茴香

◎营养指数
（营养指数中的数值均为每百克食物的含量）

	项目	大料	茴香菜
	热量（千卡）	263	24
	胆固醇（毫克）	–	–
	膳食纤维（克）	1.4	1.6
三大营养素	蛋白质（克）	5	2.5
	脂肪（克）	0.3	0.4
	碳水化合物（克）	1.8	2.6
矿物质	钙（毫克）	162	154
	铁（毫克）	3.8	1.2
	磷（毫克）	40	23
	钾（毫克）	1621	231
	钠（毫克）	120.2	186.3
	铜（毫克）	0.33	0.52
	镁（毫克）	102	120
	锌（毫克）	0.72	0.73
	硒（微克）	0.55	0.77
维生素	A（微克）	5.3	4.2
	B_1（毫克）	0.12	0.06
	B_2（毫克）	0.12	0.09
	B_6（毫克）	0.08	–
	B_{12}（微克）	–	–
	C（毫克）	–	26
	D（微克）	–	–
	E（毫克）	0.01	0.94
	生物素（微克）	–	–
	K（微克）	–	–
	P（微克）	–	–
	胡萝卜素（毫克）	3.92	2.41
	叶酸（微克）	25	–
	泛酸（毫克）	2.33	–
	烟酸（毫克）	2.1	0.8

大小茴香

大茴香即大料，学名叫"八角茴香"；小茴香的种子是调味品，其茎叶部分即茴香菜。大、小茴香均是常用调料，能除肉中臭气，使之重新添香，故曰"茴香"。

■ 食性物语
主要成分是茴香油，能刺激胃肠神经血管，促进消化液分泌，增加胃肠蠕动，有健胃、行气的功效，有助于缓解痉挛、减轻疼痛。所含茴香脑能促进骨髓细胞成熟并释放入外周血液，有明显的升高白细胞的作用，主要是升高中性粒细胞，可用于白细胞减少症。

■ 食而有道
发霉茴香勿吃。
茴香菜做馅应先用开水焯过。

■ 食事求适
所有人都可食用。
阴虚火旺者不宜食用。
多食会伤目、长疮。

■ 适可而止
大料每次3~5克，茴香菜每次60~80克。

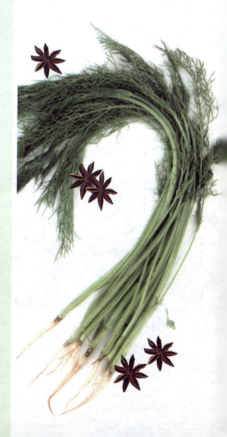

调味品、油脂类

胡椒 pepper

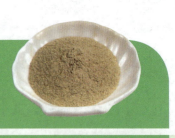

◎营养指数
（营养指数中的数值均为每百克食物的含量）

维生素			三大营养素					
A（微克）	10		蛋白质（克）	9.6		热量（千卡）	357	
B1（毫克）	0.09		脂肪（克）	2.2		胆固醇（毫克）	-	
B2（毫克）	0.06		碳水化合物（克）	74.6		膳食纤维（克）	2.3	
B6（毫克）	-		钙（毫克）	2				
B12（微克）	-		铁（毫克）	9.1				
C（毫克）	-		磷（毫克）	172				
D（微克）	-		钾（毫克）	154				
E（毫克）	-	矿物质	钠（毫克）	4.9				
生物素（微克）	-		铜（毫克）	0.32				
K（微克）	-		镁（毫克）	2				
P（微克）	-		锌（毫克）	1.23				
胡萝卜素（毫克）	0.06		硒（微克）	7.64				
叶酸（微克）	-							
泛酸（毫克）	0.7							
烟酸（毫克）	1.8							

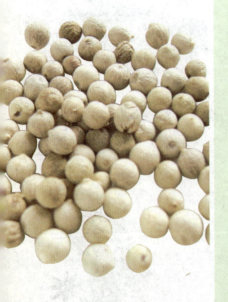

胡椒
又名古月、黑川、白川。气味芳香，有刺激性及强烈的辛辣味，黑胡椒比白胡椒味更浓。

■ **食性物语**

　　主要成分是胡椒碱，含有一定量的芳香油、粗蛋白、淀粉及可溶性氮，能祛腥、解油腻、助消化，其气味能增进食欲。对胃寒所致的胃腹冷痛、肠鸣腹泻有很好的缓解作用，并可治疗风寒感冒。胡椒有防腐抑菌的作用，可解鱼虾肉毒。

■ **食而有道**

　　不能高温油炸。
　　黑椒与肉食同煮的时间不宜太长，以免香味逸散。
　　粉状胡椒的保存时间不宜太长。

■ **食事求适**

　　一般人均可食用。
　　消化道溃疡、咳嗽咯血、痔疮、咽喉炎症、眼疾患者慎食。
　　用量过大或长期较大量食用，对胃肠黏膜有刺激作用，可引起充血性炎症，并能诱发痔疮、血压升高以及心慌、烦躁等症状。

■ **适可而止**

　　调味少许，2~3克。

调味品、油脂类

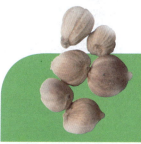

nutmeg 豆蔻

◎营养指数
（营养指数中的数值均为每百克食物的含量）

热量（千卡）	334
胆固醇（毫克）	-
膳食纤维（克）	5.2

三大营养素	蛋白质（克）	8
	脂肪（克）	1
	碳水化合物（克）	22

矿物质	钙（毫克）	452
	铁（毫克）	12.3
	磷（毫克）	550
	钾（毫克）	363
	钠（毫克）	121.7
	铜（毫克）	0.53
	镁（毫克）	130
	锌（毫克）	3.64
	硒（微克）	5.5

维生素	A（微克）	14
	B_1（毫克）	0.02
	B_2（毫克）	-
	B_6（毫克）	0.1
	B_{12}（微克）	-
	C（毫克）	-
	D（微克）	-
	E（毫克）	-
生物素（微克）	-
K（微克）	-
P（毫克）	-
胡萝卜素（毫克）	-
叶酸（微克）	-
泛酸（毫克）	0.52
烟酸（毫克）	0.8

豆蔻 分草豆蔻、白豆蔻、红豆蔻几种。草豆蔻又名草果，辛辣芳香，性质温和；白豆蔻又称白蔻、蔻仁，具有油性，辣而香气柔和；红豆蔻也叫玉果、肉豆蔻，颜色深红，有辣味和浓烈的香气。

■ 食性物语

富含豆蔻素、樟脑、龙脑等挥发油，能祛除鱼肉的腥膻异味，令人开胃口、增食欲并促进消化。豆蔻的提取物可增强机体对肿瘤的免疫功能，破坏癌细胞外围防护因子，使癌组织容易被损害。中医认为它能祛寒除湿，暖胃健脾，止痛祛痰，下气解毒。白豆蔻能芳香化浊，消胀行气，化湿健胃，止呕醒脾；红豆蔻则能助消化，解酒醉，温中下气，消食固肠。

■ 食而有道

草豆蔻用时须研碎成末状，待主料加热后放入；白豆蔻可粉碎但不可炒用，否则将失去或减弱其特有的芳香美味；红豆蔻可直接放入炖煮的锅中。

■ 食事求适

一般人都能食用。
多吃会导致口干、伤肺、损目。

■ 适可而止

每次2~5克。

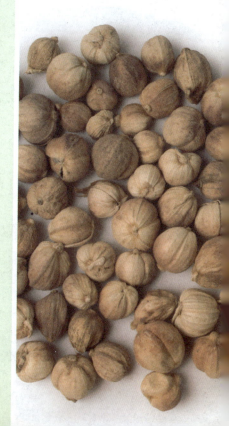

调味品、油脂类

盐 salt

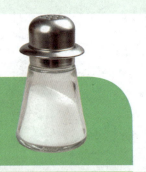

◎营养指数
（营养指数中的数值均为每百克食物的含量）

维生素		三大营养素		热量（千卡）	10
A（微克）	—	蛋白质（克）	—	胆固醇（毫克）	—
B₁（毫克）	—	脂肪（克）	—	膳食纤维（克）	—
B₂（毫克）	—	碳水化合物（克）	—		
B₆（毫克）	—				
B₁₂（微克）	—	矿物质			
C（毫克）	—	钙（毫克）	2		
D（微克）	—	铁（毫克）	0.8		
E（毫克）	—	磷（毫克）	—		
生物素（微克）	—	钾（毫克）	1228		
K（微克）	—	钠（毫克）	2513		
P（微克）	—	铜（毫克）	0.01		
胡萝卜素（毫克）	—	镁（毫克）	18		
叶酸（微克）	—	锌（毫克）	0.24		
泛酸（毫克）	—	硒（微克）	—		
烟酸（毫克）	—				

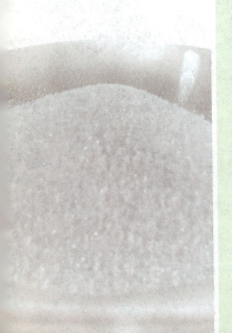

盐是咸味的载体，是调味品中用得最多的，可以说人们餐餐都少不了它，而且以它为基本味，可以调制出许多味型，号称"百味之祖（王）"。

■ 食性物语
食盐能解腻提鲜，祛除腥膻之味，使食物保持原料的本味。盐水有杀菌、保鲜防腐作用，撒在食物上可以短期保鲜，用来腌渍食物能防变质。盐水还能清除皮肤表面的角质和污垢，促进全身皮肤的新陈代谢，防治某些皮肤病。

■ 食而有道
碘盐宜在菜肴将出锅前加入，以免碘受热蒸发掉。
应于阴凉避光处存储。
鸡、鱼含有谷氨酸钠，本身有些咸味，烹调时应当少放盐。

■ 食事求适
所有人都可食用。
儿童少用。
长期过量食用盐容易导致高血压、动脉硬化、心肌梗死、中风、肾脏病和白内障的发生。

■ 适可而止
一般健康人每天不超过6克。

调味品、油脂类

sugar 糖

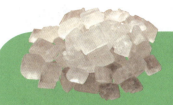

◎营养指数
（营养指数中的数值均为每百克食物的含量）

		白糖	红糖	冰糖
热量（千卡）		392	390	401
胆固醇（毫克）		-	-	-
膳食纤维（克）		-	-	-
三大营养素	蛋白质（克）	0.1	0.7	-
	脂肪（克）	-	-	0.3
	碳水化合物（克）	98.1	96.2	99.6
矿物质	钙（毫克）	6	157	34
	铁（毫克）	0.2	2.2	0.4
	磷（毫克）	3	11	-
	钾（毫克）	131	120	122
	钠（毫克）	1.4	18.3	1
	铜（毫克）	0.02	1.15	0.03
	镁（毫克）	2	54	2
	锌（毫克）	0.03	0.35	0.05
	硒（微克）	0.38	4.2	-
维生素	A（微克）	-	0.01	-
	B₁（毫克）	-	-	0.03
	B₂（毫克）	-	0.09	0.03
	B₆（毫克）			
	B₁₂（微克）			
	C（毫克）			
	D（微克）			
	E（毫克）			
	生物素（微克）			
	K（微克）			
	P（微克）			
	胡萝卜素（毫克）			
	叶酸（微克）			
	泛酸（毫克）			
	烟酸（毫克）	-	0.2	0.3

糖包括白糖、冰糖、红糖几种，均从甘蔗、甜菜中提取。白糖性平，纯度较高；红糖性温，杂质较多；冰糖则是糖的结晶。

■ 食性物语

　　适当食用白糖，有助于提高机体对钙的吸收，过多却会妨碍钙的吸收。冰糖能养阴生津，润肺止咳，对肺燥咳嗽、干咳无痰、咳痰带血有很好的治疗作用。红糖营养成分保留较好，具有益气、缓中、助脾化食、补血破瘀等功效，痛经、产后喝些红糖水往往效果显著。对老年体弱、大病初愈的人，红糖有极好的进补作用。另外，红糖对血管硬化能起一定治疗作用，且不易诱发龋齿等牙科疾病。

■ 食而有道

　　食后应及时漱口或刷牙。
　　糖很容易生螨，存放日久的糖不要生吃，应煮开后食用。
　　红糖因含杂质较多，要加水煮沸后去杂饮用。

■ 食事求适

　　除糖尿病患者都可食用。
　　老年人阴虚内热者不宜多吃红糖。

■ 适可而止

　　每天不超过30克。

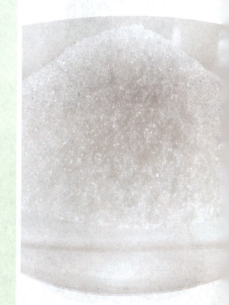

调味品、油脂类

味精 gourmet powder
（鸡精）

◎营养指数
（营养指数中的数值均为每百克食物的含量）

维生素			三大营养素				
A（微克）	–		蛋白质（克）	40.1	热量（千卡）	268
B₁（毫克）	0.08		脂肪（克）	0.2	胆固醇（毫克）	–
B₂（毫克）	–		碳水化合物（克）	26.5	膳食纤维（克）	–
B₆（毫克）	–	矿物质	钙（毫克）	100		
B₁₂（微克）	–		铁（毫克）	1.2		
C（毫克）	–		磷（毫克）	4		
D（微克）	–		钾（毫克）	450		
E（毫克）	–		钠（毫克）	5894.9		
生物素（微克）	–		铜（毫克）	0.12		
K（微克）	–		镁（毫克）	7		
P（微克）	–		锌（毫克）	0.31		
胡萝卜素（毫克）	–		硒（微克）	0.98		
叶酸（微克）	–					
泛酸（毫克）	–					
烟酸（毫克）	0.3					

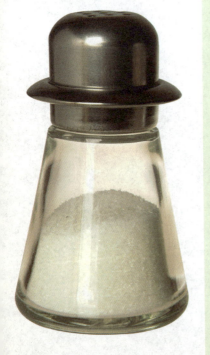

味精的主要成分是谷氨酸钠，是用微生物发酵的方法由粮食制成的调味品。鸡精是从鸡肉、鸡骨中萃取出来的，含有谷氨酸钠和多种氨基酸。

■ 食性物语

补充人体所需的氨基酸，有利于增进和维持大脑机能。可增进食欲。

■ 食而有道

宜在菜肴将要出锅时投放。

若菜肴需勾芡，味精投放应在勾芡之前。

烹制含碱食物、甜味菜、酸味菜不要放味精。

高汤、鸡肉、鸡蛋、水产品制出的菜肴中不用再放味精。

忌高温烹调，否则会产生致癌物。

■ 食事求适

一般成年人均可食用。

老人、孕妇、婴幼儿、儿童不宜多食；高血压患者不宜多食。

■ 适可而止

尚无定论。有的国家规定每千克体重日摄入不超过120毫克。

调味品、油脂类

vinegar 醋

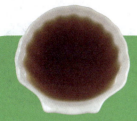

◎ 营养指数
（营养指数中的数值均为每百克食物的含量）

热量（千卡）		130	维生素	A（微克）	–
胆固醇（毫克）		–		B₁（毫克）	0.03
膳食纤维（克）		–		B₂（毫克）	0.05
三大营养素	蛋白质（克）	2.1		B₆（毫克）	0.02
	脂肪（克）	0.3		B₁₂（微克）	0.1
	碳水化合物（克）	4.9		C（毫克）	–
矿物质	钙（毫克）	17		D（微克）	–
	铁（毫克）	6		E（毫克）	–
	磷（毫克）	96		生物素（微克）	–
	钾（毫克）	351		K（微克）	–
	钠（毫克）	262.1		P（微克）	–
	铜（毫克）	0.04		胡萝卜素（毫克）	–
	镁（毫克）	13		叶酸（微克）	–
	锌（毫克）	1.25		泛酸（毫克）	0.08
	硒（微克）	2.43		烟酸（毫克）	0.7

醋 古称酢、苦酒和"食总管"。是一种发酵的酸味液态调味品，种类繁多，以米醋和陈醋为最佳。

■ 食性物语

醋可增加菜肴的鲜、甜、香等味道；可软化鸡骨鱼刺，促进钙的吸收；能促进唾液、胃液分泌，帮助消化吸收，并减少胃肠道和血液中的酒精浓度。醋有很好的抑菌和杀菌作用，能有效预防肠道疾病、流行性感冒和呼吸道疾病；可有效软化血管、降低胆固醇。食醋可消除疲劳，促进睡眠，减轻晕车晕船的不适症状。

■ 食而有道

制作菜肴时加点醋，可使菜肴脆嫩可口，去除腥膻味，保护营养成分。

食用醋较多的菜肴后应及时漱口以保护牙齿。

服用磺胺类药、碱性药、抗生素、解表发汗的中药的人不宜食醋。

■ 食事求适

胃溃疡、胃酸过多者不宜食醋。

食用过量会导致体内钙的流失。

■ 适可而止

每次5~20毫升。

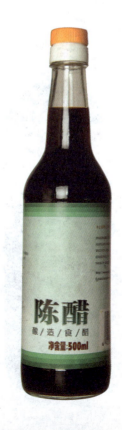

调味品、油脂类
酱油 soy sauce

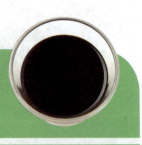

◎营养指数
（营养指数中的数值均为每百克食物的含量）

维生素			三大营养素					
A（微克）	–		蛋白质（克）	5.5		热量（千卡）	27	
B₁（毫克）	0.05		脂肪（克）	0.2		胆固醇（毫克）	–	
B₂（毫克）	0.17		碳水化合物（克）	1.3		膳食纤维（克）	0.2	
B₆（毫克）	0.18		钙（毫克）	30				
B₁₂（微克）	0.2		铁（毫克）	4.6				
C（毫克）	–		磷（毫克）	38				
D（微克）	–		钾（毫克）	636				
E（毫克）	–	矿物质	钠（毫克）	4056				
生物素（微克）	–		铜（毫克）	0.06				
K（微克）	–		镁（毫克）	130				
P（微克）	–		锌（毫克）	0.76				
胡萝卜素（毫克）	–		硒（微克）	5.32				
叶酸（微克）	30							
泛酸（毫克）	0.37							
烟酸（毫克）	1.5							

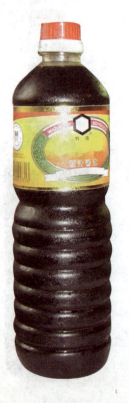

酱油 俗称豉油。由大豆、淀粉、小麦、食盐经过制曲、发酵等程序酿制而成。酱油一般有老抽和生抽两种：老抽用于提色；生抽用于提鲜。

■ 食性物语
　　酱油能增加食物的香味，令色泽更加好看。含有异黄醇，可降低胆固醇，降低心血管疾病的发病率。新加坡食物研究所发现，酱油能产生一种天然的抗氧化成分，有助于减少自由基对人体的损害。

■ 食而有道
　　要食用"酿造"酱油，而不要吃"配制"酱油；要用"佐餐酱油"拌凉菜，"烹调酱油"未经加热不宜直接食用。
　　不宜长时间加热。
　　发霉变质的酱油勿食。

■ 食事求适
　　一般人都适合食用。
　　服用治疗血管疾病、胃肠道疾病的药物时禁食酱油，以免引起恶心、呕吐。

■ 适可而止
　　每次10~30毫升。

调味品、油脂类

cooking wine 料酒

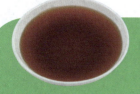

◎营养指数

（营养指数中的数值均为每百克食物的含量）

热量（千卡）	114
胆固醇（毫克）	–
膳食纤维（克）	–

三大营养素		
蛋白质（克）	1.7
脂肪（克）	–
碳水化合物（克）	5.1

矿物质		
钙（毫克）	15
铁（毫克）	1.3
磷（毫克）	20
钾（毫克）	123
钠（毫克）	4.2
铜（毫克）	0.02
镁（毫克）	19
锌（毫克）	0.39
硒（微克）	0.26

维生素		
A（微克）	12
B_1（毫克）	0.05
B_2（毫克）	0.03
B_6（毫克）	0.03
B_{12}（微克）	–
C（毫克）	–
D（微克）	–
E（毫克）	–
生物素（微克）	–
K（微克）	–
P（微克）	–
胡萝卜素（毫克）	–
叶酸（微克）	1
泛酸（毫克）	0.19
烟酸（毫克）	0.6

料酒 即用于烹饪调味的酒。从理论上讲，啤酒、白酒、黄酒、葡萄酒、威士忌都可作为料酒，但以黄酒最佳。

■ 食性物语

祛腥膻、解油腻。黄酒的酯香、醇香同菜肴的香气十分和谐，用于烹饪不仅能为菜肴增香，还能通过乙醇的挥发，把食物固有的香气诱导出来，使菜肴香气四溢、满座芬芳。烹饪肉、禽、蛋等菜肴时，调入黄酒能渗透到食物组织内部，溶解微量的有机物质，从而令菜肴质地松嫩。温饮黄酒，可加快血液循环，促进新陈代谢。

■ 食而有道

烹饪时不宜过多添加，以免影响菜肴本身的滋味。
夏季不宜饮用。
烫热喝有利于健康。

■ 食事求适

成年人均可享用。

■ 适可而止

直接饮用时以30毫升左右为宜，每日最多不超过200毫升。

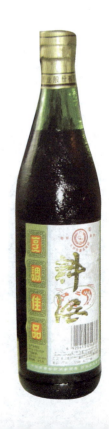

调味品、油脂类
色拉油 salad oil

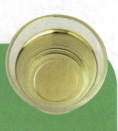

◎营养指数
（营养指数中的数值均为每百克食物的含量）

维生素		三大营养素				
A（微克）	–		蛋白质（克）	–	热量（千卡）	898
B₁（毫克）	–		脂肪（克）	99.8	胆固醇（毫克）	–
B₂（毫克）	–		碳水化合物（克）	–	膳食纤维（克）	–
B₆（毫克）	–	矿物质	钙（毫克）	18		
B₁₂（微克）	–		铁（毫克）	1.7		
C（毫克）	–		磷（毫克）	1		
D（微克）	–		钾（毫克）	3		
E（毫克）	24.01		钠（毫克）	5.1		
生物素（微克）	–		铜（毫克）	0.05		
K（微克）	170		镁（毫克）	1		
P（微克）	–		锌（毫克）	0.23		
胡萝卜素（毫克）	–		硒（微克）	1.87		
叶酸（微克）	–					
泛酸（毫克）	–					
烟酸（毫克）	–					

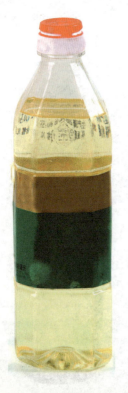

色拉油 色泽澄清透亮，气味新鲜清淡，加热时不变色，无泡沫，很少有油烟，并且不含黄曲霉素和胆固醇。调和油即由色拉油级的多种植物油如花生油、芝麻油、黄豆油等调制而成的食用植物油，香味浓郁，营养均衡，绝少油烟，并富含维生素E及高度不饱和脂肪酸。

■ 食性物语
不含致癌物质黄曲霉素和胆固醇，对机体有保护作用。富含亚油酸等不饱和脂肪酸，在一定程度上可以预防心血管疾病。含有一定量的豆类磷脂，有益于神经、血管、大脑的发育生长。

■ 食而有道
放置时间太久的色拉油勿食。
用于凉拌前亦应加热。
应避免使用反复经高温加热的色拉油。

■ 食事求适
所有人都可食用。
食用过多对心脑血管不利，且易发胖。

■ 适可而止
每天40克。

调味品、油脂类

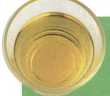

peanut oil 花生油

◎营养指数
（营养指数中的数值均为每百克食物的含量）

三大营养素	热量（千卡）	899
	胆固醇（毫克）	–
	膳食纤维（克）	–
	蛋白质（克）	–
	脂肪（克）	99.9
	碳水化合物（克）	–
矿物质	钙（毫克）	2
	铁（毫克）	2.9
	磷（毫克）	15
	钾（毫克）	1
	钠（毫克）	3.5
	铜（毫克）	0.15
	镁（毫克）	2
	锌（毫克）	8.48
	硒（微克）	2.29
维生素	A（微克）	–
	B_1（毫克）	–
	B_2（毫克）	–
	B_6（毫克）	–
	B_{12}（微克）	–
	C（毫克）	–
	D（微克）	–
	E（毫克）	42.06
	生物素（微克）	–
	K（微克）	4
	P（微克）	–
	胡萝卜素（毫克）	–
	叶酸（微克）	–
	泛酸（毫克）	–
	烟酸（毫克）	–

花生油 具有花生的香味，可提供给人体大量营养，增加食品的美味，是构成人体内多种组织成分的重要原料。

■ 食性物语

　　花生油含锌量是色拉油的37倍，粟米油的32.6倍，菜籽油的16倍，豆油的7倍。虽然补锌的途径很多，但油脂是人们日常必需的补充物，所以食用花生油特别适宜于大众补锌。营养专家还在花生油中发现了3种有益于心脑血管的保健成分：白藜芦醇、单不饱和脂肪酸和β-谷固醇。实验证明，这几种物质是肿瘤类疾病的化学预防剂，也是降低血小板聚集、防治动脉硬化及心脑血管疾病的化学预防剂。优质花生油中含多种抗衰老成分，有延缓脑功能衰老的功效。

■ 食而有道

　　花生油耐高温，除炒菜外适合于煎炸食物。

■ 食事求适

　　适合所有人特别是中老年人食用。

■ 适可而止

　　每天约40克。

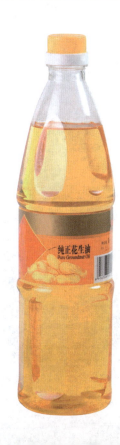

饮品类

水 water

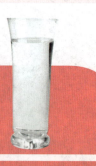

◎营养指数
（营养指数中的数值均为每百克食物的含量）

维生素		三大营养素		矿物质		
A（微克）	—	蛋白质（克）	—	热量（千卡）	—	
B₁（毫克）	—	脂肪（克）	—	胆固醇（毫克）	—	
B₂（毫克）	—	碳水化合物（克）	—	膳食纤维（克）	—	
B₆（毫克）	—	钙（毫克）	8.5			
B₁₂（微克）	—	铁（毫克）	45			
C（毫克）	—	磷（毫克）				
D（微克）	—	钾（毫克）				
E（毫克）	—	钠（毫克）				
生物素（微克）	—	铜（毫克）	0.01			
K（微克）	—	镁（毫克）	6.5			
P（微克）	—	锌（毫克）	0.1			
胡萝卜素（毫克）	—	硒（微克）	0.01			
叶酸（微克）	—					
泛酸（毫克）	—					
烟酸（毫克）	—					

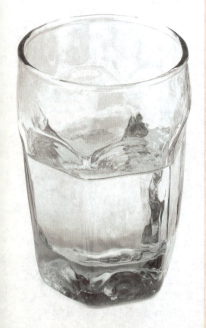

水 包括自来水、纯净水、矿泉水，是所有生物体赖以生存的基础物质之一。

■ **食性物语**

白开水容易透过细胞膜促进机体内的新陈代谢，改善人体免疫功能。矿泉水大都有软化血管、强壮骨骼、促进合成血红蛋白、增强食欲、调节中枢神经活动等功能。纯净水仅有溶剂和单纯补充水分的作用。

■ **食而有道**

生水、反复烧开的水不宜饮用。长期饮用硬度过高的水易导致结石。长期大量饮用矿泉水会导致某些微量元素过量。长期饮用纯净水会导致营养缺乏，降低对疾病的抵抗力。

■ **食事求适**

一般人都可以饮用。

饮水过多、过快也会增加心肾负担，引起水肿或血液稀释症状，甚至引起水中毒。

■ **适可而止**

一般情况下每天2000~2200毫升为宜，大量流汗、腹泻等失水较多时应适当增加饮水量。

饮品类

tea 茶

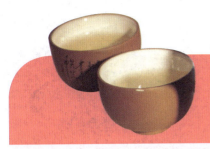

◎营养指数
（营养指数中的数值均为每百克食物的含量）

（绿茶、红茶、乌龙茶）

		绿茶	红茶	乌龙茶
热量（千卡）		296	294	270
胆固醇（毫克）		-	-	-
膳食纤维（克）		15.6	14.8	14.2
三大营养素	蛋白质（克）	32.5	27.6	22.8
	脂肪（克）	2.3	0.9	1.3
	碳水化合物（克）	38.5	43.8	41.9
矿物质	钙（毫克）	332	486	416
	铁（毫克）	14.4	28.1	27.6
	磷（毫克）	191	390	262
	钾（毫克）	1643	1934	1543
	钠（毫克）	28.2	13.6	22.7
	铜（毫克）	1.74	2.56	2.07
	镁（毫克）	196	183	217
	锌（毫克）	4.24	3.5	2.35
	硒（微克）	3.18	5.6	3.2
维生素	A（微克）	417	628	432
	B₁（毫克）	0.36	0.1	0.08
	B₂（毫克）	0.35	0.17	0.03
	B₆（毫克）	0.46	0.28	0.36
	B₁₂（微克）			
	C（毫克）	19	8	6
	D（微克）			
	E（毫克）	9.57	5.47	3.42
	生物素（微克）			
	K（微克）	140	1500	121
	P（毫克）	230	350	288
	胡萝卜素（毫克）	2.5	3.77	1.88
	叶酸（微克）	16	210	2
	泛酸（毫克）	3.1	2	0.02
	烟酸（毫克）	8	6.2	0.1

茶是大众化饮品，一般分绿茶、红茶和乌龙茶三大类，其中绿茶在日本、韩国、印度等亚洲国家较普及，西方国家更习惯饮红茶。

■ **食性物语**

　　茶具有抗血小板凝集、促进纤维蛋白溶解、降血压、降血脂的作用，可防治心血管疾病。能抗氧化、防辐射、提高免疫力，防癌抗癌。含氟、茶多酚，能防龋固齿。茶是天然的健美饮料，有助于保持皮肤光洁白嫩，减少皱纹。可提神醒脑、增强免疫、消除疲劳，并能抗过敏、杀菌、抗病毒、消臭解毒。红茶有暖胃祛寒的作用，乌龙茶祛脂减肥力强。

■ **食而有道**

　　冲泡时间不宜过长，不宜用保温杯泡茶。
　　饮茶不宜过浓。
　　隔夜茶勿饮。

■ **食事求适**

　　一般人均可饮用。
　　发热、肾功能不良、心血管疾病、习惯性便秘、消化道溃疡、神经衰弱及失眠的人忌饮；孕妇、哺乳期妇女和儿童忌饮。

■ **适可而止**

　　茶叶每次3~8克。

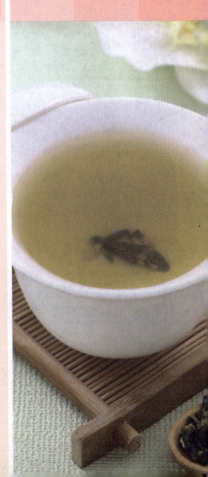

饮品类
咖啡 coffee

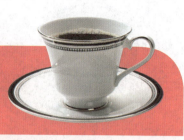

◎营养指数
（营养指数中的数值均为每百克食物的含量）

维生素		三大营养素		矿物质			
A（微克）	120	蛋白质（克）	14.7			热量（千卡）	288
B₁（毫克）	0.02	脂肪（克）	0.3			胆固醇（毫克）	-
B₂（毫克）	0.14	碳水化合物（克）	56.5			膳食纤维（克）	-
B₆（毫克）	0.01	钙（毫克）	-				
B₁₂（微克）	0.1	铁（毫克）	3				
C（毫克）	-	磷（毫克）	-				
D（微克）	-	钾（毫克）	223				
E（毫克）	0.2	钠（毫克）	100				
生物素（微克）	-	铜（毫克）	3.8				
K（微克）	-	镁（毫克）	440				
P（微克）	-	锌（毫克）	0.77				
胡萝卜素（毫克）	-	硒（微克）	0.24				
叶酸（微克）	8						
泛酸（毫克）	0.11						
烟酸（毫克）	47						

咖啡 深受西方人的喜爱，它味苦却有一种特殊的香气。经常加班、熬夜的人常用它来提神。

■ 食性物语

内含咖啡因，有刺激中枢神经，促进肝糖原分解，升高血糖的功能。适量饮用可使人暂时精力旺盛，思维敏捷，减轻光波、电磁波等的伤害。能强心利尿，提高人体基础代谢，可缓解脑血管痉挛和气管平滑肌的痉挛。日本医科大学研究发现：每天喝一杯咖啡，有抑制肝癌的作用。

■ 食而有道

品咖啡前先喝一口白水冲掉口中异味，才能感受到香醇。
经常喝咖啡的人应注意补钙。

■ 食事求适

一般健康人均可饮用。
孕妇、患心血管疾病的人、老年妇女、有胃病和维生素B₁缺乏症的人少饮为佳。

■ 适可而止

每天1~2杯为宜，最多不超过5杯。

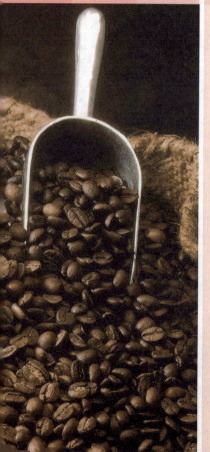

饮品类

glutinous rice wine 米酒

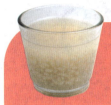

◎营养指数
（营养指数中的数值均为每百克食物的含量）

分类	项目	含量
	热量（千卡）	126
	胆固醇（毫克）	–
	膳食纤维（克）	0.6
三大营养素	蛋白质（克）	2.4
	脂肪（克）	5.3
	碳水化合物（克）	17.3
矿物质	钙（毫克）	126
	铁（毫克）	0.5
	磷（毫克）	67
	钾（毫克）	125
	钠（毫克）	54.2
	铜（毫克）	0.2
	镁（毫克）	40
	锌（毫克）	0.37
	硒（微克）	1.73
维生素	A（微克）	48
	B₁（毫克）	0.01
	B₂（毫克）	0.03
	B₆（毫克）	–
	B₁₂（微克）	–
	C（毫克）	–
	D（微克）	–
	E（毫克）	0.24
	生物素（微克）	–
	K（微克）	–
	P（微克）	–
	胡萝卜素（毫克）	–
	叶酸（微克）	–
	泛酸（毫克）	–
	烟酸（毫克）	0.2

米酒又称江米酒、甜酒、酒酿、醪糟等。主要原料是糯米（江米），酿制工艺简单，口味香甜醇美，含酒精量极低，因此深受人们喜爱。

■ 食性物语
米酒甘甜芳醇，能刺激消化腺的分泌，增进食欲，有助消化。糯米经过酿制，营养成分更易于人体吸收，是中老年人、孕产妇和身体虚弱者补气养血的佳品。它还有提神解乏、解渴消暑、促进血液循环、润肤的功效。

■ 食而有道
在米酒中打个鸡蛋、煮些糯米圆子或加入适量红糖，滋补效果更佳。

米酒不宜久存，冬季注意保温，3~4天后也可食用；夏天可在酒中加少许水煮沸，从而延长储存时间。

■ 食事求适
适合所有人食用，中老年人、孕产妇和身体虚弱者更加适合。

■ 适可而止
每次约200克。

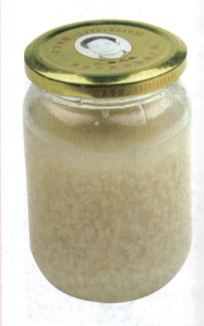

饮品类

啤酒 beer

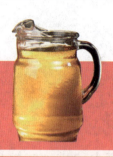

◎营养指数

（营养指数中的数值均为每百克食物的含量）

维生素			三大营养素				
A（微克）	–			蛋白质（克）	0.4	热量（千卡）	56
B₁（毫克）	0.2			脂肪（克）	–	胆固醇（毫克）	–
B₂（毫克）	0.02			碳水化合物（克）	3.1	膳食纤维（克）	–
B₆（毫克）	0.05			钙（毫克）	4		
B₁₂（微克）	0.1			铁（毫克）	0.3		
C（毫克）	–		矿物质	磷（毫克）	15		
D（微克）	–			钾（毫克）	–		
E（毫克）	–			钠（毫克）	2.5		
生物素（微克）	–			铜（毫克）	–		
K（微克）	–			镁（毫克）	7		
P（微克）	–			锌（毫克）	0.01		
胡萝卜素（毫克）	–			硒（微克）	–		
叶酸（微克）	7						
泛酸（毫克）	0.08						
烟酸（毫克）	1						

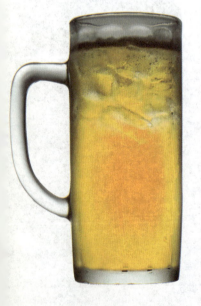

啤酒 营养丰富，能健脾开胃，被誉为"液体面包"。

■ **食性物语**

　　啤酒由发酵的谷物制成，含有丰富的B族维生素和其他营养成分，具一定热量。啤酒，特别是黑啤酒可使动脉硬化和白内障的发病率降低50%。男性以及年轻女性经常饮用啤酒，可以降低年老时患骨质疏松症的概率。骨质的密度和硅的摄取量有密切关系，而啤酒中含有大量的硅，经常饮用有助于保持人体骨骼强健。

■ **食而有道**

　　大量饮用有损健康。

■ **食事求适**

　　健康成年人可以饮用。
　　胃炎、肝病、痛风、糖尿病、心脏病、泌尿系结石、溃疡病患者及正在服药者不宜饮啤酒。

■ **适可而止**

　　每天约300毫升，最多不超过2升。

饮品类
wine 葡萄酒

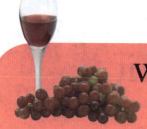

◎营养指数
（营养指数中的数值均为每百克食物的含量）

		红葡萄酒	白葡萄酒
三大营养素	热量（千卡）	132	62
	胆固醇（毫克）	-	-
	膳食纤维（克）	-	-
	蛋白质（克）	0.2	0.1
	脂肪（克）	-	-
	碳水化合物（克）	1.5	2
矿物质	钙（毫克）	27	23
	铁（毫克）	0.4	0.3
	磷（毫克）	5	1
	钾（毫克）	8	12
	钠（毫克）	2.6	2.8
	铜（毫克）	0.02	0.03
	镁（毫克）	4	4
	锌（毫克）	0.18	-
	硒（微克）	0.1	0.06
维生素	A（微克）	-	-
	B₁（毫克）	0.04	0.01
	B₂（毫克）	0.01	-
	B₆（毫克）	0.03	0.02
	B₁₂（微克）	-	-
	C（毫克）	-	-
	D（微克）	-	-
	E（毫克）	-	-
	生物素（微克）	-	-
	K（微克）	-	-
	P（微克）	-	-
	胡萝卜素（毫克）	-	-
	叶酸（微克）	-	-
	泛酸（毫克）	0.07	0.07
	烟酸（毫克）	0.1	0.1

葡萄酒 由葡萄发酵酿制而成，酒精含量通常在8%~20%，味道甘甜醇美，营养丰富。法国盛产葡萄酒。

■ **食性物语**

葡萄酒是唯一的碱性酒精性饮品，可中和大鱼大肉以及米面类酸性食物，降低血中的不良胆固醇，促进消化。含有抗氧化成分和丰富的酚类化合物，可防止动脉硬化和血小板凝结，起到保护心脏、防止中风的作用。红葡萄酒富含单宁酸，能预防蛀牙、防止辐射伤害。饮用葡萄酒可养气活血，预防老年痴呆。红葡萄酒由葡萄全果酿制，是预防癌症的佳品。

■ **食而有道**

兑入雪碧、可乐、加冰块饮用是不正确的。
红葡萄酒不须冰镇，白葡萄酒冰镇后饮用口味更佳。

■ **食事求适**

健康成年人、女性更适宜。糖尿病、严重溃疡病患者不宜饮用。

■ **适可而止**

每次50~100毫升，每天不宜超过200毫升。

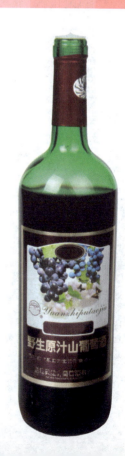

饮品类

白酒 white spirit

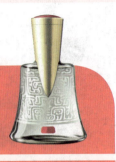

◎营养指数
（营养指数中的数值均为每百克食物的含量）

维生素		三大营养素		矿物质			
A（微克）	—	蛋白质（克）	—	热量（千卡）	352		
B₁（毫克）	—	脂肪（克）	—	胆固醇（毫克）	—		
B₂（毫克）	—	碳水化合物（克）	—	膳食纤维（克）	—		
B₆（毫克）	—	钙（毫克）	—				
B₁₂（微克）	—	铁（毫克）	—				
C（毫克）	—	磷（毫克）	—				
D（微克）	—	钾（毫克）	—				
E（毫克）	—	钠（毫克）	0.5				
生物素（微克）	—	铜（毫克）	—				
K（微克）	—	镁（毫克）	—				
P（微克）	—	锌（毫克）	0.04				
胡萝卜素（毫克）	—	硒（微克）	—				
叶酸（微克）	—						
泛酸（毫克）	—						
烟酸（毫克）	—						

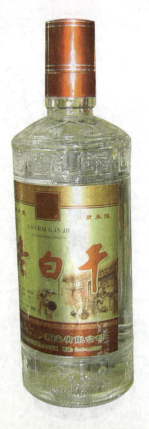

白酒 又叫烧酒、白干儿。酒精度很高，除含有极少量的钠、铜、锌外，几乎不含维生素和钙、磷、铁等，有的仅是水和乙醇。

■ 食性物语
传统认为白酒有活血通脉，助药力，增进食欲，消除疲劳的功效。饮用少量白酒特别是低度白酒可以扩张小血管，促进血液循环，延缓胆固醇等脂质在血管壁的沉积。

■ 食而有道
服用某些中药材可用少量白酒送服。
不可和其他酒一起饮用。
饮白酒前后不能服用各类镇静药、降糖药、抗生素和抗结核药，严重时会导致死亡。

■ 食事求适
35岁以上的健康男性和过了绝经期的妇女可适量饮用。
孕妇、哺乳期妇女不可饮用；高血压病、心脑血管病患者、肝功能不佳或有肝病者禁用。计划要小孩的夫妇，至少半年内应绝对戒酒。

■ 适可而止
每次10~16毫升，每天不超过50毫升，且不可天天饮用。

第二篇
药膳养生

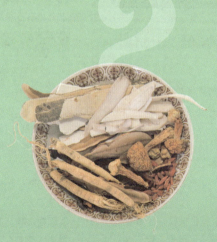

最适合青少年的营养药膳

不同的身体特质、不同的生长需要,决定了不同年龄段的人们所进行的食疗的侧重点是不同的。青少年机体代谢旺盛,所需蛋白质和热量较多,而热量主要来源于碳水化合物、脂肪。碳水化合物主要来源于粮食之中,故年轻人应保证足够的饭量,注意粗细粮的比例搭配,并摄入适量的脂肪。因此对于青少年来说,进行药膳食疗,要针对青少年的发育特点,食疗的侧重点应集中在提高记忆力、提高视力、缓解考试紧张情绪、促进骨骼发育、防止肥胖等方面。

提高记忆力的药膳

青春发育期不仅是形态、功能、素质迅猛增长阶段,也是智力发育的重要阶段,是人一生中学习文化知识的最佳时期。通过调节饮食中的营养成分,可以帮助人提高和发挥智力活动的效力。食物中主要有六种营养素与大脑的生理活动和智力水平的关系较为密切。

粥类药膳

1 鲜奶核桃粥

药膳配方

粳米100克,油炸核桃仁100克,生核桃仁50克,鲜牛奶250克,白糖100克,冷水适量。

制作程序

1.将生核桃仁用温水浸泡,搓去外皮。
2.粳米淘洗干净,用冷水浸泡半小时,捞出,沥干水分。
3.把粳米、油炸核桃仁、生核桃仁、鲜牛奶一同放入盛器内,加入适量冷水拌匀,磨成浆,再用筛箩过滤,取浆备用。
4.取锅加入冷水、白糖,煮沸后滤净杂质,待再沸后,把核桃牛奶粳米浆慢慢调入锅内,并不断搅动成糊,用小火煮至糊熟,即可盛起食用。

药膳功效

本方具有促进脑循环、增强记忆力的作用。

2 糯米山药粥

药膳配方

续断、杜仲、菟丝子、桑寄生各25克,糯米100克,山药50克。

制作程序

1.糯米淘洗干净,煮成粥;山药洗净去皮,捣碎。
2.将续断、杜仲、菟丝子、桑寄生一起加水煎,去渣取汁。
3.原锅洗净,将药汁倒回,再下入糯米粥及山药共煮为粥。

药膳功效

本方含磷脂较高,可维护细胞正常代谢,提高大脑的生理功能,增强记忆力。

3 陈皮核桃粥

药膳配方

粳米150克，陈皮6克，核桃仁20克，冰糖10克，色拉油5克，冷水1500毫升。

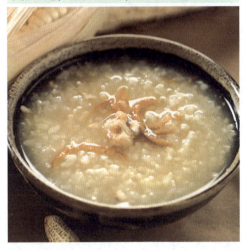

制作程序

1. 粳米淘洗干净，用冷水浸泡半小时，沥干水分备用。
2. 陈皮用冷水润透，切丝。
3. 核桃仁用色拉油炸香，捞起放入碗中备用。
4. 将粳米放入锅内，加入约1500毫升冷水，置旺火上烧沸，再用小火熬煮至八成熟时，加入陈皮丝、核桃仁、冰糖搅匀，继续煮至粳米软烂，即可盛起食用。

药膳功效

本方能够缓解用脑过度，提高记忆力，安神益智。

4 枸杞核桃粥

药膳配方

粳米100克，枸杞20克，核桃仁20克，白糖5克，温水适量，冷水各1000毫升。

制作程序

1. 枸杞去杂质，洗净，用温水浸泡回软；核桃仁洗净。
2. 粳米淘洗干净，用冷水浸泡半小时，捞出，沥干水分。
3. 粳米放入锅内，加入约1000毫升冷水，置旺火上烧沸，放入枸杞、核桃仁，再用小火煮45分钟，加入白糖调好味，即可盛起食用。

药膳功效

本方能够平肝潜阳，提神醒脑，增强记忆力。

5 桃仁红枣粥

药膳配方

粳米100克，桃仁6克，红枣6颗，白糖5克，冷水1000毫升。

制作程序

1. 桃仁洗净，去皮、尖。
2. 红枣洗净，去核。
3. 粳米淘洗干净，用冷水浸泡半小时，捞出，沥干水分。
4. 粳米、桃仁同放锅内，加入约1000毫升冷水，置旺火上烧沸，加入红枣，改用小火煮45分钟，调入白糖拌匀，即可盛起食用。

药膳功效

本方能够补血补钙，安神益智，提高记忆力。

6 白术鲫鱼粥

药膳配方

白术10克，鲫鱼30～60克，粳米30克，盐或糖适量。

制作程序

1. 白术洗净，煎取汁100毫升。
2. 将鱼与粳米煮粥，粥煮好后放入药汁和匀，再根据个人口味加盐或糖调味食用。

服食方法

每日1剂，可连服3～5日。

药膳功效

本方能够补血补钙，明目安神，增强记忆力。

7 红豆花生红枣粥

药膳配方

粳米100克，红豆50克，花生仁50克，红枣5颗，白糖10克，冷水1500毫升。

制作程序

1. 红豆、花生仁洗净，用冷水浸泡回软。
2. 红枣洗净，剔去枣核。
3. 粳米淘洗干净，用冷水浸泡半小时，捞出，沥干水分。
4. 锅中加入约1500毫升冷水，放入红豆、花生仁、粳米，旺火煮沸后，放入红枣，再改用小火慢熬至粥成，以白糖调味即可。

药膳功效

补钙补血，健脑益智，提高记忆力。

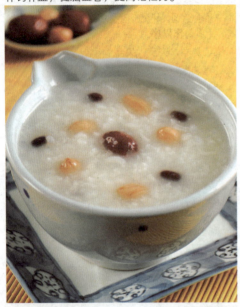

8 鲤鱼脑粥

药膳配方

粳米100克，鲤鱼脑1副，葱末3克，盐1克，大油5克，冷水1000毫升。

制作程序

1. 鲤鱼脑取下，洗净。
2. 粳米淘洗干净，用冷水浸泡半小时，捞出，沥干水分。
3. 锅中加入约1000毫升冷水，将粳米放入，用旺火烧沸，搅拌几下，加入鲤鱼脑、盐、大油，改用小火熬煮成粥，最后撒上葱末，即可盛起食用。

药膳功效

本方能够安神醒脑，提高记忆力。

9 赤豆花生红枣粥

药膳配方

赤小豆、生花生仁各50克，红枣5颗，粳米100克，砂糖少许，冷水适量。

制作程序

1. 将赤小豆、花生仁分别淘洗干净，用清水浸泡后捞出。
2. 红枣洗净，剔去枣核。
3. 粳米淘洗干净。
4. 锅内放入清水、赤小豆、花生仁、红枣、粳米，先用旺火煮沸后，再改用文火慢熬至粥成，以砂糖调味。

药膳功效

促进大脑发育，增强记忆力。

10 虾仁蜜桃粥

药膳配方

粳米100克，虾仁30克，水蜜桃半个，苹果半个，小黄瓜1根，奶油球2个，盐1克，白糖3克，冷水1000毫升。

制作程序

1. 将水蜜桃、苹果去核，洗净，切成丁；小黄瓜洗净，也切成丁。

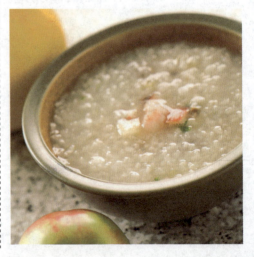

2.虾仁洗净,去肠泥备用。
3.粳米洗净、用冷水浸泡好,放入锅中,加入约1000毫升冷水,用旺火烧沸后,改用小火慢煮成稀粥。
4.将虾仁、水果丁全部放入粥中,煮至虾仁熟透,加入奶油球、盐、白糖调味,即可盛起食用。

药膳功效
促进大脑微循环,增强脑记忆功能。

汤类药膳

1 川芎天麻炖猪脑汤

药膳配方
川芎、天麻各30克,猪脑2副,南枣5颗,生姜2片,盐少许,热水适量。

制作程序
1.将猪脑浸水中,去表面薄膜,挑去红筋,洗净,放滚水中稍滚;川芎、天麻、南枣和生姜洗净;生姜去皮,切两片。
2.将上述用料全部放入炖盅,加开水适量,炖4小时,加少许盐调味,即可饮用。

药膳功效
对神经系统具有明显的保护和调节作用,能够提高记忆力。

2 西芹生菜豆腐鱼尾汤

药膳配方
西芹100克,生菜150克,豆腐1块,冬菇(水发)3个,木耳(水发)10克,鱼尾1条,姜1片,盐少许,冷水适量。

制作程序
1.西芹洗干净,切段;生菜、冬菇、木耳洗净;豆腐冲净。
2.鱼尾去鳞洗干净;下油把鱼尾略煎,盛起。
3.煲滚适量水,下西芹、生菜、豆腐、冬菇、木耳、鱼尾、姜片,煲滚后以文火煲90分钟,下盐调味即成。

药膳功效
促进脑部血循环,让大脑保持清醒,提高记忆力。

3 枸杞天麻羊脑炖汤

药膳配方
枸杞50克,天麻10克,羊脑1副,料酒、生姜、盐少许,冷水适量。

制作程序
1.将羊脑洗净,枸杞、天麻漂净,共放砂锅内。
2.加适量水,放入料酒及生姜,以文火炖熟,加盐调味即可。

药膳功效
促进造血功能,提高耐低氧能力,抗疲劳,提高记忆力。

4 桂圆肉益智鸽蛋汤

药膳配方
桂圆肉50克,益智仁10克,枸杞50克,陈皮1块,鸽蛋4只,乳鸽1只,盐少许,冷水适量。

制作程序
1.将乳鸽洗净,去毛、内脏;桂圆肉、益智仁、枸杞和陈皮分别浸洗干净;鸽蛋隔水蒸熟,去壳。

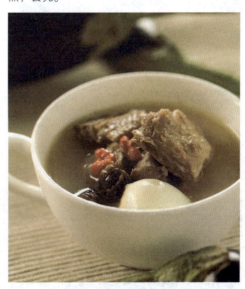

2.瓦煲内加入适量清水,先用文火煲至水开,然后放入以上全部用料,待水再滚起,改用中火继续煲3小时左右,以少许盐调味,即可以佐膳饮用。

药膳功效
补脾强心,益气养血,消除健忘。

5. 人参鸡菇汤

药膳配方
母鸡1只,人参15克,金针菇25克,料酒、盐少许,冷水适量。

制作程序
1.将鸡去毛及内脏后洗净;人参洗净装鸡腹内;金针菇清洗干净。
2.一同放入大砂锅内,加水、料酒及盐,用武火煮沸,改文火煨至鸡肉酥烂即可。

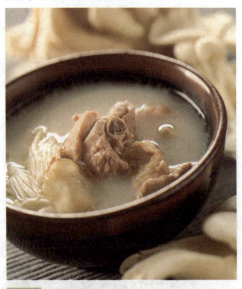

药膳功效
增强反应能力,提高记忆力,提高注意力。

6. 柏仁煮花生米

药膳配方
花生米500克,柏子仁30克,盐、葱段、姜片、花椒、桂皮各适量,冷水适量。

制作程序
1.花生米去杂洗净,放入锅内。
2.柏子仁拣净,用净布包好,放锅内。
3.坐锅,放柏子仁,加葱段、姜片、花椒、桂皮,再加入适量清水,旺火烧沸后,改为小火焖烧至熟,加入盐再烧一段时间入味后,即可起锅食用。

药膳功效
促进脑部血循环,让脑保持清醒,提高记忆力。

7. 薏仁绿豆猪瘦肉汤

药膳配方
薏仁38克,绿豆150克,猪瘦肉150克,红枣4颗,盐适量,冷水适量。

制作程序
1.薏仁和绿豆洗净;红枣去核,洗净。
2.猪瘦肉洗净后汆烫,再冲洗干净。
3.煲滚适量水,下薏仁、绿豆、猪瘦肉、红枣,滚后改文火煲2小时,下盐调味即成。

药膳功效
健脾止泻,轻身益气,清热安神,提高记忆力。

8. 黄豆木瓜薏仁汤

药膳配方
黄豆75克,木瓜900克,薏仁38克,猪瘦肉150克,姜2片,盐适量,冷水适量。

制作程序
1.黄豆和薏仁洗干净;木瓜去皮去核,切厚块。
2.猪瘦肉洗干净,汆烫再冲洗干净。
3.煲滚适量水,下黄豆、薏仁、木瓜、猪瘦肉、姜片,煲滚后以文火煲2小时,下盐调味即成。

药膳功效
解毒消肿,驱虫止痢,通乳丰胸,安神降压,益智壮骨,提高记忆力。

9. 柚皮薏仁冬瓜汤

药膳配方
柚皮1/4个,薏仁38克,冬瓜900克,莲子75克,姜2片,盐适量,冷水适量。

制作程序

1. 柚皮削去表面青色的部分，用清水浸约8小时，取出榨干水分；再用清水浸4小时，取出榨干水分备用；将柚皮放入滚水内煮约40分钟，取出冲洗后榨干水分。
2. 薏仁和莲子洗净；冬瓜洗净，切厚块。
3. 煲滚适量水，下柚皮、薏仁、冬瓜、莲子、姜片，滚后改文火煲2小时，下盐调味即成。

药膳功效

促进血液循环，消除肌肉酸痛，提升记忆力及注意力。

羹类药膳

1 豆蔻陈皮鲫鱼羹

药膳配方

鲫鱼4条，草豆蔻10克，陈皮5克，姜4片，胡椒粉3克，冷水适量。

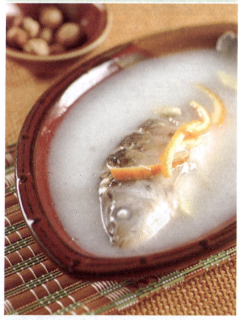

制作程序

1. 鲫鱼刮鳞去鳃，去除内脏，用冷水冲洗干净。
2. 草豆蔻研成粉末，放入鲫鱼肚内，涂抹均匀；陈皮浸软，刮洗干净。
3. 锅中加入适量冷水，将鲫鱼、陈皮、生姜一齐放入，先用旺火煮沸，然后改小火煲约2小时，撒上胡椒粉，即可盛起食用。

药膳功效

本方补脑健身，润肺止咳，具有提高记忆力的作用。

2 刀鱼羹

药膳配方

刀鱼150克，蘑菇丝30克，笋丝50克，冬菇丝25克，火腿丝15克，蛋皮丝、青豆各10克，料酒5克，盐3克，味精2克，葱段8克，姜片5克，熟大油1克，水淀粉30克，色拉油8克，清汤500克，冷水适量。

制作程序

1. 刀鱼去鳞、鳃、内脏，洗净，放在浅盘内加入适量葱段、姜片、料酒，上笼蒸熟。
2. 将刀鱼从笼里取出，趁热剔去鱼骨，切成丁块。
3. 炒锅上旺火，倒入色拉油烧热，投入剩余的葱段、姜片爆香，倒入清汤，捞出葱、姜，放入刀鱼肉、蘑菇丝、冬菇丝、笋丝及盐、料酒、味精烧沸。
4. 水淀粉入锅勾芡，淋入熟大油，出锅盛入汤碗，撒上火腿丝、蛋皮丝、青豆即可。

药膳功效

补脑健身，提高记忆力。

3 黄鱼嫩笋羹

药膳配方

净黄鱼肉200克，嫩笋50克，熟猪肥膘25克，熟火腿10克，鸡蛋1只，姜汁品10克，姜末、葱花各3克，葱段5克，料酒15克，盐4克，味精2克，清汤450克，水淀粉50克，熟大油75克，冷水适量。

制作程序

1. 黄鱼肉切成长4厘米、宽2厘米、厚1厘米的片；猪肥膘切成指甲大小的片。

2.嫩笋、熟火腿均切成末；鸡蛋打入碗中，用筷子搅散。

3.炒锅置中火上，下入熟大油25克，投入葱段、姜末，煸炒出香味，将鱼片放入锅中，加入料酒、姜汁品、清汤、笋末、盐、猪肥膘片，烧沸后撇去浮沫，加入味精，用水淀粉勾芡，淋入鸡蛋液和熟大油50克，用手勺推匀，盛在汤盘中，最后撒上葱花、熟火腿末，即可上桌食用。

药膳功效

提神醒脑，增强记忆力。

4 鲤鱼"吃"豆羹

药膳配方

鲤鱼1条（约500克），红小豆30克，油菜20克，陈皮、辣椒、草果各5克，葱花3克，姜末5克，胡椒粉1克，盐2克，鸡汤400克，冷水适量。

制作程序

1.将鲤鱼去鳞、鳃及内脏，用冷水冲洗干净。

2.将红小豆、陈皮、辣椒、草果分别整理干净，塞入鱼腹中，放入深盘内，注入鸡汤，加葱花、姜末、胡椒粉、盐拌匀，上笼蒸1小时左右，取出。

3.油菜洗净，切细，入沸水锅中略烫，投入鱼汤中，撒上葱花，即可盛起食用。

药膳功效

安神醒脑，提高记忆力，补益脾胃。

5 鱿鱼豆腐羹

药膳配方

鱿鱼、豆腐各100克，虾仁50克，草菇20克，盐2克，味精1克，酱油5克，色拉油10克，湿淀粉25克，高汤500克，冷水适量。

制作程序

1.鱿鱼洗净，切成小丁，加入酱油和适量色拉油拌匀；虾仁洗净，去除泥肠备用。

2.豆腐切小丁，放入开水中汆烫一下，切丁；草

菇洗净，切丁。

3.坐锅点火，入色拉油烧热，加入高汤，先加入鱿鱼丁、草菇丁和虾仁煮开，然后放入豆腐丁，待各材料熟透以后，下盐、味精调味，以湿淀粉勾稀芡，出锅装碗即可。

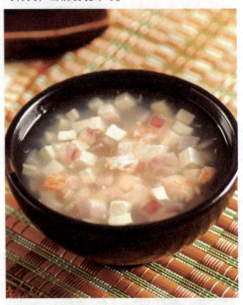

药膳功效

本方具有健脾养胃、补钙补血的作用，可促进食欲、提高记忆力。

6 翡翠海皇羹

药膳配方

莴笋400克，虾仁、带子、鲜鱿鱼、海参、干贝各10克，枸杞5克，盐4克，味精2克，胡椒粉3克，鸡粉2克，湿淀粉6克，葱油5克，高汤750克，冷水适量。

制作程序

1.莴笋去叶、皮，洗净后剁成细蓉。

2.枸杞用温水泡至回软，洗净捞出，沥干水分备用。

3.虾仁、带子、鲜鱿鱼、海参均整理干净，切成黄豆大小的粒，入沸水锅中焯一下，捞出沥干水分；干贝择洗干净，用冷水浸开，搓成细丝状。

4.坐锅点火，加入高汤，放入虾仁粒、带子粒、

鲜鱿鱼粒、海参粒和干贝丝，烧沸后调入盐、味精、胡椒粉、鸡粉等，倒入莴笋蓉，待再沸时，下湿淀粉勾芡，最后淋入葱油，推匀，出锅盛入汤盆中，撒上枸杞即成。

药膳功效

健脾养胃，促进食欲、提高记忆力。

7 虾仁豆腐羹

药膳配方

虾仁150克，豆腐2块，猪肉50克，冬笋1根，香菇5个，盐5克，味精2克，料酒6克，淀粉10克，色拉油8克，冷水适量。

制作程序

1.豆腐切小块，放入开水中氽烫一下，去除豆腥味；冬笋洗净，斜刀切片，焯水烫透，捞出，沥干水分备用；香菇泡发回软，去蒂，洗净，切小丁。

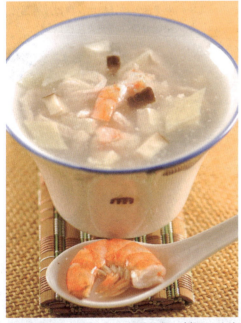

2.猪肉洗净，切丝，加入适量淀粉、料酒、盐腌渍15分钟；虾仁洗净，去除泥肠备用。
3.坐锅点火，入色拉油烧热，加猪肉丝、香菇丁、冬笋片煸炒至熟。
4.锅内加入约500毫升冷水，煮沸后加入虾仁、豆腐块、盐、味精和料酒，再用淀粉加水勾芡，即可盛起食用。

药膳功效

本方具有补脑强身的作用，可提高记忆力。

8 鱼米羹

药膳配方

草鱼肉200克，虾仁100克，香菇、胡萝卜各25克，冬笋20克，鸡蛋2只，香菜4克，盐2克，料酒6克，姜汁10克，胡椒粉1.5克，鸡精1克，葱油5克，湿淀粉30克，高汤500克，冷水适量。

制作程序

1.将草鱼肉洗净，去皮切丁，加料酒和适量盐、湿淀粉上浆；鸡蛋打入碗中，取蛋清备用。
2.虾仁洗净，去除泥肠；香菇洗净，浸泡回软后切成丁，萝卜、冬笋洗净切丁；香菜洗净后切成末备用。
3.坐锅点火，加入高汤，待煮沸后放入虾仁、香菇丁、萝卜丁、冬笋丁，调入姜汁、料酒、盐、鸡精，再沸后放入鱼肉丁搅散。
4.用湿淀粉勾稀芡，淋入蛋清和葱油，起锅，撒入香菜末、胡椒粉，搅拌均匀即可。

药膳功效

本方营养丰富，具有提高记忆力的作用。

汁类药膳

1 猕猴桃西芹汁

药膳配方

猕猴桃1个，西芹1根，菠萝1/4个，蜂蜜15克，凉开水100毫升。

制作程序

1.西芹洗净，切成小段；猕猴桃去皮取瓤，切成小块；菠萝切成块。
2.猕猴桃块、西芹段、菠萝块放入榨汁机中，加入凉开水一起榨取汁液。
3.将榨好的蔬果汁倒入杯中，加入蜂蜜搅拌均匀，即可直接饮用。

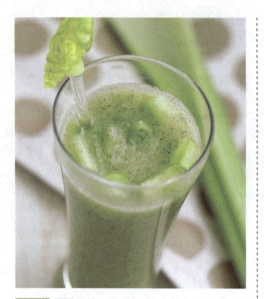

药膳功效

本方具有健脾养胃的作用，可促进食欲、提高记忆力。

2 猕猴桃香蕉奶酪汁

药膳配方

猕猴桃1个，香蕉1根，低脂奶酪120克，绿茶粉6克，冷水适量，凉开水100毫升，蜂蜜10克，凉开水适量。

制作程序

1.将猕猴桃去皮取瓤，对半切开；香蕉剥皮，果肉切成块。
2.将猕猴桃、香蕉、低脂奶酪倒入榨汁机中，搅打成汁。
3.杯中注入凉开水，倒入绿茶粉，下入蜂蜜调匀，直接饮用即可。

药膳功效

本方具有健脾养胃的作用，可促进食欲、提高记忆力。

3 五鲜汁

药膳配方

西瓜、鲜藕、梨、葡萄、鲜生地各200克，白糖10克。

制作程序

1.将西瓜洗净，挖出瓤，瓜皮切丝；鲜藕、鲜生地洗净，切丝；梨去核洗净，切块；葡萄洗净，去子去皮。
2.将上述各种蔬果分别放入榨汁机中榨取汁液。
3.将以上五种汁液倒入同一大杯中，加入白糖搅拌均匀，即可直接饮用。

药膳功效

本方能够提神醒脑，增强记忆力。

4 香蕉麦芽汁

药膳配方

麦芽30克，香蕉1只，果醋25克，冷水适量。

制作程序

1.香蕉去皮，切成小块；麦芽冲洗干净。
2.把香蕉块和麦芽放入榨汁机中，搅打成汁后倒入杯中，加入果醋拌匀，即可直接饮用。

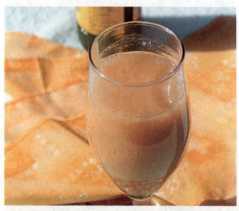

药膳功效

本方能够补脑健身，提高记忆力。

蜂产品药膳

1 蜂蜜益智单方饮

药膳配方

蜂蜜。

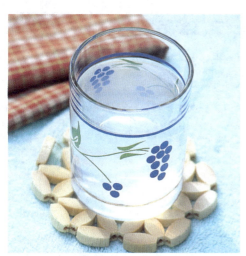

制作程序
将蜂蜜用温开水调匀。

服食方法
每日服50克。

药膳功效
本方具有提高记忆力,防止便秘的作用。

2 蜂蜜牛奶小米粥

药膳配方
蜂蜜30克,牛奶500克,小米50克。

制作程序
将小米加水煮成粥,倒入牛奶,待温凉后加入蜂蜜即可。

服食方法
每日分2次服完。

药膳功效
本方能够安神醒脑,提高记忆力,还能补益脾胃。

3 蜂王浆益智单方饮

药膳配方
鲜蜂王浆。

制作程序
购买成品单方蜂王浆即可。

服食方法
日服2次,每次5克,早晚空腹舌下含服。

药膳功效
本方能够提神醒脑,增强记忆力。

4 蜂蜜花生奶

药膳配方
蜂蜜40克,牛奶200毫升,花生30克。

制作程序
将花生浸泡后捣烂;再将牛奶煮沸,加入花生后再煮一至二开,停火稍待一会儿兑入蜂蜜即可。

服食方法
每日睡前服1杯。

药膳功效
本方具有健脾养胃的作用,可促进食欲、提高记忆力。

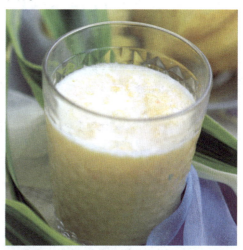

5 蜂蛹白酒饮

药膳配方
蜂蛹300克,白酒500毫升。

制作程序
将蜂蛹研碎成泥,浸入白酒中密封15日后饮用。

服食方法
日服2次,每次5~10克浸液,长期坚持。

药膳功效
本方能够改善脑部血液循环,增强记忆力。

缓解考试紧张情绪的药膳

不管如何优秀和成竹在胸的考生，都不可避免地会有不同程度的紧张，这样不良的紧张情绪肯定会影响考生的复习，甚至在临场考试时产成致命的"失足"。因此，考生的心理调节肯定是最重要的，可以通过饮食进行一定调整，以下几类食物对调整考生心理有一定帮助。

1. 缓解心理紧张的食物。
2. 有助于提高自信心的食品。
3. 促进体内代谢废物排出的食品。

粥类药膳

1 菱粉红枣粥

药膳配方

粳米100克，菱粉50克，红枣3颗，白糖10克，冷水1000毫升。

制作程序

1. 粳米淘洗干净，用冷水浸泡半小时，捞出，沥干水分。
2. 锅中加入约1000毫升冷水，将粳米、红枣放入，先用旺火煮沸，再改用小火煮至半熟，调入菱粉，继续用小火熬煮。
3. 粥内下入白糖，搅拌均匀，再稍焖片刻，即可盛起食用。

药膳功效

清暑解热、除烦止渴，缓解紧张情绪。

2 无花果红枣粥

药膳配方

粳米100克，无花果10个，红枣3颗，冰糖60克，冷水1000毫升。

制作程序

1. 粳米淘洗干净，用冷水浸泡半小时，捞出，沥干水分。
2. 无花果、红枣洗净。
3. 锅中加入约1000毫升冷水，放入粳米，先用旺火烧沸，再改用小火熬煮半小时，放入无花果、红枣，以冰糖调好味，续熬至粥成，即可盛起食用。

药膳功效

健脾润肺、解毒清咽，缓解紧张情绪。

3 荠菜绿豆粥

药膳配方

粳米100克，绿豆、荠菜各50克，白糖10克，冷水1500毫升。

制作程序

1. 绿豆、粳米分别淘洗干净，绿豆以温水浸泡2小时，粳米浸泡半小时，捞出，沥干水分。
2. 荠菜去梗、花柄和杂质，花瓣洗净。
3. 锅中加入约1500毫升冷水，将绿豆放入，用旺火煮至豆开花时，下入粳米，改用小火熬煮至绿豆和粳米熟烂。
4. 荠菜加入粥中，翻拌几下，加入白糖拌匀，再稍焖片刻，即可盛起食用。

药膳功效

清暑解热、除烦止渴，缓解紧张情绪。

4 冰糖绿豆苋菜粥

药膳配方

粳米100克，绿豆、苋菜各50克，冰糖10克，冷水1500毫升。

制作程序

1. 绿豆、粳米淘洗干净，绿豆在冷水中浸泡3小时，粳米浸泡半小时，捞起，沥干水分。

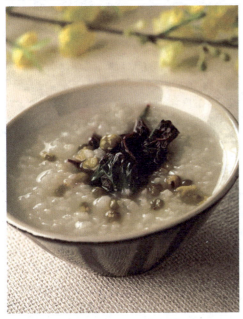

2. 苋菜洗净，切5厘米长的段。
3. 锅中加入约1500毫升冷水，将绿豆、粳米依次放入，置旺火上烧沸，改用小火熬煮40分钟，加入苋菜段、冰糖，再继续煮10分钟，即可盛起食用。

药膳功效

清暑解热，除烦止渴，缓解紧张情绪。

5 菠萝西瓜粥

药膳配方

西米100克，罐头菠萝半瓶，去子西瓜瓤100克，白糖10克，冷水1000毫升。

制作程序

1. 菠萝切成细丁；西瓜瓤切块。
2. 西米洗净，放入沸水锅内略氽后捞出，再用冷水反复漂洗。
3. 锅中加入约1000毫升克冷水，将西米放入，用旺火烧沸，改用小火熬煮半小时后，放入菠萝丁，续煮10分钟至粥成。

4. 粥内下入白糖、西瓜瓤，再稍焖片刻，即可盛起食用。

药膳功效

清热解毒，润肠降压，缓解紧张情绪。

6 桔梗粥

药膳配方

粳米100克，鲜桔梗50克，冰糖10克，冷水适量。

制作程序

1. 将鲜桔梗清洗干净，切细。
2. 粳米淘洗干净，用冷水浸泡半小时，捞出，沥干水分。
3. 取锅加入冷水、桔梗、粳米，先用旺火煮沸，再改用小火熬煮，至粥将成时加入冰糖，待几滚即可。

药膳功效

清热解毒，生津止渴，缓解紧张情绪。

7 杨梅绿豆粥

药膳配方

糯米150克，绿豆50克，杨梅10颗，白糖15克，冷水2000毫升。

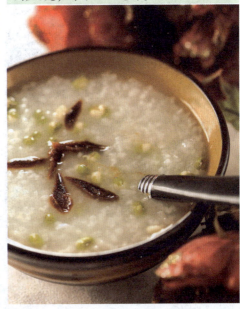

制作程序

1. 糯米、绿豆淘洗干净，用冷水浸泡3小时，捞出，沥干水分。
2. 杨梅漂洗干净。
3. 锅中加入约2000毫升冷水，将糯米和绿豆一同放入，先用旺火烧沸，再用小火煮至米花、豆烂，加杨梅、白糖搅拌均匀，盛入碗中即可。

药膳功效

清热解毒，生津止渴，降低血压，缓解紧张情绪。

汤类药膳

1 南瓜牛肉汤

药膳配方

南瓜250克，牛肉125克，盐适量，冷水1000毫升。

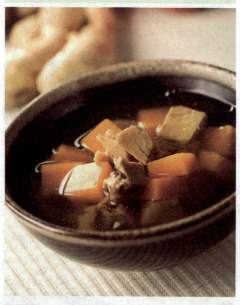

制作程序

1. 将南瓜削皮，洗净，切成3厘米左右的方块，放在锅内。
2. 将牛肉剔去筋膜，洗净，切成2厘米见方的块，先在沸水锅内焯一下捞出，放入另一锅内，加入清水约1000毫升，置武火上煮沸后，加入南瓜，以文火同煮约2小时，待牛肉烂熟后加少许盐调味即成。

药膳功效

补充营养，清热除烦，缓解紧张情绪。

注意事项

南瓜不宜服食过量，否则易致腹胀。

2 蘑菇丝瓜汤

药膳配方

蘑菇250克，丝瓜100克，植物油、姜、葱、盐、味精、胡椒粉各少许，冷水1500毫升。

制作程序

1. 将丝瓜去皮，切成3厘米见方的块；蘑菇洗净，切薄片；姜切片，葱切段。
2. 将炒锅置武火上烧热，加入油烧六成热时，下入姜葱爆香，加清水1500毫升，烧沸，放蘑菇、丝瓜、胡椒粉、盐、味精即成。

药膳功效

清热解毒，润肠降压，缓解紧张情绪。

3 豆麦汤

药膳配方

黑豆30克，浮小麦30克，莲子7粒，黑枣7个，冷水适量。

制作程序

先煮黑豆、小麦取汁去渣，用豆、麦汁再煮莲子、黑枣至熟。亦可放入冰糖少许。

药膳功效

敛汗，益心肾，对因心肾不安而引起的心烦夜寐、盗汗、神疲乏力、精神紧张、健忘等症均有疗效。

4 雪花莲子汤

药膳配方

莲子125克，鸡蛋清125克，冰糖100克。

制作程序

1. 将莲子放入容器里，加入少许碱和适量的开水，用竹炊帚反复擦洗，中间要换两次水，直擦至外皮洁白，并去掉莲心。
2. 将莲子用清水洗净，放入碗中，加入适量水，上屉用旺火蒸酥备用；将鸡蛋清置于汤盘中，用竹筷使劲向一个方向搅打（不要间歇），直打到竹筷直立于鸡蛋清中即好。
3. 取锅置于火上，加入清水750克，放入冰糖和莲子，烧开后放入打好的鸡蛋清，用手勺将它切成大块，倒入汤碗中即成。

药膳功效

安神益智，增强记忆力，缓解紧张情绪。

5 人参当归猪心汤

药膳配方

人参3克，当归5克，猪心1个，盐少许。

制作程序

1. 人参、当归分别研成粗末，填入剖开洗净的猪心内。
2. 放在砂锅中加适量水，用文火炖熟，入盐调味即可。

药膳功效

镇静、催眠，缓解紧张情绪。

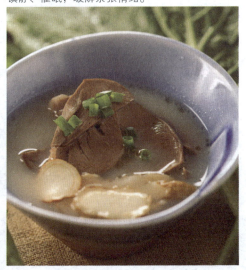

6 鱿鱼汤

药膳配方

发好鱿鱼200克，盐6克，酱油、料酒、味精、香菜末、胡椒末各少许，汤200克。

制作程序

1. 将鱿鱼切成1厘米宽的十字花，剁成2厘米宽、3厘米长的块盛在盘内。
2. 锅内放水，待水开后加调料，待开锅去沫，加入鱿鱼，开锅后盛在盘内即可。

药膳功效

益智安神，增强记忆力，缓解紧张情绪。

7 绿豆海带汤

药膳配方

绿豆、海带各100克。

制作程序

1. 将海带洗净，切丝；绿豆淘净。
2. 以上两料一起放入锅内加水，以文火煮熟即可，可加少量盐调味。

药膳功效

清暑解热，除烦止渴，缓解紧张情绪。

羹类药膳

1 香蕉西米羹

药膳配方

香蕉5只，西米100克，白糖80克，干淀粉15克，玫瑰花瓣3瓣，糖桂花5克，冷水适量。

制作程序

1. 西米盛入碗中，用冷水浸泡4小时，捞出，沥干水分。
2. 香蕉去皮，切成指甲大小的片备用。
3. 炒锅加入适量冷水，煮沸后倒入西米，再改用小火煮至无白心时加白糖，待煮沸时撇去浮沫。
4. 干淀粉加入冷水调匀，缓缓入锅勾稀芡，然后下香蕉片搅匀,起锅盛入汤碗中,撒上玫瑰花瓣和糖桂花即成。

药膳功效

清暑解热,除烦止渴,缓解紧张情绪。

2 鲜香白菜羹

药膳配方

小白菜150克,虾仁50克,紫菜10克,色拉油5克,鸡精1克,盐1.5克,淀粉10克,香菜3克,香油3克,冷水适量。

制作程序

1. 小白菜洗净,切粗丝;紫菜用温水泡开,沥干水分;虾仁洗净,入锅焯水备用。
2. 锅内加入适量冷水,加色拉油煮沸,放入小白菜丝、虾仁炖煮片刻,加入鸡精和盐再煮沸。
3. 淀粉用冷水调匀,倒入锅内勾稀芡,放入紫菜和香菜,淋入香油,即可盛起食用。

药膳功效

健脾润肺,解毒清咽,缓解紧张情绪。

3 香菇鸡丝羹

药膳配方

鸡肉300克,韭黄50克,香菇25克,生抽、老抽各5克,色拉油6克,白糖2克,料酒、香油各3克,胡椒粉1克,盐1.5克,荸荠粉20克,姜1片,大葱1根,高汤1200克,冷水适量。

制作程序

1. 香菇用冷水浸软,去蒂,挤干水,切丝;韭黄洗净,切短段;大葱切段。
2. 鸡肉洗净,盛盘中,加入姜片、大葱段蒸15分钟至熟,等冷后去皮,鸡肉撕成细条。
3. 锅内入色拉油烧热,洒入料酒,加入高汤、香菇丝、鸡肉条煮滚约5分钟,用生抽、老抽、白糖、盐调好味。
4. 荸荠粉加冷水调成芡汁,倒入锅中勾芡,然后下韭黄段拌匀,淋入香油,撒上胡椒粉,即可盛起食用。

药膳功效

清暑解热,除烦止渴,缓解紧张情绪。

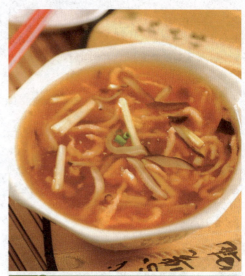

4 三鲜冬蓉羹

药膳配方

冬瓜150克,冬笋、香菇、虾仁各30克,鸡蛋2只,鸡精1.5克,盐3克,料酒5克,白胡椒粉1克,淀粉15克,葱姜汁6克,冷水适量。

制作程序

1. 将冬瓜洗净去皮,加入葱姜汁打碎,用微波炉加热3分钟,取出备用;冬笋、香菇洗净,切成丝。
2. 虾仁从背部切一刀,加入鸡精、料酒、盐、淀粉上浆;鸡蛋打入碗内,蛋黄捞出,蛋清搅匀备用。
3. 锅内倒入适量开水,将浆好的虾仁焯一下取出,剩余的水撇去浮沫,加入冬瓜蓉、冬笋丝、香菇丝,烧沸后加入盐、鸡精、白胡椒粉调好味。
4. 淀粉用冷水调匀,下入锅内勾稀芡,加蛋清搅匀,最后放入虾仁煮熟,即可盛起食用。

药膳功效

清暑解热,除烦止渴,缓解紧张情绪。

5 火腿冬瓜羹

药膳配方

净冬瓜500克,熟火腿50克,火腿骨100克,盐6克,味精2克,清汤750克,冷水适量。

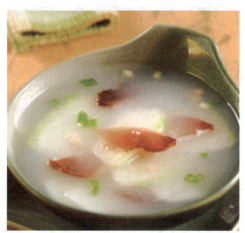

👆 **制作程序**

1. 熟火腿批成薄片10片；冬瓜削皮去子，洗净，切成5厘米长、0.3厘米厚的片。
2. 炒锅放入清汤，置旺火上烧沸，放入火腿骨，煮沸3分钟左右，加入冬瓜片，烧至呈玉白色时，把火腿骨捞出，撇去泡沫。
3. 在羹中加入盐、味精，出锅盛入碗中，整齐地放上熟火腿片即可。

👆 **药膳功效**

清热解毒，生津止渴，降低血压，缓解紧张情绪。

6 藕丝羹

药膳配方

嫩藕300克，云片糕、青梅、蜜枣各50克，鸡蛋2只，盐1克，白糖20克，湿淀粉40克，冷水适量。

👆 **制作程序**

1. 嫩藕洗净削皮，切成丝，放入沸水锅内烫一下，捞出。
2. 蜜枣、云片糕、青梅均切成与藕一样的丝。
3. 鸡蛋打入碗内，加盐和少许冷水搅匀，放入蒸笼中，用旺火蒸5分钟，成为蛋羹，然后将各种丝放在蛋羹上，两头为藕丝，中间为云片糕丝、枣丝、梅丝。
4. 在锅内注入适量冷水，倒入白糖，用旺火烧沸后加入湿淀粉，勾兑成白色甜汁，浇到蛋羹、藕丝之上即成。

👆 **药膳功效**

清热解毒，润肠降压，缓解紧张情绪。

汁类药膳

1 甘蔗西芹汁

药膳配方

甘蔗500克，西芹2根，菠菜2棵，胡萝卜2根。牛奶300克。

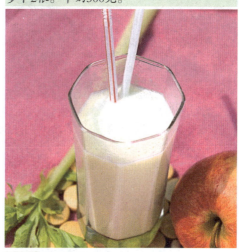

👆 **制作程序**

1. 甘蔗去皮，切成小块，放入榨汁机中搅打，滤渣取汁备用。
2. 胡萝卜洗净，切成小块；西芹、菠菜洗净，切段。
3. 将胡萝卜、西芹、菠菜和榨好的甘蔗汁一起放入榨汁机中，搅打成汁。
4. 将菜汁倒入杯中，注入牛奶拌匀，直接饮用即可。

👆 **药膳功效**

补糖安神，清热除烦，缓解紧张情绪。

2 西红柿苹果汁

药膳配方

西红柿1个，苹果1个，白糖5克，温开水适量。

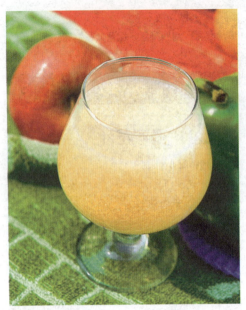

制作程序
1. 将西红柿洗净，用开水烫一下后剥皮，用榨汁机或消毒纱布把汁挤出。
2. 苹果洗净，削皮，放入榨汁机中搅打成汁，兑入西红柿汁中。
3. 果汁中下入白糖调匀，冲入温开水，直接饮用即可。

药膳功效
清热解毒，生津止渴，降低血压，缓解紧张情绪。

3 金银山楂汁

药膳配方
金银花10克，山楂5克，冷水适量，白糖10克，凉开水200毫升。

制作程序
1. 把金银花洗净，去杂质；山楂洗净，去核，切片。
2. 把金银花、山楂放入炖锅内，加入凉开水，把炖锅置旺火上烧沸，再用小火煎煮10分钟。
3. 待煎好的汁液稍冷却后，放入白糖调匀，直接饮用即可。

药膳功效
清暑解热，除烦止渴，缓解紧张情绪。

茶类药膳

1 菊槐绿茶饮

药膳配方
菊花5克，槐花5克，绿茶5克，沸水250毫升，冷水适量。

制作程序
1. 菊花、槐花用冷水漂洗干净。
2. 将菊花、槐花、绿茶放入杯内，加入沸水，闷泡5分钟，即可饮用。

药膳功效
清肝明目，利咽消肿，安神醒脑，缓解紧张情绪。

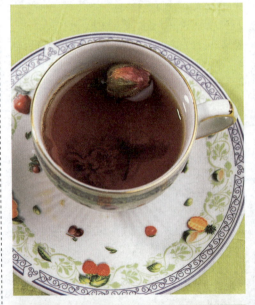

2 红茶冰糕

药膳配方
红茶84千克，奶粉5千克，古巴糖80千克，鲜淀粉20千克，糖精90克，奶油香精少许，冷水500毫升。

制作程序
1. 将红茶加沸水冲泡（分2～3次冲泡）约10分钟，过滤取约400毫升茶汁备用。

2.将锅置火上，放入鲜淀粉、奶粉、糖和糖精，加冷水500毫升，拌匀煮沸，离火冷却，加入茶汁，添加香精，入模冻结即成。

药膳功效

清热解毒，生津止渴，降低血压，缓解紧张情绪。

蜂产品药膳

1 蜂蜜橙汁

药膳配方

蜂蜜40克，橙子2只，温开水适量。

制作程序

橙子洗净，榨汁，倒入温开水中，搅匀冷却后再加入蜂蜜调匀。

服食方法

每日1剂，长期服用。

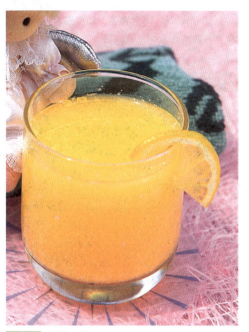

药膳功效

本方有镇定安神作用，能够舒缓神经，放松心情。

提高视力的药膳

近视是屈光不正的一种表现。近视的形成主要有内、外两种原因。内因指的是近视的遗传性和身体素质两方面。外因主要包括工作环境等因素。

为防止近视的发生和发展，青少年食疗所选用的食品主要是补充眼内睫状肌与巩膜炎需的营养物质，增强睫状肌的肌力，帮其恢复固有功能；加强巩膜的坚韧性，增强它对外界的抵御力量，防止其扩张。得了近视后，要注意多补充蛋白质、维生素A、B族维生素以及钙、铬、锌等微量元素。

粥类药膳

1 猪肝绿豆粥

药膳配方

粳米100克，猪肝尖150克，绿豆50克，葱末3克，料酒5克，盐2克，味精1克，香油4克，冷水1500毫升。

制作程序

1.将猪肝尖洗净，切成薄片，放入碗内，加入料酒、葱末、盐拌腌。

2.绿豆淘洗干净，用冷水浸泡3小时，粳米淘洗干净，用冷水浸泡半小时，各自捞出，沥干水分。

3.锅中加入约1500毫升冷水，加入绿豆，用旺火煮沸后，加入粳米，搅拌几下，再改用小火熬煮，粥将成时加入猪肝尖片，用旺火煮两三沸，以盐、味精调味,淋上香油,即可盛起食用。

药膳功效

清热消暑,养血益气,补肾健脾,滋肝明目。

2 鸡肝小米粥

药膳配方

小米100克,雄鸡肝1副,菟丝子15克,盐3克,料酒10克,味精、酱油各2克,冷水1000毫升。

制作程序

1. 将雄鸡肝去鸡胆,清洗干净,切成极薄的片,放入碗内,加料酒、酱油拌匀,腌制入味,备用。
2. 菟丝子用冷水洗净,沥干水分,切成碎末。
3. 小米用适量温水浸软,然后用冷水淘洗干净,倒入煮锅,加入约1000毫升冷水,置于旺火上煮沸,然后加入菟丝子末、鸡肝片,用小火慢慢熬煮。
4. 待小米将熟时,放入盐、味精调味,继续煮一二沸,即可盛起食用。

药膳功效

补脾养胃,清肝明目。

3 桂圆枸杞粥

药膳配方

粳米100克,桂圆肉15克,枸杞10克,红枣4颗。冰糖10克,冷水1000毫升。

制作程序

1. 粳米淘洗干净,用冷水浸泡半小时,捞出,沥干水分。
2. 枸杞用温水泡至回软,洗净捞出,沥干水分;红枣洗净,去核;桂圆肉洗净。
3. 锅中加入约1000毫升冷水,将粳米放入,烧沸10分钟后下入桂圆肉、枸杞、红枣,然后转小火熬煮。
4. 见粥变稠时下入冰糖拌匀,再稍焖片刻,即可盛起食用。

药膳功效

滋阴润燥、清肝明目,能够治疗眼结膜炎。

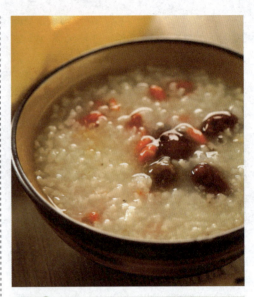

4 冬虫夏草猪肝粥

药膳配方

粳米100克,冬虫夏草20克,猪肝100克,山药30克,枸杞15克,姜1片,盐1.5克,冷水适量。

制作程序

1. 猪肝先放入温水中略氽一下,再捞出洗净外表血污。
2. 冬虫夏草、枸杞、山药用冷水浸泡洗净,放入盘内,加少许冷水,将盘置蒸锅内蒸20分钟。
3. 粳米洗净,浸泡半小时后捞出沥干,放入沸水锅内,先用旺火烧沸,然后改用小火熬煮至八成熟。
4. 锅内放入猪肝、冬虫夏草、枸杞、山药和姜片,再烧沸几分钟,加盐调味,即可盛起食用。

药膳功效

明目护肤,提高视力。

5 南瓜百合粥

药膳配方

粳米100克,南瓜150克,百合75克,盐1克,味精1克,冷水适量。

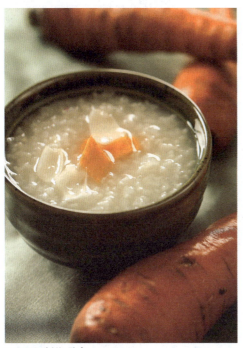

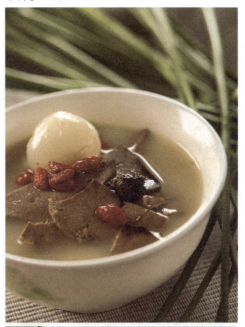

2.将牛肝与枸杞同入锅内,加水以文火煮汤,煮至肝熟即成。

药膳功效
能补肝养血明目,用于血虚所致夜盲、视力下降。

制作程序
1.粳米淘洗干净,用冷水浸泡半小时,捞出,沥干水分。
2.南瓜去皮、子,洗净切块。
3.百合去皮,洗净切瓣,焯水烫透,捞出,沥干水分。
4.锅中加入适量冷水,将粳米放入,用旺火烧沸,再下入南瓜块,转小火煮约半小时,下入百合及盐、味精,煮至粥稠,即可盛起食用。

药膳功效
清肝明目,防治夜盲症。

汤类药膳

1 牛肝枸杞汤

药膳配方
牛肝200克,枸杞15克,冷水适量。

制作程序
1.将牛肝洗净,去筋膜,切片。

2 生熟地蝉花羊肝汤

药膳配方
生地黄30克,熟地黄30克,蝉花20克,羊肝400克,猪瘦肉200克,盐3克,冷水2000毫升。

制作程序
1.生地黄、熟地黄、蝉花洗净,浸泡。
2.羊肝、猪瘦肉洗净,切片。
3.将冷水2000毫升放入瓦煲内,煮沸后加入生地黄、熟地黄、蝉花及养肝片、猪瘦肉片,武火煲滚后,改用文火煲3小时,加盐调味即可盛起食用。

药膳功效
清热消暑,养血益气,补肾健脾,滋肝明目。

注意事项
外感发热、肝火盛、胃肠功能差者慎用。

3 枸杞叶紫鱼汤

药膳配方

枸杞枝叶50克，紫鱼片10克，盐、味精少许，鸡骨头1副，冷水1200毫升。

制作程序

1. 摘取枸杞嫩芽、叶片及枝条，洗净待用。
2. 将鸡骨头洗净加入1500毫升水；枸杞枝条切成小段。
3. 上二味和紫鱼片一起放入锅中，煮至余1200毫升时用纱布过滤为高汤。高汤入锅中煮沸后，加入枸杞嫩叶，以武火煮沸。
4. 加放少许盐、味精调味即可食用。

药膳功效

清热解毒，适用于肝火上炎，目赤疼痛者。

注意事项

高血压眩晕见神疲乏力、心慌惊悸、面色少华、舌淡、脉细者，不宜服用本方。

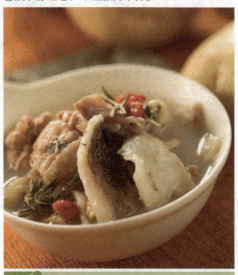

4 猪肝鸡蛋汤

药膳配方

猪肝1个，鸡蛋3只，豆豉适量，葱白1把，冷水适量。

制作程序

1. 将豆豉放入锅内，加适量水熬汤。
2. 猪肝洗净，去筋膜切碎；葱白去须，洗净切段。
3. 将猪肝、葱白放入豆豉汤内煎煮。
4. 煮至临熟时，把打散在碗内的鸡蛋倒入汤内调匀，再煮熟即可。

药膳功效

补血益气，清肝明目，改善大脑生理功能。

5 枸杞肝肉鸡蛋汤

药膳配方

枸杞叶、梗共500克，猪肝200克，猪瘦肉200克，鸡蛋3只，生姜2片，盐、姜汁、料酒、生抽、白砂糖各少许，生粉适量，冷水适量。

制作程序

1. 将盐、姜汁、料酒、生抽、白砂糖各少许和生粉适量拌匀，调成腌料。
2. 将猪肝和猪瘦肉，用清水洗净，抹干水，分别切薄片，加入腌料拌匀，使腌透入味。
3. 洗净枸杞叶、梗，把梗捆成一扎；生姜洗净，刮皮切片。
4. 先将枸杞梗和生姜放入煲内，加入适量冷水，用文火煲至水开，然后用中火继续煲片刻；取出枸杞梗，放入猪肝、猪瘦肉，待熟再放入枸杞叶，待再开时将全部用料捞起上碟；然后将鸡蛋逐个去壳，放入汤内文火浸着，至鸡蛋熟时捞起放于菜面，可以蘸生抽、熟油作下饭、下酒菜吃；汤水以少许盐调味，即可佐膳饮用。

药膳功效

滋阴润燥，清肝明目，能够治疗眼结膜炎。

羹类药膳

1 鸡汤鸭舌羹

药膳配方

鸭舌20条，鸡蛋清30克，熟火腿25克，青菜心10条，盐3克，味精2克，料酒8克，鸡油10克，鸡汤750克，冷水适量。

制作程序

1. 把鸭舌用冷水煮至六成熟，捞起放入冷水中，抽掉鸭舌的气管和脆骨，洗净待用。
2. 把熟火腿切成20根与鸭舌一样长的粗丝，穿入抽出脆骨的空隙。
3. 把青菜心用开水烫一下捞起，放入冷水中浸透，捞起待用。
4. 把鸡蛋清搅匀，盛到20个汤匙里，将鸭舌顺着匙插到鸡蛋清里。将汤匙装到盘里，上笼，用小火蒸25分钟，取出。
5. 炒锅放到中火上，放入鸡汤、青菜心、盐、味精、料酒，烧开后撇去浮沫，淋上鸡油，倒入汤碗里，去掉盛鸭舌的匙子，将鸭舌放入汤碗即可。

药膳功效

能补肝养血明目，用于血虚所致夜盲、视力下降。

2 竹蔗排骨羹

药膳配方

竹蔗250克，红萝卜和排骨各500克，陈皮1个，盐2克，味精1.5克，胡椒粉1克，冷水适量。

制作程序

1. 竹蔗洗净，切段，破开；陈皮洗净、去瓤；红萝卜洗净，去皮，切厚块。
2. 排骨砍成段，用沸水煮5分钟，捞出洗净沥水。
3. 汤煲中放入竹蔗段、陈皮、排骨段、红萝卜块，用大火煮沸后，改小火炖至排骨酥烂，加入盐、味精、胡椒粉调味，即可盛起食用。

药膳功效

具有清热解毒的功效，适用于肝火上炎，目赤疼痛者。

3 苦瓜黄鳝羹

药膳配方

苦瓜1根，黄鳝1条（约300克），粟粉10克，生抽、红椒丝各5克，盐1.5克，清汤500克，冷水适量。

制作程序

1. 苦瓜洗净、去瓤及子，切丝，焯水烫透，捞出备用。
2. 黄鳝摔昏，剖开腹部，去掉内脏，剔去骨，切成细丝，放进冷水中漂去血水，用适量粟粉、生抽拌匀。
3. 锅中加入清汤，烧滚后放入苦瓜丝，用旺火烧煮片刻后，放入鳝丝滚熟，下盐调味，再用粟粉加适量冷水拌匀，缓缓倒入锅中勾芡，最后撒下红椒丝，即可盛起食用。

药膳功效

养血益气，补肾健脾，滋肝明目。

4 蔬香牛肉羹

药膳配方

牛肉100克，菠菜50克。葱末3克，盐1.5克，味精1克，色拉油3克，湿淀粉25克，清汤500克，冷水适量。

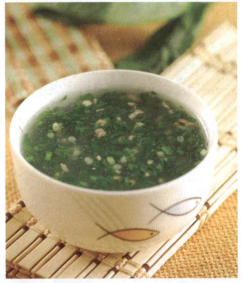

制作程序

1. 将牛肉洗净，剁成末，在沸水锅中焯水备用。
2. 菠菜洗净，也剁成末。
3. 锅内加入色拉油烧热，用葱末爆香，倒入清汤，加入牛肉末、菠菜末、盐、味精，同煮2分钟，去掉浮沫，用湿淀粉勾稀芡，即可出锅。

药膳功效
促进上皮组织的生长分化，维持正常视觉。

5 鲜笋香菇黄鳝羹

药膳配方
黄鳝1条（约300克），鲜笋丝100克，香菇30克，蒜头4瓣，姜丝3克，色拉油15克，香油4克，盐1克，老抽6克，栗粉10克，胡椒粉1.5克，高汤500克，冷水适量。

制作程序
1.将鳝鱼摔昏，去掉内脏和骨，切成细丝，放进冷水中漂去血水，放碗内，下高汤少许，上笼略蒸片刻。
2.香菇浸软，洗净，去蒂切丝；蒜头去衣剁蓉。
3.热锅内加入色拉油，烧滚后加入姜丝、鲜笋丝煸炒，随即加入香菇丝和鳝丝，加入高汤，下入盐、老抽、蒜蓉，煮滚约15分钟，将栗粉加冷水调匀，缓缓倒入锅中勾稠芡，最后撒上胡椒粉，淋入香油，即可盛起食用。

药膳功效
养血益气，补肾健脾，滋肝明目。

汁类药膳

1 甘蔗胡萝卜姜汁

药膳配方
生姜10克，百合15克，甘蔗2节，胡萝卜1根，凉开水80毫升。

制作程序
1.胡萝卜洗净，切块；甘蔗去皮，切块；百合洗净，撕成瓣状。
2.将胡萝卜、甘蔗、百合一起放入榨汁机中搅打成汁，将汁倒入杯中。
3.生姜去皮，放入榨汁机中搅碎，将姜汁滴入甘蔗汁中，注入凉开水即可。

药膳功效
保护视力，防治近视眼。

2 胡萝卜菠菜汁

药膳配方
胡萝卜2根，菠菜4棵，柠檬1/2个，蜂蜜15克，凉开水50毫升。

制作程序
1.胡萝卜洗净，切成块；菠菜洗净，切段；柠檬去皮，果肉切块。
2.将胡萝卜块、菠菜段、柠檬块放入榨汁机中，搅打成汁后倒入杯中。
3.汁中加蜂蜜拌匀，倒凉开水，即可直接饮用。

药膳功效
防治近视眼。

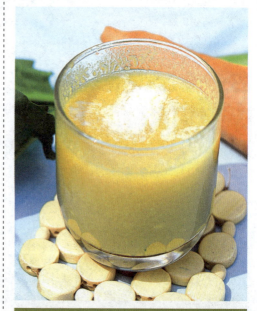

茶类药膳

1 茉莉花甜茶

药膳配方
茉莉花5克，白砂糖10克，冷水500毫升。

制作程序
将茉莉花、白砂糖加水500毫升煎，去渣饮用。

药膳功效
适宜于肝气郁结引起的胸肋疼痛、视物不清患者。

2 白菊枸杞绿茶

药膳配方
绿茶3克,枸杞10克,白菊花10克,热水适量。

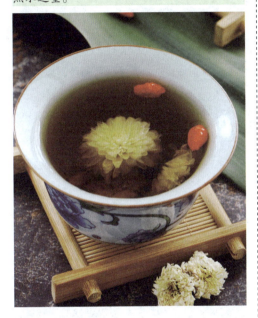

制作程序
以沸水冲泡盖浸10分钟,代茶不拘时频频服饮。

药膳功效
疏风、清热、明目,可保护视力。

3 菊花龙井茶

药膳配方
菊花10克,龙井茶3克。

制作程序
上二味用沸水冲泡5~10分钟即可。

药膳功效
疏风、清热,明目。适用于肝火盛所引起的赤眼病,畏光等症(包括急性结膜炎)。

蜂产品药膳

1 鸡肝蜂蜜羹

药膳配方
蜂蜜25克,鸡肝2~3个。

制作程序
将鸡肝用清水冲洗干净,捣碎,与蜂蜜拌匀,放入锅中隔水蒸熟,顿服。

服食方法
隔日一次。

药膳功效
本方能够改善肝功能,保护视力。

2 菊花麦冬蜂蜜饮

药膳配方
蜂蜜50克,菊花40克,麦冬20克,冷水2000毫升。

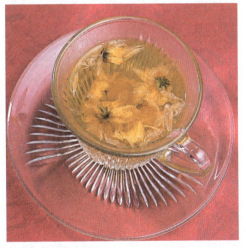

制作程序
冷水加入菊花、麦冬,煮沸后保温30分钟,过滤后加入蜂蜜搅匀。

服食方法
每日2次。

药膳功效
本方能够清热祛火,平肝潜阳,保护视力。

促进骨骼发育的药膳

据调查显示，我国有95%的青少年不同程度的缺钙，北京、上海、广州地区中小学生钙的摄入量分别只有标准量的33%、55%和69%。可见，我国青少年缺钙的现象比较普遍。

钙是人体中最主要的矿物质之一，人每天必须摄入足够的钙，才能保证血液中钙浓度的稳定，维持神经细胞的正常生理功能。当钙不能满足身体需要时，少年儿童的骨骼发育会受到严重影响。人体血钙含量下降，会造成肌肉抽搐、腰背酸疼及骨质增生。血钙浓度偏低时，通过人体的调节系统，骨骼中的钙就会溶解出来，补充到血液里。这样就会使骨密度降低，骨质变得疏松，容易发生骨折。

营养专家们主张，从膳食中摄取每日所需的钙是最理想的。青少年要做到食物多样化、不挑食、不偏食、不厌食，多吃牛奶、豆制品、深色蔬菜、动物骨骼及海产品等含钙丰富的食品。另外，常吃点含柠檬酸的水果（如柠檬、柑橘、梅子等）有助于钙的吸收。如果每天能够均衡饮食、不挑食，大致就可以获得300毫克的钙质，不足的部分可以喝牛奶来补充，一般250克牛奶可供钙250～300毫克。

粥类药膳

1 赤小豆小米粥

药膳配方
赤小豆、小米各30克。

制作程序
1. 赤小豆洗净，泡软；小米洗净。
2. 将二者放入同一水锅中煮成粥。

服食方法
每日2次。

药膳功效
滋阴养胃，补钙壮骨，促进骨骼发育，防止骨折。

2 白扁豆粥

药膳配方
粳米100克，鲜白扁豆120克，冰糖10克，冷水1500毫升。

制作程序
1. 粳米淘洗干净，用冷水浸泡半小时，捞出，沥干。
2. 鲜白扁豆冲洗干净。
3. 取锅加入约1500毫升冷水，放入粳米，先用旺火煮沸，再下入鲜白扁豆，改用小火熬煮成粥。
4. 粥内加入冰糖，搅拌均匀，稍焖片刻，待冰糖溶化，即可盛起食用。

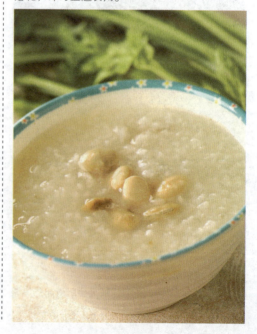

药膳功效

补钙壮骨,促进骨骼发育。

3 红扁豆粥

药膳配方

粳米、红扁豆各100克,陈皮1片,白糖20克,冷水2000毫升。

制作程序

1. 粳米、红扁豆淘洗干净,红扁豆用冷水浸泡3小时,粳米浸泡半小时,分别捞起,沥干水分。
2. 陈皮用水发软后刮洗干净。
3. 锅中加入约2000毫升冷水,烧沸,依次放入红扁豆、粳米和陈皮,转小火熬煮成粥,然后下入白糖拌匀,再稍焖片刻,即可盛起食用。

药膳功效

补钙补铁,促进骨骼发育。

4 芝麻牛骨粥

药膳配方

糯米100克,牛骨250克,黑芝麻25克,糖桂花10克,白糖5克,冷水适量。

制作程序

1. 糯米淘洗干净,用冷水浸泡3小时,捞出,沥干水分。
2. 黑芝麻下入锅中,用小火炒香,研成粉末,备用。
3. 牛骨洗净,放入冷水锅内,煮沸45分钟后捞出;将糯米放入,先用旺火烧沸,搅拌几下,再改用小火熬煮,待粥浓稠时,加入白糖稍煮,撒上糖桂花和芝麻粉,即可盛起食用。

药膳功效

补血益气,益智安神,补钙壮骨,促进骨骼发育,防治骨质疏松。

5 鲅鱼黄豆粥

药膳配方

粳米150克,鲅鱼(罐头)100克,黄豆50克,豌豆粒20克,葱末3克,姜末2克,盐1.5克,味精、胡椒粉各1克,冷水2000毫升。

制作程序

1. 黄豆洗净,浸泡3小时,捞出,用沸水焯烫,除去豆腥味。
2. 粳米洗净,用冷水浸泡半小时,捞出,沥干水分。
3. 豌豆粒洗净,焯水烫透备用。
4. 锅中放入粳米、黄豆和约2000毫升冷水,上旺火煮沸,转小火慢煮1小时,待粥黏稠时,下入鲅鱼、豌豆粒及盐、味精、胡椒粉,搅拌均匀,撒上葱、姜末,出锅装碗即可。

药膳功效

补钙益智,促进骨骼发育。

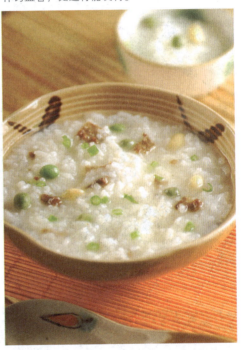

6 花生猪骨粥

药膳配方

粳米100克,花生仁100克,猪骨300克,香菜50克,大油20克,胡椒粉2克,香油5克,盐3克,开水、冷水各适量。

制作程序

1. 粳米淘洗干净,用冷水浸泡半小时,捞出,沥干水分。
2. 猪骨洗净，敲断成小块。
3. 花生仁放入碗内，用开水浸泡20分钟，剥去外皮；香菜择洗干净，切成小段。
4. 把锅置火上，放入猪骨块、大油和适量水，用旺火烧沸后，继续烧煮约1小时，至汤色变白时，捞出猪骨，下粳米和花生仁，用旺火烧沸，改小火继续熬煮约45分钟。
5. 煮至米粒开花、花生仁酥软时，放盐搅拌均匀，淋入香油，撒上胡椒粉、香菜段，即可盛起食用。

药膳功效

补钙壮骨，促进骨骼发育。

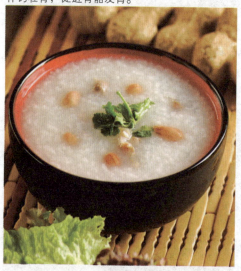

用文火炖煮25分钟，加入冰糖屑即成。

药膳功效

补钙补铁，促进骨骼发育。

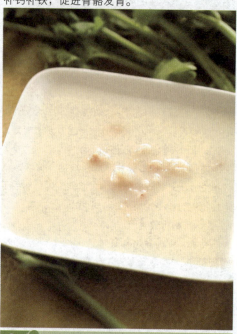

汤类药膳

1 雪蛤牛奶汤

药膳配方

雪蛤5克，牛奶250克，冰糖15克。

制作程序

1. 将雪蛤用温水发透，去筋膜、黑仔；冰糖打碎成屑。
2. 将雪蛤放入炖锅，加入牛奶，用中火煮沸，再

2 猪蹄筋黄豆汤

药膳配方

猪蹄筋180克，黄豆250克，盐适量。

制作程序

1. 黄豆用清水浸泡约3小时。
2. 猪蹄筋洗净。
3. 将所有用料一齐放入炖锅内，炖至黄豆烂熟，调味即可。

药膳功效

滋阴养胃，补钙壮骨。

3 花生鸡脚节瓜汤

药膳配方

新鲜荷叶1块，花生20克，鸡脚8只，节瓜500克，红枣4颗，生姜1片，猪骨数块，盐少许。

制作程序

1. 将鸡脚在滚水浸透，去黄衣，切去爪尖，洗

净；节瓜去皮，洗净切块；荷叶、花生、红枣、生姜和猪骨洗干净；花生保留花生衣；红枣去核；生姜去皮。

2.瓦煲加入清水，放花生、生姜和红枣，用文火煲至水滚后放鸡脚、节瓜和猪骨，改用中火继续煲3小时，放荷叶和少许盐调味即可。

药膳功效

温中益气，滋阴补肾，促进骨骼发育，防治骨质疏松。

4 赤小豆猪瘦肉汤

药膳配方

赤小豆250克，猪瘦肉500克，料酒10克，姜5克，葱10克，盐3克，鸡精3克，鸡油30克，胡椒粉3克，冷水2500毫升。

制作程序

1.将赤小豆去泥沙，洗净；猪瘦肉洗净，切3厘米见方的块；姜切片，葱切段。

2.将赤小豆、猪瘦肉、姜、葱、料酒同放炖锅内，加水2500毫升，武火烧沸，再用文火炖煮35分钟，加入盐、鸡精、鸡油、胡椒粉即成。

药膳功效

强筋壮骨，防治老年骨质疏松，促进儿童生长发育。

5 二豆猪胫骨汤

药膳配方

赤小豆150克，绿豆150克，猪胫骨500克，料酒10克，姜5克，葱10克，盐3克，鸡精3克，鸡油30克，胡椒粉3克，冷水2500毫升。

制作程序

1.将赤小豆、绿豆去泥沙，洗净；猪胫骨洗净，锤破；姜切片，葱切段。

2.将赤小豆、绿豆、猪胫骨、料酒、姜、葱同放炖锅内，加水2500毫升，置武火上烧沸，再用文火炖煮45分钟，加入盐、鸡精、鸡油、胡椒粉即成。

药膳功效

补血益气，益智安神，添钙壮骨。

6 田鸡猪腰汤

药膳配方

田鸡腿30克，猪腰1副，鱼鳔胶6克，枸杞7克，香油、盐适量。

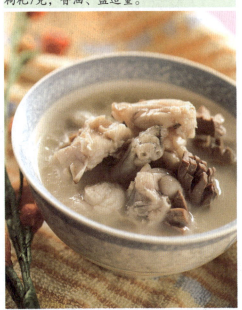

制作程序

1.将田鸡腿洗净，起肉去骨。

2.将猪腰、鱼鳔胶和枸杞洗净。

3.将以上用料一起放进煲内，加清水5碗，煮约2小时，加香油、盐调味即成。

药膳功效

补钙益智，强筋壮骨。

7 芡实蚕蛹汤

药膳配方

芡实30克，蚕蛹300克，料酒10克，姜5克，葱10克，盐3克，鸡精3克，鸡油30克，胡椒粉3克，冷水1500毫升。

制作程序

1.将芡实去杂质洗净；蚕蛹洗净；姜切片，葱切段。

2.将芡实、蚕蛹、料酒、姜、葱同放锅内，加水1500毫升，置武火烧沸，再用文火煮35分钟，加入盐、鸡精、鸡油、胡椒粉即成。

药膳功效

滋补健身，强筋壮骨。

8 芡实小龙虾汤

药膳配方

芡实30克，小龙虾300克，料酒10克，姜5克，葱10克，盐3克，鸡精3克，鸡油30克，胡椒粉3克，冷水1500毫升。

制作程序

1.将芡实去杂后，洗净；小龙虾洗净，去肠杂及头；姜切片，葱切段。
2.将芡实放入炖锅内，加水1500毫升，置武火烧沸，再用文火炖煮30分钟，加入小龙虾，煮熟，加入盐、鸡精、鸡油、胡椒粉即成。

药膳功效

补血补钙，强筋壮骨。

羹类药膳

1 冬瓜干贝羹

药膳配方

冬瓜500克，干贝75克，芹菜50克，盐2克，味精1.5克，胡椒粉1克，香油3克，熟大油10克，水淀粉50克，高汤500克，冷水适量。

制作程序

1.先将冬瓜去皮洗净，刨成细丝状；芹菜洗净去叶，用刀切成细粒备用。
2.干贝先用冷水洗净，然后用温水浸泡1小时，用手捏碎，成自然丝状。
3.将砂锅洗净，注入高汤，倒下干贝丝，待煮滚时，放入冬瓜丝，再次煮滚后撇去浮沫，加入盐、味精、胡椒粉搅匀，再把水淀粉缓缓倒入锅内，边倒边搅拌，最后加入熟大油、香油搅匀，盛在大汤碗里，再用芹菜粒撒在面上即成。

药膳功效

利水消肿，降压安神，补钙补铁，促进骨骼发育。

2 皮蛋鸡米羹

药膳配方

皮蛋2个，鸡脯肉100克，蛋清15克，盐5克，味精3克，淀粉15克，葱姜汁10克，胡椒粉1克，香菜3克，香油2克，高汤300克。

制作程序

1.皮蛋剥壳、洗净，切成小方丁，滚沾上一层淀粉，用热油炸至焦脆；香菜洗净，切末。
2.鸡脯肉切成绿豆大小的粒，与蛋清、盐、味精、淀粉抓匀上浆，入四成热的油锅内滑散至熟，倒漏勺内沥干油。
3.锅内加入高汤烧沸，放葱姜汁、盐、味精、胡椒粉调好味，用淀粉加水勾芡，撒入皮蛋丁、鸡脯肉粒、香菜末，淋入香油拌匀，即可盛起食用。

药膳功效

补血益气，益智安神，添钙壮骨，促进骨骼发育，防治骨质疏松。

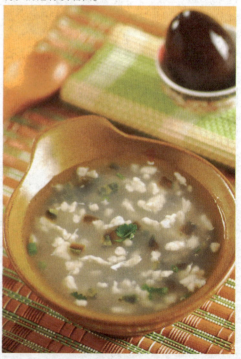

3 云腿鸽子羹

药膳配方

活乳鸽2只，云腿片、鸡肉各50克，盐3克，味精2克，料酒20克，葱、姜各15克，高汤500克，冷水适量。

制作程序

1. 将乳鸽宰杀后用热水烫透，煺净毛，去除内脏洗净，再下开水锅烫一下捞出，洗净沥干水，盛入盘内，加入料酒和适量葱、姜，上屉蒸至七成熟。

2. 将乳鸽取出，滗出原汁留用，拆净大小骨头，将鸽肉放在汤碗一边，另一边放上云腿片。

3. 将鸡肉斩成蓉，放入碗内，加入冷水、葱、姜，挤出血水；将高汤倒入锅内，加入乳鸽原汁、鸽骨、鸡肉末、盐、味精，待汤吊清后，过筛滤净汤渣，将清汤倒入盛鸽肉的汤碗内，加盖后再上屉蒸烂，取出食用即可。

药膳功效

滋补健身，强筋壮骨，促进儿童骨骼发育。

4 冬笋海参羹

药膳配方

水发海参4只，香菇8个，猪肚1副，粉丝40克，熟冬笋3根，陈皮1片，姜1片，葱1根，冷水适量。

制作程序

1. 熟冬笋洗净，切滚刀小块；水发海参洗净，用姜、葱滚水煨过，沥干切小件；香菇浸软，洗净去蒂；粉丝剪开两段，用温水浸软。

2. 猪肚翻转，彻底洗净，用烧红的白镬煎过，再放入滚水中汆烫，洗净切细条。

3. 瓦煲内加入冷水，下入陈皮，用旺火烧滚，再把猪肚和海参放入，煲约一个半小时，加入熟冬笋块、香菇，煲约40分钟，下粉丝再煲20分钟即成。

药膳功效

补钙壮骨，促进骨骼发育。

祛除青春痘的药膳

青春痘又名"痘痘"，亦名"粉刺""痤疮"。青春期人体内新陈代谢旺盛，性激素分泌过多，毛囊皮脂的分泌亢进，分泌物超过了皮脂腺的排出量。分泌物在皮脂腺处潴留堆积，引发毛囊周围发炎，于是就出现了"痘痘"。青春痘一般多见于青年男女面部，严重的常累及上胸和肩背部。其典型为针头大小，顶端呈黑色丘疹，称为"黑头粉刺"，常于感染后发生脓或脓肿。中医学认为，本病多由肺经熏蒸于肌肤，搏结不散而成；或过食膏粱厚味、辛辣之品，脾胃蕴湿积热，上熏于肺，外犯肌肤所致；或因思虑过度，气血化热，凝滞于面部而产生。故治宜清热祛风化湿、凉血解郁散结等。从食疗的角度来说，常食下列食物有益于青春痘的预防与治疗：

1. 富含维生素A的食物：维生素A可调节上皮细胞的代谢，对毛囊皮脂分泌有一定的调节作用，同时能调节皮肤汗腺功能，减少酸性代谢产物对表皮的侵袭，有利于青春痘患者的康复。含维生素A丰富的食物有：金针菇、胡萝卜、韭菜、荠菜、菠菜、动物肝脏等。

2. 富含维生素B类的食物：维生素B_2能促进细胞内的生物氧化过程，参与糖、蛋白质和脂肪的代谢。各种动物性食品中均含有丰富的维生素B_2，如动物内脏、瘦肉、乳类、蛋类及绿叶蔬菜等。维生素B_6参与不饱和脂肪酸的代谢，对本病防治大有益处。含维生素B_6丰富的食物有蛋黄、瘦肉类、鱼类、豆类及白菜等。

3.富含锌的食物：锌有一定的控制皮脂腺分泌和减轻细胞脱落与角化作用。含锌较丰富的食物包括瘦肉类、牡蛎、海参、海鱼、鸡蛋、核桃仁、葵花籽、苹果、金针菇等。

4.具有清凉祛热作用的食品：青春痘患者大多数有内热。故饮食应多选用具有清凉祛热、生津润燥作用的食品，如猪瘦肉、猪肺、兔肉、鸭肉、蘑菇、木耳、芹菜、油菜、菠菜、莴笋、苦瓜、黄瓜、丝瓜、冬瓜、西红柿、绿豆芽、绿豆、黄豆、豆腐、莲藕、西瓜、梨、山楂、苹果等。

总之，为治青春痘，饮食应以清淡食品为主。另外，我们所说的常食是指适量多食，不等于偏食、嗜食，青少年正处于全面发育成长阶段，必须的营养是不可缺少的，偏食同样可导致营养不良，对身体不利。

粥类药膳

1 百合粥

药膳配方

粳米、鲜百合各100克，冰糖10克，冷水1000毫升。

制作程序

1.将鲜百合冲洗干净，逐瓣掰开，放入沸水锅内略氽后捞出，再用冷水浸泡半小时。
2.粳米淘洗干净，用冷水浸泡半小时，捞出沥干水分。
3.锅中加入约1000毫升冷水，将粳米放入，用旺火烧沸后下入百合，改用小火熬煮成粥。
4.粥内下入冰糖调匀，再稍焖片刻，即可盛起食用。

药膳功效

清热解毒，养颜祛痘。

2 百合绿豆粥

药膳配方

粳米60克，绿豆50克，百合20克，冰糖10克，冷水1200毫升。

制作程序

1.将绿豆、粳米淘洗干净，绿豆用冷水浸泡3小时，粳米浸泡半小时。
2.百合去皮，洗净切瓣。
3.把粳米、百合、绿豆放入锅内，加入约1200毫升冷水，先用旺火烧沸，然后转小火熬煮至米烂豆熟，加入冰糖调好味，即可盛起食用。

药膳功效

清热、解毒、明目、养颜、祛痘。

3 山药红枣粥

药膳配方

糯米100克，山药50克，薏仁75克，荸荠粉25克，红枣5颗，冰糖20克，冷水适量。

制作程序

1.糯米、薏仁分别淘洗干净，用冷水浸泡3小时，捞出，沥干水分。
2.山药去皮，洗净，捣成粉末；红枣去核，洗净备用。
3.薏仁、糯米下入锅内，加入适量冷水，置旺火上煮至米粒开花时，将红枣下入锅内，转小火熬煮成粥。
4.待糯米软烂时，边搅拌边将山药粉洒入锅内，约煮20分钟，将荸荠粉和冰糖入锅搅匀，即可盛起食用。

药膳功效

排毒养颜，祛除青春痘。

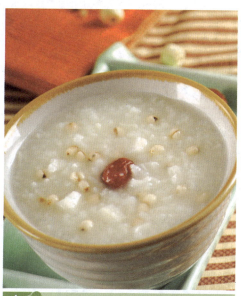

4 西红柿山药粥

药膳配方

西红柿20克，粳米100克，山药100克，山楂10克，冰糖15克，冷水1000毫升。

制作程序

1. 山药刮洗干净，切成小薄片；西红柿洗净，切牙状；山楂洗净，去核，切片。
2. 粳米淘洗干净，用冷水浸泡备用。
3. 锅中注入约1000毫升冷水，将粳米、山药、山楂一起放入，先置旺火上烧沸，再改用小火煮半小时，加入西红柿，然后继续用小火熬煮，待粥成时下入冰糖，搅拌均匀，再稍焖片刻，即可盛起食用。

药膳功效

抑制皮脂过旺分泌，排毒祛痘。

5 花生山药粥

药膳配方

粳米100克，山药、花生仁各50克，冰糖10克，冷水适量。

制作程序

1. 将花生仁、粳米淘洗干净，用冷水分别浸透。
2. 山药洗净，去皮，切成细丁。
3. 锅中加入约1000毫升冷水，将花生仁、粳米放入，用旺火烧沸，加入山药丁，然后改用小火熬煮成粥，加入冰糖，再略煮片刻，即可盛起食用。

药膳功效

排毒养颜，祛除青春痘。

6 白果养颜粥

药膳配方

薏仁100克，白果50克，冰糖20克，冷水1500毫升。

制作程序

1. 将白果及薏仁洗净后，放入冷水中浸泡2～3小时，捞出，沥干水分。
2. 锅中加入约1500毫升冷水，将薏仁及白果放入，先用旺火煮滚，然后改用小火熬煮1小时。
3. 待锅内米烂白果熟时，下入冰糖煮溶，即可盛起食用。

药膳功效

润肤养颜，祛除青春痘。

汤类药膳

1 荷叶山楂汤

药膳配方

荷叶1张，山楂15克，冷水适量。

制作程序

将荷叶洗净剪碎，山楂洗净，共放入砂锅内加水，浸泡片刻，以文火煎取浓汤。

药膳功效

止烦渴，润大肠，通血脉、降血压，清热散瘀，适用于治疗青春痘。

2 菜干腐皮红枣汤

药膳配方

白菜干100克，豆腐皮50克，红枣10颗，香油、盐各少许，冷水适量。

制作程序
1. 将白菜干、豆腐皮切碎，洗净；红枣洗净。
2. 将白菜干、豆腐皮、红枣一起放入锅内，加适量水煨熟，加入香油、盐调味即成。

药膳功效
清热解毒，养颜祛痘。

3 枸杞菊花排骨汤

药膳配方
枸杞、菊花各20克，排骨100克，姜1片，盐少许，冷水适量。

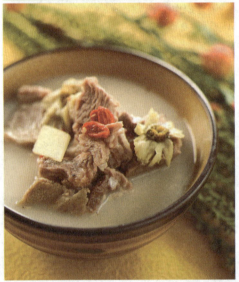

制作程序
1. 将洗净的排骨切成约3厘米大小备用；将枸杞、菊花用冷水洗净。
2. 放约8碗水烧开，加入排骨、姜及枸杞，武火煮开后改用中火煮约30分钟。
3. 在汤快煲好前放入菊花，加盐调味即可。

药膳功效
清热、解毒、明目、养颜、祛痘。

4 木瓜西红柿土豆汤

药膳配方
木瓜900克，西红柿4个，土豆300克，猪瘦肉225克，姜2片，盐适量，冷水适量。

制作程序
1. 木瓜去皮、去核后切厚块；西红柿切块去子后，清洗干净；土豆去皮，洗净；猪瘦肉洗净切大块，氽烫后再冲洗干净。
2. 煲滚适量水，下木瓜、西红柿、土豆、猪瘦肉和姜片，煲滚后再以文火煲约2小时，下盐调味即成。

药膳功效
清热、解毒、明目、养颜、祛痘。

5 冰糖百合汤

药膳配方
冰糖30克，百合30克，绿豆50克，冷水适量。

制作程序
1. 冰糖打碎成屑，百合、绿豆洗净。
2. 百合、绿豆放入炖锅内，加水适量，置武火上烧沸，再用文火炖煮30分钟，加入冰糖屑即成。

药膳功效
对痤疮有显著疗效。

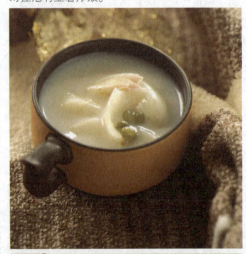

6 芦笋丝瓜肉片汤

药膳配方
鲜芦笋75克，丝瓜150克，胡萝卜30克，草菇3个，猪瘦肉75克，姜1片，盐，冷水适量。

制作程序

1. 将鲜芦笋削去硬节皮洗净，斜切成小段；胡萝卜去皮洗净，切块；草菇洗干净，切片；丝瓜削去外皮冲洗干净，切块；猪瘦肉洗干净，切片。
2. 煲滚适量水，下鲜芦笋、丝瓜、胡萝卜块、草菇片、猪瘦肉片、姜片，煲滚后改中火滚约1小时，下盐调味即成。

药膳功效

净化肌肤，祛除青春痘。

羹类药膳

1 枇杷鲜藕百合羹

药膳配方

枇杷50克，鲜百合50克，鲜藕50克，淀粉3克，桂花2克，冷水适量。

制作程序

1. 将枇杷去皮和核，取肉备用；鲜百合洗净，撕成瓣状；鲜藕洗净，切成小块。
2. 将枇杷、百合、鲜藕同放入锅中，加入约500克冷水，用中火熬煮，将熟时调入淀粉勾芡，煮沸成羹。
3. 盛起食用时调入桂花即可。

药膳功效

清热、解毒、明目、养颜、祛痘。

6 茉莉花鸡粒羹

药膳配方

鸡肉150克，鲜平菇150克，茉莉花30朵，蛋清20克，瑶柱15克，姜1片，盐4克，淀粉10克，色拉油5克，香油3克，白糖2克，高汤500克，冷水适量。

制作程序

1. 瑶柱洗净，用冷水浸泡2小时，撕细，放入盘中，加入适量冷水和姜片，蒸半小时后盛起备用。
2. 茉莉花择去蒂，用盐水清洗，再用冷水冲洗干净；蛋清用筷子搅匀；平菇洗净，切片。
3. 鸡肉洗净，切小粒，加3克盐、5克淀粉腌10分钟左右，放入沸水锅中余水，捞起沥干水分。
4. 锅内加入色拉油烧热，先下盐、白糖及瑶柱煮滚，再下鸡肉粒、平菇片煮至鸡肉熟烂，用5克淀粉加水勾芡，并下蛋清拌匀，淋入香油，撒上茉莉花，即可盛起食用。

药膳功效

净化肌肤，祛除青春痘。

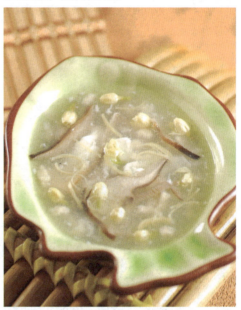

汁类药膳

1 芦荟蜜汁

药膳配方

新鲜芦荟200克，蜂蜜20克，冷水适量。

制作程序

1. 将新鲜芦荟洗净，去除绿色部分的叶皮，取透明的叶肉切小丁。
2. 将芦荟入锅中，加冷水煮滚，放凉后滤取芦荟汁。
3. 在芦荟汁中加入蜂蜜，搅拌均匀，直接饮用即可。

药膳功效
本方能够排毒养颜，抑制皮脂分泌，祛除青春痘。

2 芦荟苹果汁

药膳配方
芦荟20克，苹果1个，凉开水50毫升，冰块4块。

制作程序
1. 芦荟洗净后切成小块；苹果洗净，去皮去核，切成小块。

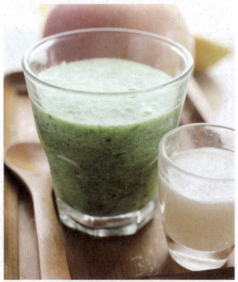

2. 将芦荟块和苹果块倒入榨汁机中，加入凉开水，搅打成汁。
3. 杯中放入冰块，将芦荟苹果汁倒入其中即可。

药膳功效
消炎除螨，祛除青春痘。

3 卷心菜芦荟汁

药膳配方
卷心菜50克，芦荟1段，苹果1个，菠萝1/4个，蜂蜜15克，凉开水80克。

制作程序
1. 芦荟洗净后切成小块；卷心菜洗净切成小片；苹果去皮去核后切块；菠萝切小块。

2. 将上述蔬菜、水果放入榨汁机中，搅打成汁。
3. 将果菜汁倒入杯中，冲入凉开水，加入蜂蜜调匀即可。

药膳功效
本方能够润肠通便，排毒养颜，祛除青春痘。

蜂产品药膳

1 蜂蜜西红柿汁

药膳配方
蜂蜜40克，西红柿100克，温开水适量。

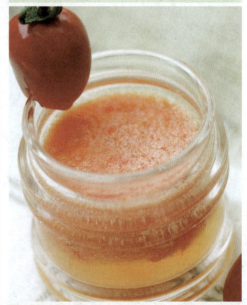

制作程序
将西红柿榨汁，兑入蜂蜜搅匀。

服食方法
早晚空腹分2次用温开水冲服。

药膳功效
本方能够清热去火，排毒清肠，祛痘养颜。

2 蜜制菊花

药膳配方
蜂蜜500克，鲜菊花瓣1000克。

制作程序

将鲜菊花瓣捣烂,加水煎煮半小时,滤除残渣,连续两次等量提取汁液,合并两次提取液,小火浓缩至500毫升,待凉至50℃后加入蜂蜜,调匀即可。

服食方法

每日饭前服用,每次20毫升。

药膳功效

本方能够清热去火,祛痘养颜。

防止肥胖的药膳

肥胖症是人体内脂肪贮存过多引起的,如体重超过标准体重的15%~20%即为肥胖。肥胖症分为单纯性和继发性两类,前者没有明显的神经或内分泌系统功能变化,临床最为常见。肥胖症对人类健康的危害十分严重,肥胖症最可怕的害处是缩短人们的寿命,引发动脉硬化、冠心病、高血压等心脑血管疾病。它还能导致各种身心不良、肠胃病、性无能以及自卑情结等,给人们带来极大的痛苦。因此,有肥胖的青少年切不可"心宽体胖""放任自流",否则后果不堪设想。

青少年肥胖症通常是指单纯性肥胖症,除了与活动过少和遗传因素有关外,大多由于饮食因素所致,即摄入大于消耗,使体内脂肪过度积聚,体重超过一定的范围。但减肥不等于节食,而应通过一定的药膳食疗调理身体,最终达到瘦身健体的目的。一般只要坚持进行药膳治疗,都可以收到一定效果。

粥类药膳

1 石膏竹叶粥

药膳配方

粳米100克,生石膏50克,竹叶10克,白糖30克,冷水适量。

制作程序

1. 粳米淘洗干净,用冷水浸泡半小时,捞出,沥干水分。
2. 竹叶洗净。
3. 生石膏捣碎,放入砂锅内,煮半小时,随即入竹叶煎10分钟,去渣取汁。
4. 粳米放入锅中,注入竹叶汁和适量冷水,先用旺火烧沸,再改用小火熬煮成粥,加适量白糖,搅拌均匀即可。

药膳功效

润肠通便,防治肥胖症。

2 淡竹叶粥

药膳配方

淡竹叶30克,粳米100克,白糖10克,冷水适量。

制作程序

1. 将淡竹叶洗净。
2. 粳米淘洗干净,用冷水浸泡半小时,捞出,沥干水分。
3. 取锅放入冷水、淡竹叶,煮沸10分钟后,滤去渣质,加入粳米,用旺火烧沸,再用小火续煮至粥成,下入白糖调匀,即可盛起食用。

药膳功效

清热润肠,防止便秘,治疗肥胖症。

3 竹荪玉笋粥

药膳配方

粳米100克,竹荪50克,玉米笋(罐装)75克,盐1克,味精1.5克,冷水1000毫升。

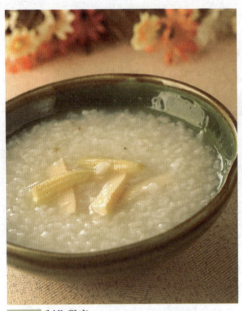

制作程序

1.粳米淘洗干净，用冷水浸泡半小时，捞出，沥干水分。
2.竹荪用温水泡至回软，洗涤整理干净，改刀切段。
3.玉米笋洗净，改刀切小段备用。
4.锅中加入1000毫升冷水，将粳米放入，先用旺火烧沸，然后转小火慢煮。
5.粥再次烧沸以后，加入竹荪和玉米笋，用盐和味精调好味，搅拌均匀，再煮约20分钟，即可盛起食用。

药膳功效

减肥降脂，解暑清热，健脾止泻，提高免疫力。

4 绿豆竹叶粥

药膳配方

粳米100克，绿豆30克，银花露、鲜荷叶、鲜竹叶各10克，冰糖15克，冷水1500毫升。

制作程序

1.先将鲜荷叶、鲜竹叶用冷水洗净，放入锅内，加入适量冷水，煮开，去渣取汁。
2.绿豆、粳米淘洗干净，用冷水浸泡发胀，放入锅中，加入约1500毫升冷水，用旺火煮沸后兑入银花露及竹叶荷叶汁，改用小火缓熬至粥熟。
3.粥内调入冰糖，搅拌均匀，即可盛起食用。

药膳功效

清热润肠，降暑安神，防止肥胖。

5 荷叶糯米粥

药膳配方

糯米200克，鲜荷叶2张，白糖30克，白矾5克，冷水适量。

制作程序

1.糯米洗净，用冷水浸泡2小时，然后入锅加适量冷水，先用旺火烧沸，再改用小火熬至八成熟。
2.白矾加少许水溶化。
3.另用一锅，锅底垫1张荷叶，上面洒少许白矾水，将糯米粥倒入锅内，上面再盖1张荷叶，用旺火煮沸，加入白糖调味，即可盛起食用。

药膳功效

减肥降脂，解暑清热，健脾止泻。

6 枇杷叶粥

药膳配方

枇杷叶30克（鲜品50克），粳米100克，冰糖10克，冷水适量。

制作程序

1.将枇杷叶用干净纱布包好放入适量水中，煮沸后去渣取汤，或鲜枇杷叶刷去叶背面的绒毛，细切煮汤后滤去渣。
2.粳米淘洗干净，用水浸泡半小时，捞出，沥干水分。
3.取锅放入枇杷叶汤和粳米，先用旺火煮沸，再改用小火熬煮，待粳米软烂后加入冰糖，搅拌均匀，再略煮片刻即成。

药膳功效

化痰止咳，和胃降逆，瘦身保健。

7 胭脂菜粥

药膳配方

胭脂菜100克，粳米100克，盐1.5克，冷水适量。

制作程序

1. 粳米淘洗干净，用冷水浸泡半小时，捞出，沥干水分。
2. 将胭脂菜择洗干净，细切。
3. 取锅放入冷水、粳米、胭脂菜，先用旺火煮沸，再改用小火熬煮至粥成，调入盐后即可食用。

药膳功效

清热、滑肠、凉血、解毒，防止肥胖。

8 山药羊肉粥

药膳配方

粳米100克，山药150克，净羊肉50克，葱末3克，姜末2克，盐1.5克，胡椒粉1克，冷水适量。

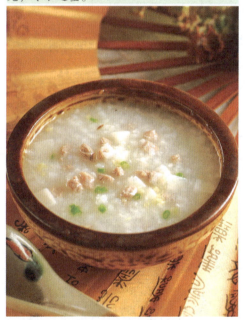

制作程序

1. 粳米淘洗干净，用冷水浸泡半小时，捞出，沥干水分。
2. 山药冲洗干净，刮去外皮，切成丁块。
3. 净羊肉漂洗干净，放入开水锅内煮至五成熟时捞出，切成丁块。
4. 取锅放入冷水、粳米，先用旺火煮开，然后改用小火熬煮，至粥将成时，加入羊肉块、山药丁、葱末、姜末、盐，待几滚，撒上胡椒粉，即可盛起食用。

药膳功效

润肠通便，抑制脂肪吸收，防止肥胖。

汤类药膳

1 苦瓜炖蛤汤

药膳配方

苦瓜25克，文蛤500克，香油、料酒、生姜、盐各少许。

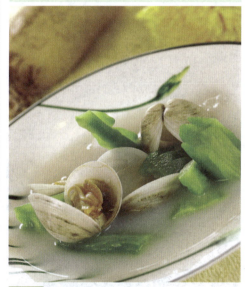

制作程序

1. 文蛤洗净；苦瓜洗净，切片。
2. 将文蛤入沸水锅内煮至壳张，去壳挖肉，除净内脏，入热油锅内爆炒，加料酒、生姜、盐拌匀。
3. 另取一砂锅，将苦瓜片铺入砂锅底，上面放蛤肉，加入适量水，炖至蛤肉熟透入味，淋上香油即成。

药膳功效

清热润肠，防止便秘，治疗肥胖症。

2 青苹果芦荟汤

药膳配方

青苹果两个，芦荟100克，冰糖20克。

制作程序

1. 将苹果削皮，芦荟洗净，分别切成小块。
2. 将苹果、芦荟一齐入锅，加适量水，煎煮15分钟，调入冰糖即可。

药膳功效

润肠通便，防治肥胖症。

3 黄豆银耳鲫鱼汤

药膳配方

黄豆75克，白果3克，银耳19克，鲫鱼1条，姜2片，盐适量，冷水适量。

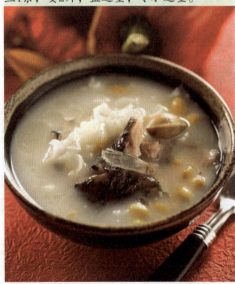

制作程序

1. 黄豆洗干净；白果去壳、衣心，清洗干净；银耳用水浸20分钟，冲洗干净，然后剪碎。
2. 鲫鱼去鳞、内脏，清洗干净，用油把鲫鱼略煎，盛起。
3. 烧滚适量水，下黄豆、白果、银耳、鲫鱼和姜片，水滚后改文火煲约90分钟，下盐调味即成。

药膳功效

清热润肠，降暑安神，防止肥胖。

4 玉米豆苗汤

药膳配方

青嫩玉米2个，豌豆苗100克，白糖、盐各少许，冷水适量。

制作程序

1. 将玉米剥去苞叶摘去须，洗净切成丁，放沸水内煮2分钟，捞出加清汤蒸熟。
2. 将豆苗洗净用沸水烫后，再投入沸滚清汤内，倒入玉米丁，加白糖、盐调味即可。

药膳功效

健脾开胃、生津止呕。尤适宜于肥胖人、食欲不振者常食。

5 冬菇葫芦汤

药膳配方

冬菇（浸软）8个，葫芦450克，木耳（水发）20克，莲子75克，猪瘦肉150克，姜2片，盐适量，冷水适量。

制作程序

1. 葫芦去皮洗净，切厚块；莲子洗净；猪瘦肉洗净，汆烫后再冲洗干净。
2. 煲滚适量水，下冬菇、葫芦、木耳、莲子、猪瘦肉、姜片，沸滚后改文火煲2小时，下盐调味即成。

药膳功效

减肥降脂，解暑清热，健脾止泻。

6 冬瓜虾仁桃花汤

药膳配方

冬瓜300克，虾仁20克，鸡肉30克，桃花（鲜品）30克，料酒10克，姜5克，葱10克，盐3克，味精2克，胡椒粉2克，香油2克，冷水1800毫升。

制作程序

1. 将冬瓜洗净，连皮切成小块；虾仁洗净；桃花洗净，用水泡2小时，捞起；鸡肉切丁；姜切片，葱切段。
2. 将冬瓜、虾仁、鸡丁、料酒、姜、葱同放炖锅内，加水1800毫升，置武火上烧沸，用文火炖煮35分钟，加桃花、盐、味精、胡椒粉、香油即成。

药膳功效

清热、滑肠、补血、解毒、防止肥胖。

汁类药膳

1 葡萄芦笋苹果汁

药膳配方

葡萄20颗，芦笋2根，苹果1/2个，冰块4块。

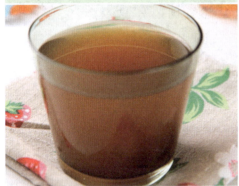

制作程序

1. 葡萄洗净，去皮去子；苹果洗净后去核去皮，切成小块；芦笋洗净，切段。
2. 上述蔬果放进榨汁机中榨取汁液。
3. 将冰块放入杯中，倒入蔬果汁调匀，即可直接饮用。

药膳功效

清热解毒，润肠通便，防止肥胖。

2 小黄瓜西瓜汁

药膳配方

小黄瓜5根，西瓜200克，冰块4块。

制作程序

1. 将小黄瓜洗净，切成条状；西瓜去皮、去子，将瓜瓤切成小块。
2. 将小黄瓜条和西瓜块放入榨汁机中榨取汁液。

3. 将冰块放入杯中，并将榨汁机中的蔬果汁倒入杯中，搅匀后即可饮用。

药膳功效

本方能够安神益智，增强记忆力，消除多余脂肪，防止肥胖。

3 西瓜汁

药膳配方

西瓜瓤500克，白糖少许。

制作程序

1. 将西瓜瓤去子，放入碗中，用汤匙捣烂，再用消毒纱布过滤取汁。
2. 将西瓜汁倒入杯中，加入白糖搅拌均匀，直接饮用即可。

药膳功效

通利二便，防止肥胖。

4 酸枣苹果汁

药膳配方

苹果1个，酸枣50克，蜂蜜10克。

制作程序

1. 苹果洗净后去核去皮，切成小块；酸枣洗净，去核。
2. 苹果块、酸枣分别放入榨汁机中搅打成汁。
3. 将苹果汁和酸枣汁混合在一起，放入蜂蜜，搅拌均匀，即可饮用。

药膳功效

健脾润肺，解毒清咽，防止肥胖。

5 三味汁

药膳配方

山楂10个，西瓜皮50克，鲜藕50克，蜂蜜20克。

制作程序

1. 山楂洗净，去核，切片，放入碗中备用。
2. 鲜藕、西瓜皮分别去外皮，切成小块，入沸水锅中焯一下水。
3. 将山楂、鲜藕、西瓜皮放入榨汁机中榨取汁液，倒入杯中，加入蜂蜜调匀，即可直接饮用。

🔺 药膳功效
本方具有提高记忆力、开胃健脾、防止肥胖的作用。

茶类药膳

1 消脂茶

药膳配方
茶叶、生姜、诃子皮各等份。

制作程序
先将茶叶、诃子皮加水一碗,令其沸热后,再加生姜煎服。

药膳功效
治宿滞,减肥。

2 山楂纤体茶

药膳配方
山楂5克,丁香3粒,柠檬香茅3克,冰糖适量,开水500毫升。

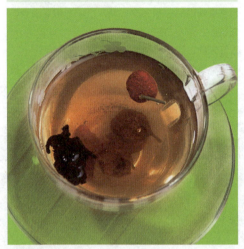

制作程序
先将所有茶材放入壶中,注入热开水,静置5分钟,再加入适量冰糖调味后即可饮用。

药膳功效
促进脂肪代谢,减肥健体。

蜂产品药膳

1 芹菜蜂蜜汁

药膳配方
蜂蜜,芹菜。

制作程序
芹菜榨汁后加等量蜂蜜。

服食方法
每日服2~3次,每次1汤匙,饭前饮用。

药膳功效
本方能够排毒降压,防止肥胖。

2 南瓜蜂蜜汁

药膳配方
蜂蜜,南瓜汁。

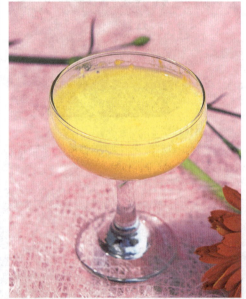

制作程序
南瓜汁1杯,加蜂蜜2汤匙。

服食方法
每日夜间饮用2~3次。

药膳功效
本方能够排毒消脂,防止肥胖。

提高免疫力的药膳

人们通常把人体对外来侵袭、识别和排出异物的抵抗力称为"免疫力"。当人体免疫功能失调，或者免疫系统不健全时，下列问题就会发生，即出现免疫力低下的症状：感冒、扁桃体炎、哮喘、支气管炎、肺炎、腹泻等疾病反复发作，尤其是体质虚弱者、儿童、老年人等情况更为严重，所以千万不可小视。对于这些情况，我们必须给予足够的注意，不可掉以轻心。

人体的免疫力好坏大多取决于遗传基因情况，但是饮食、睡眠、运动、压力等因素对其影响也很大。其中饮食具有决定性的影响力，因为有些食物的成分能够协助刺激免疫系统，增强免疫能力。如果缺乏这些重要营养素成分，身体的免疫系统机能就会受到严重影响。一时出现免疫力低下的症状，一定要及时就诊。治疗期间，在医生指导下最好同时进行药膳食疗，多进食几类食物：深绿色蔬菜，如菠菜、油菜、西洋菜、十字花科蔬菜、西蓝花等；含硒的食物，如蒜、姜等；含维生素A的食物，如胡萝卜等；抗氧化的食物，如虾仁、柴鱼、甜椒等；菇覃类食物以及豆类食物等。

粥类药膳

1 白芷粥

药膳配方

粳米100克，白芷10克，白糖5克，冷水适量。

制作程序

1. 粳米淘洗干净，用冷水浸泡半小时，捞出，沥干水分。
2. 将白芷研成细末。
3. 取锅放入冷水、粳米，先用旺火煮开，然后改用小火煮至粥成，调入白芷末和白糖搅匀，再略煮片刻，即可盛起食用。

药膳功效

清热抗感，增强自身免疫功能，改善微循环及新陈代谢。

2 荆芥粥

药膳配方

粳米100克，荆芥苗100克，盐1.5克，冷水适量。

制作程序

1. 粳米淘洗干净，用冷水浸泡半小时，捞出，沥干水分。
2. 将荆芥苗择洗干净，细切。
3. 取锅放入冷水、粳米，先用旺火煮开，然后改小火熬煮，至粥将成时，加入荆芥苗、盐，待两三沸，即可盛起食用。

药膳功效

滋肾养血，祛风化斑，调整机体免疫。

3 陈皮牛肉蓉粥

药膳配方

粳米150克，牛肉200克，干米粉50克，陈皮1片，大头菜2片，香菜5克，葱末3克，盐2克，白糖5克，酱油15克，淀粉10克，色拉油3克，冷水适量。

制作程序

1. 粳米洗净，浸泡半小时后捞起沥干，加入沸水锅内和陈皮同煮。
2. 牛肉洗净切碎、剁烂成蓉，并用淀粉、盐、白糖、色拉油、酱油拌匀。
3. 干米粉用烧沸的油炸香，捞起备用；粥煮25

分钟后，净牛肉蓉下锅，待再煮沸时加入香菜、葱末、大头菜粒和炸香的米粉，即可盛起食用。

🔺🔺🔺 药膳功效
益气止渴、强筋壮骨、滋养脾胃，提高免疫力。

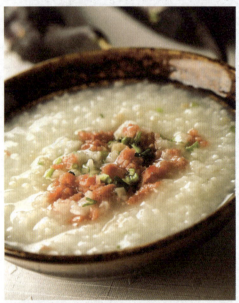

4　瑶柱窝蛋牛肉粥

药膳配方
粳米150克，牛肉100克，鸡蛋2只，瑶柱2粒，腐竹15克，陈皮1片，色拉油3克，盐2克，生抽、白糖各3克，淀粉5克，胡椒粉1.5克，冷水适量。

制作程序
1. 粳米洗净，浸泡半小时后捞出，沥干水分，加入腌米料拌匀，待米发胀并呈乳白色时，用汤匙压碎。
2. 牛肉洗净切片，用盐、生抽、白糖、色拉油、淀粉、胡椒粉拌匀。
3. 陈皮浸软，刮去瓤，切丝；瑶柱用冷水浸透。
4. 锅内注入适量冷水，先放入腐竹和瑶柱煲半小时，接着加入粳米，用旺火煮20分钟，然后下入牛肉片，改小火慢慢熬煮。
5. 粥将成时打进鸡蛋，加入盐，撒上陈皮丝，再稍焖片刻，即可盛起食用。

🔺🔺🔺 药膳功效
提高免疫力，促进新陈代谢，使营养物质转化的能量最大限度地存于体内。

5　紫苏叶粥

药膳配方
粳米100克，紫苏叶50克，红糖20克，冷水适量。

制作程序
1. 粳米淘洗干净，用冷水浸泡半小时，捞出，沥干水分。
2. 将紫苏叶择洗干净。
3. 取锅放入冷水、粳米，先用旺火煮开，然后改用小火熬煮，至粥将成时，加入紫苏叶，待两三沸，调入红糖拌匀，即可盛起食用。

🔺🔺🔺 药膳功效
净化排毒，补气血，调节免疫系统。

6　山药蛋黄粥

药膳配方
糯米粉100克，山药150克，鸡蛋3只，白糖15克，温水、冷水1000毫升。

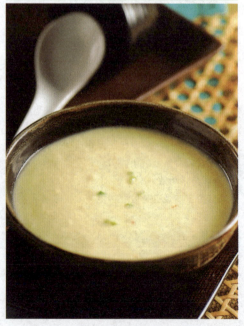

制作程序

1. 糯米粉用温水搅拌成浆。
2. 山药去皮,洗净,剁细过筛。
3. 鸡蛋打入碗内,捞出蛋黄,用冷水调匀。
4. 锅中加入约1000毫升冷水,放入山药末,煮沸两三次后将鸡蛋黄均匀加入,等待再次煮沸,加入糯米粉浆调匀煮熟,然后加入白糖,搅拌均匀,即可盛起食用。

药膳功效

具有较高的抗菌免疫活性,能增强机体防病抗病能力。

汤类药膳

1 百合啤梨白藕汤

药膳配方

百合100克,莲藕100克,梨1个,啤酒半瓶,盐少许,冷水适量。

制作程序

1. 将鲜百合洗净,撕成小片状;将莲藕洗净去节,切成小块,煮约10分钟;将梨切成小块。
2. 把啤酒、梨与莲藕放入冷水中煲2小时,再加入鲜百合片,煮约10分钟,下盐调味即成。

药膳功效

滋阴降火,泻热化痰,润肺止渴,提高免疫力。

2 归精黑豆煲鸡汤

药膳配方

当归50克,黄精50克,黑豆50克,红枣4颗,生姜2片,嫩鸡1只,盐少许,冷水适量。

制作程序

1. 将鸡洗净,去毛、去内脏、去肥膏,放入滚水中煮8分钟,捞起沥干。
2. 将黑豆放入炒锅中,不加油,炒至豆衣裂开,洗净,沥干水。
3. 当归、黄精洗净,当归切片;红枣、生姜洗净,红枣去核,生姜去皮切片。
4. 瓦煲内加入冷水,用文火煲至水滚,放入用料,候水再滚起用中火煲3小时,以少许盐调味,即可饮用。

药膳功效

净化排毒,补气血,调节免疫功能。

注意事项

伤风感冒发热、燥热咳嗽未愈者不宜饮用。

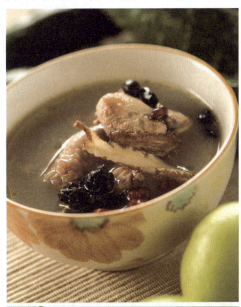

3 金花蜂蜜汤

药膳配方

金银花30克,蜂蜜30克,冷水适量。

制作程序

1. 将金银花洗净后放入锅内,加适量水,煎煮成汤。
2. 将金银花汤去渣,冷却,然后加入蜂蜜调匀即成。

药膳功效

滋肾养血,祛风化斑,提高机体免疫力。

4 菊花白菜豆腐汤

药膳配方

鲜菊花75克,大白菜150克,嫩豆腐2块,葱白、植物油、盐少许,冷水适量。

制作程序

1. 将白菜、豆腐洗净切块；菊花洗净；葱白切碎。
2. 将上述各物共置大瓦煲，加水6碗，煮沸后改文火煲至出味，将菊花捞去，加葱花、油、盐调味即可。

药膳功效

改善血循环，安神补脑，调节免疫功能。

5 葱白大蒜汤

药膳配方

葱白500克，大蒜250克，冷水2000毫升。

制作程序

1. 葱白洗净，切段；大蒜去皮，砸碎。
2. 将两者置入锅中，加水2000毫升煮沸15分钟即可。

药膳功效

净化排毒，补气血，提高免疫力。

注意事项

属阴虚火旺者，如口咽干燥、尿黄、舌红无苔者，不宜服用本方。

6 大蒜姜葱汤

药膳配方

大蒜、生姜、葱白各15克，冷水适量。

制作程序

1. 将大蒜、生姜、葱白洗净后，一同放入砂锅内，加冷水适量。
2. 武火煮沸后，以文火煎煮片刻即成。

药膳功效

清热抗感，增强免疫力，改善微循环及新陈代谢。

7 绿豆茶叶冰糖汤

药膳配方

绿豆50克，绿茶5克，冰糖15克，冷水适量。

制作程序

1. 将绿豆洗净、捣碎，放入沙锅加水3碗煮至1碗半。
2. 加入茶叶煮5分钟，纳入冰糖拌化，待温分2次服食。

药膳功效

改善血循环，安神补脑，增强抵抗病能力。

8 芥菜生姜汤

药膳配方

鲜芥菜500克，生姜10克，盐少许，冷水适量。

制作程序

1. 将芥菜洗净切段，生姜切片，一同放入沙锅内，加冷水适量。
2. 武火煮沸后，以文火煎煮15分钟，加适量盐调味即成。

药膳功效

益气止渴，强筋壮骨，滋养脾胃，提高免疫力。

9 野菊白芷葱须汤

药膳配方

野菊花15克，白芷10克，连须葱白3～4根，冷水适量。

制作程序

1. 将连须葱白洗净，和野菊花、白芷一起放入沙锅中，加水3碗煎至1碗，取汁后留渣，再加1碗水煎至半碗。
2. 将头煎、二煎混和，分2次温服。

药膳功效

提高免疫力，促进新陈代谢，使营养物质转化的能量最大限度地存于体内。

蜂产品药膳

1 苹果皮蜂蜜汁

药膳配方

蜂蜜50克，苹果皮1碗，冷水适量。

制作程序

苹果皮加水煎汁，入蜂蜜稍煮，趁热徐徐服下。

服食方法
日服1次。

药膳功效
本方具有补虚益气、强身健体之功效，可有效提高免疫力，防治感冒。

2 糯米蜜粥

药膳配方
蜂蜜20克，糯米50克，冷水适量。

制作程序
将糯米加适量水煮粥，待温凉后加入蜂蜜，1次服下。

服食方法
每周一次。

药膳功效
本方能够补虚益气，强身健体，提高免疫力。

茶类药膳

1 首乌生地绿茶

药膳配方
绿茶、何首乌（切片蒸后晒干）、大生地（酒洗）各等份，冷水适量。

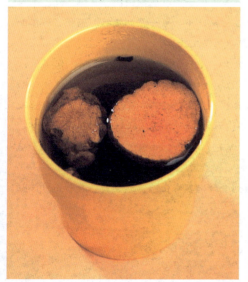

制作程序
煎水（用砂锅煎，忌沾铁器），取汁服饮。

药膳功效
滋肾养血，祛风化斑，提高机体免疫力。

注意事项
服用本品时忌吃鱼、萝卜、葱蒜和各种血；若出现伤风咳嗽或消化不良、腹泻等症状也应暂停服用。

2 银杏绿茶

药膳配方
绿茶2～3克，银杏叶（洗净）5克，沸水适量。

制作程序
以沸水冲泡代茶服饮。

药膳功效
降血脂、降血压、降血糖、防治老年性痴呆，提高免疫力。

3 八宝油茶汤

药膳配方
阴苞谷（将苞谷烫后晾干）、黄豆、花生米、核桃仁、阴米子（将糯米蒸熟后晾干）、团散、干豆腐丁、粉条、茶叶、茶油、花椒、姜丝、盐、大蒜各适量，冷水适量。

制作程序
1. 将阴苞谷、黄豆、花生米、核桃仁、阴米子、团散（阴米子粘结成薄饼）、干豆腐丁、粉条等物料，分别用茶油炸好，制成油炸物待用。
2. 将锅置火上，放入适量的茶油，待油冒烟时，放入一撮茶叶和少许花椒。待锅内茶叶呈焦黄时，快速加入适量冷水，再放入姜丝等，并用铲子挤压茶、姜等，以充分榨出茶汁、姜汁。等水滚开时，徐徐掺入冷水。待水沸而不滚时，加入盐、大蒜、花椒等调料，搅拌均匀，再次沸后，盛入有油炸物的碗中即成。

药膳功效
具有较高的抗菌免疫活性，能增强机体防病抗病能力。

最适合中年人的营养药膳

中年时期是人身体由盛而衰的转折点。这个时期脏腑功能逐渐由强而弱，而许多人又肩负工作、生活两副重担，往往抓紧时间拼命工作，自恃身体好而忽视了必要的保养。中医认为，过度劳体则伤气损肺，长此以往则少气力衰；过度劳心则阴血内耗，出现记忆力下降，性功能减退，气血不足等症状。

中医很注重中年人的保健调养。《景岳全书》指出："人于中年左右，当大为修理一番，则有创根基，尚于强半。"中年时的补养不但使人身体强壮，防止早衰，而且可以补血养颜。通过药膳选用具有益气、补肾、健脾、疏肝等功效的食物，可达到这些目的。

针对中年人的身体特点，食疗的侧重点应集中在防治贫血、调治肾虚、祛斑养颜、抗疲劳、改善睡眠等方面。

防治贫血的药膳

贫血症一般表现为发色黯淡、头昏眼花、心悸失眠等症状。此症长期不治，将形成恶性循环，引起机体免疫力下降，许多疾病也会乘虚而入，人的健康将受到严重威胁。与男性相比，中年女性更容易患贫血症，这主要是由于女性特殊的生理特点决定的。如生产、引产、流产、刮产、放环、月经过多及崩漏等，皆可使女性时时处于血虚状态，从而出现面色苍白干黄、头昏眼花、心慌少寐、四肢麻木、大便干燥、脱发白发、耳鸣耳聋、足后跟痛、皱纹过多、面部色斑、月经后期量少色淡、乳汁不足等一系列症状。因此，中年女性应十分注意日常的饮食保养，有效防止贫血症状的发生。

若进行药膳食疗，可在药膳中搭配以下食物：富含优质蛋白质的食物，如蛋类、乳类、鱼虾类、瘦肉类、豆类等；富含维生素C的食物，新鲜的水果和绿色蔬菜，如酸枣、杏、橘子、山楂、西红柿、苦瓜、青柿椒、生菜、青笋等；富含铁的食物，如鸡肝、猪肝、牛羊肾脏、海带、黑芝麻、芝麻酱、黑木耳、蘑菇、红糖、油菜、芹菜等；富含铜的食物，如：畜肉、动物肝脏、鱼虾、草菇、花生、橄榄、蜂蜜、全麦食品、坚果、豆类等。

上述食物日常饮食中应注意调配，尽量做到食物的多样化。另外注意，在贫血期间如服用铁剂时，不要喝茶，以免妨碍铁的吸收。

粥类药膳

1. 荔枝红枣粥

药膳配方

粳米100克,荔枝7枚,红枣10颗,冰糖10克,冷水1000毫升。

制作程序

1.荔枝去皮;红枣洗净,去核。
2.粳米淘洗干净,用冷水浸泡半小时,捞出,沥干水分。
3.锅中加入约1000毫升冷水,将荔枝肉和粳米放入,用旺火烧沸后放入红枣,再改用小火熬煮成粥,下入冰糖拌匀,再稍焖片刻,即可食用。

药膳功效

益气补血,促进血液循环,防治贫血。

2. 猪红鱼片粥

药膳配方

粳米100克,熟猪红(猪血)300克,鲩鱼肉100克,瑶柱15克,腐竹20克,酱油10克,姜丝2克,葱末3克,胡椒粉1克,盐1.5克,冷水适量。

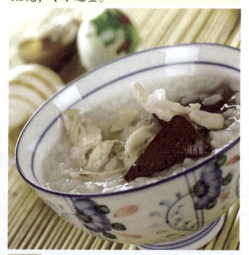

制作程序

1.粳米洗净,用少许盐、酱油拌匀,与腐竹、瑶柱一起放入沸水锅中,用小火同煮。
2.熟猪红洗净,用刀削去上层浮沫和下层的沉淀,切成小方块。
3.鲩鱼肉切成薄片,用酱油、姜丝拌匀。
4.粥约煮40分钟后,将猪红块、姜丝放入,用盐调味,烧沸时放入鲩鱼片,待再烧沸时即可盛起,食用时加入胡椒粉、葱末等调味即可。

药膳功效

补血、明目、润燥,防治贫血症。

3. 红枣黑豆粥

药膳配方

糯米150克,黑豆40克,红枣10颗,红糖30克,冷水1500毫升。

制作程序

1.将黑豆、糯米淘洗干净,用冷水浸泡3小时,捞起,沥干水分。
2.红枣洗净,去核。
3.锅中加入约1500毫升冷水,将黑豆、糯米放入,用旺火烧沸,然后改用小火熬煮10分钟。
4.将红枣加入粥中,继续熬煮约半小时,待米烂豆熟时,调入红糖,再稍焖片刻,即可盛起食用。

药膳功效

生血乌发,补肾强身,除湿利水,抗老延年,防治贫血症。

4. 鲤鱼阿胶粥

药膳配方

糯米100克,鲤鱼200克,阿胶20克,葱末、姜丝各3克,桂皮2克,盐1克,冷水1000毫升。

制作程序

1.糯米淘洗干净,用冷水浸泡3小时,捞出,沥干水分。
2.鲤鱼刮鳞去鳃,去除内脏,洗净后切块,放入锅中,加入适量冷水煎汤。
3.糯米放入锅中,加入冷水约1000毫升,用旺火烧沸,放入阿胶、鱼汤和桂皮,用小火慢煮,等糯米熟烂、汤汁浓稠时，放入葱末、姜丝、盐调味，即可盛起食用。

药膳功效

补血止血，滋阴润肺，常用于治疗贫血、吐衄崩漏、阴虚燥咳等症。

5 黑芝麻红枣粥

药膳配方

粳米150克，黑芝麻粉20克，红枣8颗，白糖30克，冷水1500毫升。

制作程序

1. 黑芝麻下入锅中，用小火炒香，研成粉末，备用。
2. 粳米淘洗干净，用冷水浸泡半小时，捞出，沥干水分；红枣洗净去核。
3. 锅中加入约1500毫升冷水，放入粳米和红枣，先用旺火烧沸，然后改用小火熬煮，待米粥烂熟时，调入黑芝麻粉及白糖，再稍煮片刻，即可盛起食用。

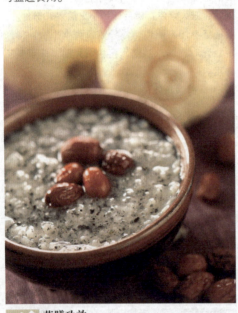

药膳功效

养肤、乌发、补血、明目、补肝肾、祛风、润肠、生津、通乳。

汤类药膳

1 黑芝麻当归汤

药膳配方

黑芝麻、当归各250克，红糖少许。

制作程序

黑芝麻、当归分别炒熟，研成细末，加红糖拌匀，贮存备用。每次取1匙，用沸水冲成汤汁服用。

药膳功效

益气补血，促进血液循环，防治贫血。

2 莲藕枣栗鸭架汤

药膳配方

鸭肉125克，红枣10克，莲子10克，莲藕50克，栗子20克，香菇3个，鸭骨架高汤500克，姜、盐、料酒各少许。

制作程序

1. 将莲藕洗干净，切成片状；莲子若买干的，要先泡水2小时；干香菇和栗子先泡水30分钟。
2. 先以鸭骨架熬煮出高汤，加热至滚沸，加入其他配料一起煮。待再次滚沸后调文火继续煲煮1小时。
3. 鸭肉熟软后，加入盐和料酒来提香调味即可。

药膳功效

生血乌发，补肾强身，除湿利水，抗老延年，防治贫血症。

3 甘蔗梢红花汤

药膳配方

甘蔗梢1把，红花5克，料酒适量。

制作程序

1. 将甘蔗梢洗净切碎，与红花一起放入锅内，加水以文火熬汤。
2. 汤成后去药渣留汤，将料酒调入汤内即可。

药膳功效

滋阴凉血，调经祛瘀，防治贫血。

4 节瓜小豆煲鸭汤

药膳配方

鸭肉600克，鱿鱼干50克，节瓜1000克，赤小豆100克，白果50克，蜜枣5颗，香油、盐适量，冷水3000毫升。

制作程序

1. 鸭1只宰杀干净，取其肉，斩成大块，用开水烫煮后漂净；鱿鱼干浸透洗净，切成中块。
2. 节瓜刮皮后洗净，切成中块；白果去壳、去衣、去心后和赤豆、蜜枣分别淘洗干净。
3. 煲内放进3000毫升冷水，置于炉火上，待水开后将所有用料倒进煲内。先用武火煲30分钟，再用中火煲60分钟，后用文火煲90分钟即可。
4. 煲好后，取出药渣，放香油、盐调味，咸淡随意。

药膳功效

补血止血，滋阴润肺，常用于治疗贫血、吐衄崩漏、阴虚燥咳、浮肿等症。

5 红枣归圆猪皮汤

药膳配方

红枣15颗，猪皮500克，当归20克，桂圆肉30克，盐少许，冷水2000毫升。

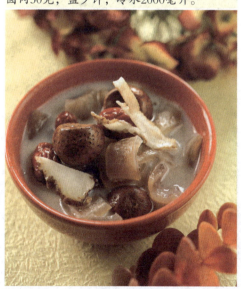

制作程序

1. 红枣去核，洗净；当归、桂圆肉洗净。
2. 尽量剔除粘附在猪皮上的脂肪，切块，洗净，飞水。
3. 瓦煲内注入冷水2000毫升，煮沸后加入以上用料，煲滚后改用文火煲3小时，加盐调味即可。

药膳功效

补血、明目、润燥，防治贫血症。

注意事项

高脂血症、高血压、冠心病患者不宜多用。

羹类药膳

1 核桃豆腐羹

药膳配方

核桃仁100克，豆腐2块，酱油6克，香油2克，高汤200克，开水适量。

制作程序

1. 核桃仁洗净，下入锅内，用小火干炒，炒熟后用汤匙压碎。
2. 豆腐切小丁，放入开水中焯一下水，入锅，加高汤炖煮约15分钟，然后加入酱油，再煮约5分钟。
3. 起锅前淋入香油，撒下核桃屑，拌匀即可。

药膳功效

本方具有益气、补血、壮骨之功效，可防治贫血和骨质疏松。

2 鸭血荠菜羹

药膳配方

鸭血100克，荠菜30克，熟冬笋10克，熟火腿10克，胡椒粉2克，鸡蛋清2个，盐3克，鸡精2克，香油5克，水淀粉20克，高汤1000克，冷水适量。

制作程序

1. 荠菜洗净泥沙，入沸水锅汆至断生，捞起沥干水分后切成颗粒；鸭血切成5厘米长、2毫米宽的丝；熟冬笋、熟火腿均切成4厘米长、2毫米宽的丝，入沸水锅氽一下去腥味，捞起沥干水分。

2.炒锅置火上，注入高汤，下熟火腿丝、冬笋丝、鸭血丝，烧沸去尽浮沫后调入盐、鸡精、胡椒粉，下荠菜粒、鸡蛋清，拌匀后用水淀粉勾芡，淋上香油，起锅装汤碗内即可。

药膳功效

补血、明目、润燥，防治贫血症。

后去掉葱、姜，加入发菜和少许料酒稍煮片刻，取出发菜沥干水分。

2.笋丝、香菇丝、粉丝放入沸水锅中煮1分钟，取出沥干。

3.猪肉丝用少许水淀粉拌匀。炒锅洗净，重新置旺火上，加入熟大油烧至六成热，加入猪肉丝划散，取出沥干油分。

4.炒锅内留少许油烧热，加入料酒、鸡汤、发菜、笋丝、香菇丝、粉丝、猪肉丝，烧沸后用水淀粉勾芡，加入鸡蛋清、盐、味精、胡椒粉、韭黄，再稍焖片刻，即可盛起食用。

药膳功效

生血乌发，补肾强身，除湿利水，抗老延年，防治贫血症。

4 黑芝麻山药羹

药膳配方

黑芝麻、山药各50克，白糖10克，冷水适量。

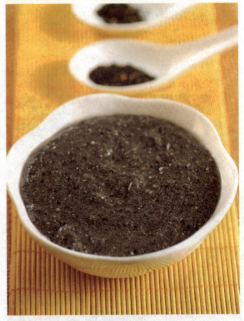

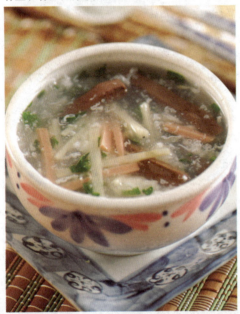

3 白发齐眉羹

药膳配方

水发发菜100克，水发粉丝50克，熟冬笋丝25克，韭黄段20克，鸡蛋清50克，猪瘦肉丝80克，水发香菇丝20克，味精1克，盐4克，料酒6克，胡椒粉1克，葱花、姜末各3克，水淀粉10克，熟大油15克，鸡汤500克，冷水适量。

制作程序

1.炒锅置旺火上，下入适量熟大油烧热，加入葱花、姜末煸炒出香味，加入适量冷水、盐，烧沸

制作程序

1.将黑芝麻去杂质，洗净，放锅内用小火炒香，研成细粉。

2.山药放入干锅中烘干,打成细粉,与黑芝麻粉混匀备用。
3.锅内加入适量冷水,置旺火上烧沸,将黑芝麻粉和山药粉缓缓加入沸水锅内,同时放入白糖,不断搅拌,煮5分钟即成。

药膳功效
补血补钙,润肺益胃,安神益智,生津润肠。

5 猪血归蓉羹

药膳配方
猪血150克,当归6克,肉苁蓉15克,熟大油4克,葱白5克,盐2克,味精1.5克,香油3克,冷水适量。

制作程序
1.将当归、肉苁蓉洗净,放入锅内,注入适量冷水,煮取药液。
2.将猪血整理干净,切成块,加入药液中煮熟,放入熟大油、葱白、盐、味精拌匀,食用时淋上香油即可。

药膳功效
补血止血,滋阴润肺,常用于治疗贫血、吐衄崩漏、阴虚燥咳、浮肿等症。

6 肉末鸭血羹

药膳配方
鸭血400克,猪里脊肉60克,姜末2克,蒜末1克,葱末2克,盐1克,酱油4克,胡椒粉1克,料酒8克,味精2克,色拉油40克,湿淀粉25克,高汤800克。

制作程序
1.鸭血洗净,切成3厘米见方的块,入沸水锅汆一下去腥味,捞起沥干水分。
2.猪里脊肉去筋膜,洗净,剁成肉末待用。
3.炒锅置火上,加色拉油烧至五成热,下肉末、姜末、蒜末煸炒至香并呈金黄色后,加入高汤,放入鸭血块,下盐、酱油、胡椒粉、味精、料酒调味,烧熟入味后用湿淀粉勾芡收汁,起锅装煲,撒上葱末即可。

药膳功效
养肤、乌发、补血、明目、补肝肾、祛风、润肠、生津、通乳。

7 百合花鸡蛋羹

药膳配方
鲜百合花25克,鸡蛋4只,菠菜叶30克,水发玉兰片、水发银耳、水发黑木耳均20克,香油3克,色拉油8克,湿淀粉30克,料酒10克,盐4克,味精2克,葱末3克,胡椒粉2克,素高汤200克,冷水适量。

制作程序
1.鲜百合花择洗干净,用开水烫一下捞出;蛋清、蛋黄分别打入两个碗里,每碗内放入适量盐、味精、胡椒粉,腌拌均匀。
2.炒锅上火,放入适量冷水烧沸,下入鸡蛋清,待浮起时捞出控水,再放入鸡蛋黄,待熟后也捞出控水。
3.坐锅点火,下色拉油烧至五成热时,放葱末炒香,加入素高汤、玉兰片、银耳、黑木耳、百合花烧沸,加入料酒、盐、味精调味,放入蛋清、蛋黄、菠菜叶,用湿淀粉勾芡,最后淋上香油,出锅即成。

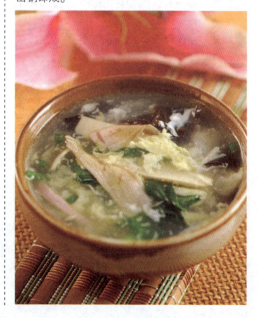

药膳功效
滋阴润燥，补气养血，健脑益智，可用于治疗贫血症。

8 南瓜花瘦肉羹

药膳配方
南瓜花100克，猪瘦肉150克，生姜2片，淀粉5克，料酒4克，味精2克，酱油6克，盐1.5克，香油3克，冷水适量。

制作程序
1. 将雄蕊南瓜花连柄一起采摘，去花萼、花柄，洗净。
2. 猪瘦肉切片，加入淀粉、料酒、味精腌渍15分钟。
3. 锅内加入适量冷水，置于火上，下入猪瘦肉片与姜片，共煮至熟烂。
4. 南瓜花入锅，再煮20分钟，加入盐、香油、酱油调匀，即可盛起食用。

药膳功效
补血养心，补中养神，可以帮助大脑获得充分休息。

茶类药膳

1 慈禧珍珠茶

药膳配方
珍珠、茶叶各适量，沸水适量。

制作程序
珍珠研细粉，沸水冲泡茶叶，以茶汤送服珍珠粉。

服食方法
每日1剂。

药膳功效
润肌泽肤，益气，补血，健脾。

2 当归玫瑰茶

药膳配方
当归、桂圆、枸杞各2克，小枣5颗，绿茶3克，玫瑰花适量，沸水适量。

服食方法
以沸水冲泡代茶服饮，每日1剂。

药膳功效
补血益气，润肤美白。

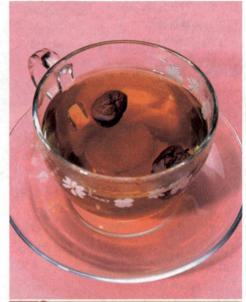

3 芝麻养血茶

药膳配方
黑芝麻6克，茶叶3克，冷水适量。

制作程序
前味炒黄，与茶加水煎煮10分钟。饮茶并食芝麻与茶叶。

药膳功效
滋补肝肾，养血润肺。治肝肾亏虚、皮肤粗糙、毛发黄枯或早白、耳鸣等。

汁类药膳

1 红萝卜西芹汁

药膳配方
红萝卜1根，西芹4根，橙子、苹果各1个，蜂蜜10克。

制作程序

1. 红萝卜、芹菜洗净，切粒；橙子去皮去子，苹果去皮去核，均切粒备用。
2. 上述蔬果倒入榨汁机中，榨取汁液后滤去渣子。
3. 将蔬果汁倒入杯中，加入蜂蜜调匀，即可直接饮用。

药膳功效

益气补血，促进血液循环，防治贫血。

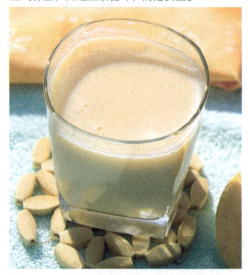

酒类药膳

1 八珍酒

药膳配方

全当归26克，炒白芍18克，生地黄15克，云茯苓20克，炙甘草20克，五加皮25克，肥红枣36克，胡桃肉36克，白术26克，川芎10克，人参15克，白酒1500毫升。

制作程序

1. 将所有的药用水洗净后研成粗末，装进用三层纱布缝制的袋中，将口系紧。
2. 将纱布袋浸泡在白酒坛中，封口，在火上煮1小时。
3. 药冷却后，埋入净土中，五天后取出来。
4. 再静置三至七天，开启酒坛，去掉药渣包，将酒装入瓶中备用。

服食方法

每次10～30毫升，每日服3次，饭前将酒温热服用。

药膳功效

此酒有气血双补的功效，用以治疗因气血亏损而引起的面黄肌瘦、心悸怔忡、精神萎靡、脾虚食欲不振、气短懒言、劳累倦怠、头晕目眩等症。

蜂产品药膳

1 养颜蜂王浆

药膳配方

鲜蜂王浆100克，蜂花粉250克，蜂蜜500克。

制作程序

将蜂王浆研碎后兑入蜂蜜中，拌匀使其充分软化，15日后加入蜂花粉搅匀，并装入深色瓶中。

服食方法

日服2次，早晚空腹服1汤匙，长期坚持服用。

药膳功效

具有补血养颜的作用，能够防治贫血、润泽肌肤。

2 蜂蜜枸杞膏

药膳配方

蜂蜜、枸杞各500克，60度白酒750毫升。

制作程序

将枸杞捣烂，用白酒浸泡提取，浸提中注意定时搅拌，之后取其滤液，回收白酒并小火熬成膏状，加入蜂蜜调和成膏即可。

服食方法

早晚空腹温开水冲服，每次20克。

药膳功效

本方具有平肝潜阳、补血益气的作用，能够防治贫血。

调治肾虚的药膳

现实生活中,中年人无论男女,都极易肾虚。肾的精、气虚衰不足,即可称为肾虚。肾虚又可分为肾阴虚和肾阳虚。肾阴指的是肾的本质,肾阳指的是肾的功能。肾阴虚的主症是腰膝酸软、五心烦热,更会有以下诸症:眩晕耳鸣,形体消瘦,失眠多梦,颧红潮热,盗汗,咽干,尿短黄,男子阳强易举、遗精早泄,妇女经少、经闭、崩漏、不孕。肾阳虚的主症为腰膝酸软,畏寒肢冷,诸症为:精神不振,头晕目眩,耳鸣耳聋,小便清长,夜间多尿,小便点滴不爽,小便不通,下利清谷,男子阳痿早泄、遗精、精冷不育,妇女宫寒不孕,带下清冷。

无论阴虚还是阳虚,都会导致人免疫能力的下降。肾虚发生时,肾脏的微循环系统亦会出现阻塞,即肾络会呈现不通。因此,肾虚是肾病及性功能障碍发生的病理基础。

预防和治疗肾虚,要常吃一些有效补肾的食物,如动物肾脏、海参、虾、芡实等。此外,肉类、鸡蛋、骨髓、黑芝麻、樱桃、桑葚、山药等也有不同程度的补肾功效。中医补肾是很讲究的,要求做到"善补阴者,阳中求阴;善补阳者,阴中求阳"。补肾阳的食物有狗肉、鹿肉、牛尾、韭菜;补肾阴的食物有乌鸡、鳖甲、龟板、枸杞等。要想肾功能正常,身体强壮,更重要的是要坚持不懈地做到生活有规律、心情舒畅。此外,还要多活动、多锻炼。

粥类药膳

1 韭菜子粥

药膳配方

韭菜子20克,粳米100克,盐1.5克,冷水1000毫升。

制作程序

1. 将韭菜子洗净,研为细末。
2. 粳米淘洗干净,用冷水浸泡半小时,捞出,沥干水分。
3. 锅中注入约1000毫升冷水,将粳米放入,用旺火煮沸后加入韭菜子,改用小火熬煮成粥。
4. 粥内调入盐,搅拌均匀,再稍焖片刻,即可盛起食用。

药膳功效

本方具有固精、助阳、补肾、治带的功能,适用于阳痿、早泄、遗精、多尿等症。

2 猪髓粥

药膳配方

粳米100克,猪脊髓150克,盐2克,味精1克,料酒5克,胡椒粉1克,冷水1000毫升。

制作程序

1. 将猪脊髓放入冷水中,撕去外层筋膜,漂洗干净,用料酒、盐拌腌。
2. 粳米淘洗干净,用冷水浸泡半小时,捞出,沥干水分。
3. 取锅加入约1000毫升冷水,将粳米放入,用旺火烧沸,搅拌几下,改用小火熬煮至半熟时,加入猪脊髓,再续煮至粥成,然后加入盐、味精、胡椒粉调好味,即可盛起食用。

药膳功效

本方可治疗肾虚腰痛、骨髓败伤、腰膝酸痛、阳痿遗精等症。

3 鳝丝油菜粥

药膳配方

粳米、小油菜各100克，活鳝鱼1条（约200克），料酒6克，醋3克，葱、姜、香菜各5克，盐2克，味精、胡椒粉各1克，色拉油5克，冷水1000毫升。

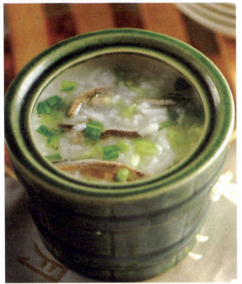

制作程序

1.将小油菜择去老叶，洗净，切成碎末；葱、姜洗净，拍松，用适量冷水浸泡出葱姜汁；香菜洗净，切成小段。
2.粳米淘洗干净，用冷水浸泡半小时，捞起沥干备用。
3.将活鳝鱼摔昏，剖腹，去掉内脏，剔去骨，切成细丝，放进冷水中漂去血水，捞出鳝丝，沥掉水分，加料酒、盐、姜葱汁、醋拌匀。
4.粳米放入锅中，加入约1000毫升冷水，用旺火烧沸，再用小火煮至米烂粥成，下鳝丝与油菜末，煮沸后加盐、味精、香菜和色拉油调好味，撒上胡椒粉，即可盛起食用。

药膳功效

本方具有补五肠、疗虚损、除风湿、强筋骨的功效，可治气血两亏、体弱消瘦、肾虚腰痛、虚痨咳嗽、湿热身痒等症。

4 牛髓地黄粥

药膳配方

粳米100克，牛骨髓20克，地黄汁15克，蜂蜜30克，料酒5克，味精2克，鲜姜3片，冷水1000毫升。

制作程序

1.用牛的棒骨8根，捶破后入锅，加入冷水熬取牛骨髓，再加入姜片、料酒，待水分熬去后，将牛骨髓装入瓷罐内保存。
2.粳米淘洗干净，用冷水浸泡半小时，捞出沥干。
3.粳米放入锅内，加入约1000毫升冷水，先用旺火烧沸，加入牛骨髓、地黄汁，再改用小火煎煮成粥，再加入味精、蜂蜜调匀，即可盛起食用。

药膳功效

温补肾阳、壮腰益精，用于治疗肾虚腰酸、阳痿遗精、阳虚泄泻等症。

5 豆苗猪肾粥

药膳配方

粳米100克，猪肾1副，猪肝60克，瑶柱60克，豆苗150克，葱末3克，盐2克，色拉油5克，冷水适量。

制作程序

1.猪肾洗净切开，去白膜，切薄片；猪肝洗净，切薄片；把猪肾和猪肝一起用葱末、色拉油、盐拌匀。
2.粳米洗净，用冷水浸泡半小时，捞出，沥干水分。
3.豆苗洗净，切短段；瑶柱浸软，撕细丝。
4.把粳米和瑶柱放入沸水锅内，用旺火煮沸后，改用小火煮至粳米熟烂，放入猪肾、猪肝，再煮沸5分钟，最后放入豆苗煮沸，加入盐，即可盛起食用。

药膳功效

本方可用以治疗肾虚腰痛、遗精盗汗、精子量少、存活率低、活动力差、耳鸣耳聋等症。

6 泥鳅黑豆粥

药膳配方

黑豆、黑芝麻各60克,泥鳅200克,料酒10克,葱末5克,姜末3克,味精、盐各1克,冷水1000毫升。

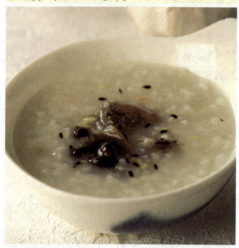

制作程序

1.黑豆淘洗干净,用冷水浸泡2小时以上,捞出,沥干水分;黑芝麻淘洗干净。

2.泥鳅洗净,放入碗内,加入料酒、葱末、姜末、味精、盐,上笼蒸至熟透,去骨刺备用。

3.锅中加入约1000毫升冷水,将黑豆、黑芝麻放入,先用旺火烧沸,搅拌几下,然后改用小火熬煮,粥熟时放入泥鳅肉,再稍煮片刻,加入葱末、姜末调味即可。

药膳功效

补中益气,补肾壮阳,利湿。适宜脾胃虚弱、消瘦乏力、消渴多饮及肾虚阳痿者服用。

7 黄狗肾粥

药膳配方

粳米100克,干品黄狗肾1副,葱段10克,姜片5克,料酒8克,盐2克,味精1克,冷水适量。

制作程序

1.将干品黄狗肾洗净,放入水锅,加入葱段、姜片、料酒,煮至熟透后捞出,撕去外皮,剖开扯去尿管,冲洗干净,再改刀切成块。

2.粳米淘洗干净,用冷水浸泡半小时,捞出,沥干水分。

3.取锅加入冷水、粳米,用旺火煮沸后,加入黄狗肾丁,再熬煮至粥成,用盐、味精调味后食用。

药膳功效

温补肾阳,壮腰益精,用于治疗肾虚腰酸、阳痿遗精、阳虚泄泻等症。

汤类药膳

1 党参黄芪炖鸡汤

药膳配方

党参、黄芪各15克,母鸡半只,红枣5颗,姜1片,料酒、味精、盐少许,冷水适量。

制作程序

1.将母鸡下沸水锅中焯去血水,捞出洗净;将红枣洗净去核;将党参、黄芪用清水洗净切段。

2.将鸡放入炖盅内,加适量水,放入党参、黄芪、红枣、料酒、味精、盐、姜片,放入笼内蒸至鸡肉熟烂入味,取出即成。

药膳功效

本方可治肾虚腰痛、遗精盗汗、耳鸣耳聋。

2 黑豆花生羊肉汤

药膳配方

羊肉750克,黑豆50克,花生仁50克,木耳25克,南枣10颗,生姜2片,香油、盐适量,冷水3000毫升。

制作程序

1.将羊肉洗净,斩成大块,用开水煮约5分钟,漂净;

将黑豆、花生仁、木耳、南枣用温水稍浸后淘洗干净，南枣去核，花生仁不用去衣。
2.煲内倒入3000毫升冷水烧至水开，放入以上用料和姜用小火煲3小时。
3.煲好后，把药渣捞出，用香油、盐调味，喝汤吃肉。

制作程序
1.将荠菜洗干净，切碎；芦根洗净，切段；白茅根去杂质，洗净，切段。
2.将上述食材一同放入砂锅内，加适量水，以文火煎30分钟即成。

药膳功效
本方具有补肾益气、祛虚活血、益脾润肺等功效。

药膳功效
补脾养胃，生津益肺，补肾固精。治脾虚久泻、肺虚喘咳、肾虚遗精、带下。

5 紫河红枣炖鸡汤

药膳配方
紫河车1副，红枣10颗，鸡腿2只，盐少许，冷水适量。

制作程序
1.先将紫河车轻轻冲洗干净，剥碎备用。
2.将鸡肉冲洗干净，除去结块的脂肪组织，切成块状备用。
3.将水烧至滚沸，锅内放进鸡肉、紫河车、红枣，滚煮30分钟。调文火，继续煲煮1小时。熄火前，加入适量盐调味即可。

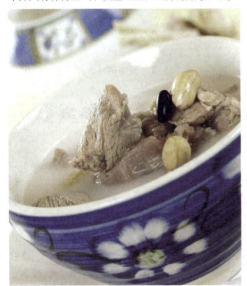

3 小麦石膏竹叶汤

药膳配方
小麦、生石膏各50克，竹叶20克，冷水1200毫升。

制作程序
1.将生石膏置于1200毫升水内，以文火熬半小时。
2.投入淘净的小麦及切细的竹叶，熬至汤浓缩为700毫升，去渣取汤饮用。

药膳功效
温补肾阳，壮腰益精，用于治疗肾虚腰酸、阳痿遗精、阳虚泄泻等症。

4 荠菜双根汤

药膳配方
鲜荠菜、芦根、白茅根各100克，冷水适量。

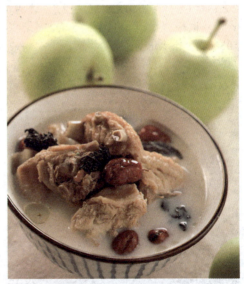

药膳功效
本方具有滋补肝肾、添精止血的功效，可用于治疗虚劳羸弱、腰膝酸痛、肾虚遗精、崩漏带下等症。

6 乌梅红枣汤

药膳配方

乌梅7颗,蚕茧壳1个,红枣5颗,冷水适量。

制作程序

将上述食材放入锅中,加水共煎,即可。

药膳功效

滋补肝肾,添精止血,可治疗腰膝酸痛、肾虚遗精、崩漏带下等症。

注意事项

尿黄、尿痛者不宜服用。

羹类药膳

1 平菇莲子鸭羹

药膳配方

鸭肉250克,平菇50克,鲜莲子100克,丝瓜30克,火腿20克,料酒6克,味精2克,盐3克,大油10克,葱段12克,姜片6克,胡椒粉2克,淀粉15克,蛋清25克,鸡汤500克,冷水适量。

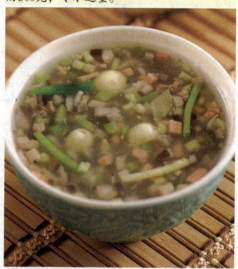

制作程序

1. 将鸭肉洗净,切成粒,放入碗内加入蛋清、淀粉拌匀,下沸水锅略氽一下捞起(不宜过熟),放入炖锅内,加入鸡汤、盐、料酒、姜片、葱段,上笼蒸半小时后取出,撇去浮沫备用。
2. 鲜莲子去壳,下沸水锅中焯一下,去莲衣,捅去莲心;丝瓜刮去外衣,洗净切成粒;平菇去杂质,洗净切成粒;火腿切成粒。
3. 炒锅放大油烧热,烹入料酒,加入鸡汤、鸭肉、火腿、莲子、平菇、盐、味精、胡椒粉烧沸,再入丝瓜烧至入味,即可出锅装碗。

药膳功效

本方可治肾虚腰痛、遗精盗汗、精子量少、耳鸣耳聋等症。

2 青豆萝卜豆腐羹

药膳配方

嫩白豆腐150克,胡萝卜50克,青豆粒、白萝卜各10克,盐1.5克,味精1克,白糖2克,湿淀粉25克,熟鸡油3克,清汤200克,冷水适量。

制作程序

1. 嫩白豆腐切成块,放入开水中氽烫一下;青豆粒焯水烫透,捞出,沥干水分备用;胡萝卜去皮,切成豆腐块大小的块;白萝卜去皮,切成青豆粒大小的粒。
2. 锅内加入适量冷水,烧沸后投入胡萝卜块,煮至熟透时,加入嫩豆腐块稍煮片刻,倒入碟中。
3. 另取一锅,加入清汤烧沸,加入嫩豆腐块、胡萝卜块、白萝卜粒、青豆粒,调入盐、味精、白糖,烧透入味,用湿淀粉勾芡,淋入熟鸡油即可。

药膳功效

温补肾阳,壮腰益精,用于治疗肾虚腰酸、阳痿遗精、阳虚泄泻等症。

3 鱼蓉银耳羹

药膳配方

净鱼肉150克,银耳25克,蛋清1个,盐2克,味精1克,香油3克,料酒8克,色拉油8克,胡椒粉1克,荸荠粉10克,高汤

1500克，冷水适量。

制作程序

1. 将净鱼肉上笼蒸熟，去除骨刺，用刀背砸成鱼蓉备用。
2. 银耳用温水浸发，洗净，用煮沸的淡盐水滚过，捞起切碎。
3. 坐锅点火，下入色拉油、料酒，加入高汤1500克，将鱼蓉烧滚，放入银耳，然后加入盐、味精调味，用荸荠粉加水勾芡，再推入蛋清拌匀，最后淋入香油，撒上胡椒粉，即可盛起食用。

药膳功效

本方具有补肾、益气力、降血压、强心、防龋、防辐射损伤、抗癌、抗衰老之功效。

4 银鱼笋丝羹

药膳配方

太湖银鱼100克，莴笋50克，香菜10克，料酒8克，盐3克，味精1.5克，胡椒粉1克，高汤800克，湿淀粉40克，大油15克，冷水适量。

制作程序

1. 太湖银鱼用冷水稍加浸泡，洗净备用。
2. 莴笋去皮，洗净，切成丝，放入沸水锅中烫熟。
3. 香菜择洗干净，切段备用。
4. 炒锅置旺火上，下高汤、料酒、盐、味精烧沸，放入银鱼、莴笋丝，再沸后下湿淀粉推匀，淋入大油，盛入大汤碗里，撒入香菜及各种调料即可。

药膳功效

本方具有补肾益气、补虚活血、益脾润肺等功效。

5 韭菜虾羹

药膳配方

小虾300克，韭菜40克，嫩豆腐2块，叉烧80克，姜1片，盐4克，淀粉、香油各5克，白糖1克，粟粉20克，色拉油10克，料酒3克，冷水适量。

制作程序

1. 韭菜洗净，切1.5厘米长的段；叉烧切小薄片；嫩豆腐洗净切粒，放入沸水锅中烫3分钟，捞起，沥干水分。
2. 小虾去头（虾头留用），去壳，挑除泥肠，加淀粉和适量盐、香油腌渍10分钟，放入沸水锅中氽熟。
3. 坐锅点火，入色拉油烧热，爆香姜片，下虾头爆炒片刻，烹入料酒，加入适量冷水，煮滚约15分钟，捞起虾头不要，撇去浮沫。
4. 将叉烧片、小虾、豆腐粒放入虾头汤内煮滚，用水溶粟粉勾稀芡，用盐、香油、白糖调好味，放入韭菜段兜匀，即可盛起食用。

药膳功效

本方具有固精、助阳、补肾、治带的功能。适用于阳痿、早泄、遗精、多尿等症。

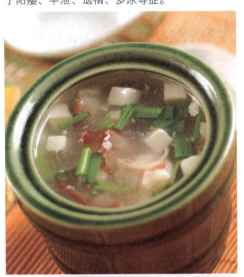

茶类药膳

1 白术甘草茶

药膳配方

白术15克，甘草、绿茶各3克，冷水600毫升。

制作程序

将白术、甘草加水600毫升，煮沸10分钟，加入绿茶即可。

服食方法
分3次温饮,再泡再服,日服1剂。

药膳功效
健脾补肾,益气生血。

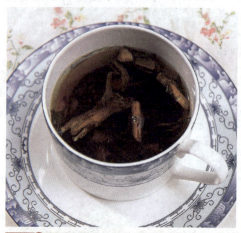

2 人参茶

药膳配方
茶叶15克,五味子20克,人参10克,桂圆肉30克,沸水适量。

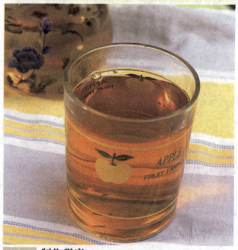

制作程序
五味子、人参捣烂,桂圆肉切细丝,共茶叶拌匀,用沸水冲泡5分钟。

服食方法
随意饮。

药膳功效
健脑强身,补中益气,强肾壮腰。

酒类药膳

1 人参固本酒

药膳配方
何首乌、枸杞、生地黄、熟地黄、麦门冬、天门冬、人参、当归各60克,茯苓30克,白酒6000毫升。

制作程序
1.将所有药材捣成碎末,装入纱布袋,放进干净的坛子里。
2.倒入白酒浸泡,加盖再放在文火上煮沸,约1小时后离火,冷却后将坛子密封。
3.7天后开启,将药渣除去,装瓶备用。

服食方法
每次10~20毫升,每日早晚2次,将酒温热空腹服用。

药膳功效
补肝肾,填精髓,益气血。适用于中老年腰膝酸软、体乏无力、精神萎靡等症。

蜂产品药膳

1 蜂蜜洋葱汁

药膳配方
蜂蜜45克,洋葱150克。

制作程序
榨取洋葱汁,兑入蜂蜜搅匀。

服食方法
早晚空腹温开水送服。

药膳功效
滋阴壮阳,调治肾虚,对性功能障碍有一定的治疗效果。

2 蜜制花粉

药膳配方

蜂花粉100克,蜂蜜200克,白糖50克。

制作程序

将蜂花粉去杂,磨碎,与白糖拌和均匀,然后再加蜂蜜搅拌均匀,放入锅内隔水快速加热到95℃,半分钟左右取出装瓶即成。

服食方法

日服2次,每次20克,可直接食用或放在点心上食用。

药膳功效

具有滋阴补肾、调虚壮阳的作用,能够调治肾虚、腰背疼痛。

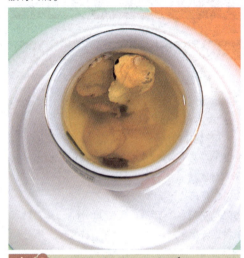

3 参姜蜜汁

药膳配方

蜂蜜30克,姜汁30克,人参片10克。

制作程序

将蜂蜜、人参片放入杯中,用沸水冲泡,调入姜汁即可。

服食方法

代茶饮,每日1~2次。

药膳功效

本方具有补肾益气的作用,能够调治肾虚所致的

4 蜂蜜参芪益气膏

药膳配方

蜂蜜、党参、黄芪各100克,冷水适量。

制作程序

党参、黄芪切片,煎取浓汁,用蜂蜜收膏。

服食方法

每日早晚空腹各服1次,每次15克,温开水送服。

药膳功效

本方具有补肾益气的作用,能够强身健体。

祛斑养颜的药膳

皮肤衰老是全身器官衰老的一部分,随着年龄增长,最容易看到衰老迹象的就是皮肤。皮肤衰老最明显的变化是皱纹增多,另外,还可伴随出现疣、黄褐斑、皮赘等,而其中黄褐斑最为常见。黄褐斑又名肝斑,是发生于面部的黄褐或深褐色斑片。其大小不定,形状不规则,边界清楚,常分布于颧、颈、鼻或口周,无任何自觉症状,但可影响美观。黄褐斑多见于女性,部分男性也会发生。黄褐斑可以由各种不同的原因引起,如痛经、慢性盆腔炎、长期口服避孕药、妊娠期营养不良、贫血、内分泌障碍或慢性疾病等。

若在中年时就注意全面的身体保健,再通过饮食保养,是可以达到消斑养颜、延缓肌肤衰老的效果的。在天然食品中,具有保养皮肤和消除雀斑功效的食物有许多类,如富含硒的食物,如谷类、奶类、芝麻、各种肉类及动物的眼睛;富含核酸的食物,如鱼类、动物肝、酵母、藻类;富含谷胱甘肽的食物,如西红柿、葱类、藻类、大蒜。

粥类药膳

1 芍药花粥

药膳配方

粳米100克，白芍药花2朵，红糖10克，冷水适量。

制作程序

1. 粳米淘洗干净，用冷水浸泡半小时，捞出，沥干水分。
2. 将白芍药花花瓣漂洗干净。
3. 取锅加入冷水、芍药花，煮沸约10分钟，滤取浓汁。
4. 将锅洗净，加入冷水、粳米，先用旺火煮开，然后改用小火熬煮，至粥将成时加入芍药浓汁、红糖，续煮至粥成即可。

药膳功效

养血柔肝，祛除面斑，使气血充沛、容颜红润。

2 桂花粥

药膳配方

桂花10克，粳米100克，白糖15克，冷水适量。

制作程序

1. 粳米淘洗干净，用冷水浸泡半小时，捞出，沥干水分。
2. 将桂花中杂质拣去，用冷水漂洗干净。
3. 取锅放入冷水、粳米，先用旺火煮开，然后改用小火熬煮，至粥将成时加入桂花、白糖搅匀，候再沸，即可盛起食用。

药膳功效

美白肌肤，排解体内毒素，止咳化痰。

3 茉莉花粥

药膳配方

糯米100克，葡萄干10克，茉莉花10朵，冰糖50克，冷水1000毫升。

制作程序

1. 糯米淘洗干净，用冷水浸泡3小时，捞出，沥干水分。
2. 葡萄干、茉莉花均洗净备用。
3. 锅中加入约1000毫升冷水，将糯米放入，用旺火煮至米粒开花，加入葡萄干、茉莉花和冰糖，继续煮至米烂粥稠，即可盛起食用。

药膳功效

本方具有疏肝明目、润肤祛斑、生津止渴、祛痰治痢、通便利水、祛风解表、疗瘘、坚齿、益气力、降血压、强心、防龋、防辐射损伤、抗癌、抗衰老之功效。

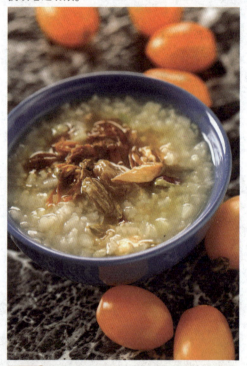

4 辣椒粥

药膳配方

粳米100克，辣椒1个，猪肉末50克，色拉油10克，盐1.5克，冷水1000毫升。

制作程序

1. 粳米淘洗干净，用冷水浸泡半小时，捞出，沥干水分。
2. 辣椒去蒂、子，冲洗干净，切成粒。
3. 坐锅点火，下色拉油烧至五成热，将辣椒粒与猪肉末一起下锅，煸炒后取出。

4.另取一锅，加入约1000毫升冷水，放入粳米，先用旺火煮开，再改用小火煮，至粥将成时加入辣椒肉末，再煮5分钟，放入盐拌匀，即可盛起食用。

药膳功效

美容养颜，调节经血，减肥健体。

5 玫瑰花粥

药膳配方

粳米100克，樱桃50克，玫瑰花5朵，白糖50克，冷水1000毫升。

制作程序

1.将未全开的玫瑰花采下，轻轻摘下花瓣，用冷水漂洗干净。

2.粳米淘洗干净，用冷水浸泡半小时，捞出。

3.锅中加入约1000毫升冷水，将粳米放入，先用旺火烧沸，然后用小火熬煮成粥。

4.粥内放入玫瑰花瓣、樱桃、白糖，再煮5分钟，即可盛起食用。

药膳功效

清热、解酒、解暑、养颜、祛斑。

6 山药扁豆粥

药膳配方

粳米100克，鲜山药30克，白扁豆20克，白糖15克，冷水1200毫升。

制作程序

1.粳米淘洗干净，用冷水浸泡半小时，捞出，沥干水分。

2.鲜山药刮洗干净，切成小块备用。

3.白扁豆洗净备用。

4.锅中加入约1200毫升冷水，放入白扁豆、粳米，用旺火烧沸，搅拌几下，然后将山药块加入，改用小火熬煮，待米烂成粥时加入白糖，搅拌均匀，再稍煮片刻即可。

药膳功效

补血养颜，丰肌泽肤，消斑祛色素，补益脾胃，调中固肠。

7 白兰花粥

药膳配方

糯米100克，红枣50克，白兰花4朵，蜂蜜30克，白糖15克，冷水1000毫升。

制作程序

1.将白兰花在含苞待放时采下，择洗干净。

2.糯米淘洗干净，用冷水浸泡3小时，沥干水分。

3.红枣洗净、去核，切丝备用。

4.锅中加入约1000毫升冷水，将糯米放入，先用旺火烧沸，再改用小火熬煮成粥，加入红枣丝、白糖、蜂蜜、白兰花，再煮约5分钟，即可盛起食用。

药膳功效

清除肺热，补肾健胃，益智养颜，祛斑。

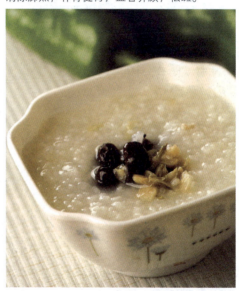

汤类药膳

1 红枣泥鳅汤

药膳配方

红枣（去核）3颗，泥鳅200克，生姜3片，盐少许，冷水适量。

制作程序

1. 将泥鳅开膛洗净；红枣洗净去核。
2. 泥鳅加水与红枣、姜片一起煮熟，加入少许盐调味，即可饮汤，食泥鳅、红枣。

药膳功效

补肾益肝，去黑增白。本方适用于肝肾虚损、皮肤粗糙、皮肤发黑等症。

2 柏子仁炖猪心汤

药膳配方

柏子仁10克，猪心1个，料酒10克，姜3克，葱6克，盐3克，味精2克，香油20克，胡椒粉2克，冷水1500毫升。

制作程序

1. 柏子仁洗净，碎成粉状；猪心洗净，切薄片；姜切片，葱切段。
2. 将猪心、柏子仁、料酒、姜、葱同放炖锅内，加水1500毫升，置武火上烧沸，再用文火炖煮28分钟，加入盐、味精、胡椒粉、香油即成。

药膳功效

生血、活血、养颜。

3 养颜美容汤

药膳配方

橄榄、桂圆肉各5克，枸杞5克，冰糖15克，沸水适量。

制作程序

1. 将橄榄、桂圆肉、枸杞洗净备用。
2. 将上述食材同时放入沸水锅内，再次滚沸后加入冰糖，冰糖融化后即可食用。

药膳功效

养血柔肝，祛除面斑，使气血充沛、容颜红润。

4 丝瓜木耳汤

药膳配方

丝瓜250克，黑木耳（水发）30克，白芷15克，料酒10克，姜5克，葱10克，盐3克，味精2克，胡椒粉2克，香油20克，冷水1800毫升。

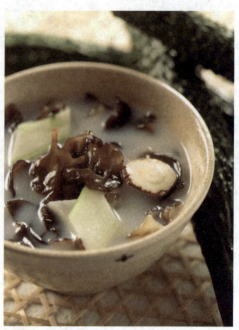

制作程序

1. 丝瓜去皮，切3厘米见方的片；黑木耳洗净；将白芷润透，切片；姜切片，葱切段。
2. 将丝瓜、黑木耳、白芷、姜、葱、料酒同放炖锅内，加水1800毫升，武火烧沸，再用文火炖煮30分钟，加入盐、味精、胡椒粉、香油即成。

药膳功效

本方适用于阴虚火旺、肌肤不润、面色无华、眼角鱼尾纹多等症。

5 扁豆木耳冬瓜汤

药膳配方

扁豆75克，黄豆75克，木耳19克，冬瓜750克，姜2片，盐适量，冷水适量。

制作程序

1. 木耳用清水浸软，洗净；扁豆和黄豆洗干净；冬瓜洗净，切厚块。
2. 煲滚适量水，下扁豆、黄豆、冬瓜、木耳、姜片，沸滚后改文火煲2小时，下盐调味即成。

药膳功效

美白肌肤，排解体内毒素，止咳化痰。

6 润肤蔬菜汤

药膳配方

银耳20克,海带结75克,丝瓜1根,荸荠5个,西蓝花225克,玉竹35克,天门冬15克,盐、香油各少许,冷水适量。

制作程序

1. 银耳泡软,去除黄色硬蒂;海带结洗净;丝瓜洗净,去皮切块;荸荠去皮,洗净;西蓝花洗净,切小块备用。
2. 锅中倒入适量水,加入西蓝花以外的以上用料,煮20分钟,再加入西蓝花续煮约5分钟,起锅前加入盐、香油调味即可。

药膳功效

美容养颜,调节经血,减肥健体。

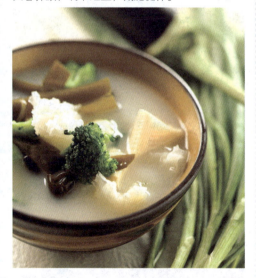

羹类药膳

1 山药红枣羹

药膳配方

山药100克,松仁、瓜子仁各10克,红枣5颗,白糖10克,淀粉5克,冷水适量。

制作程序

1. 山药洗净去皮,切成小丁;红枣去核,洗净备用。
2. 锅中加入约1000毫升冷水,加入山药丁、红枣、松仁和瓜子仁,用中小火熬煮至熟。
3. 淀粉加入适量冷水调匀,缓缓下入锅中,勾芡调成羹,最后下入白糖,搅拌均匀,即可盛起食用。

药膳功效

补肾益肝,去黑增白。本方适用于肝肾虚损、皮肤粗糙、皮肤发黑等症。

2 芦荟汁白果羹

药膳配方

白果20克,鸡肉50克,芹菜20克,鸡蛋3只,鱼丸4个,香菇2个,芦荟汁30克,米酒10克,酱油10克,盐3克,高汤500克,冷水适量。

制作程序

1. 白果去壳,洗净,去除果心;香菇去蒂,用温水浸泡后洗净、切片;芹菜洗净,切末。
2. 鸡肉切块,加入酱油、米酒、香菇片,盛于蒸碗中,将高汤、鱼丸、白果、盐加入碗中拌匀。
3. 鸡蛋打入碗中,用筷子搅散。
4. 将蛋液与芦荟汁混合,倒入蒸碗中,上笼蒸25分钟左右,熄火前加入芹菜末即可。

药膳功效

清热生津,解暑消烦,利咽润肠,祛斑美白,适用于便秘、干咳、心烦口渴、面色无华等病症。

3 太极金笋羹

药膳配方

胡萝卜400克,鸡胸肉100克,熟火腿末15克,鸡蛋清50克,盐4克,味精2克,香油3克,湿淀粉25克,色拉油6克,鸡汤800克,鸡油30克,冷水适量。

制作程序

1. 先将胡萝卜洗净,用刀切成薄片,下沸水锅中煮约1分钟捞起，放进搅拌器内，加入少许鸡汤，搅成泥状备用。

2.将鸡胸肉去筋皮，切成薄片，盛在冷水碗内，浸泡20分钟后捞出晾干，剁成泥，盛在碗里，加入鸡蛋清，用手匀慢慢搅匀，调成稀浆鸡肉末。

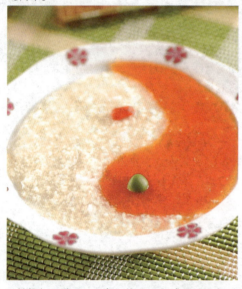

3.炒锅加入鸡汤100克，烧至五六成热时，加入湿淀粉和鸡肉末煮至微沸，调入盐、味精、香油，拌匀备用。

4.炒锅下入色拉油，放入胡萝卜泥略炒，加入剩余鸡汤和火腿末煮沸，调入盐、味精、鸡油推匀，即可装入汤碗中，把煮好的鸡肉末点缀在胡萝卜羹上面即成。

药膳功效

既有润肤、乌发、美容的作用，又有清暑泻火的功能，还可防癌抗癌。

4 三丝火腿羹

药膳配方

大白菜丝200克，素鲍鱼丝、香菇丝各30克，火腿丝50克，金针菇20克，发菜10克，盐4克，味精2克，白胡椒粉2克，色拉油12克，素高汤300克，淀粉、冷水适量。

制作程序

1.发菜洗净放入碗内，加入适量盐，用热水浸泡半小时，再充分清洗干净。

2.坐锅点火，放入色拉油烧至六成热时，加入素高汤，加入大白菜丝、火腿丝、香菇丝、金针菇，同煮5分钟。

3.汤内加入盐、味精、白胡椒粉调味，放入发菜、素鲍鱼丝再煮2分钟，最后加入水溶淀粉勾好芡，即可盛起食用。

药膳功效

养血柔肝，祛除面斑，使气血充沛、容颜红润。

汁类药膳

1 西红柿荸荠汁

药膳配方

荸荠、西红柿各200克，白糖30克。

制作程序

1.荸荠洗净，去皮，切碎，放入榨汁机中榨取汁液。

2.西红柿洗净，切碎，也用榨汁机榨成汁。

3.将西红柿、荸荠的汁液倒在一个杯中混合，加入白糖搅匀即成。

药膳功效

补血养颜，丰肌泽肤，消斑祛色素，补益脾胃，调中固肠。

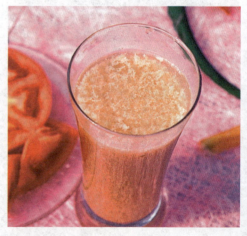

2 甜瓜柠檬汁

药膳配方

甜瓜1个，柠檬1/4个，凉开水80毫升，冰块3块。

制作程序

1. 甜瓜洗净，去子，切成小块；柠檬去皮，果肉切块。
2. 把甜瓜块、柠檬块放到榨汁机中榨取汁液，搅打均匀后倒入杯子中，加入凉开水和冰块即可。

药膳功效

美容养颜，减肥健体。

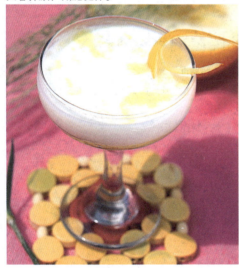

服食方法

每日早晚各服1丸，淡盐水冲服。

药膳功效

本方能够提高免疫力、祛斑养颜。

2 胡麻红枣蜜羹

药膳配方

白蜜200克，胡麻300克，红枣100克。

制作程序

红枣去核加水熬成膏。胡麻淘净略蒸，晒干，用水淘去沫再蒸，如此重复9次后炒香研为末，加入白蜜、红枣膏混匀。

服食方法

每次服5～10克，每日2次。

药膳功效

补血安神，祛斑养颜。

3 芹菜蜜饮

药膳配方

鲜芹菜100～150克，冷水、蜂蜜各适量。

制作程序

芹菜洗净捣烂绞汁，加适量水，与蜂蜜同炖温服。

服食方法

每日1次。

药膳功效

本方能够祛斑养颜、安神降压。

蜂产品药膳

1 蜂蜜女贞丸

药膳配方

蜂蜜、女贞子、旱莲草各100克，冷水500毫升。

制作程序

将女贞子炒干研制成粉末；旱莲草浸水4小时后加水500毫升，文火煎熬浓缩成膏，加入女贞子粉，调入蜂蜜，炼至100℃成浓膏，制成丸，每丸5克。

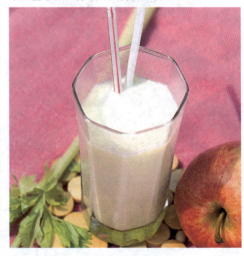

增加食欲的药膳

所谓的"食欲",是一种想要进食的生理需求。一旦这种需求低落,甚至消失,即称为食欲不振。一般中年人由于身体疲劳、精神紧张、运动量不足等许多因素的叠加,就会出现食欲不振的症状。经常食欲不振会造成营养不良、体重逐渐下降等后果。

治疗食欲不振,可用酸性食品(如山楂、酸梅等)或辛辣食物(如辣椒、胡椒、葱、蒜等)配制药膳,这样,能够有效增进胃口。

粥类药膳

1 黑米党参山楂粥

药膳配方

黑米100克,党参15克,山楂10克,冰糖10克,冷水1200毫升。

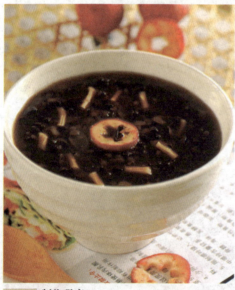

制作程序

1. 黑米淘洗干净,用冷水浸泡3小时,捞起,沥干水分。
2. 党参洗净、切片;山楂洗净,去核切片。
3. 锅内加入约1200毫升冷水,将黑米、山楂片、党参片放入,先用旺火烧沸,然后转小火煮45分钟,待米粥熟烂,调入冰糖,即可盛起食用。

药膳功效

增食欲,消食积,散瘀血,驱绦虫,止痢疾。

2 山楂红糖粥

药膳配方

粳米100克,山楂6颗,红糖50克,冷水适量。

制作程序

1. 粳米淘洗干净,用冷水浸泡半小时,捞出,沥干水分。
2. 将山楂冲洗干净,去核切碎。
3. 取锅放入冷水、山楂、粳米,先用旺火煮开,然后改用小火熬煮,至粥成时加入红糖调味,即可盛起食用。

药膳功效

开胃消食,补血益血。

3 山楂丹参粥

药膳配方

粳米100克,干山楂片30克,丹参15克,白糖15克,冷水适量。

制作程序

1. 粳米淘洗干净,用冷水浸泡半小时,捞出,沥干水分。
2. 将干山楂片用温水浸泡,洗净;丹参洗净。
3. 取锅放入冷水、山楂片、丹参,煮沸后约15分钟,滤去渣滓,加入粳米,用旺火煮开后改小火,续煮至粥成,再加入白糖调好味,即可盛起食用。

药膳功效
增食欲,消食积,益气健脾。

4 乌梅粥

药膳配方

粳米100克,乌梅30克,冰糖15克,冷水适量。

制作程序

1. 乌梅洗净,去核。
2. 粳米淘洗干净,用冷水浸泡半小时,捞出,沥干水分。
3. 锅中加入适量冷水,放入乌梅,煮沸约15分钟。
4. 将粳米放入乌梅汤中,先用旺火烧沸,再改用小火熬煮成粥,加入冰糖拌匀,即可盛起食用。

药膳功效

本方具有增加食欲,促进消化,消除炎症,杀菌止痢的功效。

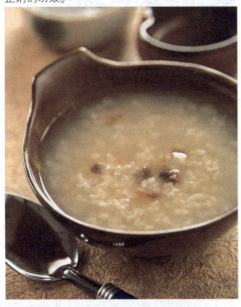

5 木瓜胡萝卜玉米粥

药膳配方

粳米60克,木瓜、胡萝卜各50克,熟玉米80克,盐2克,冷水600毫升。

制作程序

1. 粳米淘洗干净,浸泡半小时后捞出,沥干水分。
2. 粳米放入锅中,加入约600毫升冷水,用小火慢慢熬煮。
3. 木瓜去皮、子,胡萝卜洗净去皮,放入锅内蒸熟,两者一同放入搅拌器内,搅成蓉备用。
4. 将木瓜、胡萝卜蓉加入粥内,并放入熟玉米,煮沸后加入盐搅匀,即可盛起食用。

药膳功效

增进食欲,提高免疫力,可以显著减轻溃疡症状。

6 姜茶乌梅粥

药膳配方

绿茶5克,生姜10克,乌梅肉30克,粳米100克,红糖15克,冷水适量。

制作程序

1. 粳米淘洗干净,用冷水浸泡半小时,捞出,沥干水分。
2. 将绿茶、生姜、乌梅肉放入锅中,加入适量冷水煎煮,去渣取汁。
3. 将粳米放入汁中,用旺火烧沸,搅拌几下,改用小火熬煮,待粥将熟时调入红糖,搅拌均匀,即可盛起食用。

药膳功效

暖胃止痛,促进肠蠕动,消除炎症,增加食欲。

汤类药膳

1 鸡骨草猪肉汤

药膳配方

鸡骨草30克,猪瘦肉150克,蜜枣5颗,盐5克,冷水1800毫升。

制作程序

1. 鸡骨草洗净,浸泡30分钟;蜜枣洗净。
2. 猪瘦肉洗净,飞水。
3. 将冷水1800毫升放入瓦煲内,煮沸后加入以上用料，武火煲滚后改用文火煲2小时，加盐调味即可。

药膳功效

清肝泻火，适用于肝功能异常、胆囊炎、烟酒过多或频繁熬夜引起的胁肋不适、倦怠口苦、烦躁易怒、食欲欠佳等症。

注意事项

本方寒凉，脾胃虚寒者慎用。

2 醋煮鲤鱼汤

药膳配方

鲤鱼1条（约500克），醋50毫升，茶叶30克，冷水适量。

制作程序

1.将鲤鱼刮鳞去内脏，洗净切段。
2.鲤鱼与醋、茶叶共入一锅内，加适量水以文火煨至鱼熟即成。

药膳功效

增食欲，消食积，散瘀血。

3 鸭舌笋菇汤

药膳配方

鸭舌50克，冬笋、香菇各30克，胡椒、米醋、酱油各少许，冷水适量。

制作程序

1.将鸭舌洗净；冬笋剥壳洗净；香菇泡后洗净。3料分别切成细丝。
2.以上食材共入一锅加适量水煮熟，投入米醋、胡椒、酱油，调匀后续煮沸即停火。

药膳功效

开胃消食，补血益血。

4 老菜脯油菜炖鸡汤

药膳配方

鸡腿2只，老菜脯（陈年黑色萝卜干）、油菜各100克，姜、盐少许，冷水适量。

制作程序

1.先将老菜脯切成小段或丁块状；将油菜洗净，茎叶切成易入口的段状；鸡腿冲洗干净后切成适当大小的块状。
2.以汤锅烧煮开水，煮沸后放进老菜脯、鸡肉、老姜片。
3.汤汁再次滚沸后，调文火继续煲煮1小时。鸡肉熟软后，放进油菜滚煮5分钟，再加适量盐调味即可。

药膳功效

能提高食欲和免疫力，可以显著减轻溃疡症状。

5 荷叶冬瓜薏仁汤

药膳配方

鲜荷叶半张，冬瓜500克，薏仁30克，盐、味精各3克，冷水适量。

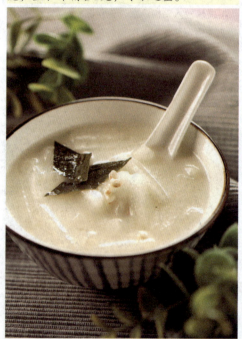

制作程序

1.荷叶洗干净；冬瓜去皮，洗净，切4厘米长、2厘米宽的块；薏仁去泥沙，淘洗干净。
2.薏仁、荷叶、冬瓜同放炖锅内，加水适量，置武火上烧沸，再用文火炖35分钟，除去荷叶，加入盐、味精即成。

药膳功效

增食欲，消食积，益气健脾。

6 西红柿豆腐鱼丸汤

药膳配方

鱼肉、西红柿各250克，豆腐2块，葱1根，香油、盐少许，冷水适量。

制作程序

1. 西红柿洗净切块；豆腐1块切成4小块；发菜洗净、沥干，切短；葱洗净，切葱花。
2. 将鱼肉洗净，抹干水，剁烂，加盐调味，加入适量水，搅至起胶，放入葱花搅匀，做成鱼丸。
3. 豆腐放入开水煲内，武火煲开放入西红柿，再煲开后放入鱼丸煮熟，加盐、香油调味即可。

药膳功效

清润生津，适用于胃津不足、咽干、口渴多饮、不思饮食、暑热烦渴等症。

注意事项

平时胃寒、胃酸过多者不宜食用。

羹类药膳

1 银丝香羹

药膳配方

玉米笋30克，毛豆25克，粉丝150克，胡萝卜半根，红尖椒1个，香菇3个，芹菜1棵，色拉油5克，生抽6克，香油3克，盐1.5克，湿淀粉25克，姜末2克，胡椒粉、味精各1克，冷水适量。

制作程序

1. 胡萝卜、玉米笋、红尖椒、香菇均洗净切丁；芹菜洗净切末；粉丝放沸水中烫熟，捞出用冷水冲凉，切断备用。
2. 色拉油入锅烧热，放入胡萝卜丁、红尖椒丁、香菇丁、玉米笋丁、毛豆爆炒2分钟，加入盐、生抽、姜末和适量冷水，放入粉丝同煮至滚。
3. 下入胡椒粉和味精调味，以湿淀粉勾稀芡，淋上香油，撒入芹菜末，即可盛起食用。

药膳功效

增食欲，消食积，益气健脾。

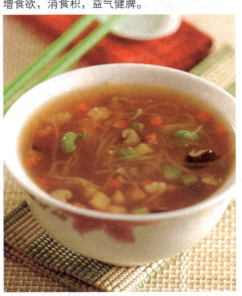

2 玉米酱西红柿羹

药膳配方

西红柿500克，玉米酱罐头1个，奶油30克，盐1.5克，味精1克，湿淀粉15克，香菜3克，冷水适量。

制作程序

1. 西红柿洗净，去皮切丁。
2. 坐锅点火，加入适量冷水烧沸，先下入玉米酱稍煮一下，再倒入西红柿丁，续烧至沸。
3. 改小火，将奶油徐徐下入锅中，调入盐、味精，最后用湿淀粉勾稀芡，起锅盛入汤碗中，撒上香菜即成。

药膳功效

开胃消食，补血益血。

3 一品开胃羹

药膳配方

皮蛋2个，豆腐、蛰头、榨菜各50克，盐2克，味精1克，色拉油5克，白醋3克，湿淀粉10克，葱末4克，清汤300克，冷水适量。

制作程序

1. 皮蛋煮熟切瓣；豆腐、蜇头、榨菜切丝，一同焯水备用。
2. 热锅入色拉油，下葱末爆香，加入清汤烧沸，放入皮蛋瓣、豆腐丝、蜇头丝、榨菜丝煮5分钟，加入盐、味精、白醋调味，用湿淀粉勾芡，撒上葱末，即可盛起食用。

药膳功效

本方具有增加食欲、促进消化的作用。

4 肉丝豆腐羹

药膳配方

豆腐2块，猪瘦肉100克，水发木耳20克，水发冬笋15克，盐1.5克，味精1克，料酒3克，色拉油5克，湿淀粉10克，高汤400克。

制作程序

1. 把豆腐冲洗干净，切成条块；猪瘦肉洗净，切成丝；木耳、冬笋均切成丝。
2. 锅内入色拉油烧热，将肉丝放入，煸炒几下，加入高汤，加料酒、盐、豆腐、木耳丝及冬笋丝，烧沸后加入味精，用湿淀粉勾芡，即可盛起食用。

药膳功效

增加食欲，提高免疫力，可显著减轻溃疡症状。

5 牛蒡香羹

药膳配方

牛蒡1支，香菇2个，金针菇50克，猪肉、蟹肉各100克，虾仁50克，湿淀粉30克，味精1克，盐1.5克，料酒3克，香菜、葱末各2克，香油3克，胡椒粉1克，高汤400克，冷水适量。

制作程序

1. 牛蒡去皮切丝；香菇泡发回软，去蒂，切丝；金针菇洗净；猪肉洗净，切丝。
2. 锅中加入高汤，将牛蒡丝、香菇丝、金针菇、猪肉丝放入，先用旺火烧沸后加入蟹肉、虾仁，再改用小火继续熬煮。
3. 加入味精、盐、料酒等调味，以湿淀粉勾芡，起锅滴入香油，撒香菜、葱末、胡椒粉即可。

药膳功效

能提高免疫力、增加食欲，可以显著减轻溃疡症状。

6 橘子山楂桂花羹

药膳配方

橘子、山楂各50克，桂花20克，白糖10克，冷水适量。

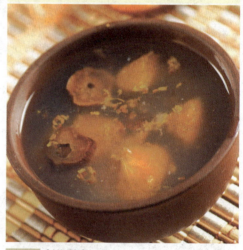

制作程序

1. 橘子剥皮、去核，切成小丁；山楂去核，洗净，切片；桂花洗净。
2. 将橘子、山楂、桂花放入炖锅内，加入适量冷水，置旺火上烧沸，改用小火煮25分钟，加入白糖，搅拌均匀，即可盛起食用。

药膳功效

增食欲，消食积，散瘀血。

汁类药膳

1 草莓柚奶汁

药膳配方

草莓50克，葡萄柚1个，酸奶200克，蜂蜜10克，淡盐水适量。

制作程序

1. 葡萄柚去皮，切成小块；草莓去蒂，放入淡盐水中浸泡片刻，冲洗干净。
2. 将葡萄柚块和草莓放入榨汁机中，添加适量酸奶，一起搅打成汁。
3. 将草莓柚奶汁倒入杯中，加入蜂蜜调味，即可直接饮用。

药膳功效

开胃消食，补血益血。

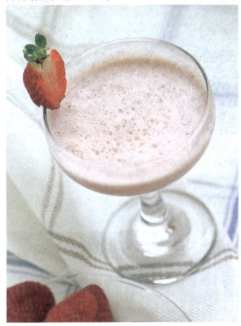

茶类药膳

1 党参红枣茶

药膳配方

党参20克，红枣10~20颗，茶叶3克，冷水适量。

制作程序

将党参、红枣洗净，同煮茶饮用。

药膳功效

补脾和胃，益气生津。适用于体虚、病后饮食减少、体困神疲、心悸怔忡、妇女脏躁等症。

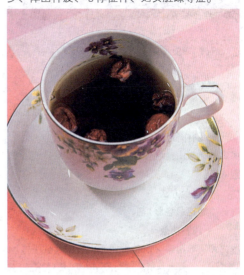

酒类药膳

1 十二红药酒

药膳配方

甘草、红花各100克，山药、桂圆肉、当归各300克，红枣800克，茯苓、制首乌、党参、杜仲各400克，黄芪、牛膝各500克，续断、地黄各600克，白酒80升，砂糖5千克。

制作程序

1. 以上14味，以白酒45升、35升分2次浸渍，浸14日/次，取上清液，滤过，合并滤液。
2. 取砂糖5千克，用少量白酒加热溶化后，加入药酒搅匀，静置沉淀15~20日，取上清液，滤过药渣，即可饮用。

服食方法

2次/日，20~30毫升/次，每日早晨及临睡前各饮1次。

药膳功效

补气养血，开胃健脾。适用于神经衰弱、耳鸣目眩、惊悸健忘、胃口欠佳等症。

蜂产品药膳

1. 蜂蜜山楂汤

药膳配方
蜂蜜50克，山楂果、山楂叶各15克，冷水适量。

制作程序
将山楂果与山楂叶一同水煮，滤除渣取汁调入蜂蜜服下。

服食方法
每日早晚空腹各服1剂。

药膳功效
本方和胃养阴，可治各种病症引起的食欲不振。

2. 菠萝蜜

药膳配方
蜂蜜30克，菠萝肉120克，冷水适量。

制作程序
菠萝肉切小丁，加蜂蜜，入水煎服。

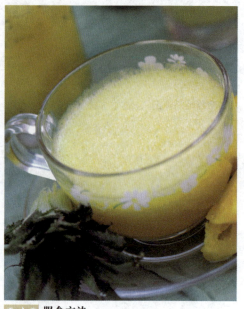

服食方法
每日1剂，症状好转即可。

药膳功效
本方提神醒脑、开胃健脾，可治食欲不振。

改善睡眠的药膳

失眠就是睡眠不足，或睡得不深、不熟。偶尔失眠关系不大，但连续长期无法成眠就是患有失眠症了。中年人患有失眠症的人数较多。一旦"失眠"上身，可能久治不愈，反复发作，这给事务繁多的中年人带来极大的痛苦。

长期靠安眠药来维持睡眠，不仅对身体有害，而且还会产生依赖性。其实有许多天然食物都具有安神催眠的功效，如含糖、磷、谷氨酸的食物，经常在睡前食用即可有效改善睡眠。

粥类药膳

1. 葵花子粥

药膳配方
粳米、生葵花子各100克，盐1.5克，冷水适量。

制作程序
1. 粳米淘洗干净，用冷水浸泡半小时，捞出，沥干水分。
2. 将生葵花子去壳，得葵花子仁。
3. 取锅放入冷水、葵花子仁、粳米，先用旺火煮沸，再改用小火煮约15分钟，加入盐调味，即可盛起食用。

药膳功效

调节脑细胞代谢,安眠健脑。

2 玉竹冰糖粥

药膳配方

粳米100克,鲜玉竹60克,冰糖50克,冷水适量。

制作程序

1. 鲜玉竹洗净,去掉根须后切碎,加水煎煮,取浓汁去渣。

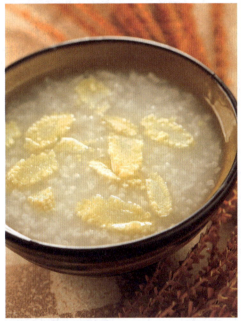

2. 粳米淘洗干净,用冷水浸泡半小时,捞出,沥干水分。

3. 粳米与玉竹汁一同入锅,先用旺火烧沸,搅拌几下,再改用小火熬煮成粥,然后放入冰糖,再稍煮片刻,即可盛起食用。

药膳功效

滋阴润肺,生津止渴,养心安神,可改善睡眠。

3 鸡丝枸杞养心粥

药膳配方

粳米100克,鸡肉150克,草果15克,枸杞10克,盐1.5克,冷水适量。

制作程序

1. 粳米淘洗干净,用冷水浸泡半小时,捞出。
2. 鸡肉洗净切丝。
3. 枸杞洗净,用温开水泡软备用。
4. 将粳米与草果放入锅中,加入约1000毫升冷水,先用旺火煮沸,搅拌几下,然后加入鸡丝,用小火慢煮,待粥再滚时,加入枸杞、盐,再稍焖片刻,即可盛起食用。

药膳功效

降低血脂、血压、血液黏稠度,润肠通便,改善睡眠,美颜润肤。

4 猪杂及第粥

药膳配方

猪心、猪腰各1个,猪肝100克,猪肥肠150克,干贝25克,半肥猪瘦肉100克,粳米150克,淀粉10克,盐5克,味精2克,葱末5克,冷水适量。

制作程序

1. 粳米淘洗干净,加入少许盐稍腌。
2. 将干贝用温水浸发,洗净撕碎。
3. 猪肝冲洗干净,切成片;猪肥肠洗净;猪腰、猪心剖开,片去筋膜,冲洗干净,切成片;猪肉洗净,切碎剁烂,加入淀粉拌匀,捏成小肉丸。
4. 取锅放入适量冷水,用旺火烧沸后加入粳米、干贝、猪肥肠,再用小火续煮至粥成。
5. 捞出猪肥肠切片,连同其他生料一起放入粥内,再滚熟后,加入盐、味精、葱末调味即成。

药膳功效

适用于心脾不足之精神衰疲、虚烦心悸、睡眠不足、健忘等症。

5 红豆莲藕粥

药膳配方

糯米50克,莲藕80克,红豆40克,莲子20克,果糖15克,冷水适量。

制作程序

1. 糯米、红豆分别淘洗干净,用冷水浸泡2~3小时，捞出，沥干水分。

2.莲子洗净，用冷水浸泡回软；莲藕洗净，切片。

3.锅中加入约1500毫升冷水煮沸，将红豆、糯米、莲子、莲藕片依次放入，再次煮滚后转小火慢熬约2小时。

4.见粥稠以后，加入果糖拌匀，即可盛起食用。

药膳功效

健脾和胃、养心安神，对于睡眠障碍、痔疮、脱肛、恶疮有治疗功效。

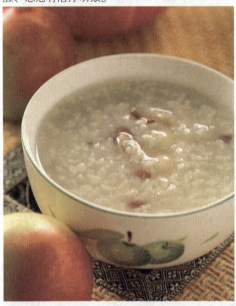

6 太子参乌鸡粥

药膳配方

粳米100克，乌鸡200克，猪瘦肉50克，太子参30克，百合20克，青豆10克，葱末5克，盐2克，香油3克，淀粉6克，料酒5克，味精1克，冷水适量。

制作程序

1.粳米洗净，用冷水浸泡半小时，捞出，沥干水分。

2.乌鸡收拾干净后斩件。

3.猪瘦肉洗净，切片，加入淀粉、料酒、味精腌渍15分钟。

4.百合撕成瓣状；太子参洗净切段；青豆洗净。

5.将粳米放入沸水锅内，烧沸后放入太子参、百合、青豆，再以旺火烧沸，放入猪瘦肉、乌鸡，以小火熬煮至粥成，撒上葱末、盐、味精，淋入香油，即可盛起食用。

药膳功效

补心健脾、养心安神，适用于心脾不足之精神衰疲、心悸、睡眠不足、健忘等症。

7 白果雪莲粥

药膳配方

白果仁60克，天山雪莲子50克，麦片、芡实、桂圆肉各30克，红枣5颗，果糖15克，温水适量，冷水2000毫升。

制作程序

1.天山雪莲子以温水泡开；白果仁洗净，浸泡回软，去除白果心。

2.芡实、桂圆肉、红枣均洗净备用。

3.锅中注入约2000毫升冷水，将麦片、白果、芡实、桂圆肉、红枣放入，先用旺火烧沸，然后改用小火继续熬煮15分钟，加入天山雪莲子，再煮10分钟，最后加入果糖调匀，即可盛起食用。

药膳功效

养心安神，有助于睡眠。

汤类药膳

1 核桃桑葚芝麻汤

药膳配方

核桃肉、桑葚、黑芝麻各100克。

制作程序

1.将核桃肉、黑芝麻分别炒熟，捣碎研细。

2.将桑葚研细，与黑芝麻、核桃肉末混合，以沸水冲糊即成。

药膳功效

滋阴润肺、生津止渴、养心安神，可改善睡眠。

2 莲子猪心汤

药膳配方

猪心1副，莲子20克，太子参、桂圆肉各10克，盐少许，冷水适量。

制作程序

1. 将猪心洗净切；莲子去心洗净；太子参、桂圆肉分别洗净。
2. 把以上用料放入锅内，加冷水适量，武火煮沸后改文火煲2小时（或以莲子煲绵为度），调味即可。

药膳功效

调节脑细胞代谢，安眠健脑。

注意事项

感冒发热者不宜服用本方。

3 核桃牛奶煮豆浆

药膳配方

核桃肉30克，牛奶、豆浆各100毫升，白糖、冷水各适量。

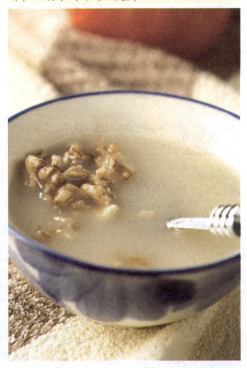

制作程序

将核桃肉与牛奶、豆浆同入一锅内，加适量冷水，以文火煮沸，调入白糖即成。

药膳功效

补血补钙，促进脑循环，增强记忆力，改善睡眠。

4 黑木耳猪脑汤

药膳配方

黑木耳20克，猪脑1副，植物油、料酒、盐各少许，冷水适量。

制作程序

1. 将黑木耳入水泡浸后，择洗干净，放入热油锅内煸炒一下，烹上料酒。
2. 将猪脑洗净，与黑木耳一同入锅，加适量水，用文火煮熟，加盐调味即可。

药膳功效

养心安神，有助睡眠。

注意事项

若因痛风引起的失眠，切不可食用猪脑，否则会加重病情。

5 百合红枣甲鱼汤

药膳配方

甲鱼1只，百合30克，红枣10颗，冷水适量。

制作程序

1. 将甲鱼去甲和内脏，切成块。
2. 用冷水先将甲鱼煮一下，再放入百合、红枣一起煮，至龟肉烂熟即成。

药膳功效

补心健脾，养血安神。适用于心脾不足之精神衰疲、心悸、睡眠不足、健忘等症。

注意事项

脾胃寒湿、大便溏泄、舌苔白腻者不宜服用本方。

6 金针合欢汤

药膳配方

干金针菜20克，合欢花10克，盐、香油、味精各少许，冷水适量。

制作程序

1. 将金针菜浸泡后，择洗干净。
2. 将合欢花洗净，与金针菜一同放入锅内，加适量水用文火煮熟。
3. 调入盐、味精、香油，续煮沸滚即成。

药膳功效

改善睡眠，提高精神，调经止痛。

7 荸荠荔枝排骨汤

药膳配方

荸荠100克，荔枝肉50克，红枣10颗，排骨250克，老姜、盐少许。

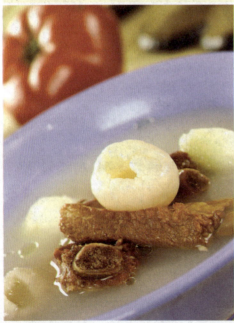

制作程序

1. 将排骨洗干净，待锅中开水煮沸后将排骨投入，并将老姜切片，投入5～6片，转文火炖煮。
2. 荸荠削皮、对切成半。
3. 排骨汤煮1小时后，加进荸荠、荔枝肉和红枣，调文火继续熬煮30分钟，食用前添加少许盐调味即可。

药膳功效

补钙健脑，养心安神，可改善睡眠。

8 人参枣仁汤

药膳配方

人参5克（或党参30克），茯神15克，酸枣仁10克，砂糖30克，冷水适量。

制作程序

1. 将人参、茯神、酸枣仁煎汤。（人参可用纱布包煎，可连续煎用3次）
2. 调入砂糖，代茶服。

药膳功效

滋补强身，补血益气，促进睡眠。

蜂产品药膳

1 蜂蜜百合膏

药膳配方

蜂蜜30克，生百合50克。

制作程序

将生百合与蜂蜜拌和后放笼内蒸熟。

服食方法

临睡前一次服用，坚持服用20～30天可有明显效果。

药膳功效

本方能够清热安神，可治失眠、多梦。

羹类药膳

1 银耳参枣羹

药膳配方

银耳15克，高丽参20克，枸杞30克，红枣10颗，冰糖15克，鸡汤200克，冷水适量。

制作程序

1. 银耳放入冷水中浸软，去杂质，改用温水浸至发透；红枣洗净，去核；高丽参洗净、切片；枸杞用温水泡软，洗净。

2.砂锅内放入银耳、红枣、枸杞、高丽参片，加入鸡汤和适量冷水，用小火炖煮至熟，调入冰糖即可盛起食用。

药膳功效

滋阴润肺，生津止渴，养心安神，可改善睡眠。

2 银耳冬蓉羹

药膳配方

银耳40克，净冬瓜150克，熟火腿80克，盐1.5克，胡椒粉1克，水淀粉25克，高汤400克，冷水适量。

制作程序

1.银耳用冷水浸软，沥干水分，切去底部硬块；冬瓜洗净，切碎；火腿剁成蓉备用。
2.锅中注入高汤，用旺火煮滚，将冬瓜、银耳放入，加上盖子，用小火煮约10分钟。
3.下入盐、胡椒粉调好味，用水淀粉勾稀芡，将火腿蓉撒在羹面即可。

药膳功效

养心安神，有助睡眠。

3 琥珀莲子羹

药膳配方

莲子200克，桂圆肉100克，冰糖20克，糖桂花10克，温水、冷水各适量。

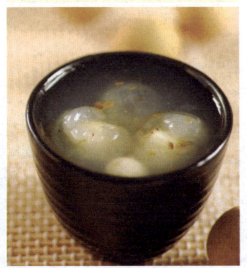

制作程序

1.莲子剥去硬皮，捅去心，用温水浸泡后洗净。
2.将莲子放入砂锅内，加入适量冷水，先用旺火烧沸，再改用小火炖约半小时后，捞出备用。
3.用一颗桂圆肉包一粒莲子仁，颗颗包好，放入砂锅内，加冰糖和适量冷水烧沸，撇去浮沫，再改用小火炖至熟烂，倒入糖桂花即成。

药膳功效

调节脑细胞代谢，安眠健脑。

4 猕猴桃鲜藕羹

药膳配方

猕猴桃100克，鲜藕50克，水淀粉10克，白糖15克，冷水适量。

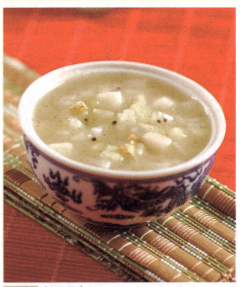

制作程序

1.猕猴桃冲洗干净，去皮取瓤，用搅汁机搅成汁，放入碗中。
2.鲜藕洗净，切成小丁，放入碗内备用。
3.锅内注入适量冷水，上火烧沸，放入猕猴桃汁、鲜藕丁，再开锅时下入水淀粉勾芡，最后加入白糖调匀，盛入碗中即可。

药膳功效

补心健脾，养血安神。适用于心脾不足之精神衰疲、心悸、睡眠不足、健忘等症。

5 什锦水果羹

药膳配方

白兰瓜100克，鲜百合300克，鲜桃、草莓各30克，西米40克，黄河蜜瓜20克，冰糖200克，冷水适量。

制作程序

1. 将白兰瓜、黄河蜜瓜、鲜桃分别洗净，去皮去子去核，切成约1.5厘米的方丁。
2. 鲜百合去根，洗净撕成瓣状；草莓除去根叶，洗净备用；西米淘洗干净，浸泡备用。
3. 将百合放入沸水锅内略煮片刻，黄河蜜瓜丁、鲜桃丁、白兰瓜丁略微氽水即可。
4. 锅内加入适量冷水，放入冰糖，待水开后倒入百合，再改用小火约煮半小时后，放入白兰瓜丁、黄河蜜瓜丁、鲜桃丁和西米，再煮约20分钟，放入草莓即可。

药膳功效

滋补强身，补血益气，有助睡眠。

6 芭蕉羹

药膳配方

芭蕉2个，山楂10克，冰糖20克，冷水适量。

制作程序

1. 芭蕉洗净，去皮，捣成泥；山楂洗净，去核切片。
2. 把山楂片放入炖锅内，加入冷水300毫升，用中火煎煮15分钟，把芭蕉泥放入拌匀，烧沸后下入冰糖调味，即可盛起食用。

药膳功效

补血补钙，润肠通便，促进睡眠。

酒类药膳

1 徐国公仙酒

药膳配方

桂圆肉500克，醇酒1升。

制作程序

1. 将桂圆肉浸于料酒中，加盖密封，置阴凉干燥处。
2. 经常摇动，15日后开封，取服。

药膳功效

补心血，壮元阳，悦颜色，助精神。主治怔忡、惊悸之失眠。

汁类药膳

1 牛奶椰汁

药膳配方

椰子1个，白糖50克，牛奶100克，凉开水200毫升。

制作程序

1. 将椰子肉取出，放入榨汁机中，加入凉开水搅打成汁，取出去渣。
2. 椰子水倒入沸水锅中，煮滚，加白糖煮至溶化。
3. 将椰子水倒入杯中，加入牛奶拌匀，即可饮用。

药膳功效

调节脑细胞代谢，安眠健脑。

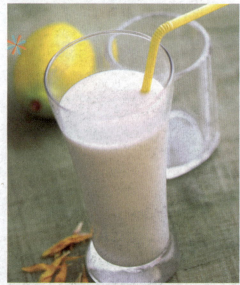

抗疲劳的药膳

疲劳是由于工作、学习任务繁重,生活节奏紧张所致。疲劳包括生理和心理两方面。生理疲劳主要表现为肌肉酸痛、全身疲乏等;心理疲劳主要表现为心情烦躁、注意力不集中、思维迟钝等。20世纪80年代中期,医学界提出了"慢性疲劳综合证"这一概念,指出疲劳也是一种病。慢性疲劳综合证主要临床表现有:以躯体性疲劳为主,常伴有头疼、咽喉痛、肌肉及关节疼痛、记忆力下降、低热、情绪低落等。病程持续数月至数年不等,许多人虽能继续工作,但工作能力和效率明显下降,疲劳症状并不因休息而缓解。最易处于疲劳状态的人群是中年人、白领和中学师生,另外,出租车司机,喜欢过夜生活或爱在晚上工作的人,也极易疲劳。

医学专家建议,容易处于疲劳状态的人除了要养成良好的生活习惯,加强体育锻炼外,还要学会饮食调节。若进行药膳食疗,则要经常搭配以下五种食物:一、碱性食物,如水果、蔬菜。疲劳由环境偏酸造成,多食碱性食物能中和酸性环境,降低血液肌肉的酸度,增加耐受力,消除疲劳。二、含咖啡因食物,如茶叶、咖啡、巧克力。咖啡因能增加呼吸频率和深度,促进肾上腺分泌,振奋神经系统,能增强抗疲能力。三、高蛋白食物,如豆腐、牛奶、猪牛羊肉、家禽肉、鱼类等。热量消耗过大会使人疲劳,高蛋白食物能及时补充热量,可帮助消除疲劳。四、富含维生素的食物,如鲜枣、橘柑、西红柿、土豆、肉类、动物肝肾、乳制品、豌豆、红薯、禽蛋、燕麦片、菠菜、莴苣等。这些食物也有出色的抗疲功效。五、其他滋补品和谷类食品。如人参、银耳可补气活血、改善神经系统、减轻疲劳;麦芽可增强耐力和条件反射能力,使人反应灵敏。

粥类药膳

1 花椰菜绿豆粥

药膳配方

花椰菜30朵,粳米100克,绿豆40克,白糖20克,冷水1500毫升。

制作程序

1. 绿豆洗净,以温水浸泡2小时;粳米洗净,以冷水浸泡半小时,沥干水分备用。
2. 花椰菜去梗,去花柄和杂质,花瓣洗净。
3. 锅中注入约1500毫升冷水,将绿豆放入,用旺火煮至豆开花时,下入粳米,再用旺火煮沸,转用小火熬煮,待绿豆和粳米熟烂时,加入花椰菜,翻拌几下,加入白糖调味,即可盛起食用。

药膳功效

清热解毒,缓解疲劳,防癌治癌。

2 绿豆海带小米粥

药膳配方

绿豆50克,海带30克,小米100克,红糖15克,冷水1000毫升。

制作程序

1. 绿豆洗净,放入冷水中浸泡3小时,沥干水分;小米洗净,浸泡半小时后捞起沥干。
2. 海带洗净后浸泡2小时,冲洗干净,切成块。
3. 锅中注入约1000毫升冷水,将绿豆、海带放入,用旺火烧沸后加入小米,改用小火慢慢熬煮。

4.待米烂粥熟时下入红糖，调好口味，再稍焖片刻，即可盛起食用。

药膳功效
本方对体虚疲劳、肌肉肿胀、小便不畅有很好的治疗功效。

3 糯米花生麦粥

药膳配方
糯米100克，花生仁50克，小麦米50克，冰糖75克，冷水1000毫升。

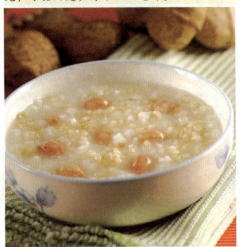

制作程序
1.糯米、小麦米洗净，用冷水浸泡2～3小时，捞起，沥干水分。
2.花生仁洗净，用冷水浸泡回软。
3.锅中注入约1000毫升冷水，将小麦米、花生仁放入，用旺火烧沸，然后加入糯米，改用小火熬煮至熟。
4.冰糖下入粥中，搅拌均匀，稍焖片刻，即可盛起食用。

药膳功效
减轻疲劳，预防心脏疾病。

4 红枣银耳粥

药膳配方
粳米100克，银耳25克，红枣5颗，莲子、枸杞各10克，白糖10克，冷水适量。

制作程序
1.银耳用冷水浸泡半天，择洗干净。
2.红枣洗净，泡软去核；莲子、枸杞分别洗净，泡软备用。
3.粳米淘洗干净，用冷水浸泡半小时，捞出，沥干水分。
4.锅中加入约1000毫升冷水，将粳米、红枣放入，先用旺火烧沸，转小火熬煮至八成熟时加入银耳、冰糖，稍煮即可。

药膳功效
补气活血，改善神经系统，减轻疲劳。

5 角鱼干贝粥

药膳配方
粳米200克，角鱼1条，干贝20克，盐2克，植物油8克，酱油6克，姜丝2克，葱末3克，冷水2000毫升。

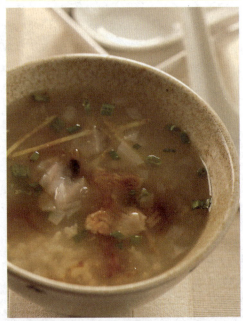

制作程序
1.将粳米洗净，沥干水分，放入少许盐、酱油拌腌。
2.干贝浸开，撕成细条；角鱼洗净，鱼肉切片，加入酱油、植物油拌匀。

3.锅中加入约2000毫升冷水,将粳米、干贝放入,先用旺火烧沸,搅拌几下,再改用小火熬煮成粥。
4.在煮好的白粥里放入角鱼片拌匀,再稍煮片刻,撒上姜丝、葱末,即可盛起食用。

药膳功效

可促进机体受损后细胞的再生,还可以提高人体免疫功能、延年益寿、消除疲劳。

6 香附麦片粥

药膳配方

麦片100克,花豆75克,西芹50克,香附10克,盐2克,冷水适量。

制作程序

1.花豆洗净,泡水4小时,捞出,沥干水分。
2.西芹洗净,撕除老筋,切小段。
3.香附洗净,放入锅中,倒入适量冷水烧沸,改用小火熬煮至汤汁剩下3/4,滤出汤汁备用。
4.花豆、麦片放入锅中,倒入熬好的汤汁,先用旺火烧沸,再改用小火煮至熟烂,加入西芹,继续煮2分钟,最后加盐调味即可。

药膳功效

理气安神,消除疲劳。

7 川贝雪梨粥

药膳配方

川贝15克,雪梨1只,粳米100克,白糖10克,冷水1200毫升。

制作程序

1.川贝择洗干净,焯水烫透备用。
2.雪梨洗净,去皮和核,切成1厘米见方的小块。
3.粳米淘洗干净,用冷水浸泡半小时,捞出,沥干水分。
4.把粳米、川贝放入锅内,加入约1200毫升冷水,置旺火上烧沸,改用小火煮约45分钟,加入梨块和白糖,再稍焖片刻,即可盛起食用。

药膳功效

清热化痰,润肺散结,抵抗疲劳。

汤类药膳

1 白菜奶汤

药膳配方

鲜牛奶250克,白菜心300克,盐3克,味精1克,食用油50克,奶油20克。

制作程序

将白菜心洗净修剪好,在锅内烧开清水,放进油和白菜心,将白菜心氽至软热。把牛奶倒入有底油的锅内,加入盐、味精,小心烧开后放进沥干水分的熟白菜心,略浸后加入奶油即成。

药膳功效

安神除烦,抵抗疲劳。

注意事项

脾胃虚寒、泄泻及滞痰多者慎用。

2 茯苓鹌鹑蛋汤

药膳配方

茯苓20克,鹌鹑蛋5克,白糖15克,冷水500毫升。

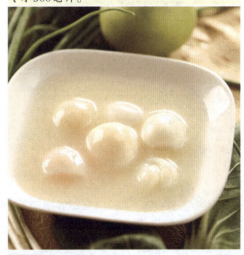

制作程序

1.将茯苓研成细粉,鹌鹑蛋打入碗内,搅散。
2.炖锅内加入冷水500毫升,用中火烧沸,将茯苓粉和鹌鹑蛋边搅边倒入沸水中,同时加入白糖，熟透后即可。

药膳功效
本方对治疗体虚疲劳、肾虚水肿有很好的功效。

3 芡实猪肚汤

药膳配方
猪肚1副，芡实15克，莲子10克，红枣5颗，冷水适量。

制作程序
1. 把猪肚翻转洗净，放入锅内，加冷水适量，煮沸后捞起，去水，用刀刮净。
2. 芡实、红枣（去核）洗净，莲子（去心）用清水浸1小时，捞起，与芡实、红枣一齐放入猪肚内。
3. 把猪肚放入锅内，加清水适量，武火煮沸，再改文火煲2小时即可。

药膳功效
补五肠、疗虚损、除风湿、强筋骨，可治气血两亏、肾虚腰痛、体虚疲劳等症。

注意事项
感冒发热者不宜用本方。

4 老鸭芡实汤

药膳配方
老鸭1只，芡实50克，盐少许，冷水适量。

制作程序
1. 将老鸭去毛及内脏，清洗干净，将淘净的芡实填入鸭腹内缝口。
2. 放入砂锅内加适量水，以文火煨至鸭肉熟烂，加盐调味即成。

药膳功效
补中益气，补肾壮阳，利湿，缓解疲劳。适宜脾胃虚弱、消瘦乏力、消渴多饮及肾虚阳痿者服用。

5 珍珠燕窝汤

药膳配方
珍珠粉、燕窝各6克，冰糖15克，冷水300毫升。

制作程序
1. 将燕窝用温水发透，用镊子夹去燕毛，洗净，撕成条状；冰糖打成屑。
2. 将燕窝放入炖锅内，加水300毫升，置武火上烧沸，再用文火炖煮28分钟，加入珍珠粉、冰糖屑即成。

药膳功效
补气活血，改善神经系统，减轻疲劳。

6 杏仁豆腐汤

药膳配方
甜杏仁100克，豆腐250克，盐少许，温水、冷水适量。

制作程序
1. 将杏仁入温水略浸，剥去外皮剁碎，放入锅内加水煮沸。
2. 投入切成小块的豆腐，续煮至杏仁酥透，以盐调味即可。

药膳功效
减轻疲劳，预防心脏疾病。

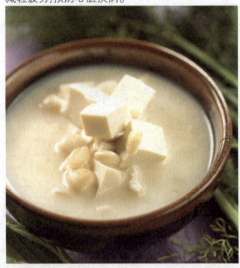

7 胡萝卜鱼肚汤

药膳配方
鱼肚150克，胡萝卜100克，料酒6克，姜3克，葱6克，盐3克，味精2克，胡椒粉1克，香油15克，冷水800毫升。

制作程序

1. 将鱼肚发透，切成2厘米宽、4厘米长的条块；胡萝卜洗净，切成2厘米宽、4厘米长的片，姜切片，葱切段。
2. 将鱼肚、胡萝卜、料酒、姜、葱同放炖锅内，加水800毫升，置武火上烧沸，再用文火炖煮35分钟，加入盐、味精、胡椒粉、香油即成。

药膳功效

补中益气，缓解疲劳。

8 眉豆鲫鱼汤

药膳配方

鲫鱼1条，黑豆、花生各150克，眉豆100克，冷水800毫升。

制作程序

1. 将鲫鱼剖开洗净，去除内脏；黑豆、花生、眉豆洗净待用。
2. 将用料一齐放入煲内，加冷水，武火煮开滚后改文火煲2～3小时，下盐调味即可。

药膳功效

补脾养胃，补肾涩精。治体虚疲劳，脾虚久泻，肾虚遗精，带下。

9 鲫鱼豆芽汤

药膳配方

活鲫鱼1条，黄豆芽30克，通草3克，冷水适量。

制作程序

1. 将鲫鱼刮鳞、去内脏、洗净；黄豆芽、通草洗净。
2. 将鲫鱼放入锅内，加适量水炖煮。
3. 鲫鱼半熟时加入黄豆芽、通草，煮至鱼熟汤成时捞去通草，饮汤食鱼肉。

药膳功效

补肾气，益精髓，缓解疲劳，治肾虚劳损，腰脊疼痛。

10 党参牛排汤

药膳配方

牛排100克，党参、桂圆肉各20克，姜1片，盐少许，冷水适量。

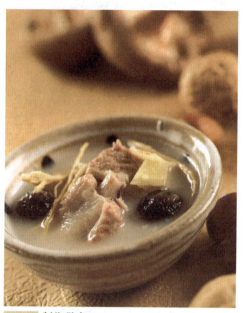

制作程序

1. 将牛排洗净，切块。
2. 将党参、桂圆肉、生姜分别洗净。
3. 将上述材料一齐放入锅内，加适量水，武火煮沸后，文火煲3小时，调味即可。

药膳功效

温补肾阳，壮腰益精，缓解疲劳，用于治疗肾虚腰酸、阳痿遗精等症。

11 眉豆排骨汤

药膳配方

排骨（或猪尾骨）500克，眉豆30克，莲子30克，栗子（去皮）100克，红枣5颗，冷水适量。

制作程序

1. 将排骨洗净，切去肥肉，斩切成块；栗子去壳，放入开水锅内煮5分钟，去衣。
2. 莲子、眉豆、红枣（去核）洗净，与排骨、栗子一齐放入锅内，加冷水适量，煮沸，后改文火煲3小时，调味即可。

药膳功效

益气补虚，温中暖下。治虚劳羸瘦、腰膝疲软、中虚反胃。

12 花生芪枣牛腱汤

药膳配方

牛腱肉600克，花生仁50克，北芪25克，红枣12颗，莲子25克，香油、盐少许，冷水3000毫升。

制作程序

1. 牛腱肉洗净，切成大块，用开水烫煮后用冷水漂净，沥干。
2. 花生仁、北芪、红枣、莲子分别用温水稍浸后淘洗干净，红枣剥去枣核，莲子去掉莲心。
3. 煲内倒入3000毫升冷水烧至水开，将以上用料放入。先用武火煲30分钟，再用中火煲60分钟，后用小火煲90分钟即可。
4. 煲好后，隔除药渣，加入适量油、盐后便可服用。

药膳功效

本方具有补肝肾、滋阴、润肠通便、益精血、抗疲劳、防早衰的功效。

13 野鸭山药汤

药膳配方

野鸭1只，山药250克，料酒、姜、葱、盐各少许，冷水适量。

制作程序

1. 将野鸭去毛及内脏，洗净，加水煮熟，捞出待凉，去骨切丁。
2. 将山药去皮，洗净切碎，入锅加水煮熟后倒入鸭丁，添适量水，加酒、姜、葱、盐，续煮沸滚即可。

药膳功效

本方有固精、助阳、补肾、治带的功能。适用于遗精、多尿、疲劳腰痛等症。

14 莲藕牛腩汤

药膳配方

牛腩250克，莲藕250克，赤小豆25克，生姜2片，蜜枣4颗，盐少许，冷水适量。

制作程序

1. 选鲜牛腩，洗净，切大块，割去肥脂，用开水烫后过冷水，漂洗干净，滴干水；莲藕洗净，刮皮去节，拍成大块；赤小豆、生姜、蜜枣洗净。
2. 将以上用料放入冷水煲内，武火煲开后，改文火煲3小时，加盐调味即可。

药膳功效

补五肠、疗虚损、除风湿、强筋骨，可治气血两亏、肾虚腰痛、体虚疲劳等症。

羹类药膳

1 蟹肉虾仁羹

药膳配方

虾仁、蟹肉各100克，鸡蛋1只，熟火腿5克，姜末2克，葱段、料酒各15克，醋10克，酱油8克，盐1克，味精1.5克，湿淀粉25克，大油200克（约耗60克），冷水200毫升。

制作程序

1. 炒锅置中火上，下大油烧至四成热时，放入洗净的虾仁划散，呈玉白色时倒入漏勺内沥干水分。
2. 鸡蛋打入碗中，用筷子搅拌均匀；熟火腿切末备用。
3. 原锅留油20克，下葱段和少许姜末略加煸炒，放入蟹肉，用中火烹透，下料酒、酱油、盐和冷水200毫升，烧沸后加味精，用湿淀粉勾芡。
4. 锅内加入适量醋，淋入鸡蛋液，倒入虾仁，用手勺推一下，淋上大油20克，起锅盛入汤盘，撒上味精、火腿末和姜末即可。

药膳功效

安神除烦，抵抗疲劳。

2 鲜莲子青蟹羹

药膳配方

鲜莲子、青蟹各200克，盐5克，料酒10克，菱粉20克，鸡汤300克，冷水适量。

制作程序

1. 将青蟹挖出蟹黄，加冷水和适量料酒、菱粉拌匀；青蟹带壳上笼蒸熟，挖出蟹肉。
2.莲子洗净，去掉莲心，用冷水浸泡回软。
3.坐锅点火，加入鸡汤，将蟹黄糊、蟹肉、莲子一起放入锅内，调入盐、料酒，将剩余的菱粉加水勾芡，即可盛起食用。

药膳功效

补气活血，调养神经系统，减轻疲劳。

3 丝瓜银耳虾羹

药膳配方

丝瓜300克，虾仁150克，叉烧肉60克，银耳15克，冷水适量，姜1片，色拉油6克，香油5克，胡椒粉2克，淀粉3克，盐1.5克，白糖1克，粟粉10克，高汤1000克，冷水适量。

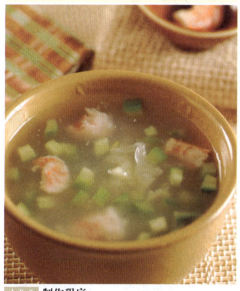

制作程序

1.银耳用冷水泡发膨胀后，择洗干净，撕成小朵；叉烧肉洗净，切小薄片。
2.丝瓜去皮洗净，切粒，放入沸水中焯熟，捞出过凉，沥干水分。
3.虾仁洗净，抹干水，加淀粉和适量香油、胡椒粉腌渍10分钟，然后放入滚水中焯熟，捞出备用。
4.坐锅点火，加入色拉油烧热，爆香姜片，加入高汤，放入银耳煮滚片刻，下丝瓜粒、叉烧肉片、虾仁，调入盐、白糖、香油、胡椒粉，用粟粉加冷水勾芡，盛汤碗内即可。

药膳功效

本方对治疗体虚疲劳，肾虚水肿有很好的功效。

4 鲫鱼砂仁羹

药膳配方

大鲫鱼500克，荜拨、缩砂仁、陈皮各10克，大蒜2瓣，胡椒20克，葱末3克，盐2克，酱油6克，泡辣椒8克，植物油15克，冷水适量。

制作程序

1.将大鲫鱼去鳞、鳃和内脏，清洗干净。
2.将陈皮、缩砂仁、荜拨、大蒜、胡椒、泡辣椒、葱末、盐、酱油等调料装入鲫鱼腹内备用。
3.坐锅点火，放入植物油烧沸，将鲫鱼放入锅内煎熟，再加入冷水适量，炖煮成羹即可。

药膳功效

补脾养胃，补肾涩精。治体虚疲劳，脾虚久泻，肾虚遗精，带下。

5 鲜蟹冬瓜羹

药膳配方

鲜飞蟹200克，冬瓜500克，葱段15克，姜片10克，盐2克，鸡精3克，胡椒粉1克，葱油3克，大油30克，高汤800克，冷水适量。

制作程序

1.将鲜飞蟹洗净，去壳，切成大块。
2.冬瓜去皮，去瓤，切成大片。
3.炒锅置火上，入大油烧热，下葱段、姜片煸炒出香味，加入高汤煮沸。
4.冬瓜片放入高汤内，炖煮约10分钟，再加鲜蟹块炖5分钟，下入盐、鸡精调好口味，撇去浮沫，撒上胡椒粉，淋入葱油，即可出锅装碗。

药膳功效

补中益气，补肾壮阳，利湿。适宜脾胃虚弱，消瘦乏力或消渴多饮及肾虚阳痿者服用。

6 冬瓜肉末羹

药膳配方

冬瓜300克，猪肉100克，青豆30克，胡萝卜20克，湿淀粉30克，盐3克，生抽、香油各5克，胡椒粉1克，鸡汤400克，冷水适量。

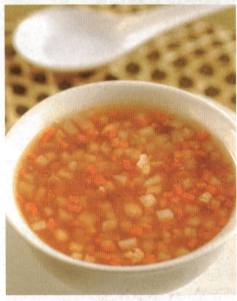

制作程序

1. 冬瓜洗净，去皮，刨碎后连汁放锅内蒸熟。
2. 胡萝卜洗净，刹碎；青豆洗净。
3. 猪肉洗净切末，拌入盐、生抽腌10分钟左右。
4. 锅中加入鸡汤和适量冷水，将冬瓜碎放入，煲滚，加青豆、胡萝卜及肉末再煮滚，拌入湿淀粉调成羹，最后加入盐、香油、胡椒粉调好味，即可盛起食用。

药膳功效

加强细胞带氧功能，消除疲劳。

7 蟹肉芙蓉羹

药膳配方

花蟹1只，冬瓜500克，鸡蛋2只，盐1克，白糖2克，料酒4克，香油3克，胡椒粉1克，粟粉15克，姜1片，葱末5克，高汤600克。

制作程序

1. 花蟹擦洗干净，隔水蒸8分钟，取出拆肉备用；冬瓜去皮、去瓤，切成碎末。
2. 锅内加入适量高汤，放下冬瓜末和姜片，同煲15分钟至烂，取出姜片，捞出冬瓜，放入搅拌机内打成蓉。
3. 鸡蛋打入碗内，捞出蛋黄，留蛋清备用。
4. 锅内加入剩余的高汤，将冬瓜蓉煮滚，加入盐、白糖、料酒调味，将粟粉及蛋清拌匀，盛入锅中，淋入香油，撒上葱末、胡椒粉即可食用。

药膳功效

温补肾阳、壮腰益精，用于治疗肾虚腰酸、阳痿遗精、疲劳等症。

8 冬瓜杂粮羹

药膳配方

冬瓜300克，莲子、百合、薏仁、香菇、面筋各20克，珍珠笋粒、豆腐粒各10克，姜2片，盐1克，色拉油4克，素高汤350克，冷水适量。

制作程序

1. 薏仁洗净，用冷水浸泡2小时，捞出，沥干水分；冬瓜去皮，切粒；莲子洗净，用冷水浸泡回软；百合去皮，洗净，撕成瓣状。
2. 将薏仁、百合、冬瓜、莲子放入一大碗中，入锅内隔水蒸熟；香菇浸软，洗净切粒；面筋洗净切粒。
3. 锅内入色拉油烧热，爆香姜片，然后加入素高汤，煮滚后放入全部材料，用旺火滚约10分钟，加盐调味即成。

药膳功效

补中益气、缓解疲劳。

9 西米苹果羹

药膳配方

苹果100克，西米50克，白糖30克，水淀粉30克，糖桂花5克，冷水适量。

制作程序

1. 将苹果冲洗干净，削去果皮，对剖成两瓣，剔去果核，再改刀切成丁块。
2.西米淘洗干净，用冷水浸泡涨发，捞出，沥干水分。
3.取锅注入适量冷水，烧沸后加入西米、苹果，用旺火再次煮沸，然后改用小火略煮，加入白糖、糖桂花，用水淀粉勾稀芡即成。

药膳功效
加强细胞带氧功能，消除疲劳。

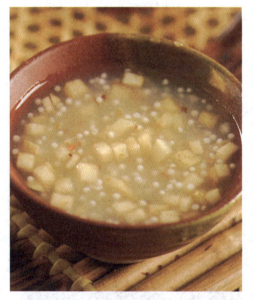

汁类药膳

1 洋参麦冬饮

药膳配方
西洋参15克，麦冬10克，五味子8克，白糖6克，冷水适量。

制作程序
1.把西洋参润透，切成薄片；麦冬洗净，去心；五味子洗净。
2.西洋参、麦冬、五味子放入炖锅内，注入冷水，置旺火上烧沸，改用小火炖煮15分钟。
3.将煎好的液汁去渣，倒入杯中，加入白糖拌匀，即可饮用。

药膳功效
养阴、润燥、益气、补中，能够恢复体力、抗击疲劳。

2 菠菜橘子汁

药膳配方
菠菜1棵，橘子1个，酸奶100克，蜂蜜15克。

制作程序
1.菠菜洗净，切碎；橘子去皮、分瓣，对半切开后去子。
2.将菠菜和橘子放入榨汁机中，搅打成汁后倒入杯中，加入酸奶和蜂蜜，拌匀即可。

药膳功效
清热化痰，润肺散结，抵抗疲劳。

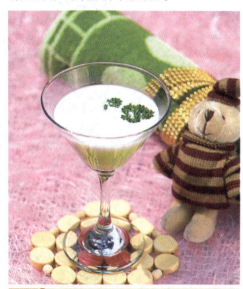

3 人参五味子饮

药膳配方
人参、核桃肉各10克，五味子8克，白糖10克，冷水适量。

制作程序
1.人参润透、切片；五味子洗净，去杂质；核桃肉洗净。
2.人参、五味子、核桃肉同放炖锅内，注入冷水，置中火上烧沸，再改用小火炖煮25分钟。
3.把煎好的液汁滤去废渣，倒入杯中，加入白糖搅匀即成。

药膳功效

补气活血，调节神经系统，减轻疲劳。

酒类药膳

1 定志酒

药膳配方

远志、石菖蒲各40克，人参30克，茯神、柏子仁各20克，朱砂10克，米酒1000毫升。

制作程序

1.将朱砂研成细末，其余药材加工成粗末，同装入细纱布袋，置于容器中，倒入米酒，密封。
2.经常晃动，浸泡14日后开封，将药袋绞取汁，混入药酒，过滤去渣，装瓶。

服食方法

每日早、晚各服1次，空腹服15毫升/次。

药膳功效

补益心脾，安神定志，明目。主治心悸健忘、体倦神疲。

2 桑枝酒

药膳配方

桑枝、黑大豆（炒香）、五加皮、木瓜、十大功劳、金银花、薏仁、黄柏、蚕沙、松仁各10克，白酒1000毫升。

制作程序

1.将前10味捣碎，入布袋，置容器中，加入白酒，密封。
2.浸泡15日后，过滤去渣，即成。

服食方法

每次服30毫升，日服3次。

药膳功效

祛风除湿，清热通络。适用于湿热痹痛、口渴心烦、筋脉拘急、筋骨疲乏等症。

蜂产品药膳

1 双花蜂蜜饮

药膳配方

金银花、杭菊花各10克，蜂蜜适量。

制作程序

先将金银花和菊花洗净，用水煎至沸腾片刻，冷却后冲蜂蜜服用。如冷藏后再冲蜂蜜，口味更佳。

服食方法

每日1剂。

药膳功效

本方具有提神醒脑、清热镇痛的作用，可减轻身体疲劳。

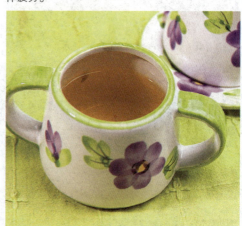

2 柠檬蜜饮

药膳配方

蜂蜜1匙，柠檬1个，矿泉水适量。

制作程序

将柠檬榨汁与蜂蜜混合，加入少量矿泉水即可。

服食方法

睡前服用。

药膳功效

本方具有提神醒脑、润肤的作用，能够迅速消除身体疲劳、改善肌肤缺水状况。

缓解压力的药膳

中年人压力非常大,身上往往都背负着"三座大山"。第一座大山便是工作。无论从事何种职业,中年人总是凭着较丰富的工作经验和人生阅历,成为各自岗位上的骨干。既然是骨干,就得承受更大的压力和劳累。第二座大山当然是家庭。中年之家,上有老,下有小,既为人父母,又为人儿女,是家庭的精神和经济支柱。支柱者,其负焉能不重?第三座大山就是社会。几乎每个中年人都面临着知识更新、下岗失业、事业成就等社会问题的考验,无论是处于人生的巅峰还是低谷,他们都得费尽心思,劳碌奔波。

处在压力状态下会导致身体许多营养素的缺乏,特别是会引起维持神经系统正常功能的维生素B群的缺乏,多吃深绿色蔬菜、多喝牛奶,可以有效补充维生素B,改善脑部的血液循环、减轻焦虑、振作精神。

维持血糖稳定也是对抗压力的重要条件。甜点含有很高的糖分,人体可以快速吸收其中的糖,但需注意的是甜食吃太多会造成脂肪积聚。晚餐宜选择富含色胺酸(tryptophan)食物,像火鸡肉、香蕉、无花果、枣椰果、优格、牛奶、鲔鱼,这些都是可放松神经、帮助入睡的食物。

此外,透过时下流行的芳疗,或者喝花草茶,也可以达到减压的效果。香精(如柠檬、玫瑰花、香茅、由加利香精)、姜、薄荷、银杏、薰衣草茶等对舒解压力也有帮助。

粥类药膳

1 猪肺薏仁粥

药膳配方

粳米100克,薏仁100克,猪肺100克,盐2克,冷水2000毫升。

制作程序

1.将猪肺反复冲洗干净,切成小块,用开水略烫后捞出;薏仁、粳米淘洗干净,薏仁用冷水浸泡5小时,粳米浸泡半小时,分别捞出,沥干水分。
2.锅中加入约2000毫升冷水,将薏仁、粳米放入,用旺火烧沸后放入猪肺块,然后改用小火慢慢熬煮。
3.粥将成时下入盐,搅拌均匀,即可盛起食用。

药膳功效

降低血中胆固醇以及三酸甘油酯,缓解压力,并可预防高脂血症、高血压、中风、心血管疾病。

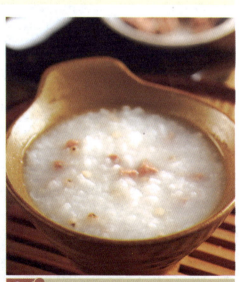

2 荸荠海蜇粥

药膳配方

粳米100克,海蜇100克,荸荠4个,白糖15克,冷水1000毫升。

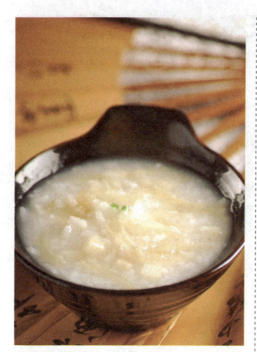

制作程序

1. 粳米淘洗干净，用冷水浸泡半小时，捞出，沥干水分。
2. 海蜇反复漂洗干净，切成细丝。
3. 荸荠洗净，去皮切丁。
4. 锅中加入约1000毫升冷水，将粳米放入，先用旺火烧沸，加入海蜇丝、荸荠丁，再改用小火慢慢熬煮。
5. 待粳米熟烂时下入白糖调好味，再稍焖片刻，即可盛起食用。

药膳功效

软坚化痰，润肺清热，消积润肠，降血压，防止头痛，缓解精神压力。

3 腐竹白果粥

药膳配方

粳米100克，白果50克，腐竹30克，酱油15克，盐1.5克，冷水1000毫升。

制作程序

1. 将白果去壳，切开两边，去白果心。
2. 粳米淘洗干净，用少许酱油及盐拌匀。
3. 腐竹用冷水浸软，弄碎。
4. 取锅加入约1000毫升冷水，加入粳米，用旺火煮沸后，加入白果、腐竹和酱油，改用小火慢熬成粥，下入盐拌匀，再稍焖片刻，即可盛起食用。

药膳功效

润肺，化痰止咳，通经止泻，去湿利尿，缓解压力，治老年眩晕。

4 枇杷银耳粥

药膳配方

粳米100克，枇杷5颗，银耳30克，冰糖10克，冷水适量。

制作程序

1. 粳米淘洗干净，用冷水浸泡发好，捞起，沥干水分。

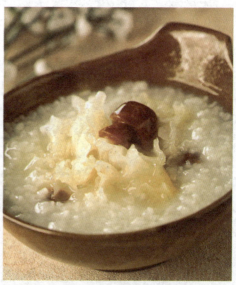

2. 枇杷冲洗干净，撕去外皮，切成两半，剔去果核。
3. 银耳用温水浸泡涨发，择洗干净，大者撕碎。
4. 取锅加入冷水、银耳、粳米，用旺火煮沸后，改用小火熬煮，至粥将成时加入枇杷、冰糖，再煮两三沸即成。

药膳功效

滋阴润肺，养胃生津，安神明目，保湿除皱，可用于缓解压力。

汤类药膳

1. 猪皮红枣汤

药膳配方

猪皮300克，红枣200克，冰糖适量，冷水适量。

制作程序

1. 将猪皮刮洗干净，切成小块，与红枣一同入锅，加适量水以文火煎煮。
2. 煮熟后，调入冰糖即可。

药膳功效

健脑安神，防止头痛，缓解工作压力。

2. 哈密瓜银耳猪瘦肉汤

药膳配方

哈密瓜500克，银耳20克，猪瘦肉500克，蜜枣3颗，盐5克，冷水1500毫升。

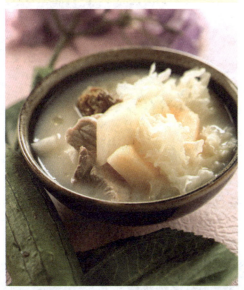

制作程序

1. 将哈密瓜去皮、瓤，洗净，切成块状；银耳浸泡，去除根蒂部硬结，撕成小朵，洗净；蜜枣洗净；猪瘦肉洗净，飞水。
2. 将冷水1500毫升放入瓦煲内，煮沸后加以上用料，武火煲滚后改用文火煲2小时，加盐调味即可。

药膳功效

润肺清热，软坚化痰，消积润肠，降血压，防止头痛，缓解精神压力。

3. 牡蛎茯苓汤

药膳配方

牡蛎粉10克，白茯苓粉15克，冰糖15克，冷水500毫升。

制作程序

1. 将牡蛎粉、白茯苓粉放入锅内，加水500毫升，武火烧沸，再用文火煮35分钟。
2. 将冰糖打成屑，加入汤内搅匀即成。

药膳功效

清热养阴，除烦安神，缓解压力。

4. 山楂荷叶香蕉汤

药膳配方

山楂35克，香蕉2个，新鲜荷叶半张，冰糖30克，冷水适量。

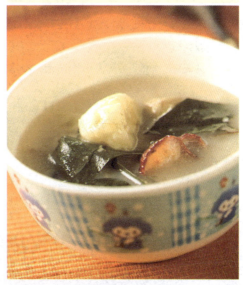

制作程序

1. 将山楂洗净，切片；香蕉去皮，切3厘米长的段；荷叶洗干净；冰糖打碎成屑。
2. 将冰糖、山楂、荷叶放入炖锅内，加入香蕉、冷水适量，用中火煮25分钟即成。

药膳功效
补中益气，祛风温、安五脏、强筋骨、止寒热、填精髓，能补诸虚，久服神清气爽，缓解压力。

5 猪瘦肉杏仁汤

药膳配方
猪瘦肉250克，菊花9克，杏仁9克，桑叶9克，生姜2片，盐少许，冷水适量。

制作程序
1. 猪瘦肉洗净切细块。
2. 猪瘦肉连同其他用料一起放进砂锅内，加冷水4碗，煮2小时，放少许盐调味即成。

药膳功效
镇静安神，消除肌肉酸痛，可用于缓解压力。

羹类药膳

1 灵芝羹

药膳配方
灵芝9克，银耳6克，冰糖15克，冷水适量。

制作程序
1. 银耳洗净，去蒂，用温开水泡发回软；灵芝洗净，切成薄片。
2. 锅内加入适量冷水，烧沸，放入灵芝片和银耳，改小火炖2小时左右。
3. 待银耳汤变稠，捞出灵芝，调入冰糖煮溶，即可盛起食用。

药膳功效
健脑安神，防止头痛，缓解压力。

2 芡实银耳羹

药膳配方
银耳100克，芡实30克，冰糖15克，湿淀粉20克，冷水适量。

制作程序
1. 芡实去净外壳，洗净，上笼用旺火蒸30分钟至软，取出待用。
2. 银耳用温开水泡发膨胀后，择洗干净，切成小片。
3. 炒锅置火上，锅内加冷水、冰糖，烧沸后下银耳片、芡实，煮至银耳糯软后用湿淀粉勾玻璃芡，即可出锅食用。

药膳功效
镇静安神，消除肌肉酸痛，改善失眠，止头痛，缓解压力。

3 香菌豆腐羹

药膳配方
豆腐2块，青豆、洋菇各30克，洋葱50克，红葱头10克，盐1.5克，胡椒粉1克，色拉油3克，湿淀粉25克，奶油1块，开水、冷水各适量。

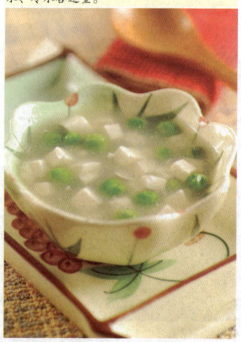

制作程序
1. 豆腐切小丁，放入开水中汆烫一下，去除豆腥味；洋菇、洋葱、红葱头分别洗净，切片备用。
2. 锅内下色拉油烧热，加入洋菇片、洋葱片、红葱头片略炒熟，再加入适量冷水，加盖焖煮，然后将煮透的材料放入榨汁机中，加入冷水搅打成糊状。

3.将榨汁机中的材料重新倒入锅中，加热煮滚，加入豆腐丁、青豆一同混合均匀，放入盐、胡椒粉调味，用湿淀粉勾薄芡。

4.盛盘后在羹上加入奶油，搅拌均匀，即可食用。

药膳功效

镇静安神，消除肌肉酸痛，改善失眠，止头痛，可缓解压力。

4 银耳羹

药膳配方

银耳20克，鸡蛋1只，冰糖50克，大油5克，冷水适量。

制作程序

1.银耳放入盆中，加温水发透后，择洗干净，撕成片状，倒入锅内，加入冷水适量，先用旺火烧沸，然后改用小火熬至银耳熟烂。

2.将冰糖放入另一锅中，加水适量，置小火上溶化，用纱布过滤取汁，加入银耳中。

3.鸡蛋打入碗内，捞出蛋黄，在蛋清里兑入少许冷水，搅匀后倒入银耳锅中拌匀，加入大油，稍焖片刻，即可盛起食用。

药膳功效

润肺清热，软坚化痰，消积润肠，降血压，防止头痛，缓解精神压力。

5 香蕉百合银耳羹

药膳配方

银耳15克，鲜百合100克，香蕉2只，枸杞5克，冰糖60克，冷水适量。

制作程序

1.银耳用温水泡2小时，拣去黄蒂及杂质，撕成小朵，放瓷碗中，入蒸笼蒸半小时后取出。

2.鲜百合掰开，洗净，去老蒂；香蕉去皮，切成小片；枸杞洗净，用温水泡软。

3.将银耳、百合、香蕉片、枸杞放入炖锅内，加冰糖调匀，入蒸笼蒸半个小时即可。

药膳功效

清热养阴，除烦安神，缓解压力。

6 百合白果牛肉羹

药膳配方

牛肉300克，百合、白果各50克，红枣10颗，姜2片，盐1.5克，冷水适量。

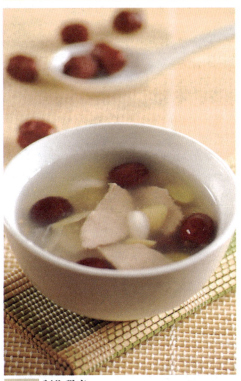

制作程序

1.牛肉用开水洗净，切薄片；白果去壳，放入锅中煮熟，剥去外皮，切掉两头，捅出白果心；百合去皮，洗净切瓣，焯水烫透，捞出沥干水分；红枣洗净，去核。

2.砂锅内加入适量冷水，烧沸后放入百合、红枣、白果和姜片，用中火煲至百合将熟，加入牛肉片，继续以小火煲至牛肉熟透，加盐调好味，即可盛起食用。

药膳功效

本方具有滋补肝肾、填精止血、缓解压力的功效，可用于治疗肾虚遗精、崩漏带下等症。

7 清茶豆腐羹

药膳配方

内酯豆腐200克，一级龙井绿茶1克，虾仁15克，料酒5克，盐2克，味精1克，湿淀粉30克，鸡油3克，冷水适量。

制作程序

1. 内酯豆腐切成小块，用开水氽烫一下，沥干水分备用。
2. 虾仁用冷水洗净，放在小碗内，加上料酒和少许开水浸泡涨发。
3. 炒锅加入适量冷水，置旺火上烧开，推入豆腐块、虾仁以及浸泡虾仁的料酒和水，加入盐，煮沸后撇去浮沫，放入茶叶，改用小火略煮。
4. 待茶香味逸出后，调入味精拌匀，用湿淀粉勾稀芡，出锅盛在汤碗内，淋上鸡油即可。

药膳功效

补中益气，除风湿，安五脏，强筋骨，止寒热，填精髓，能补诸虚，久服神清气爽，缓解压力。

7 银耳肺羹

药膳配方

银耳15克，猪肺1副，料酒6克，盐3克，味精2克，胡椒粉1克，葱1根，姜1块，湿淀粉10克，鸡清汤500克，冷水适量。

制作程序

1. 银耳用温水泡发，洗净，用开水略烫后捞出，放入碗中，加入适量冷水，入蒸笼蒸熟备用；葱切段，姜拍破。
2. 把猪肺套在自来水龙头上，冲尽肺叶中的血液，投入沸水锅中氽一下，捞出，洗净血沫。
3. 砂锅内加入冷水，放入葱段、姜、料酒、猪肺，先用旺火烧沸，再改用小火煮烂，将猪肺捞入冷水内，剔下气管和筋络，撕去老皮，切成蚕豆大的小块，放入碗内，用冷水浸泡片刻。
4. 把猪肺块捞出放大汤碗内，加入一小半鸡清汤，上蒸笼蒸透取出。
5. 剩余的鸡清汤烧沸，加入料酒、盐、胡椒粉，把猪肺块和银耳放入锅内，待汤烧沸，用湿淀粉勾稀芡，放入味精调味，即可盛起食用。

药膳功效

益气补虚，温中暖下，抗击压力。治虚劳羸瘦、腰膝疲软、产后虚冷、心内烦躁。

汁类药膳

1 西芹油菜牛奶汁

药膳配方

油菜4棵，西芹2根，牛奶150克。

制作程序

1. 油菜和西芹分别洗净，切成小段，放入榨汁机中搅打成汁。
2. 将菜汁连同菜渣一起倒入杯中，加入牛奶调匀，直接饮用即可。

药膳功效

清热养阴，除烦安神，缓解压力。

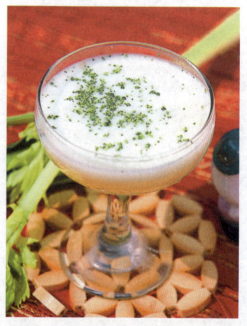

2 红枣北芪饮

药膳配方

红枣10颗,北芪10克,白糖30克,冷水200毫升。

制作程序

1. 把红枣洗净,去核,切片;北芪洗净,切片。
2. 将红枣、北芪放入炖锅内,注入冷水,置中火上烧沸,然后改用小火煮20分钟。
3. 将煎好的液汁去渣,倒入杯中,加入白糖拌匀,即可饮用。

药膳功效

健脑安神,防止头痛,缓解工作压力。

3 香蕉豆沙酸奶汁

药膳配方

香蕉2只,豆沙50克,酸奶120克。

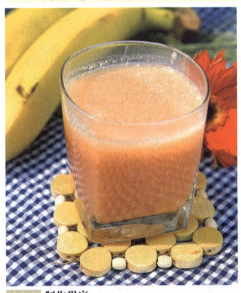

制作程序

1. 将香蕉去皮,切成块状,放入榨汁机中搅打成汁。
2. 将香蕉汁倒入杯中,加入豆沙和酸奶,搅拌均匀,即可直接饮用。

药膳功效

疏通脑部血液,松弛肌肉,缓解压力。

4 树莓苹果香蕉汁

药膳配方

树莓200克,苹果3个,香蕉1只,白糖10克。

制作程序

1. 树莓冲洗干净;苹果洗净,去核去皮,切成小块;香蕉去皮,切成块。
2. 先将香蕉块放入榨汁机中榨取汁液,倒入杯中,再放入树莓和苹果块榨汁,与香蕉汁充分混合,加入白糖拌匀,即可饮用。

药膳功效

改善人体微循环,补气血,缓解压力。

茶类药膳

1 安神代茶饮

药膳配方

茯神、枣仁(炒)各10克,朱砂末1克。

制作程序

将茯神、枣仁研成粗末,加朱砂末共包入纱布中,放保温杯中,冲入沸水适量,盖闷20分钟,代茶频饮。

药膳功效

宁心安神,定惊,缓解压力。用于治疗心气不足所致的虚烦不眠,惊悸怔忡,健忘。

注意事项

有痰热郁火者忌用。朱砂不能久服,以防发生汞中毒。

2 甘麦红枣茶

药膳配方

小麦30克,红枣10颗,甘草6克。

制作程序

将三物水煮去渣取汁,代茶饮。

药膳功效

缓解神经衰弱,减轻压力。

最适合老年人的营养药膳

由于一生忙碌奔波,过度劳心劳体,加之青壮年时期所遗留的一些病根,老年人大多身体欠佳。他们的病往往虚实夹杂。虚证主要由脏腑功能减退引起,表现为体力下降、记忆力减退、头晕、失眠、性功能减退、腰酸腿软、腹胀、食欲缺乏、便秘等。实证主要表现为:血脉不通畅,痰湿内阻,出现骨质增生、动脉硬化、组织增生等。此时的饮食治疗应以补养为主。但老年人与年轻人不同,补养并不能一时达到疗效,应长期坚持。老年人饮食应以清淡、熟软、易于消化吸收的食品为主,可适当多服用具有健脾开胃、补肾填精、益气养血、壮骨、通便及延年益寿作用的药粥、汤等药膳。

防治骨质疏松的药膳

骨质疏松症已成为世界性的多发病。现代医学把骨质疏松症分为两类:其一,原发性骨质疏松症,主要是老年骨质疏松症。其二,继发性骨质疏松症,主要是由一些其他病症引起,如糖尿病、甲状腺功能亢进等。骨质疏松症的主要表现是:四肢麻木,腰背疼痛,全身没有力气,骨疼痛,腿部抽筋等;严重者出现驼背、骨折等。

罹患骨质疏松症的原因很多,但主要是由于体内缺少钙、磷等营养素。众所周知,骨由骨细胞和骨基质组合而成。骨基质是由蛋白质构成的骨胶原纤维,其中分布着大量的羟基磷灰石晶体。可以说,羟基磷灰石是决定人体骨质是否坚硬的关键物质,也就是说,羟基磷灰石成分越多,人体骨质就越坚固,反之则骨质就越疏松。而羟基磷灰石的主要成分是钙和磷,老年人如果在平时有意识地多吃一些含有钙、磷成分的食物,相对来说,就不易患骨质疏松症了。除含钙和磷的食物外,老年人还要多吃一些含锌、镁、锰、铜、铁等微量元素的食物,因为如果身体中这些元素不足,也会引发骨质疏松症。富含这些元素的食物有鱼类、豆制品类、蔬菜类、禽蛋类、奶制品类等。选用一些相关的药膳,将对您预防骨质疏松症有所裨益。

粥类药膳

1 磁石粥

药膳配方

磁石40克,粳米60克,猪腰子1只,生姜、大葱、盐各少许。

制作程序

1. 将磁石捣碎,放入砂锅内,置武火上煎煮1小时,滤去渣,留汁备用。
2. 将粳米淘洗净,放入砂锅内,倒入磁石汁,加入生姜、葱和适量的水,用武火烧沸,再用文火熬煮至熟即成。

药膳功效

补血生髓,强筋壮骨。

2 薤白粥

药膳配方

粳米100克，鲜薤白50克，葱白20克，盐适量，冷水1200毫升。

制作程序

1. 将鲜薤白、葱白洗净，切成丝备用。
2. 粳米洗净，用冷水浸泡发胀，捞出放入锅内，加入约1200毫升冷水，用旺火煮沸。
3. 将薤白丝、葱白丝放入粥锅中，改小火慢煮至米烂粥稠，下盐调味即可。

药膳功效

舒经活络，强筋健骨。适用于风湿疼痛、虚损、消渴、脾弱不运、痞积、水肿、腰膝酸软等症。

3 青小豆粥

药膳配方

青小豆、小麦各30克，通草3克，白糖少许，冷水适量。

制作程序

1. 将通草洗净，放入锅内，加水适量，煎煮13分钟，滤去渣，留汁备用。
2. 将小麦淘洗干净，放入锅内，加水适量，放入通草汁、青小豆、白糖，武火烧沸，再用文火煮熟成粥。

药膳功效

利水消肿，养血益气，补精填髓，防治骨质疏松。

4 糯米阿胶粥

药膳配方

阿胶、糯米各30克，红糖少许，冷水适量。

制作程序

1. 将阿胶捣碎，放入锅内，炒至黄色，再研成细粉，待用。
2. 将糯米淘洗干净，放入锅内，加水适量，先置武火上烧沸，再用文火熬煮到九成熟，加入阿胶粉和红糖，继续熬煮至熟即成。

药膳功效

补益元气，和养脏腑，强筋健骨。适用于元气不足、泻痢、吐血、女子崩中、骨折、骨质疏松等症。

5 玉米山药粥

药膳配方

玉米粉100克，山药50克，冰糖10克，开水适量，冷水1000毫升。

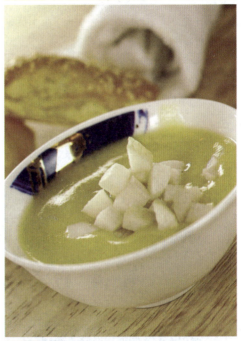

制作程序

1. 山药洗净，上笼蒸熟后，剥去外皮，切成小丁。
2. 玉米粉用开水调成厚糊。
3. 锅内加入约1000毫升冷水，以旺火烧沸，用竹筷缓缓拨入玉米糊，再改用小火熬煮10分钟。
4. 山药丁入锅，与玉米糊同煮成粥，加入冰糖调味，即可盛起食用。

药膳功效

补肝肾，益精血，抗骨折。适用于虚羸、消渴、骨折、骨质疏松等症。

汤类药膳

1 红绿豆花生猪手汤

药膳配方

赤小豆30克，绿豆50克，花生50克，猪手500克，蜜枣3颗，盐3克，姜2片，冷水2000毫升。

制作程序

1. 将赤小豆、绿豆、花生，浸泡1小时；蜜枣洗净。
2. 将猪手刮净，斩件，洗净，飞水。热锅放姜片，爆炒猪手5分钟。
3. 将冷水2000毫升放入瓦煲内，煮沸后加入以上用料，武火煲滚后改文火煲3小时，加盐即可。

药膳功效

补血补钙，益智健身，用于防治骨质疏松。

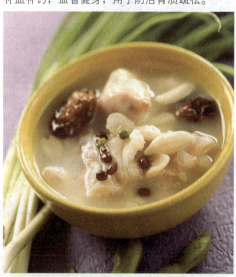

2 桑寄生猪棒骨汤

药膳配方

猪棒骨250克，接骨木、杜仲各25克，当归20克，桑寄生30克，盐少许，冷水适量。

制作程序

1. 猪棒骨洗净，敲破，放入水锅中先煮。
2. 汤滚后放入接骨木、杜仲、当归、桑寄生，小火煮2~3小时后加盐调味即可。

服食方法

喝汤吃肉，隔日1剂。

药膳功效

补血生髓、强筋壮骨。

3 黄芪虾皮汤

药膳配方

黄芪20克，虾皮50克，葱、姜、盐各3克，冷水1200毫升。

制作程序

1. 先将黄芪切片，入锅，加水600毫升适量，煎煮40分钟，去渣，取汁。
2. 黄芪汁中放入洗净的虾皮，加600毫升水及葱、姜、盐等调味品，煨炖20分钟即成。

服食方法

佐餐服食。

药膳功效

补血补钙，益智健身，用于防治骨质疏松。

4 萝卜海带排骨汤

药膳配方

排骨250克，白萝卜250克，水发海带50克，料酒、姜、盐、味精各3克，冷水2000毫升。

制作程序

1. 将排骨加水煮沸去掉浮沫，加上姜片、料酒，小火炖熟。
2. 熟后加入萝卜丝，再煮5~10分钟，调味后放入海带丝、味精，煮沸即起。

药膳功效

补血生髓，益气降压，强筋壮骨。

5 冬瓜薏仁猪瘦肉汤

药膳配方

冬瓜500克，猪瘦肉200克，蚝豉3粒，薏仁25克，果皮少许，盐3克，冷水2000毫升。

制作程序

1. 冬瓜洗净，连皮切大件；猪瘦肉放入开水中，煮5分钟，取起洗净。
2. 蚝豉洗净，用清水浸30分钟；薏仁洗净，放入开水中煮5分钟，捞起将果皮用冷水浸软，刮去瓤洗净。
3. 将2000毫升冷水煲开，放冬瓜、猪瘦肉、蚝豉、薏仁、果皮煲滚，改用文火煲3小时，下盐调味即可。

药膳功效

除湿、止痛。适用于风湿骨痛、骨质疏松等症。

6 鲜奶银耳乌鸡汤

药膳配方

乌鸡1只，猪瘦肉225克，银耳19克，百合38克，鲜奶1杯，姜片、盐4克，冷水2000毫升。

制作程序

1. 银耳用水浸泡20分钟，清洗干净；百合洗净；乌鸡宰杀后去毛、内脏，氽烫后再冲洗干净；猪瘦肉洗净。
2. 烧滚适量水，下乌鸡、猪瘦肉、银耳、百合和姜片，水滚后改文火煲约2小时，倒入鲜奶拌匀，续煮5分钟，下盐调味即成。

药膳功效

补血填精，强壮筋骨，防治骨质疏松。

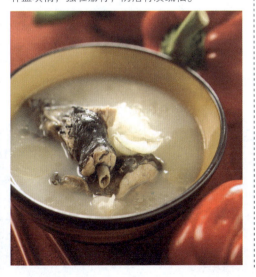

羹类药膳

1 双丝银鱼羹

药膳配方

鲜银鱼250克，火腿丝、竹笋丝各50克，姜丝10克，蛋清2个，香菜末20克，鸡汤600克，盐3克、味精、胡椒粉各1克，色拉油50克，湿淀粉、香油、料酒各适量。

制作程序

1. 将鲜银鱼用清水漂清，放在小碗中，加少许盐打散调匀。
2. 炒锅上火，放入色拉油烧热，投入姜丝煸炒，加鸡汤、竹笋丝、火腿丝，待汤烧开后加入银鱼，下盐、味精、料酒调好味。
3. 待汤再次烧开，用湿淀粉勾薄芡，待芡熟后将蛋清徐徐倒入锅中，边倒边搅拌，使蛋清成蛋花状。
4. 羹上淋入少许香油，起锅装盆，撒上胡椒粉、香菜末即成。

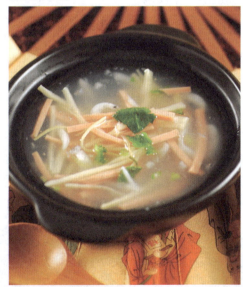

2 红糖芝麻羹

药膳配方

红糖和黑、白芝麻各25克，藕粉100克。

制作程序

1. 将黑、白芝麻分别炒熟。
2. 将藕粉与黑、白芝麻放同一碗中，冲入沸水，再放入红糖，搅匀即可食用。

服食方法

每日一次冲饮。

药膳功效

补血养心，补钙壮骨。

2 芝麻核桃仁粉羹

药膳配方

黑芝麻、核桃仁各250克，白砂糖50克。

制作程序

1. 将黑芝麻拣去杂质，晒干，炒熟。
2. 将黑芝麻与核桃仁同研为细末，加入白糖，拌匀后瓶装备用。

服食方法

每日两次，每次25克，温开水调服。

药膳功效

补血生髓，强筋壮骨。

3 鲜红椒鱿鱼羹

药膳配方

鲜红椒15克，干鱿鱼200克，鸡脯肉100克，盐2克，味精1.5克，胡椒粉1克，料酒6克，食碱3克，鸡油15克，高汤750克。

制作程序

1. 鲜红椒洗净，控干水分，切段；鸡脯肉砸成泥。
2. 干鱿鱼放入温水中泡1小时，去头尾，切成极薄的片，放入盆内，用热水洗净，然后用食碱拌匀，放入开水，闷泡至水温不烫手时，水倒出一半儿，再倒入滚开水盖上闷泡，如此重复3～4次，使鱿鱼颜色发白，透明，质软，泡入冷水内。
3. 炒锅上火，加入高汤烧沸，鸡泥用汤冲入锅内，待鸡泥凝固，用小眼漏勺捞出鸡泥。倒入鱿鱼片浸3分钟后滗去汤，再重复操作一次，将鱿鱼片盛入汤碗中。
4. 汤内加入料酒、盐、胡椒粉、味精，撇去浮沫，倒入鲜红椒段，淋上鸡油，盛入汤碗内即可。

药膳功效

补脾开胃，利水祛湿，可用于治疗腰膝酸软、气血不足、骨质疏松等症。

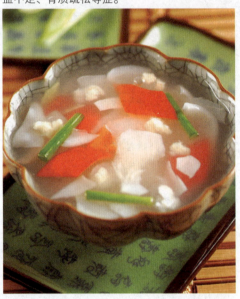

酒类药膳

1 人参酒

药膳配方

人参30克，白酒1200毫升。

制作程序

1. 人参装入纱布袋，缝口，将纱布袋入酒浸泡数日。
2. 将酒倒入砂锅内，在微火上煮，煮至500～700毫升时将酒倒入瓶内。
3. 将瓶密封，冷却，存放备用。

服食方法

每次10～30毫升，每日1次。

药膳功效

补益中气，强壮筋骨。

2 仙灵酒

药膳配方

仙灵脾120克，菟丝子60克，破故纸60克，金樱子500克，小茴香30克，巴戟天30克，川芎30克，牛膝30克，当归60克，肉桂30克，沉香15克，杜仲30克，白酒10升。

制作程序

1. 将上述药材打捣成粗末，装入纱布袋内。
2. 将纱布袋放入器皿中，倒入白酒浸泡，加盖。
3. 将器皿放入锅中，隔水加热约1小时，取出器皿，密封。
4. 7日后开封，过滤装瓶备用。

服食方法

每次15～30毫升，早晚2次，将酒温热空腹服用。

药膳功效

补肾壮阳，固精，养血，强筋骨。主治腰膝无力、骨质疏松、下元虚冷、行走无力、阳痿、遗精、泄泻等症。

3 地料酒

药膳配方

干地黄60克，白酒500毫升。

制作程序

将地黄洗净，泡入白酒罐内，用不透气的塑料皮封严口，浸泡7天后即可饮用。

药膳功效

舒筋活血。适用于阴血不足，筋脉失养而引起的肢体麻木、疼痛等症。

4 丹参杜仲酒

药膳配方

杜仲30克，丹参30克，川芎20克，江米酒750毫升。

制作程序

1. 将上述药材一同捣碎细，装入纱布袋内。
2. 将布袋放入干净的器皿中，倒入酒浸泡，密封。
3. 5日后开启，去掉药袋，过滤装瓶备用。

服食方法

不限时，将酒温热随量服用。

药膳功效

此酒补肝肾、强筋骨、养血活血、祛风通络，主治肝肾虚、精血不足、腰腿酸痛、络脉痹阻。

蜂产品药膳

1 月见草花粉饮

药膳配方

蜂蜜、月见草花粉各适量。

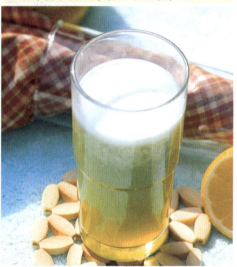

制作程序

将花粉用温开水或蜂蜜水泡后服用。

服食方法

日服2次，每次5～10克。

药膳功效

本方具有强筋壮骨、缓解关节疼痛的作用，能够防治骨质疏松。

2 双草蜜

药膳配方

蜂蜜30克，制草乌、生甘草各9克。

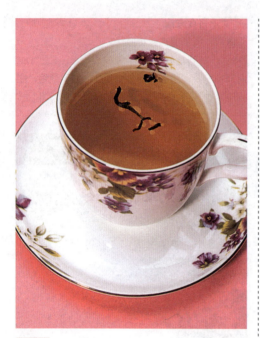

制作程序

制草乌、生甘草水煎1小时以上，加入蜂蜜，分2次温服。

药膳功效

本方具有祛湿止痛、化痰止咳、壮骨强身的作用，能够防治骨质疏松。

3 蜂胶酊浆饮

药膳配方

蜂王浆、15%蜂胶酊各适量。

制作程序

二者放一起加温开水调匀。

服食方法

每日起床后和睡觉前各服1次，每次服5克蜂王浆和5毫升蜂胶酊。

药膳功效

本方具有强筋壮骨、安神益智的作用，能够防治骨质疏松。

4 白酒姜蜜

药膳配方

蜂蜜500克，白酒500毫升，姜末20克。

制作程序

将蜂蜜与白酒混合调匀，加入姜末，搅匀，贮存10日后即可饮用。

服食方法

每日服1小杯。

药膳功效

本方具有祛湿止痛的作用，能够防治骨质疏松和风湿性关节炎。

5 木瓜蜜

药膳配方

蜂蜜1500克，木瓜4个。

制作程序

将木瓜蒸熟，去皮，捣烂如泥，加入蜂蜜混合调匀，装入洁净瓷器中贮存。

服食方法

每日早晨空腹服用10~20克，温开水冲服。

药膳功效

本方具有强筋壮骨的作用，能够防治骨质疏松。

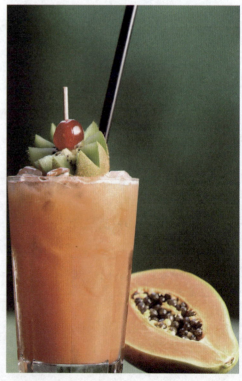

保养皮肤的药膳

进入老年阶段，人的皮脂腺会逐渐萎缩，皮脂分泌量也会逐渐减少，所以老年人皮肤会越来越干燥。这一点停经后妇女表现得更为明显，而男子则在70岁后才较为明显。由于这种情况，许多老年人患上了皮肤干燥症。随着年龄增加，皮肤出现硬化，这是因为皮肤的营养供应减少，性激素分泌减少，身体的水分减少，一些老年人还因此患上了皮肤瘙痒症。

对于皮肤干燥和瘙痒症状比较严重的老年人，应及时到医院诊治。为减少皮肤干燥，老年人要注意平时的饮食营养，多吃新鲜的水果、蔬菜，多喝水，另外，适量摄入高脂肪食物可以预防皮肤瘙痒症的发生，因为脂肪食物有利于维生素A和维生素E的摄入，并有防治皮肤干燥和老化的作用。有的老年人到了冬天特别喜欢喝酒，意在御寒。但酒后身体发热只是一时性的，更多的会促使皮肤发生干燥。因此，酒还是少饮为佳。另外，一些辛辣食品也应少吃。

粥类药膳

1 紫米薏仁粥

药膳配方

紫米、薏仁各100克，糙米50克，果糖20克，冷水2000毫升。

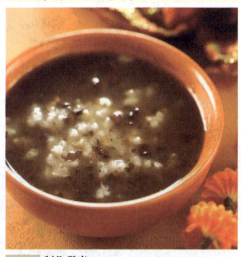

制作程序

1. 紫米、薏仁、糙米分别淘洗干净，用冷水浸泡2~3小时，捞出，沥干水分。
2. 锅中加入约2000毫升冷水，将薏仁、紫米、糙米全部放入，先用旺火烧沸，然后转小火熬煮45分钟，待米粒烂熟时加入果糖调味，即可盛起食用。

药膳功效

补血养颜，防止皮肤干燥、老化。

2 百合玉竹粥

药膳配方

粳米100克，百合、玉竹各20克，白糖8克，冷水1000毫升。

制作程序

1. 百合洗净，撕成瓣状；玉竹洗净，切成4厘米长的段。
2. 粳米淘洗干净，用冷水浸泡半小时，捞出，沥干水分。
3. 把粳米、百合、玉竹放入锅内，加入约1000毫升冷水，置旺火上烧沸，改用小火煮约45分钟，下入白糖拌匀，再稍焖片刻，即可盛起食用。

药膳功效

润燥化毒，防止皮肤干燥、瘙痒，使皮肤光滑、细嫩、湿润。

3 西米樱桃粥

药膳配方

西米100克，鲜樱桃200克，白糖100克，糖桂花10克，冷水1000毫升。

制作程序

1. 将鲜樱桃洗净，剔去核，用适量白糖腌起。
2. 西米淘洗干净，用冷水浸泡2小时，捞起沥干水分。
3. 取锅加入约1000毫升冷水，加入西米，用旺火煮沸后，改用小火煮至西米浮起，呈稀粥状。
4. 粥内加入白糖、糖桂花搅拌均匀，下入樱桃，烧沸，待樱桃浮在西米粥的面上，即可盛起食用。

药膳功效

开胃健脾，补血润肤，缓解肌肤干燥、瘙痒。

4 银耳杏仁露粥

药膳配方

粳米200克，杏仁露1罐，银耳25克，枸杞10克，冰糖15克，冷水2000毫升。

制作程序

1. 粳米洗净，用冷水浸泡半小时，捞出，沥干水分。
2. 将粳米放入锅中，加入约2000毫升冷水煮沸后，再转入小火熬煮成稀粥。
3. 银耳用冷水泡发膨胀后，择洗干净，切成碎燕窝状。
4. 枸杞用温水泡至回软，洗净捞出，沥干水分。
5. 锅中倒入杏仁露，加入稀粥，先用旺火烧沸，转小火，再加入银耳、枸杞及冰糖，煮15分钟，出锅装碗即可。

药膳功效

润燥化毒，使皮肤光滑、细嫩、湿润，不易被细菌侵扰。

5 银耳樱桃粥

药膳配方

粳米100克，银耳20克，樱桃30克，糖桂花5克，冰糖10克，冷水1000毫升。

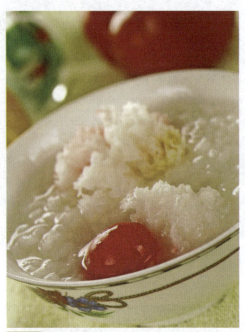

制作程序

1. 银耳用冷水浸泡回软，择洗净，撕成片。
2. 粳米淘洗干净，用冷水浸泡半小时，捞出，沥干水分。
3. 樱桃去柄，洗净。
4. 锅中加入约1000毫升冷水，将粳米放入，先用旺火烧沸，再改用小火熬煮。
5. 见米粒软烂时，加入银耳和冰糖，再煮10分钟左右，下入樱桃、糖桂花拌匀，煮沸后即成。

药膳功效

润燥滋阴，补血护肤。

汤类药膳

1 红枣鹌鹑蛋汤

药膳配方

红枣4颗，鹌鹑蛋4个，白糖15克，冷水300毫升。

制作程序

1. 将红枣洗净，去核；鹌鹑蛋煮熟，去外壳。

2.将红枣放入炖锅内,加水300毫升,置武火上烧沸,放入鹌鹑蛋,加入白糖即成。

药膳功效

补气血,润肌肤,减少皱纹。本方适用于气血亏损、贫血、面色无华、额上皱纹密布等症。

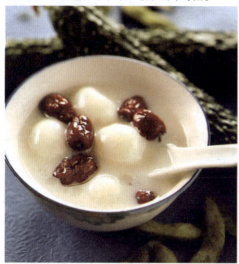

2 卷心菜牛肉汤

药膳配方

卷心菜500克,牛肉60克,生姜、盐各少许,冷水适量。

制作程序

1.将牛肉洗净切薄片,连同生姜放入锅内,加适量水煮沸。
2.投入已洗净切好的卷心菜,续煮至菜熟肉烂,以盐调味即可。

药膳功效

补肾健脾,滋润肌肤,减皱抗衰。可治脾肾不足、精神亏损,对皮肤干燥、弹性降低、皱纹早现有改善功效。

3 冬笋虾菜汤

药膳配方

冬笋、腌菜、芥菜各100克,小海米、大虾仁各20克,香油、盐各少许,冷水适量。

制作程序

1.将冬笋去壳斩掉老根,洗净,切成薄片。
2.将腌菜、芥菜分别洗净,切成碎末。
3.将小海米、大虾仁分别清理干净。
4.将上述诸料一起放入锅内,加适量水煮熟成汤,加香油、盐稍滚即成。

药膳功效

增加皮肤弹性,减少皱纹。本方适用于面色发黄、皮肤无弹性、皱纹多等症。

羹类药膳

1 桂圆首乌羹

药膳配方

桂圆肉50克,何首乌15克,当归6克,红枣6颗,冰糖30克,冷水适量。

制作程序

1.将何首乌、当归去净杂质,烘干研成粉末。
2.红枣去核,洗净,切成细粒;桂圆肉剁细。
3.净锅置中火上,加入适量冷水,放入何首乌、当归粉末,先用旺火烧沸,下桂圆肉、红枣粒,再用小火熬煮成羹汤,最后用冰糖调好味,即可盛起食用。

药膳功效

补气血,润肌肤,减少皱纹。本方适用于气血亏损、贫血、面色无华、额上皱纹密布等症。

2 芙蓉银耳羹

药膳配方

水发银耳100克,鸡蛋3只,盐3克,味精2克,胡椒粉1克,湿淀粉10克,高汤200克,冷水适量。

制作程序

1.银耳用冷水浸泡回软,择洗干净,备用。
2.鸡蛋打入碗中,用筷子搅拌均匀,再加入冷水和少许盐调匀,上笼蒸成蛋羹,盛在碟中备用。

3.锅内加入高汤，下入银耳烧煮10分钟，然后下胡椒粉、盐、味精调好味，用湿淀粉勾芡，盛起银耳汤，淋在蛋羹上即成。

药膳功效

滋阴润燥，补血护肤。

3 白果奶羹

药膳配方

白果30克，白菊花4朵，雪梨4个，牛奶200克，蜂蜜15克，冷水适量。

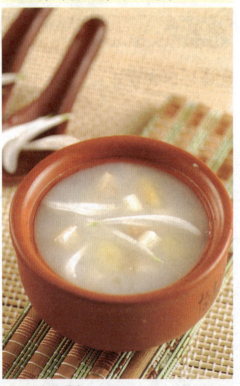

制作程序

1.白果去壳，用开水烫去衣，去除白果心。
2.白菊花洗净，取花瓣备用；雪梨削皮，取梨肉切粒。
3.将白果、雪梨放入锅中，加入冷水，先用旺火烧沸，再改用小火炖煮至白果烂熟，加入菊花瓣、牛奶，煮沸，用蜂蜜调匀即成。

药膳功效

常食此汤可消除皱纹，使肌肤细腻有弹性。

汁类药膳

1 柳橙牛奶汁

药膳配方

柳橙4个，柠檬1/4个，鸡蛋1只，牛奶150克，冰块2块。

制作程序

1.鸡蛋打入碗中，取蛋黄备用。
2.把柠檬、柳橙洗净，剖开，去皮后和蛋黄一同放入榨汁机中搅打成汁。
3.把果汁倒入杯中，加入牛奶和冰块，搅匀后即可直接饮用。

药膳功效

本方能够促进消化、润泽肌肤。

2 胡萝卜香瓜汁

药膳配方

胡萝卜1根，香瓜1个，柠檬1/4个，蜂蜜15克，凉开水80毫升，冰块2块。

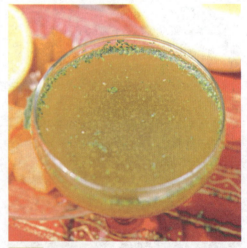

制作程序

1.胡萝卜洗净，切成小块；香瓜洗净，去子后切成小块；柠檬去皮，果肉切块。
2.将胡萝卜块、香瓜块、柠檬块放入榨汁机中，加入凉开水，一起搅打成汁。

3.将冰块放入杯中,倒入果菜汁,加入蜂蜜拌匀,即可直接饮用。

药膳功效
本方具有开胃消食、排毒养颜、润泽肌肤的作用。

3 柳橙菠萝汁

药膳配方
柳橙1个,菠萝1/4个,西红柿1个,柠檬1/3个,西芹半根,蜂蜜10克。

制作程序
1.西红柿洗净,柳橙去皮,与菠萝均切成小块;西芹洗净,切成小段;柠檬去皮,果肉切块。
2.将上述蔬果全部放进榨汁机中,榨取汁液。
3.将蔬果汁倒入杯中,添加蜂蜜,调匀即可直接饮用。

药膳功效
本方具有开胃消食、排毒养颜、润泽肌肤的作用。

4 橘香甜汁

药膳配方
橘子3个,胡萝卜1根,白糖15克。

制作程序
1.橘子剥皮分瓣,去子后对半切开;胡萝卜洗净,切成小块。
2.橘子和胡萝卜块分别放入榨汁机中,榨取汁液。
3.将橘子汁和胡萝卜汁混合均匀,加入白糖拌匀后即可直接饮用。

药膳功效
本方具有开胃消食、排毒养颜、润泽肌肤的作用。

茶类药膳

1 牛奶红茶

药膳配方
鲜牛奶100克,红茶1克,盐少许。

制作程序
将红茶加水煎至汁浓,再将牛奶煮滚,倒入,加少许盐,搅匀即可。

药膳功效
本方能够促进消化、润泽肌肤。

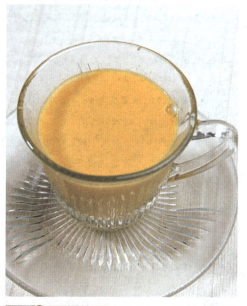

2 红花茶

药膳配方
红花、檀香各5克,绿茶2克,红糖30克。

制作程序
沸水冲泡后,加盖闷5分钟即可饮用。

服食方法
每日1剂。

药膳功效
本方具有润泽肌肤、养颜美容之功效。

3 山楂美肌茶

药膳配方
山楂、菊花、枸杞、桂圆肉、橄榄各4克。

制作程序
将各料分别洗净,加水一起煮滚,去渣饮用。

药膳功效
本方具有开胃消食、排毒养颜、润泽肌肤的作用。

促进消化的药膳

进入老年期后,和全身其他系统一样,消化系统器官的生理功能发生衰退性变化,消化和吸收功能都逐渐减弱,故容易发生消化不良。

首先,老年人的牙龈萎缩,牙齿由于长期的磨损引起脱落,咀嚼发生困难,使食物未能被充分咀嚼粉碎,就被吞咽到胃腔中,从而加重胃的负担。

其次,老年人消化道黏膜、腺体均在萎缩。口腔黏膜萎缩使味觉迟钝,导致老人喜欢吃一些难以消化的厚味食物;唾液腺萎缩导致每日唾液的分泌量降为年轻人的1/3;胃液的分泌也下降为年轻时的1/5。老年人消化液中不但消化酶含量减少,而且其活性也明显降低,消化食物的能力大大下降,故可引起消化不良。

再次,老年人胃肠道的平滑肌纤维萎缩,弹力减弱,常引起内脏下垂、胃肠缓慢性扩张以及胃肠道蠕动缓慢、无力,所以使得老年人的机械消化能力减弱。研究表明,在非溃疡性消化不良患者中,半数以上患者存在胃排空延迟。

老年人发生消化不良时,有损身体健康。因此老年人进食应以细软,营养丰富,富含蛋白质、维生素、纤维素,少含脂肪最为适宜。进食时应细嚼慢咽,让唾液与食物充分混合,这样既有利于增强食欲,又利于食物的消化吸收,缓解消化不良。

粥类药膳

1 肉豆蔻粥

药膳配方

肉豆蔻10克,粳米100克,姜2片,冷水适量。

制作程序

1. 粳米淘洗干净,用冷水浸泡半小时,捞出,沥干水分。
2. 将肉豆蔻捣碎,研成细末。
3. 取一锅加入适量冷水和粳米,先用旺火煮开,然后改用小火熬煮,煮至粥将成时加入肉豆蔻末、姜片,搅拌均匀,再略煮片刻,即可盛起食用。

药膳功效

宽中行气,生津清热,化积导滞,适用于食积饱胀、胸膈满闷、噫膈反胃等症,尤其有助消食化积。

2 花生杏仁粥

药膳配方

粳米200克,花生仁50克,杏仁25克,白糖20克,冷水2500毫升。

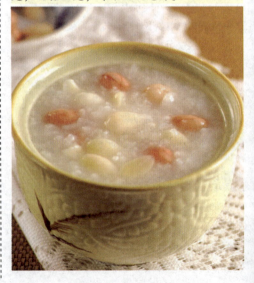

制作程序
1. 花生仁洗净,用冷水浸泡回软;杏仁焯水烫透,备用。
2. 粳米淘洗干净,浸泡半小时,沥干水分,放入锅中,加入约2500毫升冷水,用旺火煮沸。转小火,下入花生仁,煮约45分钟,再下入杏仁及白糖,搅拌均匀,煮15分钟,出锅装碗即可。

药膳功效
清热解毒,消胀满,化积滞,可治疗食积不化、腹胀、肠炎。

3 莱菔子粥

药膳配方
粳米100克,莱菔子15克,盐1克,冷水适量。

制作程序
1. 粳米淘洗干净,用冷水浸泡半小时,捞出,沥干水分。
2. 将莱菔子放入碗内,加入适量冷水,研磨滤汁。
3. 取锅加入冷水、粳米,旺火煮沸后加入莱菔子汁,再改用小火续煮至粥成,放入盐调味,即可盛起食用。

药膳功效
消食化积,降气化痰。适用于食积不化、中焦气滞、脘腹胀满、嗳腐吞酸、腹痛泄泻等症。

4 薏仁粥

药膳配方
薏仁50克,粳米100克,冰糖10克,冷水1500毫升。

制作程序
1. 将薏仁、粳米淘洗干净,薏仁用冷水浸泡3小时,粳米浸泡半小时,分别捞出,沥干水分。
2. 锅中加入约1500毫升冷水,将薏仁、粳米依次放入,先用旺火烧沸,然后转小火熬煮45分钟。
3. 见米粒烂熟时加入冰糖拌匀,再稍片刻,即可盛起食用。

药膳功效
消食、化积、利尿。

5 粳米姜粥

药膳配方
粳米200克,鲜生姜15克,红枣2颗,红糖15克,冷水1500毫升。

制作程序
1. 粳米淘洗干净,用冷水浸泡半小时,捞起,沥干水分。
2. 鲜生姜去皮,剁成细末;红枣洗净,去核。
3. 锅中注入约1500毫升冷水,将粳米放入,用旺火烧沸,放入姜末、红枣,转小火熬煮成粥,再下入红糖拌匀,稍焖片刻,即可盛起食用。

药膳功效
补脾益胃,扶助正气,散寒通阳。

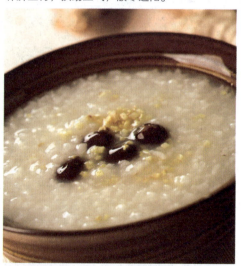

6 芜菁粥

药膳配方
粳米100克,芜菁(大头菜)200克,盐1.5克,冷水1000毫升。

制作程序
1. 将芜菁冲洗干净,削去外皮,切细。
2. 粳米淘洗干净,浸泡半小时后捞出,沥干水分。
3. 锅中加入约1000毫升冷水,将粳米放入,用旺火煮沸后加入芜菁,改用小火熬煮成粥,然后用盐调味好,再稍焖片刻,即可盛起食用。

药膳功效

清肺止咳，强肝利消化，轻便利尿，填精壮阳。

7 萝卜青果粥

药膳配方

粳米100克，萝卜50克，青果20克，盐1克，冷水1000毫升。

制作程序

1. 粳米淘洗干净，用冷水浸泡半小时，捞出，沥干水分。
2. 青果洗净；萝卜洗净切块。
3. 锅中加入约1000毫升冷水，将粳米放入，置旺火上烧沸，加入青果和萝卜块，改用小火熬煮成粥。
4. 粥内下盐拌匀，再稍焖片刻，即可盛起食用。

药膳功效

开胃消滞，下气化积，增强肠胃功能。

8 茴香菜粥

药膳配方

粳米、茴香菜各100克，盐1.5克，冷水1000毫升。

制作程序

1. 将茴香菜择洗干净，切细。
2. 粳米淘洗干净，用冷水浸泡半小时，捞出，沥干水分。
3. 锅中加入约1000毫升冷水，将粳米放入，先用旺火烧沸，再改用小火熬煮，待粥将熟时加入茴香菜、盐，再续煮至菜熟粥稠，即可盛起食用。

药膳功效

清热解毒，消胀满，化积滞，可治疗食积不化、腹胀、肠炎。

汤类药膳

1 萝卜酸梅汤

药膳配方

鲜萝卜250克，酸梅2颗，盐少许。

制作程序

1. 将萝卜洗净切片，与酸梅同放一锅内加适量水煎煮。
2. 沸滚数分钟后，加盐调味，去渣留汤饮用。

药膳功效

宽中行气，生津清热，化积导滞，适用于食积饱胀、胸膈满闷、噎膈反胃等症，尤其有助于消食化积。

2 白芷鲜藕汤

药膳配方

白芷15克，鲜藕300克，料酒10克，姜3克，葱5克，盐3克，味精2克，香油20克，冷水1800毫升。

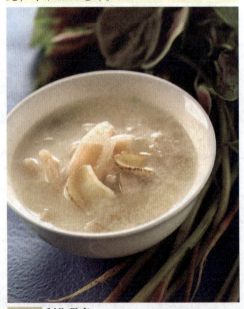

制作程序

1. 将白芷润透，切片；鲜藕去皮，洗净，切薄片；姜切片，葱切段。
2. 将鲜藕、白芷、姜、葱、料酒同放炖锅内，加水1800毫升，置武火上烧沸，再用文火炖煮35分钟，加入盐、味精、香油即成。

药膳功效

温中散寒，健脾暖胃。本方主要用于脾胃虚寒引起的脘腹疼痛、遇热痛减、口泛清涎、喉痒作咳、胸闷作呕、大便溏泄者。

⚠ 注意事项

本方温中，加上鸡蛋属发物，胃热、阴虚火旺、便秘、皮肤疮疡及患出血性疾病者慎用。

3 韭姜牛奶汤

药膳配方

韭菜250克，生姜25克，牛奶250克。

制作程序

1. 将韭菜、生姜分别洗净，切碎捣烂，以洁净纱布包裹绞汁，取汁液倾入锅内。
2. 然后在锅内加牛奶煮沸即可。

药膳功效

温胃健脾，降气止逆，适用于胃溃疡、慢性胃炎、胃痛、呕吐、消化不良等症。

4 大蒜豆腐鱼头汤

药膳配方

鲜鱼头500克，大蒜（鲜）100克，豆腐3块，开水适量。

制作程序

1. 将大蒜洗净，切片；鱼头开边，去鳃，洗净。
2. 豆腐、鱼头分别下油锅煎香，铲起，放入开水煲内，入大蒜片，用武火煮滚，改文火煲30分钟，调味即可。

药膳功效

健胃消食。本方适用于肠胃不适、风湿骨痛及小便不利等症。

5 塘蒿鱼头汤

药膳配方

大鱼头1个，塘蒿250克，生姜2片，胡椒粉5克，米酒少许。

制作程序

1. 将鲜鱼头洗净去鳃，抹干水，起油锅，用生姜爆至微黄、香气大出，加入少许米酒，添清水适量，武火煲开，改文火煲40分钟。
2. 将塘蒿洗净，待鱼头汤煲好后，下塘蒿再煲10分钟，加胡椒粉调味即可。

药膳功效

温中健胃，促进消化。

6 火炭母猪血汤

药膳配方

火炭母60克，猪血块100克，盐少许，冷水适量。

制作程序

1. 将猪血块漂净切小块，火炭母洗净。
2. 将上述二者一同放入锅内，加适量冷水煮汤，熟后以盐调味即可。

药膳功效

清热解毒，消胀满，化积滞，可治疗食积不化、腹胀、肠炎。

7 葱枣汤

药膳配方

干红枣20颗，葱白7根，冷水适量。

制作程序

1. 将干红枣洗净，用水泡发；葱白（连须）洗净。
2. 将红枣放入锅内，加水适量，用武火烧沸约20分钟，加葱白略滚即成。酌量食枣喝汤，每日1料。

药膳功效

补脾益胃，扶助正气，散寒通阳，促进消化。

8 百合藻带汤

药膳配方

百合50克，海藻、海带各15克，葱、姜丝适量，盐、味精少许，冷水适量。

制作程序

1. 百合用温水浸泡回软后，洗净切成片；海藻用温水浸泡后洗净，用手撕成碎块。
2. 海带洗净，入笼屉内用武火蒸约30分钟，再捞出放入水中浸泡4小时，洗净，切成小碎片。
3. 锅内加入冷水适量，倒入百合、海藻、海带，用武火烧沸，撇去浮沫，再改用文火煮30分钟，加盐、味精、葱、姜丝调味即成。

↑↑↑ 药膳功效
助消化，强身养颜。

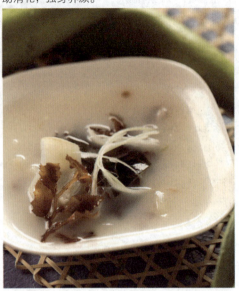

9 百合冰糖蛋花汤

药膳配方
冰糖50克，鸡蛋1只，百合30克。

制作程序
1. 将百合洗净，加水2碗，煲熟、软后下冰糖。
2. 将鸡蛋去壳放入汤中，打散调匀饮用。

药膳功效
治神经性呕吐、肠胃不适、消化不良。

10 沙参玉竹老鸭汤

药膳配方
北沙参、玉竹各20克，老鸭半只，姜1片，盐少许，冷水适量。

制作程序
1. 将北沙参、玉竹洗净；老鸭洗净，斩件。
2. 把全部用料放入锅内，加冷水适量，武火煮沸后改文火煲2小时，下盐调味即可。

药膳功效
滋阴清肺，养胃生津，除虚热，去疾补虚，促进消化。

羹类药膳

1 花胶鸡丝羹

药膳配方
发好的花胶120克，鸡丝100克，湿淀粉25克，色拉油50克，料酒10克，盐1.5克，味精、胡椒粉各1克，高汤1000克，冷水适量。

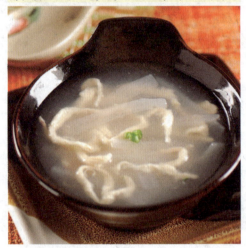

制作程序
1. 将发好的花胶切为粗条，放入沸水锅中烫一下，捞起，沥干水分。
2. 用一半儿湿淀粉将鸡丝拌匀，锅内下入45克色拉油烧热，将鸡丝放入烹熟，倒入盘里备用。
3. 利用锅中余油，淋入料酒，加入高汤，用盐、味精调好味，加入花胶、鸡丝，用另一半儿湿淀粉勾芡，加上余油、胡椒粉和匀，倒入汤碗里即成。

药膳功效
宽中行气，生津清热，化积导滞，适用于食积饱胀、胸膈满闷、噎膈反胃等症，尤其有助消食化积。

2 栗子白果羹

药膳配方
栗子、白果各200克，红瓜、青梅各40克，白糖50克，菱粉15克，糖桂花5克，冷水600毫升。

制作程序

1. 栗子剥壳后用温水浸泡3小时，去皮备用；红瓜、青梅洗净。
2. 白果剥去外壳，放入锅中煮熟，剥去外皮，切掉两头，捅出白果心。
3. 将栗子、红瓜、青梅都切成与白果一样大小，然后将栗子和白果上笼蒸约45分钟。
4. 将栗子和白果取出，与红瓜、青梅一起放入锅内，加入600毫升冷水烧沸后，再下入白糖，用菱粉加水勾芡，调成羹状，然后将糖桂花放入，调匀后即可起锅。

药膳功效

补益虚亏，开胃生津，理气化痰，适用于脾胃虚弱、腰膝酸软、倦怠无力、咳嗽痰多等症。

汁类药膳

1 菠萝芹菜汁

药膳配方

芹菜2根，菠萝1/4个，蜂蜜10克，凉开水60毫升。

制作程序

1. 菠萝去皮，切成小块；芹菜洗净，切成段。
2. 菠萝块、芹菜段一同放入榨汁机中，搅打成汁。
3. 果汁中加蜂蜜和凉开水，调匀即可直接饮用。

药膳功效

助消化，降血压，强身养颜。

茶类药膳

2 芝麻茶

药膳配方

茶叶5克，白芝麻30克，沸水适量。

制作程序

白芝麻焙黄，压碎，用茶水冲服。

服食方法

每日清晨服1剂。

药膳功效

本方具有理气补虚的作用，可促进胃肠蠕动。

1 菌母膜茶

药膳配方

茶叶5克，砂糖2克，冷水500毫升，菌母膜适量。

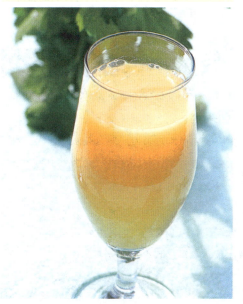

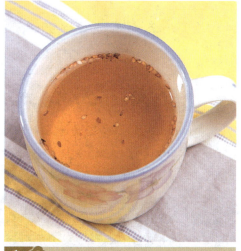

制作程序

将茶叶、砂糖加水煮滚10分钟,过滤,将滤液倒入消过毒的大口瓶中,放入菌母膜,用纱布包扎瓶口,避光放置7天,当溶液出现甜酸香气时即可。

服食方法

每日服100毫升,1次或分数次饮用。

药膳功效

本方具有健脾补虚、促进消化的作用。

蜂产品药膳

1 蜂蜜陈皮汁

药膳配方

蜂蜜30克,陈皮、甘草各9克,冷水适量。

制作程序

将陈皮、甘草加水放入砂罐中煎汁,剩汁约100毫升,兑入蜂蜜即为1剂。

服食方法

每日1剂,分3次饭前服下。

药膳功效

本方具有祛湿化瘀、健脾的作用,可用于治疗完谷不化。

2 白萝卜蜜汁

药膳配方

新鲜白萝卜100克,蜂蜜少许。

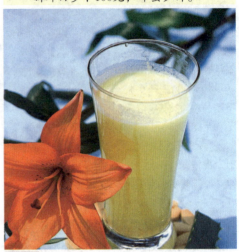

制作程序

新鲜白萝卜洗净,切碎捣烂,置消毒纱布取汁,加蜂蜜调味。

服食方法

空腹服,每天一次。

药膳功效

本方具有通气、助消化的作用。

润肠通便的药膳

正常情况下,人摄入的食物经肠胃消化、吸收后,余下的残渣便排出体外。然而如果排便时间间隔过长,大便(残渣)中水分在肠道中被过分吸收,大便就会变得干硬,难以排出,即成便秘。由于体内不能及时将残渣排出,蛋白质腐败物通过肠道吸收到体内,就会出现毒性反应。便秘患者就容易产生头痛、头晕、舌苔厚、食欲减退、反酸、嗳气、口臭、口苦、恶心、腹部膨胀以及易疲劳等症状,情况严重时甚至会出现肠道癌症。老年人由于腑脏功能衰弱,便秘患者很多。

为防治便秘,老年人应多注意饮食。膳食纤维能刺激肠蠕动,缩短食物通过肠道的时间,有利于顺利排便。富含膳食纤维的食物有韭菜、芹菜、菠菜、空心菜、竹笋、香蕉、桃子、萝卜、海带、白菜、虾皮、黄豆芽、绿豆芽、四季豆、土豆、甘薯、粗米、麦片、山药以及带皮水果等。维生素B可促进消化液分泌,也可预防便秘。富含维生素B_1、维生素B_2的食物有玉米、小米、粳米、荞麦面、豆及豆制品、标准面粉、动物肝脏、花生、鸡蛋、酵母、猪肉、猪心、奶粉、鳝鱼、芹菜、荠菜、黄花菜、紫菜等。油脂为肠润滑剂,也可使大便通畅,因此便秘患者还应适当吃些富含油脂的食品。患者可在烹调中多使用花生油、豆油、香油、葵花子油以及花生米、松子仁、核桃、葵花子等油性食品。此外,多喝豆浆、牛奶、果汁、蜂蜜及汤、粥类食品,多喝开水和饮茶对防治便秘也有较好的效果。

粥类药膳

1 桂心粥

药膳配方

桂心2克,茯苓2克,桑白皮3克,粳米50克,冷水适量。

制作程序

1.将桂心、茯苓、桑白皮放入锅内,加水适量,置武火上烧沸,再用文火熬煮,滤去药渣,留汁待用。
2.将粳米淘洗干净,加入锅内,倒入药汁,加水适量,置武火上烧沸,再用文火熬煮至熟即成。

药膳功效

补益肝肾,润肠通便,乌须发,更有美颜作用。

2 郁李仁粥

药膳配方

粳米100克,郁李仁15克,姜汁20克,蜂蜜30克,冷水1000毫升。

制作程序

1.粳米淘洗干净,用冷水浸泡半小时,捞出,沥干水分。
2.郁李仁去皮,捣烂备用。
3.锅中加入约1000毫升冷水,将粳米放入,先旺火烧沸,再改用小火熬煮,待粥将熟时加入郁李仁、蜂蜜、姜汁,略煮即成。

药膳功效

主治津枯肠燥、大便艰难、老年及产后血虚便秘。

3 焦米粥

药膳配方

粳米100克,白糖5克,冷水1000毫升。

制作程序

1.粳米淘洗干净,用冷水浸泡半小时,捞出,沥干水分。
2.坐锅点火,放入粳米,炒至焦黄后取出备用。
3.另取一锅,加入约1000毫升冷水,将焦米放入,先用旺火烧沸,再改用小火熬煮成粥,最后下入白糖拌匀,即可盛起食用。

药膳功效

宽中行气,生津清热,化积导滞,促进胃肠蠕动,通便。

4 白粱米粥

药膳配方

白粱米150克,荆芥、薄荷叶、豆豉各30克,冰糖10克,冷水1500毫升。

制作程序

1.将白粱米淘洗干净,用冷水浸泡半小时,捞起,沥干水分。
2.锅中加入约1500毫升冷水,放入荆芥、薄荷叶、豆豉煮沸,熄火等待10分钟,过滤,取汁。
3.将白粱米加入汁液中,先用旺火烧沸,然后转小火熬煮成粥，下入冰糖拌匀，即可盛起食用。

药膳功效

调理肠胃，治疗便秘，预防暗疮。

5 五谷糙米粥

药膳配方

糙米50克，黑豆、红豆、黄豆、绿豆、青豆各30克，白糖10克，冷水2000毫升。

制作程序

1. 前6种食材均淘洗干净，分别用冷水浸泡2～3小时，捞出，沥干水分。
2. 锅中加入约2000毫升冷水，将所有食材下入，先用旺火烧沸，然后至小火煮45分钟，边煮边搅拌。
3. 待所有食材软烂后熄火，加白糖调味，继续焖煮5分钟，即可盛起食用。

药膳功效

清理肠胃，通便，降血压。

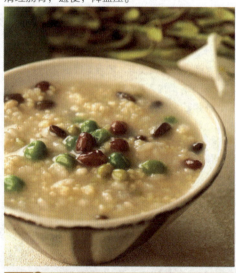

6 青粱米粥

药膳配方

青粱米150克，冰糖10克，冷水1200毫升。

制作程序

1. 将青粱米淘洗干净，用冷水浸泡半小时，捞出，沥干水分。
2. 锅中加入约1200毫升冷水，将青粱米放入，先用旺火烧沸，然后转小火熬煮约45分钟。
3. 见米粒烂熟时下入冰糖调好味，再稍焖片刻，即可盛起食用。

药膳功效

促进胃肠蠕动，治疗便秘，预防暗疮。

汤类药膳

1 决明子蔬菜汤

药膳配方

大白菜150克，萝卜30克，干海带芽、紫菜末各10克，葱3根，味精15克，决明子35克，枸杞6克，冷水适量。

制作程序

1. 萝卜（去皮）、大白菜洗净，切块；葱洗净切段；味精加入适量水，轻轻搅动化开。
2. 决明子放入锅中加适量水煮30分钟，滤除杂质，汤汁留下备用。
3. 除海带芽外全部材料放入汤汁中煮10分钟，关火，再加入海带芽泡至涨开即可。

药膳功效

助消化，通气排便。

2 大芥菜红薯汤

药膳配方

大芥菜450克，红薯500克，植物油5克，姜2片，盐5克，沸水1000毫升。

制作程序

1. 大芥菜洗净，切段；红薯去皮，洗净，切成块状。
2. 热锅，加入植物油、姜片，将红薯爆炒5分钟，加入沸水1000毫升，煮沸后加入大芥菜，煲滚20分钟，加盐调味即可。

药膳功效

益气生津、宽肠胃、通大便。能保护人体的呼吸道和消化道，并起润滑、消炎的作用。

3 甘薯芥菜黄豆汤

药膳配方

红薯380克，芥菜300克，黄豆75克，猪瘦肉100克，姜2片，盐适量，冷水适量。

制作程序

1. 红薯去皮，洗净，切厚块；芥菜和黄豆洗净；猪瘦肉洗净，氽烫后再冲洗干净。

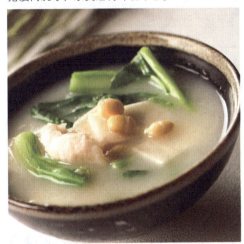

2. 煲滚适量水，放入红薯、芥菜、黄豆、猪瘦肉和姜片，水滚后改文火煲约90分钟，下盐调味即成。

药膳功效

调理肠胃，治疗便秘，预防暗疮。

4 芦笋玉米西红柿汤

药膳配方

鲜芦笋100克，玉米棒2段，西红柿2个，猪瘦肉100克，姜1片，盐适量，冷水适量。

制作程序

1. 将鲜芦笋削去硬节皮，洗干净切段；玉米洗干净；西红柿洗干净，切块去籽。
2. 猪瘦肉洗干净，氽烫后再冲洗干净。
3. 煲滚适量水，下鲜芦笋、玉米段、西红柿、猪瘦肉、姜片。煲滚后改文火煲2小时，下盐调味即成。

药膳功效

清理肠胃，通便，降血压。

5 蜂蜜香油汤

药膳配方

蜂蜜50克，香油25克，温开水100毫升。

制作程序

1. 蜂蜜放碗内，用筷子不停打搅，使其起泡直至浓密。
2. 继续边搅边将香油慢慢输入蜂蜜内，搅拌均匀。然后将温开水约100毫升徐徐加入，搅至开水、香油、蜂蜜三者混为一体即成。

药膳功效

润燥滑肠，滋补益寿，杀菌解毒。

6 冬菇花生白菜汤

药膳配方

冬菇6个，花生75克，白菜380克，猪瘦肉100克，红枣3颗，姜2片，盐适量，冷水适量。

制作程序

1. 冬菇用水浸软，去蒂，洗净；洗净花生和白菜；把猪瘦肉洗净，氽烫后再冲洗净；红枣去核，洗净。
2. 煲滚适量水，放入冬菇、花生、白菜、猪瘦肉、红枣和姜片，水滚后改文火煲约2小时，下盐调味即成。

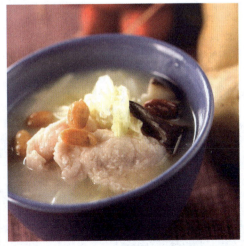

药膳功效
清热润燥，调理肠胃，治便秘。

茶类药膳

1 橘皮茶

药膳配方
橘皮20克，红茶3克，红糖25克。

制作程序
橘皮加水煎沸，取沸汤泡红茶，5分钟后再趁热加入红糖，调匀即成。

服食方法
每日1剂，分3次服饮。

药膳功效
本方用于治疗便秘。

2 胡椒茶

药膳配方
胡椒10粒，陈茶3克，盐适量。

制作程序
胡椒研细，与陈皮、盐一起用沸水冲泡5分钟即成。

服食方法
每日1~2剂。

药膳功效
本方具有顺气养胃的功效，能够治疗便秘。

3 蜂蜜茶

药膳配方
茶叶3克，蜂蜜5毫升。

制作程序
将茶叶以沸水冲泡10分钟，调入蜂蜜即可。

服食方法
饭后30分钟服用1杯，每日3剂。

药膳功效
本方具有润肠通便、提高免疫力的作用。

蜂产品药膳

1 蜂蜜葱白奶汁

药膳配方
蜂蜜400克，牛奶250克，葱白100克。

制作程序
先将葱白洗净绞汁，然后将牛奶与蜂蜜共煮，开锅下葱汁，再煮即成。

服食方法
每日早空腹服用。

药膳功效
本方具有润肠通便、提高免疫力的作用。

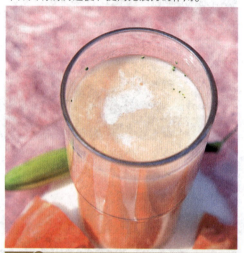

2 蜜制萝卜

药膳配方
白萝卜200克，蜂蜜150克。

制作程序
鲜白萝卜洗净，切丁，放入沸水中煮沸，捞出，控干水分，晾晒半日，放锅中，加入蜂蜜，用小火煮沸调匀，晾冷后服食。

服食方法
每日睡前取适量服食。

药膳功效
本方具有改善肠道功能的作用，能够治疗便秘。

防治视力障翳的药膳

老年人多肝肾功能不足,每见耳目不聪、齿摇脱落等衰老征象。老花眼是老年人的常见病。中医有云:"肝开窍于目",故欲养眼,必先养肝。眼病患者应注意多吃能滋阴润燥、平肝潜阳的食品。

能平肝明目的食物主要有以下几种:含有较多膳食纤维、胡萝卜素、维生素A、维生素C的蔬菜和水果。这些食品能防止眼睛干燥,预防夜盲症。另外,肝与血的关系十分密切,要养肝必须先调节血行。动物肝、豆类、蛋类(包括豆制品——豆浆、豆腐)、奶类食物中含有较丰富的蛋白质,多吃这些食物对于养血、调肝气大有裨益。

粥类药膳

1 兔肝粥

药膳配方

粳米200克,兔肝1副,盐2克,冷水2000毫升。

制作程序

1. 粳米淘洗干净,用冷水浸泡半小时,捞出,沥干水分。
2. 兔肝洗净,切片备用。
3. 锅中加入约2000毫升冷水,将粳米放入,用旺火烧沸后加入兔肝片,搅拌几下,然后改用小火熬煮。
4. 粥将成时下入适量盐,搅拌均匀,再继续煮至粥成,即可盛起食用。

药膳功效

补肝养血,养阴退热,益精明目。

2 枸杞叶羊肾粥

药膳配方

粳米150克,枸杞叶200克,羊肾1副,羊肉100克,葱白5克,冷水2000毫升。

制作程序

1. 粳米淘洗干净,用冷水浸泡半小时,捞出,沥干水分。
2. 枸杞叶洗净,用纱布装好,扎紧;葱白洗净,切成细节。
3. 将羊肾洗净,去臊腺脂膜,切成细丁;羊肉洗净,焯水备用。
4. 锅中加入约2000毫升冷水,将粳米、羊肉、羊肾丁、枸杞叶一同放入,先用旺火烧沸,然后改用小火熬煮,待米烂肉熟时加入葱白节,再稍焖片刻,即可盛起食用。

药膳功效

滋阴,润燥,补肝肾,美容驻颜。适用于阴虚火旺、口干、肝肾虚损、视物不清、面色无华等症。

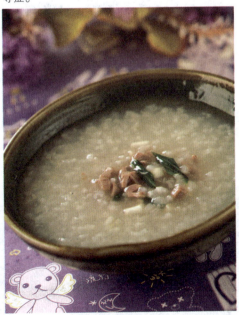

3 桑葚枸杞猪肝粥

药膳配方

粳米100克，猪肝100克，桑葚15克，枸杞10克，盐3克，冷水1000毫升。

制作程序

1. 粳米淘洗干净，用冷水浸泡半小时，捞出，沥干水分。
2. 桑葚洗净，去杂质；枸杞洗净，用温水泡至回软，去杂质。
3. 猪肝洗净，切成薄片。
4. 把粳米放入锅内，加入约1000毫升冷水，置旺火上烧沸，打去浮沫，再加入桑葚、枸杞和猪肝片，改用小火慢慢熬煮。
5. 见粳米熟烂时下入盐拌匀，再稍焖片刻，即可盛起食用。

药膳功效

补虚益精，清热明目，对虚劳发热、目赤肿痛、夜盲症患者最宜。

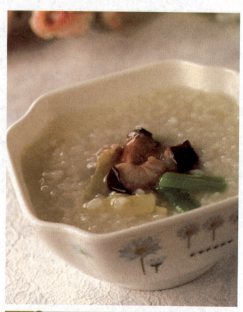

4 鳗鱼粥

药膳配方

粳米150克，活鳗鱼1条（约500克），葱段10克，姜1片，料酒8克，盐2克，味精1.5克，冷水适量。

制作程序

1. 将鳗鱼切断颈骨，放净鳗血，用热水略烫后，抹去鱼体黏液，剖开去内脏，斩去尾鳍，冲洗干净。
2. 粳米淘洗干净，用冷水浸泡半小时，捞出，沥干水分。
3. 取锅加入冷水、鳗鱼，加入葱段、姜片、料酒，煮至鳗鱼熟烂后捞出鳗鱼，拆肉去骨，放入碗内。鱼汤拣去葱段、姜片待用。
4. 另取一锅加入适量冷水，烧沸后加入粳米、鱼汤，煮至粥将成时加入鱼肉，用盐、味精调味，候沸即可。

药膳功效

补中益气，养血平肝，明目，对急慢性肝炎有很好的疗效。

5 猪肝红米粥

药膳配方

猪肝250克，红米125克，豆豉适量，葱白1把，盐少许，冷水适量。

制作程序

1. 猪肝洗净，去筋膜，切片；红米淘净；葱白切碎。
2. 将红米放入锅内，加水，煮滚。
3. 放入猪肝，煮熟，再加豆豉、葱白、盐，稍煮至粥稠即可。

药膳功效

补肝肾，护视力，美容颜，润肺止咳。本汤适用于肝肾虚损、视物不清、肺热咳嗽、面部皱纹密布等症。

汤类药膳

1 枸杞叶猪肝汤

药膳配方

枸杞叶50克，猪肝100克，盐少许，热水适量。

制作程序

1. 将猪肝洗净切片，放入热水锅内煮至肝熟。
2. 再投入洗净的枸杞叶，续煮沸后，以盐调味即成。

药膳功效

补虚益精，清热明目，对虚劳发热、目赤肿痛、夜盲症患者最宜。

2 猪肝豆腐汤

药膳配方

猪肝100克，豆腐250克，盐、葱、姜各少许，冷水适量。

制作程序

1. 将猪肝洗净去筋膜，切成薄片。
2. 将豆腐漂净切厚片，放入锅内加适量水及盐、葱、姜，以文火煮沸。
3. 投入猪肝，用武火滚数分钟即成。

药膳功效

养血补肝，润燥消胀，对视力不足者及肝炎患者有益。

3 枸杞猪肝瘦肉汤

药膳配方

枸杞叶、梗共30克，猪肝、猪瘦肉各50克，酱油、盐各适量，冷水适量。

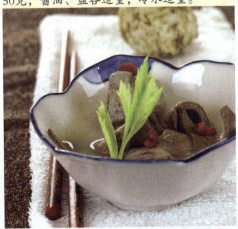

制作程序

1. 猪肝洗净，切片；猪瘦肉洗净，切片，用酱油、盐腌10分钟；枸杞叶洗净；枸杞梗折短（或扎成两小扎），洗净。
2. 把枸杞梗放入锅内，加冷水适量，文火煲至枸杞梗出味，捞起不要。放入枸杞叶煮沸，再投入猪肝、猪瘦肉煮至熟，调味食用。

药膳功效

补肝养血，养阴退热，益精明目。

4 菊花猪肝汤

药膳配方

鲜菊花20克，猪肝100克，香油、酒、盐各少许，冷水适量。

制作程序

1. 将猪肝洗净，切薄片，用香油、酒腌10分钟；鲜菊花洗净，取花瓣。
2. 先将菊花放入冷水锅内煮片刻，再放猪肝，煮20分钟，加盐调味即成。

药膳功效

滋养肝血，养颜明目。

5 苦瓜荠菜猪肉汤

药膳配方

苦瓜100克，荠菜50克，猪瘦肉100克，料酒、盐各少许，冷水适量。

制作程序

1. 先将猪瘦肉切成肉片，用料酒、盐腌10分钟。
2. 将肉片加水煮沸3分钟，加入苦瓜、荠菜煮10分钟，调味即成。

药膳功效

滋阴润燥，清肝明目。

6 萝卜淮山药瑶柱汤

药膳配方

青萝卜225克，胡萝卜300克，淮山药38克，瑶柱4粒，猪瘦肉300克，枸杞3汤匙，姜2片，盐适量，冷水适量。

制作程序

1. 淮山药用水浸1小时，清洗干净；枸杞用水浸30分钟，洗干净；青萝卜、胡萝卜分别去皮，洗干净后切厚块；瑶柱洗净；猪瘦肉洗净，氽烫后再清洗干净。

2.煲滚适量水，放入青萝卜、胡萝卜、淮山药、瑶柱、猪瘦肉和姜片，水滚后改文火煲约2小时，放入枸杞再滚约10分钟，下盐调味即成。

药膳功效

明目，护眼。

7 玉米香菇排骨汤

药膳配方

排骨500克，玉米2个，香菇5个，盐少许，冷水适量。

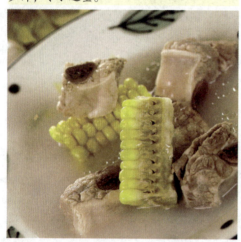

制作程序

1.排骨烫去血水；玉米切段；香菇泡软去蒂。

2.将排骨、玉米、香菇一同入锅，加入适量冷水煮，武火转文火，慢慢煨炖约1小时，加盐调味即可。

药膳功效

此汤具有明目、解毒之效。

汁类药膳

1 甘菊饮

药膳配方

菊花6克，甘草3克，冷水适量，白糖30克，冷水300毫升。

制作程序

1.菊花洗净，去除杂质；甘草洗净，切薄片。

2.把菊花、甘草放入锅内，注入冷水，置中火上烧沸，再用小火煮15分钟。

3.将煎好的汁液过滤，除去废渣，倒入杯中，加入白糖拌匀，直接饮用即可。

药膳功效

滋补肝肾，润燥，明目，美容。适用于肝肾虚损、视物不清等症。

2 黑豆汁

药膳配方

黑豆100克，白糖50克，开水200毫升。

制作程序

1.黑豆洗净，用冷水浸泡3小时后捞出，放入榨汁机中，加入开水，搅打15分钟。

2.将生黑豆浆倒入锅中，以中火煮，滚后改用小火煮约10分钟，熄火，待黑豆汁稍凉一些，倒入杯中。

3.在黑豆汁中加入白糖，搅拌均匀，即可直接饮用。

药膳功效

驻颜，明目，乌发，使皮肤白嫩。

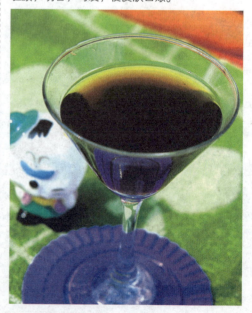

茶类药膳

1 神清目明茶

药膳配方

茶叶适量。

服食方法

口嚼茶叶,清茶汤送下。

药膳功效

本方用于治疗肝火上升所致的视物不清。

2 槐花绿茶

药膳配方

绿茶5克,槐花30克,冷水500毫升。

制作程序

1. 将绿茶放入容积500毫升的茶杯内,用90℃开水冲泡。
2. 马上加盖,浸泡片刻,候温,调入蜂蜜搅匀即可饮用。

服食方法

每日3~4次,15天为1疗程,并可连续服用。

药膳功效

本方具有安神益智、养肝明目的作用。

酒类药膳

1 草还丹酒

药膳配方

石菖蒲、补骨脂、熟地黄、远志、地骨皮、牛膝各30克,白酒500毫升。

制作程序

将前6味共研细末,置容器中,加入白酒,密封,浸泡5日后即可饮用。

服食方法

每次空腹服10毫升,每日早、午各服1次。

药膳功效

理气活血,聪耳明目,轻身延年,安神益智。主治老年人五脏不足、精神恍惚、耳聋耳鸣、少寐多梦、食欲不振等症。

2 枸杞酒

药膳配方

枸杞、生地黄各300克,大麻子500克,白酒5000毫升。

制作程序

1. 先将大麻子炒熟,摊去热气;生地黄切片;前2味与枸杞相和,共入布袋,置容器中。
2. 加入白酒,密封,浸泡7~14日后,即可饮用。

服食方法

任意饮之,令体中微有酒力,醺醺为妙。

药膳功效

明容驻颜,轻身不老,坚筋骨,耐寒暑。

蜂产品药膳

1 核桃仁蛋奶蜜

药膳配方

蜂蜜30克,牛奶250克,炒核桃仁20克,鸡蛋1只。

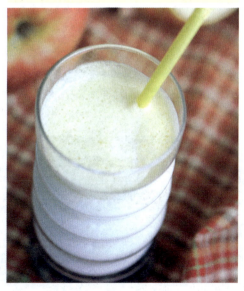

制作程序
核桃仁捣烂；将鸡蛋打散，冲入牛奶，加入核桃仁和蜂蜜，煮沸后食用。

服食方法
日服1次，连服数日。

药膳功效
本方具有安神益智、养肝明目的作用。

2 蜂蜜明目单方

药膳配方
蜂蜜。

制作程序
购买成品蜂蜜即可。

服食方法
日服3次，每次50~80克，30日后服用剂量减半。

药膳功效
本方用于治疗肝火上升所致的视物不清。

3 牛黄蜜饮

药膳配方
蜂蜜100克，牛黄0.6克。

制作程序
将2味混合，兑水服用。

服食方法
隔日服1次，连服数日。

药膳功效
本方可治疗老年性视力衰退、干眼症。

降压降脂的药膳

高血压是以动脉血压升高为主要特征的一种常见病。它可引起血管、脑、心、肾等器官的病变，常表现为头晕、头痛、眼花、耳鸣、心悸、胸闷、失眠、乏力等症状。高血压是中老年人多发病之一。

对于高血压，除了降压药物治疗外，饮食疗法也是其重要的防治措施之一。高血压患者首先应多食用植物油，如豆油、菜籽油、玉米油等。这些植物油可以促进胆固醇氧化生成胆酸、增加胆固醇排出量，从而降低血中胆固醇含量，同时还能抑制血栓形成、增强微血管的弹性，对预防高血压及脑血管的硬化或破裂有一定好处。同时，高血压患者还应适量摄取蛋白质，如吃一些蛋清、鱼类、猪瘦肉、牛肉、豆腐、豆浆等食物，但不宜过多，以避免肥胖。另外，还应多吃富含维生素C及胡萝卜素的食物如柿子椒、红果、橘柑、红枣、苹果、西红柿、油菜、胡萝卜、柿子、杏仁等。此外，含碘较多的食物如海带、紫菜等，可使血脂及胆固醇降低，也可防治高血压。

粥类药膳

1 玉米须粥

药膳配方
粳米100克，玉米须30克，白糖10克，冷水适量。

制作程序
1.将玉米须用温水略泡，漂洗干净。
2.粳米淘洗干净，用冷水浸泡半小时，捞出，沥干水分。
3.取锅放入冷水、玉米须，煮沸后约10分钟滤去玉米须，加入粳米，再续煮至粥成，用白糖调味即可。

药膳功效
本方不仅可以降血压，而且也具有止泻、止血、利尿和养胃之功效。

2. 山茱萸肉粥

药膳配方

粳米100克,山茱萸肉25克,白糖60克,冷水适量。

制作程序

1. 将山茱萸肉用冷水浸泡,冲洗干净。
2. 粳米淘洗干净,用冷水浸泡半小时,捞出,沥干水分。
3. 取锅加入冷水、山茱萸肉、粳米,先用旺火煮沸,再改用小火熬煮至粥成,加入白糖调味,即可盛起食用。

药膳功效

补肾肝,涩精气,固虚脱,降血脂,减脂肪。

3. 海带瘦肉粥

药膳配方

粳米200克,海带30克,猪瘦肉50克,胡萝卜1根,盐3克,胡椒粉1.5克,淀粉5克,料酒3克,味精2克,冷水2000毫升。

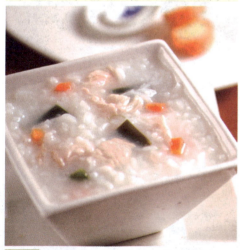

制作程序

1. 海带放冷水中浸泡2小时,用自来水冲洗干净,切成小块。
2. 粳米洗净,用冷水浸泡半小时,捞起,沥干水分。
3. 胡萝卜洗净,去皮,切丁。
4. 猪瘦肉洗净,切成片,加入淀粉、料酒、味精腌渍15分钟。
5. 锅中加入约2000毫升冷水,放入粳米,先用旺火烧沸,下肉片、海带块、胡萝卜丁,再改用小火煮至粳米熟烂,加入盐和胡椒粉拌匀,即可盛起食用。

药膳功效

理气开胃,降血压。

4. 绿豆麦片粥

药膳配方

麦片60克,小米50克,糯米40克,绿豆100克,冰糖15克,冷水适量。

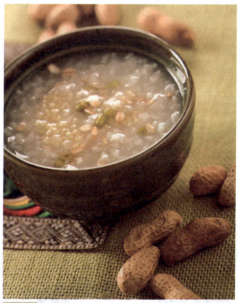

制作程序

1. 绿豆洗净,先用冷水浸泡2小时,再连水蒸2小时,取出备用。
2. 小米、糯米、麦片分别洗净,用冷水浸泡20分钟,再置于旺火上烧沸,然后改用小火熬煮约45分钟。
3. 加入蒸好的绿豆汤和冰糖,将所有材料拌匀煮滚,即可盛起食用。

药膳功效

滋阴补肾,清肝降火,降压。

5 荠菜百合粥

药膳配方

粳米150克，荠菜50克，百合30克，白糖15克，冷水1500毫升。

制作程序

1. 粳米淘洗干净，用冷水浸泡半小时，捞出，沥干水分。
2. 荠菜洗净，切成细末；百合洗净，撕成瓣状。
3. 粳米、百合放入锅内，加入约1500毫升冷水，置旺火上烧沸，再用小火煮半小时，放入荠菜末，下白糖拌匀，再次烧沸即成。

药膳功效

凝血降压，利水消肿。

汤类药膳

1 绿豆冬瓜汤

药膳配方

冬瓜200克，绿豆100克，高汤500克，葱、姜、盐各适量。

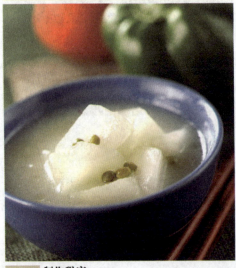

制作程序

1. 炒锅置旺火上倒入高汤，烧沸后去浮沫；姜洗净拍破，放入锅中；葱去根洗净，打成结放入锅中；绿豆淘洗干净，去掉浮于水面的豆皮，放入汤锅中炖熟。
2. 将冬瓜去皮、去瓤，洗净后切块投入汤锅中，烧至熟而不烂时加入盐，即可食用。

药膳功效

健胃，降血压。

2 豌豆鱼头汤

药膳配方

豌豆、蘑菇、香菜各50克，鱼头1个，鱼骨头100克，料酒、盐、鸡精、生姜水、葱各适量，冷水适量。

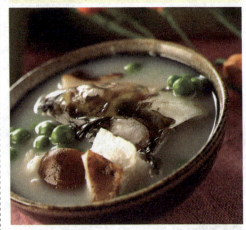

制作程序

1. 将鱼头、鱼骨洗净备用；香菜、葱洗净切成末。
2. 锅上火放油，油热后放入葱末、鱼头、鱼骨头翻炒，再加入料酒、冷水、生姜水、盐，待锅开后倒入豌豆、蘑菇、鸡精，小火煮至豆软，撒香菜末，即可出锅。

药膳功效

降血压，可保护血管的正常生理功能。

3 夏枯草黑豆汤

药膳配方

夏枯草30克，黑豆50克，白糖10克，冷水适量。

制作程序

1. 夏枯草洗净滤干，黑豆浸片刻，同放入一锅内，加水以文火煮1小时。
2.捞去夏枯草后加白糖，续煮至汤浓豆酥即成。

药膳功效

滋阴补肾，清肝降火。可治疗阴虚阳盛引起的冠心病。早期高血压或头目眩晕者服用此汤亦有益。

4 海带冬瓜薏仁汤

药膳配方

海带20克，冬瓜200克，薏仁、蜂蜜各30克，冷水适量。

制作程序

1.将海带入水浸泡后洗净，切细条；冬瓜洗净，切小块。
2.将薏仁淘净入锅内，加入适量水，煮至将熟。
3.投入洗净、切成小块的冬瓜及海带条，改文火煨熟。
4.冷却后加入蜂蜜调匀即可。

药膳功效

软坚化痰，可调节钾钠平衡、降低血脂、软化血管，防治高血压。

5 荷叶冬瓜汤

药膳配方

荷叶1片，冬瓜500克，姜末、盐各少许，冷水适量。

制作程序

1.将荷叶洗净切碎，装在纱布袋内，扎口。
2.将冬瓜去表层薄皮，洗净切小块，放入砂锅内加水煮沸。
3.放入纱布袋续煮至冬瓜熟软，取出纱布袋。
4.加入姜末、盐，煮沸即成。

药膳功效

清热开胃，止血固精，清热化浊，利湿降压，最宜调治痰浊内蕴所致的高血压者服用。

6 芦笋荸荠藕粉汤

药膳配方

芦笋、荸荠各100克，藕粉50克，冷水适量。

制作程序

1.将芦笋洗净，切成细粒；荸荠洗净，去皮、切碎；藕粉加适量冷水调匀。
2.将芦笋、荸荠一同入锅，加适量水煮至沸滚。
3.片刻后改文火，调入湿藕粉，搅拌即成。

药膳功效

健脾益气，滋阴润燥，平肝降压，宜调治痰浊内蕴型高血压、心烦失眠、全身乏力等症。

羹类药膳

1 绿豆银耳杂果羹

药膳配方

绿豆100克，山楂、莲子、葡萄干各20克，银耳15克，酸奶250克，冰糖30克，冷水适量。

制作程序

1.绿豆洗净，用温水浸泡2小时，捞出，沥干水分。
2.银耳用温水泡发，去蒂，撕成片状；莲子去心，浸泡备用；山楂、葡萄干洗净。
3.绿豆放入锅中，加入适量冷水烧沸，煮约10分钟后，将漂浮在水面的绿豆皮捞出，倒入银耳、山楂、莲子，用小火焖1小时左右，放入冰糖和葡萄干，搅拌均匀。
4.将绿豆羹倒入碗内，放入冰箱，冷却后倒入酸奶即可。

药膳功效

滋阴补肾，清肝降火，降压。

2 银耳山药羹

药膳配方

山药150克，银耳50克，白糖20克，太白粉10克，冷水适量。

制作程序

1.山药去皮，洗净，切小丁；银耳洗净，用温水泡软，去硬蒂，切细末备用。

2.山药丁、银耳末放入锅中,加入适量冷水,先用旺火煮开,然后改用小火熬煮约15分钟至熟透。

3.锅内加入白糖调好味,然后将太白粉用适量冷水调匀,缓缓倒入锅中勾薄芡,即可盛起食用。

药膳功效

清热开胃,利湿降压,用于防治高血压。

汁类药膳

1 山楂麦芽饮

药膳配方

山楂25克,麦芽20克,白糖5克,冷水200克。

制作程序

1.把山楂洗净,去核,切片;麦芽洗净。
2.把山楂、麦芽放入炖锅内,加入冷水,先置旺火上烧沸,再用小火煎煮20分钟。
3.将煎煮好的汁液去渣,倒入杯中,加入白糖拌匀即成。

药膳功效

本方能消滞健脾、强化心脉、降压强心、降胆固醇。

2 双萝芹菜汁

药膳配方

胡萝卜2根,白萝卜1根,芹菜2根,柠檬半个,蜂蜜20克,凉开水80毫升。

制作程序

1.将胡萝卜、白萝卜洗净,切成小块;芹菜洗净后切段;柠檬去皮,果肉切块。
2.上述蔬果和凉开水放入榨汁机中,榨取汁液。
3.将蔬果汁倒入杯中,加入蜂蜜拌匀,直接饮用即可。

药膳功效

清心火,利小便,清肝火,降血压。

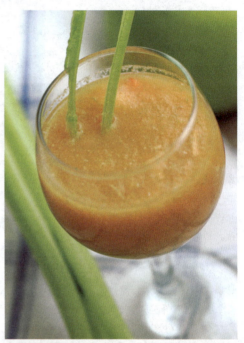

3 菠菜金针菇汁

药膳配方

菠菜4棵,金针菇80克,葱白5根,蜂蜜15克,凉开水适量。

制作程序

1.将菠菜、葱白择洗干净,切段备用。
2.金针菇掰开,清洗干净。
3.将上述材料放入榨汁机中,加入凉开水,搅打成汁后倒入杯中,加入蜂蜜调匀即可。

药膳功效

益智健脑,降低血压。

4 菊楂决明饮

药膳配方

菊花3克,山楂15克,草决明15克,冷水适量,凉开水250克。

制作程序

1.菊花用冷水漂洗干净;山楂洗净,去核,切片;草决明打碎备用。
2.把菊花、山楂、草决明放入炖锅内,加入凉水，置旺火上烧沸，然后用小火煎10分钟。
3.待汁液稍稍冷却后，直接饮用即可。

药膳功效

清热明目，健脾开胃，活血化瘀，祛湿降压。

5 紫苏西芹汁

药膳配方

西芹3根，柠檬1/2个，紫苏叶5片，冰块4块。

制作程序

1.西芹洗净后，切成小段；紫苏叶洗净，切碎；柠檬去皮，果肉切块备用。
2.将西芹段、紫苏叶、柠檬块放入榨汁机，搅打均匀后倒入杯子，加入冰块搅匀，直接饮用即可。

药膳功效

预防高血压。

6 海带荸荠饮

药膳配方

海带25克，荸荠150克，北沙参3克，冰糖15克，冷水适量。

制作程序

1.海带用冷水反复漂洗干净，用温水浸泡4小时，切成块，装入炖锅中。
2.荸荠洗净，去皮，切成小丁；北沙参润透，切薄片。
3.炖锅中注入冷水，置旺火上烧沸，投入荸荠、北沙参，以小火炖1小时左右。
4.滤取煎煮好的液汁，倒入杯中，下入冰糖调匀，即可饮用。

药膳功效

明目，降压，降低胆固醇和血脂。适用于目赤肿痛、血管硬化、高脂血、肥胖等症。

茶类药膳

1 玉米须茶

药膳配方

玉米须30克，茶叶5克，沸水适量。

制作程序

混合后用沸水冲泡5分钟即成。

服食方法

每日1剂，多次服饮。

药膳功效

本方用于治疗高血压。

2 莲心茶

药膳配方

莲心3克，绿茶1克，沸水适量。

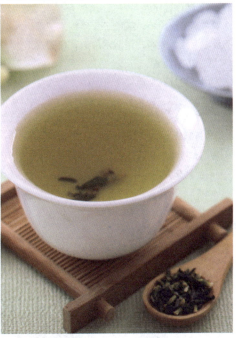

制作程序

混合后用沸水冲泡5分钟即成。

服食方法

每日1剂，多次服饮。

药膳功效

本方具有清热安神的作用，可用于治疗高血压。

3 山楂降脂茶

药膳配方

山楂30克，益母草10克，茶叶5克，沸水适量。

制作程序
将所有茶材放入壶中，注入滚沸的开水，冲泡成茶饮，可回冲数次至味道渐淡。

药膳功效
本方具有降压降脂的作用。

4 降压茶

药膳配方
罗布麻叶6克，山楂13克，五味子3克，冰糖适量，沸水适量。

制作程序
将罗布麻叶、山楂、五味子、冰糖（肥胖病人可不放糖）放入壶中，用沸水冲泡，代茶饮用。

药膳功效
本方用于治疗高血压。

5 红茶菌

药膳配方
红茶菌150毫升。

服食方法
每日3次。

药膳功效
本方用于治疗高血压。

6 菊槐茶

药膳配方
菊花、槐花、绿茶各3克，沸水适量。

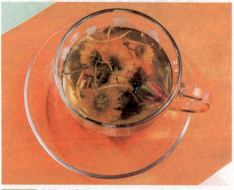

制作程序
混合后用沸水冲泡5分钟即成。

服食方法
每日1剂，多次服饮。

药膳功效
本方具有降低血压和胆固醇的作用，可用于治疗高血压。

7 红花绿茶

药膳配方
绿茶、红花各5克，沸水适量。

服食方法
以沸水冲泡，代茶频频服饮之。每日1剂，一般可冲泡3~5次。

药膳功效
本方用于治疗高血压。

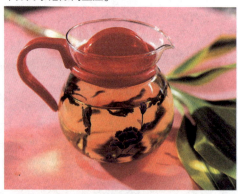

蜂产品药膳

1 蜂王浆花粉蜜酒

药膳配方
鲜蜂王浆200克，白酒50毫升，蜂蜜2000克，蜂花粉500克。

制作程序
将蜂王浆放入小盆内，倒入白酒，用筷子将蜂王浆朵块打开，再加入蜂蜜调匀。

服食方法
日服2次，每次25克，早晚空腹服用，同时以温开水送服蜂花粉5克。

2 西红柿蜜汁

药膳配方
新鲜成熟西红柿1个，蜂蜜20克。

制作程序
先将西红柿切片，加入蜂蜜，腌1～2小时即成。

服食方法
饭后当水果食用。

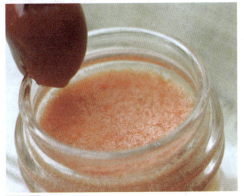

药膳功效
本方养心安神、降低血压。

3 蜂蜜茶

药膳配方
绿茶10克，蜂蜜20克，开水适量。

制作程序
先将绿茶放在茶壶中用热开水浸泡，冷却后混入蜂蜜，即可饮用或含服。

服食方法
日服1～2次。

药膳功效
本方能够提神醒脑、降压、降脂。

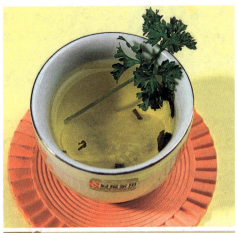

4 蜂蜜芹菜汁

药膳配方
芹菜汁100毫升，蜂蜜15克。

制作程序
将芹菜汁与蜂蜜调匀即可服用。

服食方法
每日2次。

药膳功效
本方利水益肾，能够治疗高血压。

降低血糖的药膳

糖尿病是一组病因和发病机理尚未完全阐明的内分泌代谢性疾病，以高血糖为其主要标志。现在医学界大多认为，糖尿病是人体内胰岛素分泌绝对或相对不足以及靶细胞对胰岛素敏感性降低，引起糖、蛋白质、脂肪和继发的水、电解质代谢紊乱而造成的。其病症为口渴、多尿、多饮、多食、疲乏、消瘦等。

对糖尿病人来说，饮食治疗至关重要。它是一切其他疗法的基础。轻症病人单用饮食治疗，病情即可得到控制。重症病人采用药物治疗时，也必须配合饮食治疗。饮食治疗的目的主要是通过饮食控制，促使尿糖消失或减少、降低血糖，以纠正代谢紊乱、防止并发症、同时供给病人足够的营养。

糖尿病人应严格限制所吃主食量,一般认为,休息者每日主食应为200～250克;轻体力劳动者250～300克;中等体力劳动者300～400克;重体力劳动者才可在400克以上。

糖尿病人的常用食物有如下几类。瘦肉类:猪、牛、羊、鸡的瘦肉部分、鱼、虾、团鱼、海参、兔肉等;豆制品:黄豆、豆腐、油豆腐等;蔬菜类:油菜、白菜、菠菜、莴苣、芹菜、韭黄、蒜苗、南瓜、西葫芦、冬瓜、黄瓜等,可代替主食食用;烹调油:豆油、花生油、香油、玉米油、葵花子油等;粮食类:大米、白面、小米、玉米等。

粥类药膳

1 槐花粥

药膳配方

粳米100克,干品槐花30克,盐1克,冷水适量。

制作程序

1. 将槐花干炒或焙干后研末。
2. 粳米淘洗干净,用冷水浸泡半小时,捞出,沥干水分。
3. 取锅放入冷水、粳米,先用旺火煮沸,再改用小火煮,至粥将成时加入槐花末,待沸,用盐调味,即可盛起食用。

药膳功效

补中益气,消炎止痛,降低血糖和血压,清热解毒,防治糖尿病。

2 菊芋粥

药膳配方

粳米100克,菊芋(洋姜)100克,盐1.5克,冷水1000毫升。

制作程序

1. 将菊芋冲洗干净,切成细丁。
2. 粳米洗净,用冷水浸泡发好,捞出,沥干水分。
3. 锅中加入约1000毫升冷水,放入粳米,用旺火煮沸后,加入菊芋丁,再改用小火续煮至粥成,用盐调味后食用。

药膳功效

利水,消肿,降低血糖。

3 苦瓜粥

药膳配方

粳米100克,苦瓜1根,盐1克,冷水1000毫升。

制作程序

1. 粳米淘洗干净,用冷水浸泡半小时,捞出,沥干水分。
2. 苦瓜冲洗干净,除去瓜瓤,用冷水浸泡后捞出,切成丁。
3. 锅中加入约1000毫升冷水,将粳米放入,先用旺火烧沸以后,加入苦瓜丁,然后改用小火熬煮,粥成后用盐调味,即可盛起食用。

药膳功效

清热解毒,凉血和血,止渴降压,降低血糖。对燥热伤肺、胃燥津伤型糖尿病有很好的疗效。

4 陈皮蚌肉粥

药膳配方

粳米100克,蚌肉50克,皮蛋1个,陈皮6克,姜末、葱末各3克,盐2克,冷水1000毫升。

制作程序

1. 把陈皮烘干,研成细粉。
2. 蚌肉洗净,剁成颗粒;皮蛋去皮,也剁成颗粒。
3. 粳米淘洗干净,用冷水浸泡半小时,捞起。
4. 锅中加入约1000毫升冷水,将粳米放入,用旺火烧沸加入皮蛋粒、蚌肉粒,再用小火慢慢熬煮。

5.待粳米软烂时，加入姜末、葱末、盐调好味，再稍焖片刻，即可盛起食用。

药膳功效

补中益肾，祛湿消渴，平肝清热，利尿祛湿。对糖尿病有较好的治疗功效。

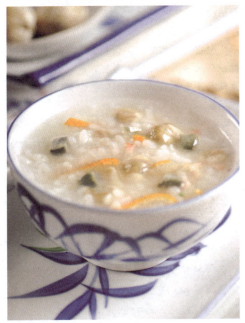

5 豌豆绿豆粥

药膳配方

粳米100克，豌豆粒、绿豆各50克，白糖20克，冷水1500毫升。

制作程序

1.绿豆、粳米淘洗干净，分别用冷水浸泡发胀，捞出，沥干水分。

2.豌豆粒洗净，焯水烫透备用。

3.锅中加入约1500毫升冷水，先将绿豆放入，用旺火煮沸后，加入豌豆和粳米，改用小火慢煮。

4.待粥将成时下入白糖，搅拌均匀，再稍焖片刻，即可盛起食用。

药膳功效

清肝明目，降低血压。可治疗高血压、高脂血症等。

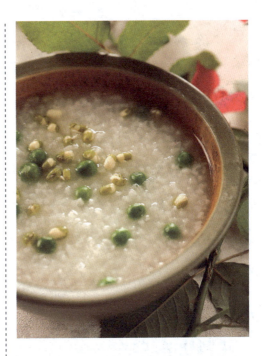

汤类药膳

1 红薯叶赤豆玉米汤

药膳配方

带梗鲜红薯叶100克，赤豆、玉米各50克，盐少许，冷水适量。

制作程序

1.将红薯连梗带叶择洗干净，切成粗末。赤豆淘净放入砂锅内，加水煮至五成熟。

2.投入淘净的玉米，共煮至将熟，倒入红薯叶粗末，改文火稍煮即可。

药膳功效

清热解毒，益气宽肠，消肿护肝，降低血糖，有利于各型糖尿病的防治。

2 兔肉汤

药膳配方

兔1只，生姜10克，小茴香10克，葱、盐、香油各少许，冷水适量。

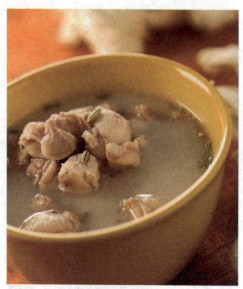

制作程序
1.将兔宰杀,去皮毛、爪、五脏,将肉切成块,加水熬成半黏稠状,去兔肉及骨。
2.加入上述五味调料,煮沸即成。

药膳功效
补中益气、健脾、滋阴凉血。适用于阴虚火旺所致失眠、烦躁、口渴、糖尿病人消渴羸瘦、津少口渴等症。

3 南瓜绿豆汤

药膳配方
南瓜500克,绿豆250克,冷水适量。

制作程序
1.绿豆放水内浸后投入锅内,加水煮至半熟。
2.南瓜削皮去瓤,洗净,切块,倒锅内同绿豆一起煮熟即可。

药膳功效
补中益气,消炎止痛,降低血糖和血压,清热解毒,调治糖尿病。

4 银耳豆腐汤

药膳配方
银耳50克,豆腐250克,植物油、盐、味精各少许,冷水适量。

制作程序
1.将银耳入温水泡后,洗净,撕小朵;豆腐用清水漂洗后,切成小块。
2.将上述两料一起投入热油锅内,轻轻翻炒均匀。
3.加适量水,改文火煮至银耳呈黏糊状,加盐、味精拌匀即成。

药膳功效
滋阴补虚,清热生津,润肺止咳。中老年Ⅱ型糖尿病患者常吃此汤,可有效控制病情。对糖尿病并发的高血压、高脂血症也有较好的防治作用。

羹类药膳

1 烩鳝羹

药膳配方
黄鳝300克,笋肉100克,猪瘦肉50克,香菇20克,鸡蛋1只,陈皮5克,生抽15克,湿淀粉30克,色拉油6克,香油3克,盐2克,料酒3克,高汤600克,冷水适量。

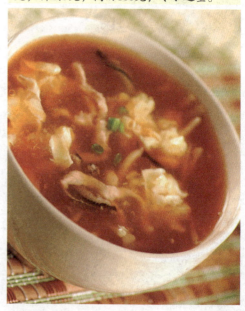

制作程序

1.香菇用温水泡发回软,去蒂,洗净,沥干水切丝;笋肉切丝;陈皮用冷水浸软,刮去瓤,洗净,切丝;鸡蛋打入碗中,用筷子搅匀备用。
2.黄鳝摔昏,剖腹,去掉内脏,放入滚水中煲10分钟至熟,剔去骨,撕成细丝;猪瘦肉洗净,也切成丝。
3.笋丝、肉丝先后放入滚水中余烫一下,捞出沥干。
4.坐锅点火,下入色拉油烧热,加入高汤,放入香菇丝、笋丝、陈皮丝、鳝丝煮滚,下入生抽、盐、料酒调味,焖煮片刻后下入肉丝,浇入鸡蛋液拌匀,用湿淀粉勾芡,淋上香油,即可盛起食用。

药膳功效

补虚益阳,解毒,既治气虚阳虚引起的冠心病,又治糖尿病、泌尿系统感染等症。

2 蛤蜊黄鱼羹

药膳配方

黄鱼肉100克,蛤蜊200克,鸡蛋1只,熟火腿末10克,葱末8克,料酒10克,盐、味精各2克,湿淀粉40克,花生油60克,高汤300克,冷水适量。

制作程序

1.黄鱼肉整理干净,切成方丁;蛤蜊放沸水锅里煮开壳,去壳取肉。
2.鸡蛋打入碗中,用筷子搅散备用。
3.炒锅置旺火上,下花生油40克烧热,下葱末爆香,放入黄鱼丁炒一下,加高汤、料酒、盐、味精烧沸。
4.待鱼肉熟后下湿淀粉推匀,再淋入鸡蛋液,边淋边用勺推动呈丝状,加入剩余花生油略推,盛出装大汤盘内。
5.锅内留少许卤汁,放入蛤蜊肉,置火上略煮后搅开,盛出浇在鱼羹面上,撒上火腿末即可。

药膳功效

清热解毒,凉血和血,止渴降压,降低血糖。

汁类药膳

1 海带柠檬汁

药膳配方

海带200克,柠檬1个,凉开水80毫升。

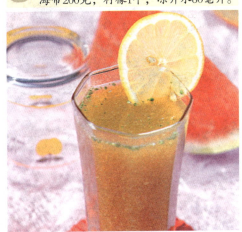

制作程序

1.海带用水冲净,放入冷水中浸泡4小时,切成丝;柠檬去皮,果肉切块。
2.将海带丝和柠檬块放入榨汁机中,加入凉开水后搅打成汁,倒入杯中即可饮用。

药膳功效

可调节钾钠平衡、降低血脂、降低血糖。

2 卷心菜洋葱汁

药膳配方

卷心菜100克,洋葱2个,红酒10克,凉开水100毫升。

制作程序

1.卷心菜洗净,切成片;洋葱洗净,切成丁。
2.将卷心菜片、洋葱丁放入榨汁机中,加入凉开水,一起搅打成汁。
3.将菜汁倒入杯中,加入红酒调匀,直接饮用即可。

药膳功效

本方具有消炎抑菌、防癌抗癌、利尿止泻、降血糖、降血脂、降胆固醇、降血压、抗血小板凝聚、美容等功效。

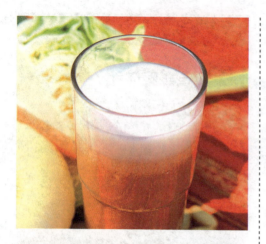

酒类药膳

1 黄精酒

药膳配方

黄精、苍术各500克,侧柏叶、天门冬各600克,枸杞根400克,糯米1250克,酒曲1200克。

制作程序

1.将前5味捣碎,置大砂锅内,加水煎至约1000毫升,待冷备用。(如无大砂锅,亦可分数次煎)2.将糯米淘净,蒸煮后沥半干,倒入净缸中,待冷药汁倒入缸中,加入酒曲(先研细末),搅拌均匀,加盖密封,置保温处。3.21日后开封,压去糟,贮瓶备用。

服食方法

每次温服10～25毫升,每日早、晚各服1次。

药膳功效

益脾祛湿,润血燥,延年益寿。适用于面肢浮肿、发枯变白,肌肤干燥易痒,心烦急躁,少眠等症。

2 人参荔枝酒

药膳配方

人参13克,荔枝肉100克,白酒500毫升。

制作程序

将前2味粗碎,置容器中,加入白酒,密封,浸泡7日后即可取用。

服食方法

每次服20毫升,日服2次。

药膳功效

大补元气,安神益智,延年益寿,主治体质虚弱、精神萎靡等症。

延年益寿的药膳

据第5次人口普查统计,我国老年人口接近全国人口的10%,也就是说,60岁以上的老年人已达1.2亿。老年人如何健康长寿,作为一个现实问题,已越来越引起全社会的关注。有专家研究证明,人类的自然寿命应在百岁以上。然而由于人的生命受到诸如社会、环境、饮食、精神、疾病等诸多不利因素的影响,要达到百年寿命,在目前来说并不容易。但如果人们能意识到这一点而及早加以预防,延缓生命的进程,还是十分可能的。

饮食是维持生命的基本条件。要长寿,饮食就要有节制。《黄帝内经素问·痹论》曾指出:"饮食自倍,肠胃乃伤。"《备急千金要方》亦说:"饮食以时,饥饱适中。"二者都强调饮食要做到定时、定量,食不过饱,也不忍饥。另外,在饮食结构上,《黄帝内经素问·藏气法时论》还指出:"五谷为养,五果为助,五畜为益,五菜为充,气味合而服之,以补精益气。"说的是食物种类要调和平衡,不可偏嗜,要多吃五谷杂粮,少进膏粱厚味,这是益寿保健之关键性要诀,也是延缓衰老的主要途径。

粥类药膳

1 兔肉粥

药膳配方

粳米、兔肉、荸荠各100克，水发香菇50克，盐2克，味精、胡椒粉各1克，大油10克，葱末3克，姜末2克，冷水1000毫升。

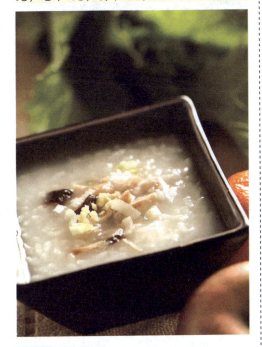

制作程序

1. 粳米淘洗干净，用冷水浸泡半小时，捞出，沥干水分。
2. 兔肉整理干净，切丁；荸荠去皮后切成小丁；香菇洗净，也切成小丁。
3. 锅中加入约1000毫升冷水，将粳米放入，用旺火烧沸后搅拌几下，加入兔肉、荸荠丁、香菇丁、盐、大油、葱末、姜末，改用小火慢慢熬煮，待粥浓稠时调入味精、胡椒粉，即可盛起食用。

药膳功效

本方可活络血气，滋暖五脏，提升免疫力，延年益寿。

2 芝麻黑豆粥

药膳配方

粳米100克，黑芝麻、黑豆各50克，白糖15克，冷水2000毫升。

制作程序

1. 黑豆、粳米分别淘洗干净，黑豆用冷水浸泡3小时，粳米浸泡半小时，捞起沥干水分。
2. 黑芝麻淘洗干净备用。
3. 砂锅中加入约2000毫升冷水，将黑豆、粳米、黑芝麻依次放入，先用旺火烧沸，然后转小火熬煮。
4. 待米烂豆熟时加入白糖调好味，再稍焖片刻，即可盛起食用。

药膳功效

补养肝肾，生血益气，滋润乌发，延年益寿。

3 银耳鸽蛋粥

药膳配方

荸荠粉100克，水发银耳75克，核桃仁20克，鸽蛋5个，白糖20克，冷水1000毫升。

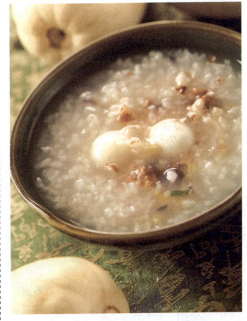

制作程序

1. 将水发银耳择去根蒂，冲洗干净，撕成小朵，放入碗内，加入少许冷水，上笼蒸透取出。
2. 鸽蛋打入碗内，放入温水锅中煮成溏心蛋捞出。
3. 核桃仁用温水浸泡，撕去外衣。
4. 荸荠粉放入碗内，用冷开水调成糊。
5. 取锅加入约1000毫升水，加入银耳、核桃仁，倒入荸荠糊，调入白糖，用手勺搅匀，煮沸呈糊状时，再加入鸽蛋即成。

药膳功效

补肺、益肾。适用于虚劳羸瘦、老年体衰者，是常用的补益强身粥品。

4 浮小麦粥

药膳配方

粳米100克，浮小麦50克，冰糖5克，冷水1000毫升。

制作程序

1. 将浮小麦、粳米分别淘洗干净，用冷水浸泡半小时，捞出，沥干水分。
2. 锅中加入约1000毫升冷水，将浮小麦和粳米放入，用旺火煮沸，多搅拌几下，然后改用小火熬煮成粥。
3. 粥内加入少许冰糖，搅拌均匀，即可盛起食用。

药膳功效

滋肾、补气、止汗，最宜病后身体虚弱、年老体弱而自汗者服用。

5 小麦通草粥

药膳配方

小麦100克，通草10克，冰糖15克，冷水适量。

制作程序

1. 将小麦淘洗干净，用冷水浸泡发好，沥干水分备用。
2. 通草用干净纱布袋包好，扎紧袋口；冰糖打碎。
3. 取锅放入冷水、小麦、通草，先用旺火煮沸，再改用小火熬煮至粥成，去除通草后调入冰糖，即可盛起食用。

药膳功效

清热利尿，养心益肾，延年益寿。主治湿热不去、肾气渐伤、小便淋沥涩痛、身热、小腹胀满、老年人前列腺肥大等症。

汤类药膳

1 十全羊肉大补汤

药膳配方

羊肉250克，当归、川芎、甘草各5克，白芍、熟地、党参、白术、茯苓、黄芪各9克，肉桂12克，姜3片，盐少许，冷水适量。

制作程序

1. 将羊肉洗净，切成易入口的块状，备用；将上述10种药材滤洗干净，备用。
2. 将锅中的水煮沸后，放进羊肉、姜片和所有药材，以武火滚煮20分钟后再调文火煲煮3小时，至羊肉熟软加入盐调味即可。

药膳功效

活络血气，滋暖五脏，提升免疫力，延年益寿。可改善虚弱体质的手脚冰冷、脸色苍白等症状，对于男性遗精或女性痛经、月经不调也很好的疗效。

注意事项

2～3个月进补一次即足够。高血压和体质燥热者不宜经常食用此汤。行经期妇女禁食此汤。

2 猪皮麦冬胡萝卜汤

药膳配方

胡萝卜、麦冬各50克，猪皮100克，猪骨高汤、姜、盐各适量。

制作程序

1. 将麦冬以温水泡软；将猪皮洗净，切成长条状；将胡萝卜刷洗干净（连皮吃更营养），切成块状备用。
2. 将预先准备好的猪骨高汤倒入汤锅，加热煮沸后,将麦冬、胡萝卜、猪皮、老姜片一起放入汤里,文火炖煮约1小时。待猪皮与胡萝卜熟软后,加入少许盐调味即可。

药膳功效

润泽肌肤,抗衰老。可以帮助造血活血,促进新陈代谢,保护视力,防治夜盲症。

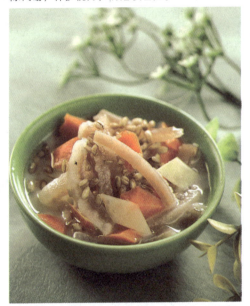

3 章鱼莲藕黑豆栗子汤

药膳配方

章鱼干30,藕200克,黑豆30克,栗子肉、猪瘦肉各100克,姜1片,盐、冷水适量。

制作程序

1. 章鱼干用水浸软后,洗净;莲藕去皮,洗净后切块。
2. 黑豆洗净;栗子肉放入滚水内浸片刻,去衣后再洗干净。
3. 猪瘦肉洗净,氽烫后再冲洗干净。
4. 煲滚适量水,放入章鱼干、莲藕、黑豆、栗子肉、猪瘦肉和姜片,水滚后改文火煲约2小时,下盐调味即成。

药膳功效

预防须发早白和脱落,延年益寿。

4 洋参雪梨鹌鹑汤

药膳配方

鹌鹑6只,雪梨3个,西洋参15克,川贝15克,杏仁15克,蜜枣4颗,香油、盐少许,冷水3000毫升。

制作程序

1. 鹌鹑宰杀干净后去其头、爪、内脏,每只斩成两边,用开水烫煮一下。
2. 雪梨洗净,每个切成2~3块,剜去梨心;其余用料分别淘洗干净。
3. 煲内放入3000毫升冷水烧至水开,放入以上用料,用中火煲90分钟后再用小火煲90分钟即可。
4. 煲好后,取出药渣,放香油、盐调味,咸淡随意。

药膳功效

补养肝肾,滋润乌发,延年益寿。本方适用于肝肾虚损、精血不足、须发早白、眩晕耳鸣、腰膝酸软、四肢乏力、血虚津亏之肠燥便秘、肝热目赤、高血压等病症。

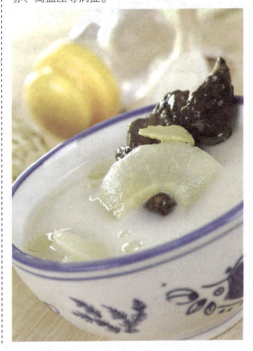

羹类药膳

1 鹌鹑松仁羹

药膳配方

鹌鹑1只，小米100克，松仁20克，姜1片，淀粉6克，蛋清30克，盐3克，香油4克，白糖、料酒各2克，高汤300克，植物油10克，冷水适量。

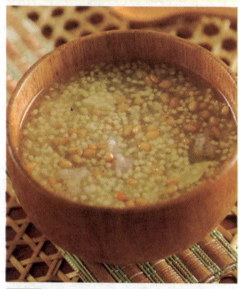

制作程序

1. 鹌鹑取出内脏，洗净，抹干水起肉，鹌鹑骨放入滚水中煮5分钟，取出洗净；鹌鹑肉切小粒，加入淀粉、蛋清、盐，搅匀成糊状。
2. 锅内加入适量冷水，放下鹌鹑骨、姜片煲滚，改用小火煲1小时，取汤备用。
3. 松仁放入热油中，用小火炸至金黄色时捞起；小米洗净，用汤匙碾碎成蓉。
4. 把小米蓉放入锅内，下入高汤煮滚，用白糖、料酒、盐调味，再加入鹌鹑肉粒和汤搅匀，待鹌鹑肉熟后，淋上香油，盛入汤碗内，撒下松仁即成。

药膳功效

益寿养颜，祛病强身，防癌抗癌。

2 首乌牛肉羹

药膳配方

何首乌20克，牛肉200克，黑豆100克，桂圆肉10颗，红枣10颗，盐1.5克，葱末3克，姜末2克，料酒6克，冷水适量。

制作程序

1. 将何首乌洗净，放汤锅中，加适量冷水，先用大火烧开，然后改小火慢煮。
2. 黑豆洗净，用温水浸透泡软；红枣及桂圆肉洗净，红枣去核。
3. 将牛肉洗净，切成大片放入锅中，加冷水煮开，除去浮沫，放入料酒，将何首乌水、黑豆、红枣、桂圆肉一起放入汤中煲2个小时，加盐、葱末、姜末调好味，即可盛起食用。

药膳功效

补肝肾，生须发，延年益寿。脱发症患者饮用尤佳；青壮年气血虚弱、头发脱落者用此汤也会收到良好效果。

3 什锦海参羹

药膳配方

水发海参300克，虾仁、鸭肫、猪瘦肉各50克，水发香菇30克，笋花50克，火腿30克，丝瓜100克，姜1片，葱末15克，料酒8克，胡椒粉5克，湿淀粉25克，大油8克，香油10克，高汤1000克，盐、味精、冷水各适量。

制作程序

1. 先将水发海参清洗干净，切为指甲片大小，加入沸水锅内，用姜片、葱末、盐、料酒一起滚2分钟，倒入漏勺，拣去姜片、葱末不用。
2. 鸭肫、猪瘦肉、香菇、笋花、火腿、丝瓜均切成小片。
3. 锅置中火上，加开水600毫升，放进肫片、猪瘦肉片，下适量湿淀粉拌匀勾芡，将香菇片、丝瓜片、笋花片同放锅内，稍煮一会儿，倒入漏勺中沥干水分。
4. 锅置旺火上，加入高汤，放入海参片、虾仁、盐、味精以及上步中食材，见汤稍滚时撇去浮沫，下入胡椒粉、火腿片，用湿淀粉勾稀芡，淋入大油、香油，即可盛起食用。

药膳功效
调节神经系统，快速消除疲劳，延年益寿。

4 蛇肉鱼肚羹

药膳配方
蛇肉200克，鸡肉80克，水发鱼肚60克，猪瘦肉50克，水发香菇、水发木耳各40克，姜50克，柠檬叶2块，陈皮1片，老抽10克，香油4克，盐2克，胡椒粉1.5克，香菜5克，菊花6朵，淀粉5克，高汤1000克，冷水适量。

制作程序
1.请卖蛇人将蛇当场宰杀，去苦胆，然后自行去骨起肉，蛇骨熬汤，蛇肉煲熟，蛇肉待冷却后拆丝，放蛇骨汤内煮1小时。
2.鸡肉、猪瘦肉、水发鱼肚、水发香菇、水发木耳及生姜均切丝；陈皮浸软，刮瓤，切丝。
3.锅内加入高汤煮沸，把上步各料放入，煮1小时后捞起，放入蛇汤内，与蛇肉同煲15分钟。
4.蛇肉汤用盐调好味，再用老抽调至金黄色泽，并以淀粉加水勾芡，加入胡椒粉、柠檬叶、香油、菊花、香菜，搅拌均匀，即可盛起食用。

药膳功效
散寒祛湿，温筋通络，补血益气，延年益寿。

5 羊肉奶花羹

药膳配方
羊肉150克，牛奶200克，山药75克，淀粉10克，盐2克，姜15克，冷水适量。

制作程序
1.羊肉洗净，切小块，放入碗中，加入淀粉、盐腌渍20分钟。
2.山药刮洗干净，切成小薄片；姜洗净，切片。
3.砂锅中加入适量冷水，放入羊肉块和姜，先用旺火烧沸，然后改用小火炖6小时。
4.另取砂锅倒入羊肉汤1碗，加入山药片，煮烂，再倒入牛奶煮沸，盛入碗中，将炖好的羊肉放在面上即可。

药膳功效
补血益气，健脾，壮阳，补诸损，延年益寿。

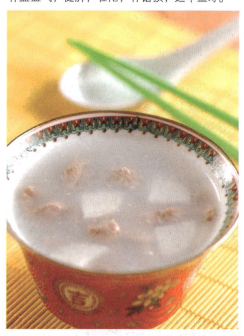

汁类药膳

1 白萝卜梨汁

药膳配方
小白萝卜1个，梨半个，冰糖15克，冷水适量。

制作程序
1.小白萝卜洗净，切成细丝；梨去皮，切成薄片备用。
2.坐锅点火，加入适量冷水，将白萝卜丝倒入锅内烧沸，然后用小火炖煮10分钟，下入冰糖调匀，加入梨片再煮5分钟。
3.待汤汁冷却后，捞出梨片和萝卜丝，将汤汁用小漏勺过滤至碗中，直接饮用即可。

药膳功效
滋阴润肺，益气安神，延年益寿。

2 山药牛蒡汁

药膳配方

牛蒡、山药各100克，苹果1个，柠檬1/2个，凉开水100毫升。

制作程序

1. 将牛蒡和山药洗净，切成小块；苹果去皮去核，也切成小块；柠檬去皮，果肉切块备用。
2. 将上述蔬果全部放入榨汁机内，搅打成汁。
3. 将滤净的菜汁倒入杯中，加凉开水，拌匀即可。

药膳功效

补益脾胃，强肾利尿，促进新陈代谢，延年益寿，适用于脑血管疾病等症。

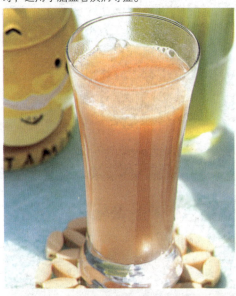

3 土豆莲藕汁

药膳配方

土豆1个，莲藕100克，蜂蜜15克，冰块2块，凉开水50毫升。

制作程序

1. 土豆洗净，去皮，与莲藕一同下沸水锅内，煮熟，均切成小块。
2. 将土豆块和莲藕块放入榨汁机中，榨取汁液。
3. 将土豆莲藕汁倒入杯中，加入冰块和凉开水拌匀，放入蜂蜜调味即可。

药膳功效

润燥强肾，促进消化，补血益气，延年益寿。

茶类药膳

1 返老还童茶

药膳配方

槐角18克，何首乌30克，冬瓜皮18克，山楂肉15克，乌龙茶3克，冷水适量。

制作程序

前四味药用冷水煎，去渣，加入乌龙茶，蒸沸，作茶饮。

药膳功效

本方具有安神健脑、提高免疫力、延年益寿的作用。

2 绿茶单方

药膳配方

绿茶适量。

服食方法

经常用沸水冲饮，不限量。

药膳功效

本方具有清心安神、延年益寿的作用。

3 八仙茶

药膳配方

细茶500克，净芝麻375克，净花椒75克，净小茴香150克，泡干白姜、炒白盐各30克，粳米、黄粟米、黄豆、赤小豆、绿豆各750克，麦面适量，胡桃仁、南枣、松子仁、白糖少许。

制作程序

将药研成细末，和合一处，麦面炒黄熟，与前11味拌匀，瓷罐收贮，胡桃仁、南枣、松子仁、白砂糖之类任意加入。

服食方法
每次取3匙，白开水冲服。

药膳功效
本方能够补血益气、延年益寿。

4 乌发茶

药膳配方
黑芝麻500克，核桃仁200克，白糖200克，茶适量。

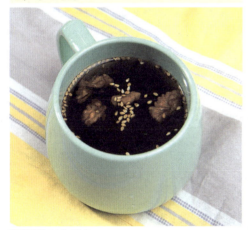

制作程序
黑芝麻、核桃仁同拍碎，糖熔化后拌入，放凉收贮。

服食方法
每次取芝麻核桃糖10克，用茶冲服。

药膳功效
本方能够益气健脾、利水消肿，常食可延年益寿。

蜂产品药膳

1 莲蜜粥

药膳配方
蜂蜜50克，莲花5朵，糯米100克，冷水适量。

制作程序
将糯米洗净，加适量水熬煮成粥，待粥将熟时加入蜂蜜及用水漂洗净的莲花，稍煮即可。

服食方法
日服1次，每次5～10克。

药膳功效
本方具有清心安神、延年益寿的作用。

2 黑芝麻蜜泥

药膳配方
蜂蜜200克，黑芝麻500克。

制作程序
将黑芝麻略炒后捣成泥状，拌入蜂蜜。

服食方法
每日晨起取2匙，用温开水冲化服下。

药膳功效
本方能够补血益气、延年益寿。

3 人参蜜汁

药膳配方
蜂蜜、人参各500克，冷水适量。

制作程序
将人参加水煎煮，取汁液3次，合并煎液，再慢火浓缩成稠汁，加入蜂蜜，搅拌均匀，装瓶。

服食方法
日服2次，每次15～30克，温开水送服。

药膳功效
本方能够补血益气、强身健体、延年益寿。

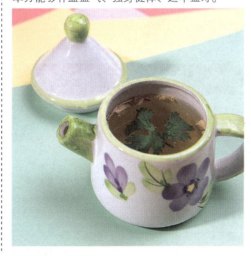

最适合孕产妇的营养药膳

对于孕妇来说，"吃"是一种责任，既不能吃得太简单，也不可以吃得太随性。因为良好的饮食搭配不仅能降低孕妇本身发生感染、贫血和妊娠中毒等症的危险，还能降低婴儿早产、体重不足、死胎、脑损伤和发育迟缓的可能性。

而对于"十月怀胎，一朝分娩"的产妇而言，由于母体分娩前后各种营养素都有很大的消耗，还由于失血易造成气血虚损，乳汁不足、大便秘结、腰膝酸软、头晕乏力等产后不适症状。因此，产妇尽快补充足够的营养素，补益受损的体质。这对于防治产后病症、早日恢复健康、维持新生儿的生长发育，都具有十分重要的意义。

针对这些情况，孕产妇可针对以下几个方面进行合理的调养。

治疗妊娠呕吐的药膳

妊娠后由于绒毛膜促性腺激素分泌量增加，多数孕妇有不同程度的恶心、呕吐现象。妊娠早期紫河车形成时，一些卵巢碎屑持续进入母体血液以及植物性神经功能的暂时失调，均足以引起或加剧这种反应。

为减轻妊娠反应而忌嘴少食是不可取的。妊娠期间，母体新陈代谢比平时更快。妊娠晚期，孕妇能量的需要量约为10460千焦耳/天（2500千卡/天）。因此，孕妇要特别注意营养均衡。此时，如果孕妇为减轻妊娠反应而忌嘴少食，则会给胎儿的发育带来不良影响。

轻度妊娠呕吐，并不需要特殊治疗，孕妇只要掌握反应规律，自己稍加调理就可以了。进餐时可尽量选择自己喜欢的，富含蛋白质、碳水化合物、维生素较多的食物。饮食还应避免过于油腻。而呕吐严重者除在医生指导下适当服用一些药物外，用药膳来进行调理也是十分必要的。

粥类药膳

1 藿香小米粥

药膳配方
藿香15克，小米适量，冷水适量。

制作程序
1.藿香加少许水煎煮10分钟，去渣，取汁。
2.小米淘洗干净，放入小锅内煮粥，粥将熟时兑入藿香汁，熟后趁温热服食。

服食方法
需要时服食。

药膳功效
本方用于治疗妊娠呕吐。

2 乌梅陈皮粥

药膳配方
粳米50克，乌梅20克，陈皮30克。

制作程序

1. 粳米、乌梅、陈皮分别洗净，沥干水分。
2. 乌梅、陈皮加水适量，一起煎煮30分钟，去渣取汁，与粳米一起煮粥。

服食方法

代食少量频饮，不拘次数。

药膳功效

适用于肝胃不和型的妊娠呕吐者。

汤类药膳

1 鸡蛋酸汤

药膳配方

鸡蛋1只，白糖30克，陈醋60克，沸水适量。

制作程序

1. 鸡蛋打散。
2. 将鸡蛋液倒入沸水中，加白糖、陈醋，略煮即可。

服食方法

每日1~2次。

药膳功效

本方用于治疗脾胃虚寒引起的妊娠呕吐。

2 玉兰肝尖汤

药膳配方

猪肝200克，玉兰片、青笋、火腿各25克，猪骨头汤150克，葱末、盐、味精、料酒各适量。

制作程序

1. 将猪肝洗净切成柳叶片，焯水；玉兰片切片；火腿和青笋切长片。
2. 锅中倒入猪骨汤，烧开后放入肝尖、火腿片、青笋片、玉兰片、盐和料酒，待汤开后，打去浮沫，加入味精，撒上葱末即可。

服食方法

经常服用。

药膳功效

本方用于治疗妊娠呕吐。

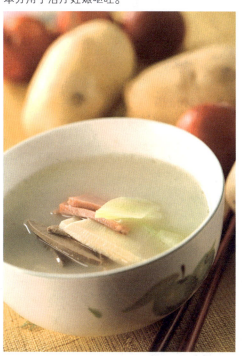

羹类药膳

1 柠檬甜羹

药膳配方

鲜柠檬500克，白糖250克。

制作程序

1. 鲜柠檬去皮、核，切成小块，放入盆中，加白糖浸渍24小时。
2. 将柠檬块倒入锅中，以小火煨熬至汁液耗尽，放凉。
3. 再拌入少许白糖即可食用。

服食方法

每日1料，日服2次。

药膳功效

本方用于治疗妊娠呕吐。

汁类药膳

1 香菜砂仁汁

药膳配方
香菜9克,砂仁6克,沸水适量。

制作程序
1. 香菜洗净,切碎,与砂仁同放在一碗内,用沸水冲。
2. 先闻其味,当能忍受其味时,再去渣取其汤服下。

服食方法
每日1料,分2次服用。

药膳功效
本方用于治疗妊娠呕吐。

2 生菜汁

药膳配方
生姜20克,韭菜、生菜各50克。

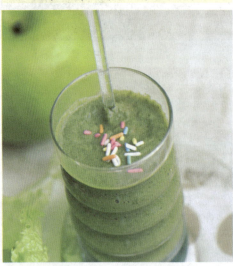

制作程序
1. 生姜洗净,拍破;韭菜洗净,切碎;生菜洗净,切碎。
2. 将3料放在盆中捣烂,取汁。

服食方法
每日2剂,7天为一疗程。

药膳功效
本方用于治疗妊娠呕吐。

3 甘蔗姜汁

药膳配方
甘蔗汁100克,生姜汁2克。

制作程序
甘蔗汁、生姜汁兑在一起。

服食方法
频频缓饮。

药膳功效
本方用于治疗妊娠呕吐。

4 生姜汁

药膳配方
生姜10克,粳米50克。

制作程序
1. 粳米淘洗干净,加适量水,煮熟,取米汤一碗。
2. 生姜捣碎,取汁3~5滴,滴于米汤内饮服。

药膳功效
本方用于治疗妊娠呕吐。

5 山药参汁

药膳配方
山药、太子参各30克。

制作程序
1. 山药洗净,切片;太子参切片。
2. 2料放锅内加水煮,去渣,取汁服饮。

药膳功效
本方用于治疗妊娠呕吐。

6 扁豆米汁

药膳配方
生扁豆75克,粳米50克。

制作程序
1. 粳米淘洗干净,加适量水,煮熟,取米汤一碗。
2. 生扁豆晒干,研成细末。每次取10克,用米汤送服。

药膳功效
本方用于治疗妊娠呕吐。

茶类药膳

1. 生姜橘皮茶

药膳配方
生姜、橘皮各10克，红糖、冷水各适量。

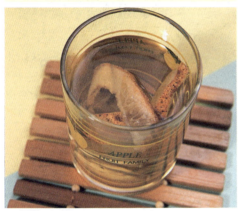

制作程序
生姜、橘皮、红糖、水一起煮成糖水。

服食方法
代茶饮。

药膳功效
本方用于治疗脾胃虚寒引起的妊娠呕吐。

2. 苏婆陈皮茶

药膳配方
苏梗6克，陈皮3克，生姜2片，红茶1克，沸水适量。

制作程序
将前3味剪碎与红茶共以沸水闷泡10分钟。

服食方法
代茶饮，每日1剂，可冲泡2～3次。

药膳功效
本方用于治疗妊娠呕吐。

3. 橙皮茶

药膳配方
橙子1个，蜂蜜少许，冷水适量。

制作程序
1. 橙皮切丁，用水略泡，除去重酸味。
2. 橙皮丁放入锅中，加适量蜂蜜、水煎汤。

服食方法
代茶频饮。

药膳功效
本方用于治疗妊娠呕吐。

4. 陈皮红枣茶

药膳配方
陈皮10克，红枣5颗，冷水适量。

制作程序
陈皮、红枣分别洗净，加水煎汤。

服食方法
代茶饮。

药膳功效
本方用于治疗妊娠呕吐。

5. 柚皮茶

药膳配方
柚子皮1只。

制作程序
柚子皮切碎，用水煎饮。

服食方法
每天分3次服完，连服数天。

药膳功效
本方用于治疗妊娠呕吐。

蜂产品药膳

1. 橙蜜饮

药膳配方
蜂蜜100克，橙子200克，冷水适量。

制作程序
将橙子用清水泡去酸味，连皮切成4瓣，与蜂蜜一同放入锅中，加适量水煮20分钟，去渣取汁饮用。

服食方法
随意服食。

药膳功效
本方用于治疗妊娠呕吐。

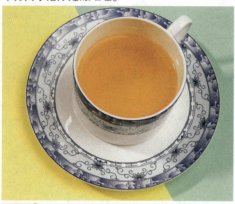

2 蜂蜜姜汁饮

药膳配方
鲜生姜3克,蜂蜜20克,热水适量。

制作程序
将生姜洗净,捣烂,榨汁,加蜂蜜,用热水冲服。

服食方法
饭前服食,每日1次。

药膳功效
本方用于治疗脾胃虚寒引起的妊娠呕吐。

3 蜂蜜土豆饮

药膳配方
蜂蜜45克,土豆汁50克。

制作程序
榨取土豆汁液,兑入蜂蜜搅匀。

服食方法
夜晚临睡前服下。

药膳功效
本方用于治疗妊娠呕吐。

4 胡萝卜蜜饮

药膳配方
蜂蜜200克,鲜胡萝卜400克,冷水适量。

制作程序
将胡萝卜洗净,切丁,放入沸水中烫2分钟后捞出,晾干后入锅内,加入蜂蜜和水,小火煮沸,待温热时服用。

服食方法
睡觉前服食。

药膳功效
本方用于治疗妊娠呕吐。

5 枇杷蜜饮

药膳配方
蜂蜜60克,枇杷叶4片,冷水适量。

制作程序
将枇杷叶洗净,然后在火上稍烤,用纱布抹去叶片绒毛,再用文火煎煮,取汁,加入蜂蜜,搅拌均匀即可。

服食方法
分1～2次,当天饮下。以后隔日服食,连服7次。

药膳功效
本方用于治疗妊娠呕吐。

防治水肿的药膳

一些孕妇还会出现下肢甚至全身浮肿,同时伴有心悸、气短、四肢无力、尿少等不适症状,对于这种情况应给予足够的注意。营养不良性低蛋白血症、贫血和妊娠中毒症都是孕妇水肿的常见原因。出现较严重的水肿时,应及时去医院检查、确诊和治疗,同时也要注意饮食调理。

首先要补充足够的蛋白质。每天一定要保证食入畜、禽、肉、鱼、虾、蛋、奶等动物类食物及一些豆类食物。因为这类食物中都含有丰富的优质蛋白质。贫血的孕妇每周还要注意进食2～3次动物肝脏以补充铁。其次，要多吃蔬菜和水果。蔬菜和水果中含有人体必需的多种维生素和微量元素，它们可以提高机体抵抗力、加强新陈代谢，还具有解毒利尿等作用。再次，要吃得清淡，不要吃过咸的食物，尤其是咸菜，以防止水肿加重。水肿较严重的孕妇还应适当控制水分的摄入。最后，要少吃或不吃难消化和易胀气的食物（如油炸的糯米糕、白薯、洋葱、土豆等），以免引起腹胀，使血液回流不畅，加重水肿。

粥类药膳

1 鲜橘汤圆粥

药膳配方

粳米150克，鲜橘子1个，汤圆5个，白糖10克，冷水1000毫升。

制作程序

1. 粳米淘洗干净，用冷水浸泡半小时，沥干水分。
2. 橘子去皮、分瓣。
3. 粳米放入锅中，加入约1000毫升冷水煮沸，再转入小火熬煮。
4. 粥煮沸后下入汤圆及白糖，最后下入橘子瓣煮透，即可盛起食用。

药膳功效

本方用于治疗妊娠呕吐。

汤类药膳

1 茯苓白术鲤鱼汤

药膳配方

鲤鱼1条（约重250克），当归、白术各6克，茯苓10克，陈皮3克，冷水适量。

制作程序

1. 鲤鱼去鳞及内脏，加水5碗，中火煮。
2. 煮至3碗汤时加入当归、白术、茯苓、陈皮，再煮至1碗半汤即可。

服食方法

喝汤吃鱼，每次1料，每日1～2次。

药膳功效

本方用于治疗妊娠水肿、产后腿肿不消。

2 白皮鲈鱼汤

药膳配方

鲈鱼500克，白术60克，陈皮10克，胡椒粉3克，盐、冷水适量。

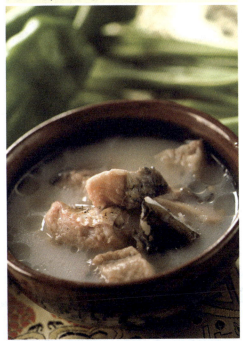

制作程序

1. 鲈鱼去鳞，剖开去肠杂，洗净，切块；白术、陈皮洗净。

2.以上用料一齐放入锅内，加冷水适量，煮沸，改文火煲2小时，加胡椒粉、盐调味即可食用。

服食方法

每日或隔日1次，5~7天为一疗程。

药膳功效

本方用于治疗妊娠水肿、产后腿肿不消。

3 茯苓冬瓜汤

药膳配方

冬瓜200克，茯苓50克，盐、冷水适量。

制作程序

1.冬瓜洗净，去皮去籽。
2.将冬瓜、茯苓放同一锅内，加水煮烂，加盐调味即可服用。

服食方法

每日1剂，7天为1疗程。

药膳功效

本方用于治疗妊娠水肿、产后腿肿不消。

5 冬瓜皮鲫鱼汤

药膳配方

冬瓜皮30克，鲫鱼1条（250克以上），盐少许，冷水适量。

制作程序

1.鲫鱼洗净，去内脏，冬瓜去皮，洗净，切块。
2.二者放锅内，加水炖烂。

服食方法

每日1料，分1~2次服用。

药膳功效

补脾益气，利水消肿。适用于各种急、慢性肾炎和营养不良性水肿，特别适用于脾虚者食用。

4 莲藕三红羊骨汤

药膳配方

羊脊骨或羊胫骨1000克，莲藕750克，胡萝卜150克，赤小豆50克，红枣12颗，生姜1片，香油、盐适量，冷水3000毫升。

制作程序

1.将羊脊骨洗净，斩成大块，将羊胫骨敲裂。
2.将莲藕洗净，去节，切成大块；胡萝卜刮皮洗净，斜切成大块三角状；赤小豆和红枣分别淘洗干净，红枣去核。
3.煲内倒入3000毫升冷水烧至水开，放入所有用料。煲内水再开后，用小火煲3小时即可。
4.煲好后，隔除药渣，加入适量油、盐后便可服用。

药膳功效

本方用于治疗妊娠水肿、产后腿肿不消。

注意事项

脾胃虚弱、腹泻患者不宜服用。

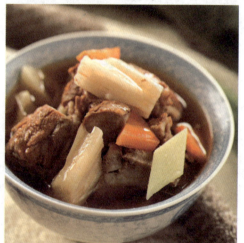

6 木瓜羊肉汤

药膳配方

木瓜1个，木通10克，羊肉250克，葱1根，姜1块，料酒10克，盐1克，花椒10粒，陈皮5克，味精2克，冷水适量。

制作程序

1.羊肉洗净，放清水中漂30分钟，切成薄片；木瓜、木通、姜、葱洗净，葱切段，姜切片。
2.将砂锅置中火上，加水和羊肉，烧开，放入木瓜、木通、姜片、葱段、料酒，炖1小时，再改用小火炖熟透，拣出姜、葱、木瓜、木通，加味精、盐调味即成。

药膳功效
整肠利水，消除腿部浮肿。

羹类药膳

1. 羊腰羹

药膳配方

羊腰子2个，面条100克，肉苁蓉30克，胡椒6克，陈皮3克，草果5克，葱、姜、盐、冷水适量。

制作程序

1. 羊腰子洗净，切成丁；面条切小段。
2. 将苁蓉、陈皮、草果及葱、姜等作料装入纱布内扎紧口，加水与羊腰子同煮熬汤。
3. 取出药袋，用汤煮面条。

服食方法

每日1料，隔日服食。

药膳功效

本方用于治疗妊娠水肿。

蜂产品药膳

1. 冬瓜蜜汁

药膳配方

蜂蜜、冬瓜汁和50克。

制作程序

将蜂蜜与冬瓜汁混合，搅匀。

服食方法

日服2次。

药膳功效

本方用于治疗妊娠水肿、产后腿肿不消。

2. 蜂蜜冬瓜仁汤

药膳配方

蜂蜜50克，冬瓜仁20克，陈皮6克。

制作程序

将冬瓜仁、陈皮加水，煎为浓汁，滤除渣，以其汁液兑入蜂蜜中。

服食方法

分1～2次，当天饮下。连服7日。

药膳功效

本方用于治疗妊娠水肿、产后腿肿不消。

汁类药膳

1. 玉米须冬瓜汁

药膳配方

冬瓜60克，玉米须、水灯草各30克，冷水适量。

制作程序

1. 冬瓜洗净，连皮切成丁。
2. 将冬瓜丁与玉米须、水灯草一起放入锅内，用水煎煮，取汁服饮。

服食方法

每日1煎，日服1次。

药膳功效

本方用于治疗妊娠水肿、产后腿肿不消。

茶类药膳

1. 妊娠水肿茶

药膳配方

红茶10克，红糖50克，沸水适量。

制作程序

沸水冲泡。

服食方法

早晚各饮1次，7～20天为一疗程。

药膳功效

本方用于治疗妊娠水肿、产后腿肿不消。

安胎保胎的药膳

未足月时，孕妇若出现子宫收缩、阴道出血或早期破水，就较易引发早产。而以上所述情况，都是胎动不安症状。

如果出现这些先兆流产症状，必须给予重视。要及时去医院检查，而不能私自处理。除了住院安胎，还可进行药膳食疗。多吃瘦肉、芹菜、鱼、大豆食品、香蕉，适当食用杂粮，从而保证摄入足量蛋白质、碳水化合物，以补充人体所需的维生素、无机盐与微量元素、叶酸。

粥类药膳

1 红枣带鱼粥

药膳配方

糯米100克，带鱼2节，红枣5颗，葱末3克，姜末2克，香油5克，盐1.5克，冷水1200毫升。

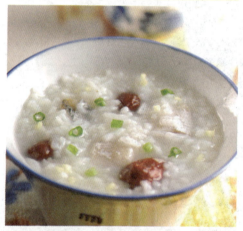

制作程序

1. 糯米淘洗干净，用冷水浸泡3小时，捞出。
2. 带鱼洗净，切块。
3. 红枣洗净，去核备用。
4. 锅中加入约1200毫升冷水，将红枣、糯米放入，先用旺火烧沸，搅拌几下，改用小火熬煮成粥。
5. 将带鱼块放入热粥内烫熟，再拌入香油、盐，稍焖片刻，装碗后洒上葱末、姜末即可。

药膳功效

本方具有清热静心、安胎保胎的作用。

2 白术鲫鱼粥

药膳配方

白术10克，鲫鱼30～60克，粳米30克，盐或糖适量，冷水适量。

制作程序

1. 白术洗净，加水煎取汁100毫升。
2. 将鱼与粳米加水煮粥，粥煮好后放入药汁和匀，再根据个人口味加盐或糖调味食用。

服食方法

每日1剂，可连服3～5日。

药膳功效

本方具有补养肝肾、安胎保胎的作用。

3 鸡肝粥

药膳配方

粳米80克，鸡肝2个，白糖、植物油各适量。

制作程序

1. 鸡肝切片，将白糖撒在鸡肝片上，浸30分钟。
2. 粳米淘洗干净，下锅煮成粥。
3. 炒锅下植物油，将糖浸鸡肝炒熟，切碎，与粳米粥拌匀食用。

药膳功效

本方具有补养肝肾、安胎保胎的作用。

4 阿胶龙骨艾叶粥

药膳配方

糯米60克，龙骨末、艾叶末各0.3克，阿胶15克。

制作程序

1. 糯米淘洗净，与龙骨末、艾叶末共放锅中，加水煮粥。
2. 待粥快熟时加入阿胶，阿胶融化后即可食用。

药膳功效

有补养肝肾、强身壮体、安胎保胎的作用。

蜂产品药膳

1 蜂蜜白芝麻汤

药膳配方

蜂蜜200克，白芝麻100克。

制作程序

白芝麻研烂，加入蜂蜜调和后共煎至沸。

服食方法

晾温后服用，每日2次，每次1汤匙。

药膳功效

本方能够补血保胎，可用于治疗运动量过大所致的胎动不安。

2 蜂蜜老藕粥

药膳配方

蜂蜜、鲜老藕、粳米各100克，冷水适量。

制作程序

将鲜老藕洗净，去节，切成薄片，与粳米一同加水熬粥，加蜂蜜，调匀。

服食方法

当日分两次服下。

药膳功效

本方具有清热静心、安胎保胎的作用。

汤类药膳

1 独参汤

药膳配方

生晒参10克。

制作程序

1. 将生晒参洗净，切成薄片。
2. 将参片放入砂锅内，加水煎成汤。

服食方法

1次或分次饮用。

药膳功效

本方能够补血保胎，可用于治疗胎动不安。

茶类药膳

1 糯米黄芪茶

药膳配方

糯米30克，黄芪15克，川芎5克，茶2克，冷水1000毫升。

制作程序

上3味加水1000毫升，煎至500毫升，去渣即成。

服食方法

每日2次，温茶饮服。

药膳功效

本方能够补血保胎，可用于治疗运动量过大所致的胎动不安。

防治贫血体弱的药膳

孕产期妇女产前产后一直在大量消耗能量与血液，稍有不慎就有可能造成贫血。贫血大多是由于缺铁引起的，因此通过饮食补铁是防治孕产妇贫血的重要途径。饮食恢复正常后，就应多含铁丰富的食物。如猪肝每100克含铁25毫克，孕妇最好每周能吃2~3次，每次

100～150克。可经常吃些瘦肉肉松、黑木耳、海带、紫菜、莲子、豆制品、海米等含铁丰富的食物。还要多吃些新鲜蔬菜，饭后吃些水果。这样能补充维生素C，提高食物中铁的吸收率。用铁锅炒菜，也是增加菜肴中铁含量的好方法。另外，要注意的是不要在饭后喝茶，因为茶叶中的鞣酸可妨碍铁的吸收，平时也尽量不要喝浓茶。

粥类药膳

1. 参术芪米粥

药膳配方

党参9克，白术18克，北芪15克，粳米60克，红糖适量。

制作程序

1. 将党参、白术、北芪用水煎3次，去渣取汁；粳米淘洗干净。
2. 将3次煎汁合并，加入粳米煮粥，后入红糖。

服食方法

每日1剂，温热食。

药膳功效

本方能够补血补钙、强身健体，可用于治疗孕产妇贫血，体弱多病。

2. 核桃虾仁粥

药膳配方

粳米200克，核桃仁、虾仁各30克，盐1.5克，冷水2000毫升。

制作程序

1. 粳米淘洗干净，用冷水浸泡半小时，捞出，沥干水分；核桃仁、虾仁均洗净备用。
2. 锅中加入约2000毫升冷水，将粳米放入，用旺火烧沸，将核桃仁、虾仁放入锅内，再改用小火熬煮成粥。
3. 粥内下入盐拌匀，再稍焖片刻，即可盛起食用。

药膳功效

本方能够补虚、滋阴，防治孕产妇贫血。

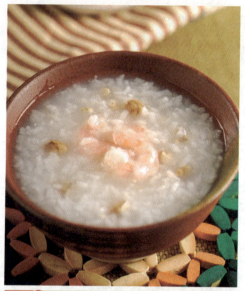

3. 参芪粥

药膳配方

生黄芪30克，党参10克，黄精15克，糯米100克，冷水适量。

制作程序

1. 将生黄芪、党参、黄精一起加水煎，去渣取汁；粳米淘洗干净。
2. 原锅洗净，将药汁倒回，再下入糯米煮成粥。

药膳功效

本方能够补虚、滋阴，防治孕产妇贫血。

4. 参芪胶艾粥

药膳配方

黄芪、党参各15克，鹿角胶、艾叶各6克 10克，升麻3克，当归、砂糖各10克，粳米100克，冷水适量。

制作程序

1. 先将党参、黄芪、艾叶、升麻、当归一同放入砂锅，加水煎煮，去渣取汁；粳米淘洗干净。
2. 原锅洗净，将药汁倒回，再加入粳米、鹿角胶、砂糖合煮成粥。

服食方法

每日1剂，上、下午温热食。

药膳功效

本方能够补血补钙、强身健体，可用于治疗孕产妇贫血、体弱多病。

5 五果糯米粥

药膳配方

糯米100克，莲子、芡实、薏仁、白果仁、绿豆各30克，白糖50克，冷水1500毫升。

制作程序

1. 将糯米、绿豆、芡实、薏仁分别洗净，用冷水浸泡2~3小时，捞出，沥干水分。
2. 莲子、白果仁分别洗净，用冷水浸泡回软。
3. 将莲子、薏仁放入锅内，加入适量冷水煮滚，转用小火熬约半小时，然后将芡实放入，三种材料熬至烂熟备用。
4. 绿豆放进蒸笼，蒸熟备用。
5. 另取一锅，加入约1500毫升冷水，放进糯米、白果仁，先用旺火煮滚，然后用中火煮至糯米熟透，把熬好的莲子、芡实、薏仁倒入糯米粥中，再把熟绿豆放入，搅拌均匀，再用中火煮滚。
6. 最后调入白糖，煮至白糖全部溶化时盛入汤碗即成。

药膳功效

本方能够补虚、滋阴，防治孕产妇贫血。

6 益气生脉粥

药膳配方

人参、黄芪、麦冬各6克，五味子9粒，当归9克，茯苓、葛根各3克，升麻、炙甘草各1.5克，粳米100克，红糖少许，冷水适量。

制作程序

1. 将前9味中药加水煎煮，去渣取汁；粳米淘洗干净。
2. 原锅洗净，将药汁倒回，再下入糯米煮成粥，最后放入红糖调味。

服食方法

每日1次，空腹热食。

药膳功效

本方能够健脾补虚、滋阴益肾、补血止血，可用于治疗孕产妇贫血、体弱多病。

7 天麻鱼头粥

药膳配方

粳米150克，天麻15克，鲢鱼头1个。葱段10克，姜2片，料酒6克，盐2克，味精、胡椒粉各1克，大油5克，冷水适量。

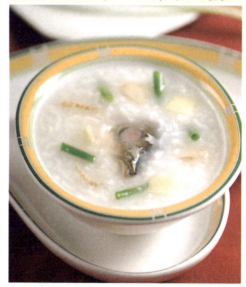

制作程序

1. 天麻浸透洗净；粳米淘洗干净，用冷水浸泡半小时，捞出，沥干水分。
2. 鱼头去鳞、去鳃，冲洗干净，整个鱼头一劈两半。
3. 锅加冷水、天麻，烧沸后加鱼头、葱、姜、料酒，待鱼头煮至八成熟时，捞出鱼头，滤去残渣，加粳米，用旺火煮开后改小火，续煮至粥成。

4.把鱼头骨头拆去,鱼肉撕碎,放入粥内,加入大油、盐、味精略煮,撒上胡椒粉,即可食用。

药膳功效

本方能够健脾补虚、滋阴益肾、补血止血,可用于治疗孕产妇贫血、体弱多病。

汤类药膳

1 八珍汤

药膳配方

羊肉500克 1000克,鲜藕2350克,山药50克 100克,黄芪15克,料酒、高曲、酒糟、腌菜末、盐、冷水适量。

制作程序

1.将高曲、酒糟、黄芪同煮30分钟,取汁。
2.羊肉、藕、山药洗净,切块,同入锅内,放冷水,加料酒,同煮至肉熟,加盐,撒上腌菜末即可。

服食方法

吃肉、藕,饮汤。

药膳功效

本方能够健脾补虚、滋阴益肾、补血止血,可用于治疗孕产妇贫血、体弱多病。

2 鸡蛋花生甜汤

药膳配方

鸡蛋2只,花生仁100克,枸杞10克,红糖50克,红枣10颗,冷水适量。

制作程序

1.鸡蛋打在碗中,搅匀;红枣洗净。
2.把花生、枸杞,加适量水煮熟。放入红糖、红枣、鸡蛋,再煮片刻即可服食。

服食方法

每天1次。15～20天为一疗程。

药膳功效

本方能够健脾补虚、滋阴益肾、补血止血,可用于治疗孕产妇贫血、体弱多病。

3 羊肉当归川芎汤

药膳配方

羊肉50克,当归、川芎各30克,姜20克,冷水适量。

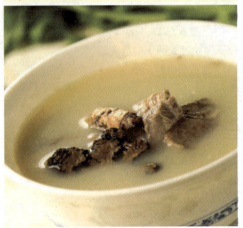

制作程序

1.羊肉洗净切成小块;当归、川芎分别洗净。
2.将以上药味入瓦罐,加水适量,微火煮沸半小时,去泡沫,去渣取汤即可。

服食方法

每周3～4次,30天为一疗程。

药膳功效

本方能够健脾补虚、滋阴益肾、补血止血,可用于治疗孕产妇贫血、体弱多病。

4 阿胶瘦肉汤

药膳配方

猪瘦肉100克,阿胶10克,盐、酱油、醋、冷水适量。

制作程序

1.先把猪瘦肉放于锅内,加适量水,用文火炖熟。
2.放入阿胶,炖化,加盐、酱油、醋调味,即可食用。

服食方法

隔天1次,20天为一疗程。

药膳功效

本方能够健脾补虚、滋阴益肾、补血止血,可用于治疗孕产妇贫血，体弱多病。

5. 补血鸡汤

药膳配方

柴鸡腿1个，党参15克，鸡血藤25克，当归15克，白芍10克，熟地黄15克，米酒100毫升。

制作程序

1.柴鸡腿洗净。
2.将柴鸡腿与其他用料一起放入炖盅，加盖，隔水煮至熟烂即可。

药膳功效

本方能够健脾补虚、滋阴益肾、补血止血，可用于治疗孕产妇贫血、体弱多病。

羹类药膳

1. 妙香红枣羹

药膳配方

酸枣仁10克，枸杞15克，桂圆肉10克，红枣5颗，白糖10克，冷水适量。

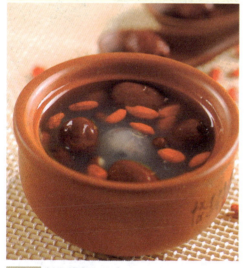

制作程序

1.把酸枣仁洗净、去杂质；红枣洗净、去核。
2.枸杞洗净，放温水中泡软；
3.把酸枣仁、红枣、枸杞、桂圆肉放入炖锅内，加入适量冷水，置旺火上烧沸，再用小火煎煮25分钟，最后加入白糖，搅拌均匀，即可盛起食用。

药膳功效

本方能够补血补钙、强身健体，可用于治疗孕产妇贫血、体弱多病。

2. 百合栗子羹

药膳配方

鲜百合100克，栗子100克，白糖50克，水淀粉40克，冷水1500毫升。

制作程序

1.百合去皮，洗净后撕成瓣状。
2.栗子剥壳后用温水浸泡3小时，去皮备用。
3.百合与栗子同放碗内，加入适量冷水，上笼蒸，半小时后取出。
4.锅中注入约1500毫升冷水，烧沸后放入蒸好的百合、栗子，加入白糖，拌匀，最后用水淀粉勾芡，即可盛起食用。

药膳功效

本方能够补虚、滋阴，防治孕产妇贫血。

3. 山楂雪蛤羹

药膳配方

山楂50克，雪蛤30克，冰糖20克，冷水适量。

制作程序

1.山楂洗净，去核、切片。
2.雪蛤用温水发透，洗净，去筋膜，入沸水锅中焯水备用。
3.把雪蛤、山楂片放入炖锅内，加入约300毫升冷水，置旺火上烧沸，然后改用小火炖煮约半小时，调入冰糖，拌匀，即可盛起食用。

药膳功效

本方能够健脾补虚、滋阴益肾、补血强身。

注意事项

孕妇忌食。

茶类药膳

1 酥油茶

药膳配方

酥油（即奶油，系从鲜乳提炼而成）150克，牛奶1杯，茶水1000~2000毫升，盐5克。

制作程序

先用酥油100克，与牛奶、盐一起倒入干净的茶桶内。再倒入1~2千克熬好的茶水；然后用洁净的细木棍上下抽打5分钟；再放入50克酥油，再抽打2分钟；打好后，倒入茶壶内加热1分钟左右（不可煮沸，沸则茶油分离，不好喝）即可。

服食方法

不拘时服。

药膳功效

本方能够健脾补虚、滋阴益肾、补血止血，可用于治疗孕产妇贫血、体弱多病。

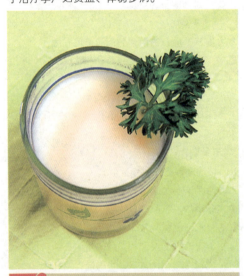

2 川芎益气茶

药膳配方

川芎不拘量，腊茶5克，冷水适量。

制作程序

将川芎研末备用；再将腊茶加水煎汤；每次取川芎末6克，用腊茶汤冲调，候温送服。

服食方法

每日2~3次。

药膳功效

本方能够健脾补虚、滋阴益肾、补血强身。

蜂产品药膳

1 蜜奶饮

药膳配方

蜂蜜50克，牛奶50毫升，白芝麻25克。

制作程序

白芝麻研烂，加入蜂蜜、牛奶，调和均匀。

服食方法

早晨空腹温开水冲服。

药膳功效

本方能够补血补钙、强身健体，可用于治疗孕产妇贫血、体弱多病。

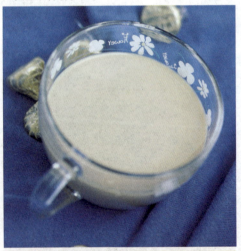

2 蜂蜜黑木耳

药膳配方

蜂蜜、黑木耳各250克，核桃仁10颗，生姜20克，红枣10颗，白酒100毫升。

制作程序
1. 先将红枣去核；核桃仁及生姜分别捣烂；黑木耳泡发，切碎。
2. 将以上各味与酒、蜂蜜拌和在一起，静置10小时，然后放笼内蒸熟。

服食方法
每日服3~4次，每次15~20克。

药膳功效
本方能够补虚、滋阴，防治孕产妇贫血。

通乳催乳的药膳

母乳是喂养婴儿的最好食物。它具有最丰富、最全面的营养，以及对机体十分重要的免疫球蛋白、各种酶、抗体、抗毒素等。这就是我们今天大力提倡母乳喂养的重要原因。但是有许多产妇缺乳。产后缺乳是指产妇在产后2~10天内没有乳汁分泌和乳汁分泌量过少，或者在产褥期、哺乳期内乳汁正行之际，乳汁分泌减少或全无不够喂哺婴儿。

乳汁过少或无乳最直接的影响是新生儿生长停滞及体重减轻，同时也会给家庭带来各种麻烦，故对产后缺乳要积极进行有效的防治。中医认为，产后乳汁好坏以及分泌量多少与人体的气血有密切关系。而人体的气血产生，又直接同脾胃强弱及所吸收的营养物质有关。因此，产后采用饮食治疗、提供良好的营养供应，对增加和发送乳汁有十分重要的作用。药膳食疗所选食物应有补血益气、健脾益胃、活血化滞等多方面的功用。

粥类药膳

1 猪蹄葱白粥

药膳配方
粳米100克，猪蹄2个，通草5克，葱白2根，盐1克，冷水适量。

制作程序
1. 粳米淘洗干净，用冷水浸泡半小时，捞出，沥干水分。
2. 通草洗净，煎汤代水。
3. 猪蹄刮洗干净，剁成块；葱白洗净，切丝。
4. 粳米放入通草水中，用旺火烧沸，下入猪蹄，改用小火熬煮约1小时。
5. 粳米和猪蹄都熟烂以后，放入葱丝，加盐，搅拌均匀，再次煮沸即成。

药膳功效
本方具有通乳的功效，用于治疗产妇乳稀薄、量少或没有乳汁。

2 扁豆小米粥

药膳配方
扁豆30克，党参10克，小米100克，冰糖15克，冷水适量。

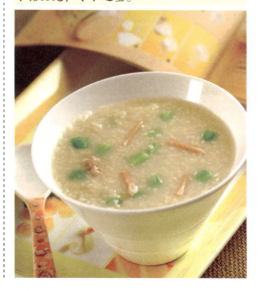

◆ 制作程序

1. 党参洗净，切成片。
2. 扁豆洗净，与党参片一同放入锅中，加入适量冷水煎煮约半小时，取出汁液，再加入冷水煎煮10分钟，取出汁液，两次的汁液放在一起，放入锅中烧沸。
3. 小米洗净后略微浸泡，放入烧沸的汁液中，用小火慢煮成粥。
4. 粥内加入冰糖煮溶，再稍焖片刻，即可食用。

◆ 药膳功效

具有通乳的功效，最适宜于乳稀薄的产妇。

3 枸杞猪肾粥

◆ 药膳配方

粳米100克，猪肾半副，枸杞10克，盐2克，温水适量，冷水1000毫升。

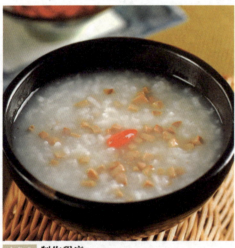

◆ 制作程序

1. 粳米淘洗干净，用冷水浸泡半小时，捞出沥干。
2. 枸杞用温水泡至回软，洗净捞出，沥干水分。
3. 猪肾洗净，一切两半，剁小颗粒。
4. 锅中加入约1000毫升冷水，将粳米、猪肾粒放入，用旺火烧沸，搅拌几下，然后放入枸杞，改用小火熬煮成粥。
5. 粥内下入盐拌匀，再稍焖片刻，即可盛起食用。

◆ 药膳功效

本方具有通乳的功效，用于治疗产妇乳稀薄、量少或没有乳汁。

4 甘草莴苣粥

◆ 药膳配方

生甘草9克，莴苣60克，糯米、粳米各30克，冷水适量。

◆ 制作程序

1. 先将生甘草加水煎熬成汤，捞去甘草。
2. 莴苣洗净，切成丁。
3. 将糯米和粳米分别淘洗干净。
4. 将莴苣、糯米、粳米放入甘草汁中同煮成粥。

◆ 服食方法

1日2次，每次1料。

◆ 药膳功效

本方具有通乳的功效，用于治疗产妇乳稀薄、量少或没有乳汁。

汤类药膳

1 海带豆腐汤

◆ 药膳配方

豆腐250克，海带60克，冷水适量。

◆ 制作程序

1. 豆腐洗净，切块；海带洗净，切块。
2. 将2料及适量水同放入锅中炖煮，待海带炖烂即可。

◆ 服食方法

淡吃，连服7天。

◆ 药膳功效

本方具有通乳的功效，用于治疗产妇乳稀薄、量少或没有乳汁。

2 鸡丝鹌鹑蛋汤

◆ 药膳配方

鹌鹑蛋20个，熟鸡丝100克，黄瓜50克，鸡汤500克，盐、味精各适量。

制作程序

1. 将鹌鹑蛋煮熟，剥去蛋壳，放入大汤碗中备用；黄瓜切丝备用。
2. 炒锅置旺火上，放入鸡汤，锅开后放入盐，待锅再开时，加入味精，倒入装有鹌鹑蛋的汤碗中，撒上熟鸡丝和黄瓜丝即可。

药膳功效

本方具有通乳的功效，用于治疗产妇乳稀薄、量少或没有乳汁。

4 砂仁黄芪猪肚汤

药膳配方

黄芪10克，砂仁15克，猪肚1副，料酒、盐、葱、姜、胡椒粉各少许，冷、热水适量。

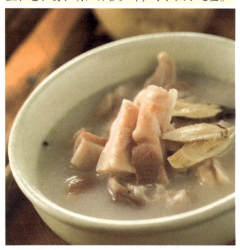

制作程序

1. 将砂仁去杂洗净；黄芪润透切段；猪肚反复洗去污杂及黏液，放沸水锅焯一会儿，捞出，用清水洗净；将葱、姜拍碎。
2. 将砂仁、黄芪、葱、姜装入猪肚放入锅内，加水炖熟，去掉药物，猪肚切条放入碗内，加盐、胡椒粉调味，盛入碗中即成。

药膳功效

本方具有通乳的功效，用于治疗产妇乳稀薄、量少或没有乳汁。

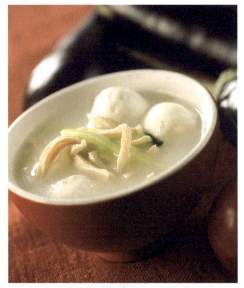

3 木瓜鱼尾汤

药膳配方

木瓜半个，鲩鱼尾1个，南、北杏适量，姜丝、蒜蓉各少许，冷水适量。

制作程序

1. 将鲩鱼尾洗净放入冷水中用文火煮开，放入少量姜丝及蒜蓉。
2. 将木瓜洗净剖开，去掉瓜瓤，切成片状，放入鱼汤中，同时将南北杏洗净放入，用中火煲3小时，下盐调味即可。

服食方法

每周1~2次。

药膳功效

本方具有通乳健胃之功效。

5 赤小豆浓汤

药膳配方

赤小豆150克，白糖、冷水适量。

制作程序

1. 赤小豆洗净，加水，煮烂。
2. 放白糖调味即可。

服食方法

喝浓汤，早、晚饮用。

药膳功效

本方具有通乳的功效，用于治疗产妇乳稀薄、量少或没有乳汁。

6. 荷包蛋鲇鱼汤

药膳配方

鲇鱼1条（约500克），鸡蛋2只，姜、葱、盐、冷水适量。

制作程序

1. 鲇鱼去内脏，洗净，加水适量，煮汤。
2. 取鱼汤1碗煮沸，卧入鸡蛋，放姜、葱、盐调味。

服食方法

吃鱼，喝汤，每日1剂。

药膳功效

具有通乳的功效，可治疗产妇乳稀薄或没有乳汁。

羹类药膳

1. 木瓜肥肉羹

药膳配方

番木瓜2个，猪肥肉250克，生姜100克，醋500克，白糖、冷水适量。

制作程序

1. 将番木瓜去皮、核，切成块。
2. 猪肥肉洗净，切成丁。
3. 将木瓜块、猪肥肉丁放入锅中，加姜、醋及适量水，煮熟，以白糖调味即可。

药膳功效

本方具有通乳的功效，用于治疗产妇乳稀薄、量少或没有乳汁。

汁类药膳

1. 猪蹄黄豆花生汁

药膳配方

猪蹄2只，黄豆、花生仁各60克，冷水适量。

制作程序

1. 将猪蹄去毛，刮洗干净。
2. 黄豆、花生仁分别洗净，与猪蹄一起加水清炖，炖熟取汁服用。

服食方法

每日1次。

药膳功效

本方具有通乳的功效，用于治疗产妇乳稀薄、量少或没有乳汁。

茶类药膳

1. 芝麻催乳茶

药膳配方

绿茶1克，芝麻5克，红糖25克，冷水400~500毫升。

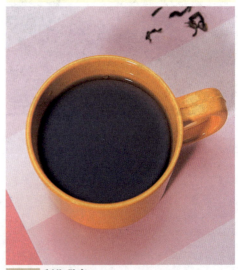

制作程序

将芝麻炒熟，研末备用。

服食方法

杯内放绿茶、芝麻末，每次按配方量加水400~500毫升，搅匀后，分3次温服。

药膳功效

本方具有通乳的功效，最适宜于乳稀薄的产妇。

第三篇
食物治病

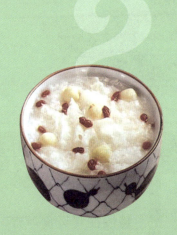

山药

【药典选录】

"主头面游风、风头、眼眩、下气、止腰痛、补虚劳羸瘦、充五脏、除烦热、强阴。"
——《名医别录》

"益肾气、健脾胃、止泻痢、化痰涎、润皮毛。"
——《本草纲目》

【医生叮咛】

❶ 每次食用山药不可过量。女性若食用山药过量还会导致月经紊乱。

❷ 山药有收涩的作用,大便燥结者不宜食用。

功效主治 ➕

补脾养胃、生津益肺、补肾涩精。用于脾虚食少、久泻不止、肺虚喘咳、肾虚遗精、带下、尿频、虚热消渴等。

·主要成分·

含有甘露聚糖、3,4-二羟乙胺、植酸、尿囊素、胆碱、多巴胺、山药碱等。

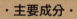

山药治病偏方 **9** 例

山药食疗方 **4** 种

■ 慢性胃炎食疗方

慢性胃炎是消化道常见的疾病之一,是由急性胃炎的遗留、不良的饮食习惯、药物对胃的刺激、胆汁反流、内分泌功能紊乱及感染等多种原因引起的胃黏膜的慢性炎性病变。对胃炎患者来说,饮食应定时定量,摄取的食物宜性味平和刺激小,养成良好的饮食习惯。

山药的性味较平和,而且它所含的黏蛋白可以滋润黏膜、保

●治糖尿病偏方

1. 山药30克,黄连10克。

护胃壁、促进蛋白质的消化和吸收。因此，山药具有补脾益胃功能，经常食用对慢性胃炎有较好的预防及治疗作用。

❯❯ 山药炒荠菜

【配方】鲜山药300克，荠菜30克，料酒10毫升，姜5克，葱10克，盐3克，鸡精2克，植物油35毫升。

【制法】（1）山药去皮，切成4厘米长的丝；荠菜去黄叶，洗净；姜切丝，葱切段。
（2）将炒锅置武火上烧热，倒入植物油，烧至六成热时，下姜、葱爆香，再下山药、荠菜、料酒炒熟，加盐、鸡精即成。

【食法】每日1次，佐餐食用。

【功效】健脾、保护胃壁，调治慢性胃炎。

❯❯ 山药木耳汤

【配方】山药500克，水发木耳25克，骨头汤650克，葱姜末、料酒、盐、味精、香油各适量。

【制法】（1）将山药洗净，放入沸水中煮一下，去皮后切成滚刀块，入清水中漂洗干净。
（2）取砂锅一只，放入山药块、水发木耳、料酒、葱姜末、骨头汤，用旺火烧沸，改用小火炖至山药块断生，加盐、味精再稍炖至山药块熟烂，淋上香油即可。

【食法】每日1次，佐餐食用。

【功效】清热利尿、健脾和胃。用于治疗慢性胃炎。

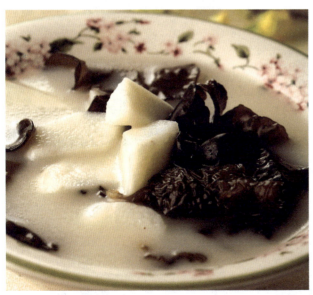

■ 慢性肠炎食疗方

慢性肠炎是指小肠（空肠和回肠）和大肠（结肠）的慢性炎

上药水煎，共2次，将两煎混匀，分早晚2次服用，每日1剂，连用10日。主治糖尿病口渴、尿多、易饥。（经验方）

2.山药120克，猪脾80克。山药切片，猪脾切成小块。先加水将山药炖熟，然后放入猪脾，熟后趁热吃。猪脾和汤须吃完，山药可以不吃。本方每日早晨吃1次，主治亢进性糖尿病。（经验方）

3.山药、天花粉等量。水煎服，每日2次，每次15克。（经验方）

● 治肾炎偏方

生山药500克，酒50毫升。将山药去皮，切碎，研细。酒加水煮沸后下山药，待熟后适当加盐、葱白、酒。顿服。本方健脾固肾、滋阴助阳，主治慢性肾炎属脾肾两虚者。（《寿亲养老新书》）

● 治眩晕偏方

山药150克，白酒500毫升。将山药切碎，入酒中浸之。每日2次，每次服30～40毫升。本方主治各型眩晕。（经验方）

● 治伤寒偏方

山药干粉、粳米各适量。粳米煮稀粥，加入山药干粉，其比例为1∶4。顿服，每日1次。本方主治伤寒、烦闷呕吐、身热口渴等。（《中国食疗学》）

● 治腹泻偏方

1.山药60克，烤馒头1个。将馒头烤焦，研成细末，再将山药煮熟，蘸馒头末食之。每日3次。适用于慢性腹泻久治不愈者。（经验方）

2.山药200克，锅巴100克，焦山楂50克，砂仁30克。上四味共研为细末，用白糖调服。每日2次，每次服用10克。本方主治老人、小儿脾虚致消化不良、久泻不愈。（经验方）

● 治痢疾偏方

1.山药、扁豆、薏米、山楂各20克，葱白5根。将前四味入锅，加水适量煮粥，临熟时加入葱白，再沸时用盐调味，温服。主治慢性非典型菌痢。（《饮食治大病》）

2.山药250克，莲子、芡实各120克，白糖适量。前三味共研成细末。每次取10克，加白糖，蒸熟或用开水冲服。每日1～2次，连续服用。治疗慢性菌痢、腹泻。（经验方）

● 治遗精偏方

山药60克，米酒少许。山药研末，加水适量煮糊，煮熟后入米酒1～2汤匙，温服。本方主治肾虚遗精、小便频数。（经验方）

● 治肾虚无精偏方

鲜山药150克，洗净，蒸熟，去皮，加白糖和胡椒粉少许，拌成泥状馅备用。糯米磨粉500克，揉团，与山药馅包成汤圆煮熟即可。每日2次。（经验方）

● 治气管炎偏方

鲜山药250克，甘蔗汁100毫升。鲜山药捣烂，与甘蔗汁和匀，炖热服之，每日2次。主治慢性气管炎、咳嗽痰喘。（经验方）

症，造成肠的吸收功能差，大便中常常带有许多没有吸收完的食物，并且经常腹痛和慢性腹泻。

山药含有淀粉酶、多酚氧化酶等有利于脾胃消化吸收功能的物质，是一味平补脾胃的药食两用之品。临床上常用于治脾胃虚弱、食少体倦、泄泻等病症。

》 荔枝山药粥

【配方】粳米150克，干荔枝肉50克，山药、莲子各10克，白糖15克，冷水适量。

【制法】（1）粳米淘洗干净，用冷水浸泡半小时，捞出，沥干水分。
（2）山药洗净，去皮，捣成粉末。
（3）莲子洗净，用冷水浸泡回软，除去莲心。
（4）锅中加入约1500毫升冷水，将干荔枝肉和粳米放入，用旺火煮沸，下入山药粉和莲子，改用小火熬煮成粥，下入白糖调好味，再稍焖片刻，即可盛起食用。

【功效】补脾胃、止泻。对脾虚肠炎患者尤佳。

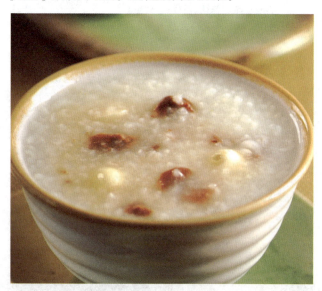

■ 低血压食疗方

正常人体的血压应保持在一定的范围内，超过这一范围就被视为异常。而低血压症是血压低于正常范围的低限，即收缩压（高压）低于12kPa（90mmHg），舒张压（低压）低于8kPa（60mmHg）。本症大多属于气血不足或阳气不足，总属体虚，治当补益，并宜加强营养，以改善体质。

山药所含的多巴胺，具有扩张血管、改善血液循环的重要功能。山药中富含蛋白质、糖、钾、碘、钙、铁、磷、维生素和膳食纤维，具有补脾开胃作用，常食滋补强壮效果明显，对低血压患者十分有益。

山药肉丸汤

【配方】山药粉50克，猪瘦肉泥150克，姜末10克，葱花10克，料酒10毫升，盐3克，味精3克，高汤适量。

【制法】将姜末、葱花、山药粉放入肉泥内，加盐拌匀，制成肉丸，用高汤煮熟，加味精、料酒即成。

【食法】佐餐食用。每日1次，每次吃肉丸50克，喝汤。

【功效】补脾胃、益气血。适用于低血压症患者。

山药三米粥

【配方】山药粉50克，大米30克，玉米粒30克，高粱米30克，白糖20克。

【制法】将大米、玉米粒、高粱米淘洗干净，煮50分钟，加入山药粉、白糖搅匀，再烧沸即成。

【食法】每日1次，每次100克，正餐食用。

【功效】健脾和胃、补益气血。低血压症、胃下垂患者食用尤佳。

■ 冠心病食疗方

冠心病是由冠状动脉粥样硬化而导致冠状动脉狭窄，使血液灌流减少，心脏缺血、低氧而产生的疾病，而动脉硬化与高脂、高胆固醇关系极为紧密。另外，冠心病的发生也多与形体肥胖、体重超重有关。

山药供给人体的黏蛋白质，不但能减少皮下脂肪沉积，减轻体重，还能预防心血管系统的脂肪沉积，避免血管粥样硬化过早发生，降低心脏负担，防治冠心病的发生。

山药白萝卜粥

【配方】山药片50克，白萝卜片20克，大米100克。

【制法】将上述三味同放锅内，加适量水用武火烧沸，再用文火煮35分钟即成。

【功效】健脾生津、活血化瘀、消积减肥。适用于痰瘀内滞型之冠心病患者。

山药红花百合粥

【配方】山药50克，红花6克，百合20克，大米100克。

【制法】将上述四味同放锅内，加适量水用武火烧沸，再用文火煮35分钟即成。

【功效】清热健脾、减肥祛瘀。适用于冠心病患者。

西红柿山药粥

【配方】山药20克，西红柿100克，粳米100克，山楂10克，冰糖15克，油菜叶少许，冷水适量。

【制法】（1）山药刮洗干净，切成小薄片；西红柿洗净，切丁状；山楂洗净，去核，切片。

（2）粳米洗干净，用冷水浸泡备用。

（3）锅中加入约1000毫升冷水，将粳米、山药片、山楂片一起放入，先置旺火上烧沸，再改用小火煮半小时，加入西红柿、油菜叶，然后继续用小火熬煮，待粥成时下入冰糖，搅拌均匀，再稍焖片刻，即可盛起食用。

【功效】健脾消炎、镇静减肥，祛瘀血。适用于冠心病患者。

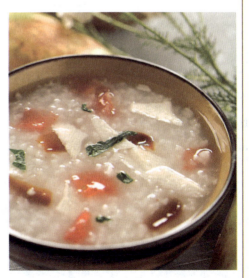

冬瓜

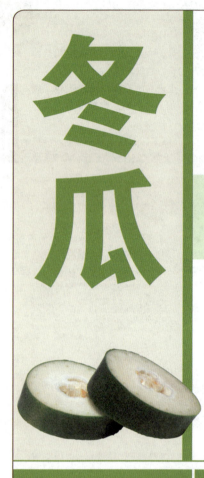

【药典选录】

"令人悦泽好颜色，益气不饥，久服轻身耐老。"
——《神农本草经》

"主治小腹水胀，利小便，止渴。"
——《名医别录》

【医生叮咛】

❶脾胃虚寒易泄泻者慎用。
❷久病与阳虚肢冷者忌食。

功效主治 ✚

利水、消痰、清热、解毒。治水肿、胀满、脚气、淋病、咳喘、暑热烦闷、消渴、泻痢、痈肿、痔漏，并解鱼毒、酒毒。

· 主要成分 ·

每100克含蛋白质0.4克，碳水化合物2.4克，灰分1.1克，钙19毫克，磷12毫克，铁0.3毫克，胡萝卜素0.04毫克，维生素C 16毫克，硫胺素0.01毫克，钾135毫克。钠9.5毫克。此外，还有维生素B_2、烟酸、丙醇二酸等。

冬瓜治病偏方 13 例

●治黄疸偏方

冬瓜2500克。挖黄土用水拌成稀泥，以稀泥将冬瓜厚厚封裹后用火烤，等冬瓜外面的稀泥干裂后即可取出，将瓜上泥巴去掉，干瓜上切一小口，将瓜内的汁液倒出，一般连用6～7个烤冬瓜后，黄疸即可消

冬瓜食疗方 4 种

■消除水肿、补充营养食疗方

组织间隙液体过多而引起的全身或身体的一部分肿胀的症状称为水肿。水肿不是一种独立的疾病，而是与某些疾病相伴随的病理过程。

冬瓜含维生素C较多，且钾盐含量高，钠盐含量低。体内缺乏钾盐、需要补充钾盐的高血压、肾脏病、水肿病等患者食用冬瓜，可达到消肿而不伤正气的作用。

» 冬瓜粥

【配方】冬瓜、粳米各100克，鸭肉150克，瑶柱25克，香菇5个，鲜荷叶半张，陈皮1块，葱末5克，姜丝3克，酱油5毫升，花生油10毫升，冷水适量。

【制法】（1）冬瓜去皮，洗净，切厚块；香菇用温水泡发回

软,去蒂,洗净,切抹刀片备用。

(2)瑶柱用温水浸软,撕开;鸭肉洗净切块。

(3)粳米洗净,浸泡半小时后沥干水分,放入锅中,加入约1000毫升冷水,烧沸以后,将香菇片、冬瓜块、鲜荷叶、陈皮及瑶柱一同放入,改用小火慢煮。

(4)另取一锅,将鸭肉煎爆至香,加于粥内同煮,见鸭肉熟透、米粥浓稠时,下入葱末、姜丝、酱油、花生油调味,再稍焖片刻,即可盛起食用。

【功效】本粥具有清热利尿、减肥之功效,适用于暑热烦闷、水肿、肺热咳嗽等病症,可起到利尿消肿作用。

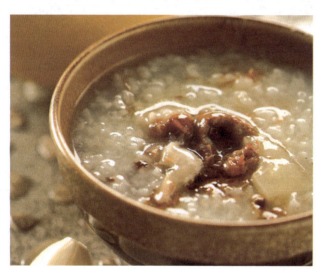

■ 肾炎食疗方

肾炎以男性患者较多,发病年龄大多在青壮年期,其临床表现有水肿、蛋白尿、血尿、管型尿、高血压以及不同程度的肾功能减退。

肾功能不全时,病人处于少尿或无尿状态,在饮食上宜注意经常摄取低钠盐、利尿的食物,如冬瓜、西瓜、赤豆、玉米等。冬瓜中的胡卢巴碱可调节人体的代谢平衡,对防治肾炎有一定效果。

≫ 玉米粒冬瓜汤

【配方】冬瓜500克,嫩玉米粒50克,料酒10毫升,姜5克,葱10克,盐3克,鸡精3克,鸡油35毫升,胡椒粉3克。

【制法】(1)冬瓜去皮、瓤,切成4厘米见方的块;姜切片,葱切段。

(2)将玉米粒、冬瓜块、料酒、姜片、葱段同放炖锅内,加水1800毫升,置武火上烧沸,再用文火炖煮28分钟,加入盐、鸡精、鸡油、胡椒粉即成。

【功效】祛风湿、清热利尿、减肥。适用于风湿疼痛、肥胖病、肾炎、小便不利、中暑高热等症。

除。(经验方)

● 治糖尿病偏方

冬瓜皮、西瓜皮各15克,天花粉10克。上三味同入砂锅,加水适量,用文火煎煮去渣取汁,口服,每日2~3次。本方清热、养阴、润燥,主治口渴多饮、尿液混浊之糖尿病。(经验方)

● 治肝硬化偏方

冬瓜皮30克,姜片20克。将上述二味洗净,加适量水煎。当汤饮用。主治肝硬化。(《17种顽固病的食疗名方》)

● 治支气管炎偏方

冬瓜子仁15克,红糖适量。冬瓜子仁加红糖捣烂研细,开水冲服,每日2次。本方适用于剧烈咳嗽的支气管炎患者。(经验方)

● 治冠心病偏方

冬瓜250克,淡菜30克,盐、味精适量。淡菜洗净,冬瓜洗净切块,二者同煮汤,加入少许盐、味精,1日分几次喝尽。本方具有降脂、降压、利水之功,主治冠心病。(经验方)

● 治肾炎偏方

冬瓜皮50克,葫芦壳30克,红枣10颗。把上述三味一起加水400毫升煎至150毫升,去渣饮用。每日1剂,服至浮肿消退为止。本方宣肺利气、运脾消肿,主治慢性肾炎兼浮肿。(《中国食疗学》)

● 治感冒偏方

冬瓜500克(去皮、子),鲜藿香、鲜佩兰各5

克。先将藿香、佩兰煎煮，取药汁约1000毫升，再加入冬瓜及盐适量，一起煮汤食用。本方可消暑祛风，主治暑湿型感冒。（经验方）

● 治腰扭伤偏方

冬瓜皮30克，白酒适量。将冬瓜皮煅炭存性，研末，白酒送服，每日1次，3～5日为1疗程。本方理气、活血、止痛，主治腰扭伤。（经验方）

● 治哮喘偏方

冬瓜子15克，白果仁12克，麻黄6克，白糖或蜂蜜适量。麻黄、冬瓜子用纱布包，与白果仁同煮沸后再用文火煮30分钟，加白糖或蜂蜜，连汤服食。本方具有清肺平喘之功效，适用于哮喘发作期。（经验方）

● 治湿疹偏方

冬瓜、西瓜各500克。冬瓜去皮、瓤，切条，以水400毫升煮至150毫升，去渣待凉。再将西瓜瓤榨汁，加入冬瓜汁共饮之。每日1剂，连服1周。本方清热除湿，主治湿疹，伴有皮损潮红，剧痒，伴胸闷，无食欲等。（经验方）

● 治荨麻疹偏方

冬瓜皮（经霜）20克，黄菊花15克，赤芍12克，蜂蜜少许。前三味水煎后调入蜂蜜，当茶喝。每日1剂，连服7～8剂。（经验方）

● 治小儿哮喘偏方

小冬瓜（未脱花蒂的）250克，冰糖适量。将冬瓜洗净，刷去毛刺，切去冬瓜的上端当盖，挖出瓜瓤不用。在瓜中填入适量冰糖，盖上瓜盖，

》 **薏米冬瓜盅**

【配方】冬瓜500克，薏米60克，火腿丁50克，盐少许。
【制法】（1）将冬瓜从上端1/3处切下，把瓜瓤挖出，放入薏米、火腿丁、盐，加少许水。
（2）将瓜置蒸盆内，上笼蒸1小时即成。
【食法】每日1个，分3次食用，吃瓜喝汤，既可单食，又可佐餐。
【功效】清热解毒、消肿利水，可用于治疗慢性肾炎。

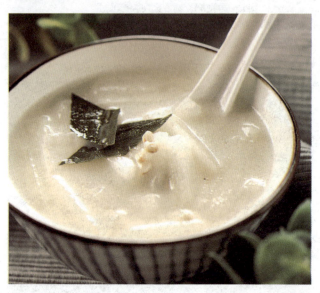

糖尿病食疗方

根据病因的不同，糖尿病可分为上消、中消、下消3种类型。上消型糖尿病的发病与肺脏通调水道的功能受损，使水液循环受阻，津液无法滋润周身脏器有关。上消型糖尿病患者的主要症状是烦渴多饮、咽干唇燥、舌红少津、苔黄、脉数等。

治疗上消型糖尿病应以生津止渴、清热润肺为主，且饮食宜清淡。冬瓜性寒，能养胃生津、清降胃火，且含有多种维生素和人体必需的微量元素，其中胡卢巴碱可调节人体的代谢平衡，丙醇二酸则能有效地阻止糖类在体内的沉积，对治疗上消型糖尿病有显著效果。

》 **薏米冬瓜脯**

【配方】冬瓜1000克，薏米20克，草菇30克，蘑菇30克，植物油50毫升，盐5克，高汤50毫升，淀粉25克，香油5克。
【制法】（1）冬瓜切成大块，用沸水焯一下，捞起沥干水分；将薏米加适量水煮熟；草菇、蘑菇一切两半。
（2）将冬瓜块放蒸盆内，加入高汤和煮熟的薏米，上笼蒸35分钟，取出待用。
（3）把炒锅置中火上烧热，加入植物油，将草菇、蘑菇下锅略爆，加入盐、高汤、淀粉、香油，勾好芡，淋

在冬瓜脯上即成。

【功效】清热解毒、利水消肿。适用于上消型糖尿病患者。

》芦笋扒冬瓜

【配方】冬瓜500克，芦笋250克，盐、味精、高汤、水淀粉各适量，植物油30毫升。

【制法】（1）将芦笋洗净，切段；冬瓜削皮、洗净，切成5厘米长1厘米粗细的条，放沸水中焯透，捞出沥水。
（2）锅置火上，放油，烧热，下盐炸一下，加入高汤、味精、芦笋、冬瓜条，用旺火烧沸后改小火煨烧，汤汁不多时改用旺火，用水淀粉勾芡，出锅装盘即成。

【功效】本方适于高血压、心脏病、糖尿病等患者食用。

放锅内蒸。取瓜内糖水饮服，每日2次。本方利水平喘，辅治小儿哮喘症。（经验方）

● 治妇女带下病偏方

冬瓜子30克，冰糖适量。将冬瓜子洗净捣末，加冰糖，冲开水1碗放在陶瓷罐里，用文火隔水炖。每日2次，连服1~5日。主治湿毒引起的带下病。（《家庭巧用茶酒治百病》）

■ 抑制糖转脂、防治肥胖食疗方

食欲旺盛，吃得太多，又不爱运动的人，由于热量摄入过多、消耗过少，最终极易导致肥胖。多食冬瓜能使人食量减少，并且冬瓜中所含的丙醇二酸能有效地抑制糖类转化为脂肪，加之冬瓜本身不含脂肪，热量不高，对于防止人体发胖具有重要作用。因此，冬瓜是肥胖者的理想蔬菜。

》冬瓜菠菜羹

【配方】冬瓜300克，菠菜200克，羊肉30克，植物油、高汤、盐、味精、酱油、淀粉、姜、葱各适量。

【制法】（1）将冬瓜去皮、瓤，洗净，切成方块；菠菜择好洗净，切成4厘米长的段；羊肉切薄片；姜切片，葱切段。
（2）将炒锅放火上，加油烧热，投入葱花，放羊肉片煸炒，接着加入葱段、姜片、菠菜、冬瓜块，翻炒几下，加高汤，煮沸约10分钟，加入盐、酱油、味精，最后倒入湿淀粉汁调匀即成。

【功效】本方具有补虚消肿、减肥健体的功效，适用于妇女妊娠水肿、形体肥胖者。

》蒜酱冬瓜块

【配方】冬瓜500克，豆瓣酱、酱油、蒜末、盐、味精各适量。

【制法】（1）冬瓜洗净，去皮，去瓤，切成1厘米见方的小块，用沸水焯一下，取出，沥去水分，放在盘内。
（2）在冬瓜块上放入蒜末、酱油、豆瓣酱、盐、味精，充分拌匀即可食用。

【功效】清热、利尿、化痰、解渴、减肥等。

》绿豆冬瓜汤

【配方】冬瓜200克，绿豆100克，姜3片，盐5克，葱、高汤各适量。

【制法】（1）锅中倒入高汤，烧沸后撇去浮沫；姜洗净拍破，放入锅内；葱去根洗净，挽结入锅；绿豆洗净，放入汤锅内炖熟。
（2）将冬瓜去皮、瓤，洗净后切块投入汤锅内，烧至熟而不烂时加入盐即可。

【功效】健脾和中、瘦身减肥。

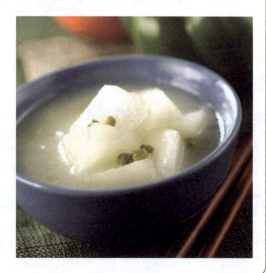

苦瓜

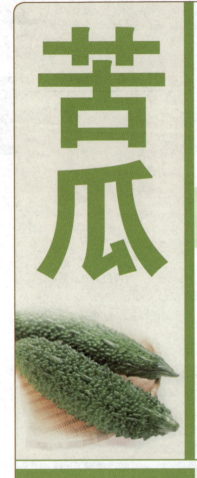

【药典选录】

"苦寒无毒，除邪热，解劳乏，清心明目，益气壮阳。"
——《本草纲目》

"主治烦热消渴引饮，风热赤眼，中暑下痢。"
——《泉州本草》

【医生叮咛】

苦瓜性凉，脾胃虚寒者不宜食用。

功效主治 +

清暑消热、明目解毒。治热病烦渴引饮、中暑、痢疾、赤眼疼痛、痈肿丹毒、恶疮。

·主要成分·

果实含苦瓜苷，是β-谷甾醇-β-D-葡萄糖苷和5,25-豆甾二烯醇-3-葡萄糖苷的等分子混合物。苦瓜的维生素C含量也较丰富，每百克高达84毫克。此外尚有蛋白质、脂肪、糖类、钙、磷，以及胡萝卜素、维生素B等营养成分。

苦瓜治病偏方 12例

苦瓜食疗方 5 种

■ 糖尿病食疗方

无论何种类型的糖尿病，都存在功能性胰岛β细胞的缺失。胰岛β细胞是胰腺中的重要组成部分，其颗粒减少，会使β细胞分泌胰岛素的能力丧失或部分丧失。

苦瓜含有大量苦瓜甙，苦瓜甙是一种类胰岛素的物质，可以减轻胰岛β细胞的负担，恢复β细胞功能，然后通过增加细胞膜对糖的通透性、促进糖氧化、抑制肝糖原分解及糖异生，减少血糖的来源达到降低血糖的目的。因对改善糖尿病的"三多症"有一定的效果，所以苦瓜甙又被称为"植物胰岛素"。

》枸杞子黄精炒苦瓜

【配方】苦瓜250克，枸杞子20克，黄精20克，猪瘦肉150克，料酒10毫升，姜5克，葱10克，盐3克，水淀粉20克，

● 治糖尿病偏方

鲜苦瓜60克。将苦瓜剖开去子，洗净切丝，加油盐炒，当菜吃，每日2次，可经常食用。本方清热生津，主治口干烦渴、小便频数之糖尿病。（经验方）

鸡蛋清1个,鸡精2克,植物油35毫升。

【制法】(1)将枸杞子去杂质,洗净;黄精洗净,切薄片;苦瓜去瓤,切成薄片;猪瘦肉洗净,切成3厘米见方的块;姜切片,葱切段。

(2)猪瘦肉片放入碗中,加入水淀粉、鸡蛋清,抓匀。

(3)将炒锅置武火上烧热,加入植物油,烧至六成热时,下姜片、葱段爆香,再下猪瘦肉、料酒炒变色,加苦瓜片、黄精、枸杞子炒熟,再加盐、鸡精即成。

【功效】清心明目、调理血糖,适用于中消型糖尿病患者。

》干煸苦瓜

【配方】苦瓜500克,植物油20毫升,盐3克,白糖3克,味精2克,葱花、蒜泥、香油各适量。

【制法】(1)苦瓜洗净剖成两半,挖去瓜瓤,切成3厘米长的条。

(2)炒锅上火,把苦瓜条放入锅中干煸,除去水分。

(3)另用一锅烧旺火,倒入植物油烧热,下蒜泥,稍炒,投入苦瓜,加盐、白糖、味精再炒片刻,放葱花、香油即可食用。

【功效】此方味苦干香,增进食欲,别有风味,适于糖尿病患者食用。

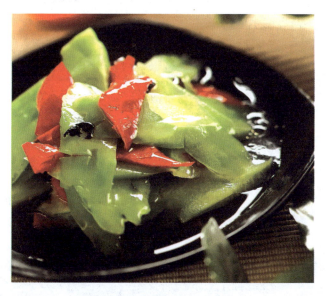

■直接、间接降低高血压食疗方

高血压患者饮食宜淡忌咸,因为摄入过多钠盐,会导致口干舌燥,然后大量饮水。随着大量盐和水分进入体内,必然导致血容量的急剧增加,而使血管内压力增高。

苦瓜中含有大量的矿物质钾,能促进体内钠盐的排出,可有效降低血压。另外,苦瓜中含有大量的维生素C,能促进人体的

●治肾炎偏方

鲜苦瓜100克,绿茶适量。把苦瓜上端切开,去瓤,装入绿茶,阴干后,连同茶叶切碎,和匀,每次取10克,放入保温杯中,以沸水冲泡,盖严温浸半小时。频饮之。主治脾肾两虚、精气外泄型肾炎。(经验方)

●治阳痿偏方

苦瓜子80克,黄酒30克。苦瓜子炒熟,研成细末,每次服10克,每日2～3次,黄酒送服,10日为1疗程。主治阳痿。(经验方)

●治痢疾偏方

生苦瓜100克,红糖100克。将苦瓜捣烂如泥,加糖搅匀,2小时后将水滤出,一次冷服。每日1～2次,连服数日。本方主治急性菌痢,症见畏寒发热、腹痛腹泻、里急后重、便次增多等。(经验方)

●治中暑偏方

鲜苦瓜250克,茶叶100克。苦瓜截断去瓤,纳入茶叶,再用干净细线接合,悬通风处阴干,水煎后取汁凉凉,代茶饮,每次8克。主治中暑发热。(经验方)

●治腹泻偏方

鲜苦瓜根30克。将其切为粗末,水煎取汁,代茶饮。亦可加冰糖调饮。本方清热止泻,适用于夏季腹泻。(经验方)

●治感冒偏方

苦瓜瓤50克,白糖适量。取去子瓜瓤煮熟,加白糖食之。本方疏风清热,适用于风热感冒。(经验方)

新陈代谢，保护细胞膜和血管内膜的完整性，消除疲劳与精神紧张，间接起到降低血压的作用。

苦瓜拌芹菜

【配方】苦瓜、芹菜各150克，芝麻酱、蒜泥各适量。
【制法】（1）先将苦瓜去皮、瓤，切成细丝，用开水焯一下，再用凉开水过一遍，沥掉水分。
（2）将芹菜、苦瓜同拌，加入芝麻酱、蒜泥调匀即可。
【功效】本方具有凉肝降压的功效，适用于肝阳上亢之高血压患者。

牛膝炒苦瓜

【配方】苦瓜300克，牛膝20克，鸡蛋1个，姜5克，葱10克，盐2克，鸡精2克，植物油35毫升。
【制法】（1）将牛膝洗净，润透，切成3厘米见方的块；苦瓜去瓤，洗净，也切成3厘米见方的块；鸡蛋打入碗中，搅匀；姜切片，葱切段。
（2）将炒锅置武火上烧热，加入植物油，烧至六成热时，下入姜片、葱段爆锅后不用，立即下入鸡蛋，炒成金黄色，下入苦瓜、牛膝，炒熟，加入盐、鸡精即成。
【功效】补肝肾、降血压。适用于肝肾虚损之高血压病等症。

癌症食疗方

在正常情况下，人体内的细胞有序地、受调控地进行分裂和生长；在失控的情况下，细胞生长出现异常并快速形成大量异常细胞，然后结成一团组织，这时就已经发生癌变。癌症与饮食习惯密切相关，若平时多摄取抑制肿瘤细胞活性的食物，那么得癌症的机会将可大为减少。

苦瓜中含有生物活性蛋白质、脂类和维生素B_{17}，有科研人员将这些物质提取液注入已患淋巴瘤的小鼠体内，发现其对肿瘤细胞有抑制作用。这是因为维生素B_{17}中含有"氰"分子，正常细胞吸收维生素B_{17}时，会将"氰"毒分解从尿中排出，而肿瘤细胞无法分解"氰"，且被其攻击。因此，经常食用苦瓜能提高人体免疫功能，防癌抗癌。

豉香苦瓜

【配方】苦瓜400克，豆豉15克，鲜红辣椒半个，蒜瓣20克，植物油50毫升，盐5克，味精2克。
【制法】（1）将苦瓜洗净、去瓤后，切成薄片；豆豉用水泡后洗净、拍碎；鲜红辣椒洗净切成斜片。
（2）炒锅上火，倒入植物油，烧热后爆香豆豉、蒜瓣、辣椒，再投入苦瓜和少许清水，用中火焖煮至熟透，加入盐和味精调味，拌匀即成。
【功效】清热抗癌。

● 治疗疮偏方

苦瓜叶100克，黄酒50克。将苦瓜叶晒干研末，用黄酒送服，每次10克。主治疗毒痛不可忍。（经验方）

● 治丹毒偏方

苦瓜茎叶100克。捣烂绞汁，涂患部，可减轻下肢丹毒的疼痛症状。（经验方）

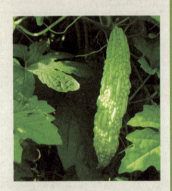

● 治汗斑偏方

苦瓜250克，密陀僧10克。将密陀僧研为细末，苦瓜去瓤、子。取密陀僧末灌入苦瓜内，放火上烧热，切片，擦患处，每日1～2次。（《四川中医》1984年第3期）

● 治牙痛偏方

苦瓜250克，白糖100克。将苦瓜捣烂如泥，加糖捣匀。2小时后将水滤出，一次冷服。本方清热解毒，对风热牙痛有一定疗效。（经验方）

● 治流行性腮腺炎偏方

苦瓜250克，茶叶100克，冰糖50克。苦瓜截断去瓤，纳入茶叶，再接合，阴干。每用6克，沸水冲泡，当茶饮，可加少许冰糖。本方疏风清热、散结消肿，主治流行性腮腺炎属瘟毒在表型。（经验方）

■结膜炎食疗方

结膜炎是由细菌或病毒引起的，有急性和慢性两种。急性结膜炎俗称"红眼病"，发病较急，易互相传染，以夏秋两季为甚，其表现为：眼睛红肿、充血流泪，有多量脓性或黏性分泌物，有异物感、奇痒或灼热感，严重者影响视力。慢性结膜炎多因急性结膜炎治疗不彻底，也可由风尘刺激、泪囊炎引起。

苦瓜中的奎宁不但具有清热去暑的作用，而且还有滋肝明目、消炎止痢的功效，对治疗结膜炎、痢疾、疮肿、中暑发热、痱子过多等症有较好的效果。

》猪油炒苦瓜

【配方】苦瓜250克，猪油、姜、盐、葱各适量。

【制法】（1）将苦瓜洗净，剖开，去瓤，切成薄片。
（2）将锅烧热，放入猪油，烧熟，倒入苦瓜片，加入葱、姜、盐，爆炒至熟即成。

【食法】每日1次，佐餐食用。

【功效】清热、养肝、明目、润脾、补肾。适用于热性目疾、高血压病、体衰等症。

》苦瓜荠菜猪肉汤

【配方】苦瓜100克，荠菜50克，猪瘦肉100克，料酒、盐少许。

【制法】（1）先将猪瘦肉切成肉片，用料酒、盐腌10分钟。
（2）将肉片加水煮沸5分钟，加入苦瓜、荠菜煮10分钟，调味即成。每日1次，连服5～7日。

【功效】滋阴润燥、清肝明目，主治结膜炎。

■健脾益胃、调治中暑食疗方

中暑是指在高温环境下因人体体温调节功能紊乱而引起的以中枢神经系统和循环系统障碍为主要表现的急性疾病。除了高温、烈日暴晒外，工作强度过大、时间过长、睡眠不足、过度疲劳等均为常见的诱因。

苦瓜中含有大量奎宁，不但有清热解毒的作用，能刺激人的味觉神经，使人增进食欲，还可加快胃肠运动，健脾益胃，促进消化，有助于中暑后尽快恢复健康。

》干煸苦瓜青椒

【配方】苦瓜300克，小青椒100克，盐8克，味精3克，香油50毫升，植物油20毫升。

【制法】（1）将苦瓜洗净，劈成两半，去瓤和子，斜切成薄片；青椒去蒂，洗净切成小块。
（2）锅上火不放油，用文火分别将苦瓜片、青椒块放入锅中干煸，煸去水分后倒出备用。
（3）洗净锅烧热注入油，油热时下青椒块、苦瓜片翻炒，加盐、味精调味，炒匀即可备用。

【功效】清热防暑。

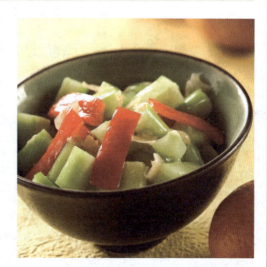

南瓜

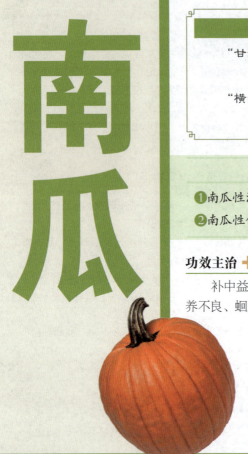

【药典选录】

"甘温，无毒，补中益气。"
——《本草纲目》

"横行经络，利小便。"
——《滇南本草》

【医生叮咛】

❶ 南瓜性温，素体胃热炽盛者少食。
❷ 南瓜性偏壅滞，气滞中满者慎食。

功效主治 ➕

补中益气、消炎止痛、解毒杀虫，主治脾胃气虚、营养不良、蛔虫病等。

· 主要成分 ·

果肉含瓜氨酸、精氨酸、天门冬素、胡芦巴碱、腺嘌呤、胡萝卜素、B族维生素、抗坏血酸、脂肪、葡萄糖、蔗糖、戊聚糖及甘露醇等。

南瓜治病偏方 10例

● 治慢性喉炎偏方

南瓜花20克，竹叶6克，蜂蜜30毫升。前二味水煎，调入蜂蜜，每日2次。治疗慢性喉炎。（经验方）

南瓜食疗方 5 种

■ 胃溃疡食疗方

胃溃疡是消化系统常见疾病，其典型表现为饥饿不适、饱胀嗳气、泛酸或餐后定时的慢性中上腹疼痛，严重时可有黑便与呕血。比较明显的病因为幽门螺杆菌感染、服用非甾体消炎药（NSAID）以及胃酸分泌过多；另外还可以由遗传因素和情绪波动、过度劳累、饮食失调、吸烟、酗酒等因素引起。

南瓜所含果胶可以保护胃肠道黏膜，使其免受粗糙食品刺激，促进溃疡面愈合。另外，南瓜所含的某些成分能促进胆汁分泌，加强胃肠蠕动，帮助食物消化，有利于慢性胃病恢复。

≫ 煎南瓜

【配方】南瓜500克，植物油40毫升，胡椒粉、盐少许，芹菜末25克，面粉40克。

【制法】（1）南瓜削去皮，切成长片，用盐腌一下，挤出水，撒匀面粉，用盐和胡椒粉调好味。

（2）煎锅放入适量植物油，置火上烧热，下入南瓜片，在文火上把两面煎成金黄色即可装盘，最后撒上切碎的芹菜末。

【功效】香脆松软，尤适于慢性胃溃疡患者食用。

■增强肝肾功能、抵御环境中毒食疗方

肝功能不全指的是肝功能不正常，患者会出现黄疸、食欲不振等症状，病情如果发展到了肝硬化程度，则有腹水等临床表现。另外，肝功能不全的人化验血液会发现转氨酶、胆红素等指标异常。而肾功能不全临床上分为三个阶段：代偿期、氮质血症期和尿毒症期。在第一个阶段，肾功能就开始减弱，患者需要引起重视。

南瓜有较好的抗毒能力，因为果胶有很好的吸附性，能黏结、消除铅、汞等有毒金属，降低亚硝酸盐致癌性，并能帮助肝、肾功能的恢复，增强肝、肾细胞的再生能力，起到抵御环境中毒的作用。

▶ 南瓜粥

【配方】南瓜1000克，粳米100克，红枣数颗，植物油少许，盐少许。

【制法】（1）南瓜去皮，洗净，切成块；粳米淘洗干净，用少许油、盐腌拌；红枣洗净、去核。

（2）锅中加入1000毫升水，下米煮沸后与南瓜块、红枣同煮，约30分钟至熟，即可食用。

【功效】此方具有护肝补肾强体之功效，适宜于肝肾功能不全患者食用。

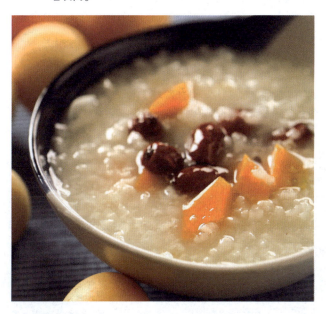

●治糖尿病偏方

南瓜100克。煮汤服食，每日早晚餐各用一次，连服1个月。病情稳定后，可间歇食用。主治口渴多饮、形体消瘦、大便燥结之糖尿病。（经验方）

●治支气管炎偏方

选秋季败蓬南瓜，离根60厘米剪断，把南瓜蓬茎插入干净的玻璃瓶中，任茎中汁液流入瓶内，从傍晚到第二天早晨可收取自然汁一大瓶，隔水蒸过。每次服30～50毫升，一日2次。（经验方）

●治呃逆偏方

南瓜蒂100克。将其用水煎服，连服3～5次。主治胃寒呃逆，症见呃声沉缓有力、遇冷易发、胃脘不舒等。（经验方）

●治疔疮偏方

南瓜蒂100克，黄酒50克。将南瓜蒂焙焦存性，研末，每次取2.5克以黄酒冲服，每日2次。另可加醋调外敷。主治疔疮、疖肿。（经验方）

●治痔疮偏方

南瓜子1000克。上药加水煎煮，趁热熏肛门。每日最少2次，连熏数日。治疗内痔。（经验方）

●治小儿寄生虫病偏方

南瓜子仁、槟榔各15克。南瓜子仁研细，与槟榔煎汤，可加适量白糖，每日空腹服食一次。（经验方）

●治小儿哮喘偏方

南瓜500克，蜂蜜60毫升，冰糖30克。先在瓜顶上开口，

挖去部分瓜瓤，纳入蜂蜜、冰糖盖好，放在盘中蒸1小时即可。每日早晚各服适量，连服5～7日。主治小儿寒性哮喘。（经验方）

● 治胎动不安偏方

南瓜蒂80克。南瓜蒂水煎，一日2次分服。主治胎动不安。（经验方）

● 治痛经偏方

南瓜蒂30克，红花5克，红糖30克。前二味先煎2次，去渣，加入红糖溶化，于经前分2日服用。（《浙江中医》1989年第6期）

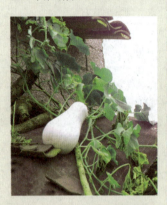

》 南瓜大米粥

【配方】南瓜100克，大米150克。

【制法】（1）南瓜去皮，洗净，切成2厘米见方的块；大米淘洗干净。

（2）将大米放入锅内，加入南瓜块及水适量，置武火上烧沸，再用文火炖煮40分钟即成。

【食法】当正餐食用，每日1次，每次吃粥100～150克。

【功效】此方易于消化吸收，适宜于肝肾功能不全患者食用。

■ 糖尿病食疗方

下消型糖尿病的发病与肾脏亏虚，致使肾脏不能固摄水液有关。下消型糖尿病患者的主要症状是小便频数多、尿浑如脂膏、腰膝酸软、舌红少苔、脉沉细数等。

除了果胶能够增强肾功能外，南瓜还含有丰富的钴，在各类蔬菜中含钴量居首位。钴能活跃人体的新陈代谢，促进造血功能，并参与人体内维生素B_{12}的合成，是人体胰岛素分泌正常所必需的微量元素，对治疗糖尿病有特殊的效果。

》 天冬南瓜汤

【配方】南瓜100克，天冬15克。

【制法】（1）把南瓜洗净，切成3厘米见方的块，可不去皮；天冬洗净，顺切成3片。

（2）把南瓜、天冬放入炖锅内，加入清水600毫升（可放少许盐，或不放盐），先用武火烧沸，再用文火炖煮45分钟即成。

【食法】每日1次，每次吃南瓜100克，当主食或菜肴食用。

【功效】本方滋阴补血、清热润燥，适用于下消型糖尿病患者。

■ 动脉硬化食疗方

动脉硬化症是指动脉内壁的钙质或脂肪沉积，造成动脉加厚与变硬。脂肪沉积所产生的动脉硬化又称为动脉粥样硬化。这两种状况对血液循环造成的影响大致相同，动脉硬化容易造成中风、冠心病及高血压。高血压也能引起动脉硬化。

南瓜是高钾、低钠食品，特别适合中老年人和高血压、动脉硬化患者食用。钾能促进体内钠盐的排出，有利于降低血压、预防动脉硬化。南瓜所含的果胶还能和体内过剩的胆固醇黏结在一起，从而降低血液胆固醇的含量，预防动脉硬化。

》 糖醋南瓜丸

【配方】南瓜500克，面粉50克，白糖50克，醋50毫升，淀粉10克，盐适量，植物油250毫升（实耗50毫升）。

【制法】（1）将南瓜洗净，去皮，切成块，上笼蒸熟，沥去水，加入面粉、白糖、盐，揉成面团状。

（2）炒锅上火，放油，烧至七成热，

用手将南瓜蓉挤成山楂大小的丸子，入热油锅中炸至金黄色捞出。

（3）锅内留底油约10毫升，放清水100毫升，加白糖和少许盐，勾芡，淋醋，倒入丸子，稍拌炒即出锅。

【功效】此方适于孕妇及高血压患者食用。

》山楂赤豆南瓜粥

【配方】南瓜100克，山楂10克，赤豆30克，大米50克。

【制法】（1）赤豆浸泡一夜，洗净；山楂洗净，去子；大米淘洗干净；南瓜去皮，切成3厘米见方的块。

（2）将大米、南瓜块、山楂、赤豆同放锅内，加水800毫升，置武火上烧沸，再用文火煮35分钟即成。

【功效】消肿、利尿、减肥、降压、祛瘀。适用于高血压、冠心病患者食用。

■ 夜盲症食疗方

夜盲症是由于体内缺乏维生素等物质而引起的到黄昏后即看不清外界事物的疾病。其主要症状为白天视觉几乎正常，但眼睛对弱光的敏感度下降，黄昏后由于光线渐暗而看不清物体。

南瓜含有丰富的β-胡萝卜素和维生素A，前者对上皮组织的生长分化、维持正常视觉具有重要生理功能，后者则具有明目护肤的作用。

》南瓜煮猪肝

【配方】南瓜200克，猪肝50克，葱10克，盐5克，姜5克，酱油10毫升，鸡蛋1个，生粉20克。

【制法】（1）把南瓜洗净，去瓤，切成4厘米见方的块；猪肝洗净，切成3厘米宽的片；葱切末，姜切丝。

（2）把猪肝装入碗内，加入盐、葱、姜、酱油腌渍15分钟，打入鸡蛋、生粉，加少量水调匀。

（3）南瓜放入锅内，加水1000毫升，用武火烧沸，文火炖煮40分钟，再用武火烧沸，下入猪肝，煮至熟透即成。

【食法】每日1次，每次吃猪肝30～50克，佐餐食用。

【功效】补肝肾，止消渴。此方具有健脾养肝明目的功效，长期食之，对夜盲症有一定治疗效果。

》南瓜百合粥

【配方】南瓜150克，百合75克，粳米100克，盐1克，味精1克，冷水适量。

【制法】（1）粳米淘洗干净，用冷水浸泡半小时，捞出，沥干水分。

（2）南瓜去皮、子，洗净切块。

（3）百合洗净，掰瓣，用开水焯透，捞出，沥干水分。

（4）锅中加入适量冷水，将粳米放入，用旺火烧沸，再下入南瓜块，转小火煮约半小时。

（5）下入百合及盐、味精，煮至粥稠，即可盛起食用。

【功效】除湿退热、滋补肝肾、明目。适用于血糖增高所致视物不清及夜盲症患者。

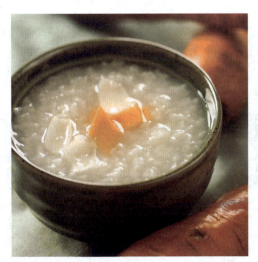

芹菜

【药典选录】

"旱芹,其性滑利。"
——《本草纲目》

"和醋食损齿,赤色者害人。"
——《食鉴本草》

【医生叮咛】

芹菜性凉质滑,脾胃虚寒、肠滑不固者慎食。

功效主治 ➕

清热利水。治暴热烦渴、黄疸、水肿、淋病、带下、瘰疬、痄腮。

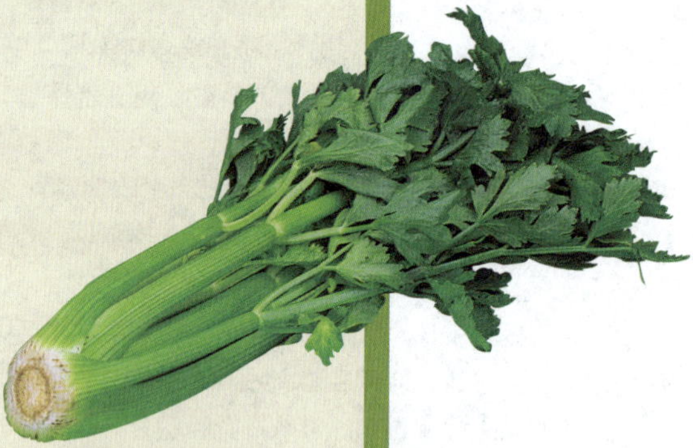

·主要成分·

芹菜含有蛋白质,脂肪,碳水化合物,维生素A,维生素B_1,维生素B_2,烟酸,维生素C,钙,磷,铁及粗纤维等营养成分。其中蛋白质含量比一般瓜果蔬菜高1倍,铁含量为番茄的20倍左右,芹菜中还含丰富的胡萝卜素和多种维生素。

芹菜治病偏方 9 例

芹菜食疗方 5 种

■ 高血压食疗方

高血压是一种不容易彻底治愈的慢性疾病,病情有时厉害,有时平稳,而且气候与血压的关系也非常密切,冬天血压偏高,夏天血压则趋于正常。在药物治疗的同时,若食疗得法,便能够达到事半功倍的目的。

芹菜含黄酮类降压成分,实验时对兔、犬静脉注射有明显降压作用;血管灌流,可使血管扩张;用主动脉弓灌流法,能抵抗烟碱、山梗茶碱引起的升压反应,并可引起降压。临床对于原发

● 治肝炎偏方

1.芹菜100~150克,蜂蜜适量。芹菜洗净捣烂取汁,加

性、妊娠性及更年期高血压均有效。

》 糖醋芹菜

【配方】芹菜500克，糖、盐、香油、醋各适量。

【制法】将芹菜去老叶洗净，入沸水焯过，待茎软时，捞起沥干水，切寸段，加糖、盐、醋拌匀，淋上香油，装盘即可。

【功效】本方具有降压、降脂的功效，孕妇、高血压病患者可常食。

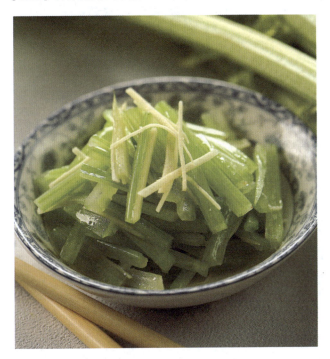

■ 神经衰弱食疗方

神经衰弱以精神易兴奋和脑力易疲乏为主要临床症状，常有情绪烦恼和躯体性体诉及症状的神经症性障碍，它不是继发于躯体或脑的疾病，也不是任何精神障碍的一部分。病前可有持久的情绪紧张和精神压力史。

现代医学实验证明，黄酮类化合物能对抗可卡因引起的小鼠兴奋，有利于安定情绪、消除烦躁。而芹菜中恰恰含有大量的黄酮类化合物，对人体也能起安定作用，可用来治疗神经衰弱。

》 黑木耳芹菜粥

【配方】芹菜100克，黑木耳30克，大米100克。

【制法】（1）把黑木耳发透，去蒂根，撕成瓣；芹菜洗净，切碎；大米淘洗干净。

（2）把大米放入锅内，加水1000毫升，置武火上烧沸，再撇去浮沫，加入芹菜、黑木耳，用文火煮45分钟即可。

蜂蜜炖沸后温服，每日一次，疗程不限。主治传染性肝炎。（经验方）

2.芹菜150克，萝卜60克，车前草30克，蜂蜜适量。将芹菜、萝卜、车前草洗净捣烂取汁，加蜂蜜炖沸后温服。每日一次，疗程不限。主治肝郁气滞型肝炎，症见胁肋作痛、胸腹胀闷、食欲不振等。（经验方）

● 治便秘偏方

芹菜100克，香油5毫升，盐5克。芹菜用开水略焯，加入香油、盐拌匀。经常食用。本方具有清热通便之功效，适用于大便干结、脘腹胀满、口臭等。（经验方）

● 治高血压偏方

1.芹菜500克，蜂蜜50毫升。将芹菜洗净捣烂绞汁，拌蜂蜜温服，每日3次。主治原发性高血压。（经验方）

2.鲜芹菜30克，鲜茭白20克。将芹菜、茭白分别切成小段，放于锅内，加水适量煎煮10分钟后，取汁去渣，饮服。本方平潜肝阳，降血压。（经验方）

● 治眩晕偏方

芹菜150克、嫩竹笋100克，麦冬10克。将麦冬洗净，蒸熟；芹菜洗净切寸段；嫩竹笋剥壳洗净切片。共入油锅炒熟，加入少许盐、味精即成。本方具有养阴清肝之功效，主治头晕眼花、血压偏高等。（经验方）

● 治中风偏方

芹菜60克，粳米100克。将芹菜洗净切碎，与粳米同放砂锅内，加水（最好是井水）如常法煮粥。每日早晚温热服

食。本方清热平肝降火，主治中风属肝火炽盛者。注：作为治疗时宜频服久食，并应现煮现吃，不宜久放。（经验方）

● 治小儿百日咳偏方

芹菜500克，盐少许。芹菜洗净捣烂取汁，加盐，隔水温热，早晚各服1小杯，连服3~5日。（经验方）

● 治小儿麻疹偏方

芹菜叶、茎各30克。小儿麻疹透发后，取芹菜叶、茎洗净，捣烂取汁服下，每日1次，可促麻疹早愈。（经验方）

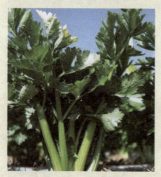

● 治妇女带下病偏方

1. 芹菜250克，调料适量。将芹菜洗净切断，放锅中加水700毫升烧煮，不宜久煎，沸后即可，酌加少量调料。每日一料，分2~3次服食。10日为1疗程。主治湿毒引起的带下病。（经验方）

2. 芹菜籽30克，黄酒适量。芹菜籽水煎，黄酒为引送服，分2次服完。主治湿毒引起的带下病。（经验方）

● 治妊娠呕吐偏方

芹菜根10克，甘草15克，鸡蛋1个。芹菜根、甘草先煎汤，水沸后打入鸡蛋冲服。（经验方）

【食法】每日1次，每次吃粥80~100克。
【功效】除烦润燥，可用于治疗神经衰弱。

》 杜仲红枣芹菜汤

【配方】芹菜200克，杜仲15克，红枣10颗，姜5克，葱10克，盐5克，植物油30毫升。
【制法】（1）杜仲烘干，研成细粉；红枣去核，切片；芹菜洗净，切成4厘米长细段；姜切片，葱切段。
（2）把炒锅置武火上烧热，加入植物油，烧至六成热时，下姜片、葱段爆香，再加清水600毫升，烧沸，将芹菜、红枣、杜仲粉、盐加入，煮25分钟即成。
【食法】每日1次，佐餐食用。
【功效】补肝肾、降血压、安神除烦。适用于神经衰弱、失眠、高血压病患者。

■ 癌症食疗方

癌症的病因和病理机制尚不完全清楚，但许多研究表明，癌症的发生半数以上是外界环境中的致癌物质引起的，与食物中所含的有害物质（如黄曲霉素、亚硝酸盐、多环芳烃、苯并芘等）以及多种原因造成的机体某些营养物质、微量元素的缺乏密切相关。

芹菜是高纤维食物，它经肠内消化作用可产生一种木质素的物质，这类物质是一种抗氧化剂，高浓度时可抑制肠道内细菌产生的致癌物质和食物中所含的有害物质，有较好的防癌抗癌效果。

》 芹菜小汤

【配方】芹菜150克，盐10克，奶油50毫升，牛奶150毫升，面粉20克。
【制法】芹菜洗净，切段，用150毫升水煮开，并将盐、奶油及面粉调入牛奶内，一并倒入芹菜汤中，一滚即成。
【功效】养血润燥、防癌抗癌。

》 芹菜炒玉米笋

【配方】芹菜200克，玉米笋100克，酱油10毫升，盐5克，味精3克，姜5克，葱10克，植物油50毫升。
【制法】（1）将玉米笋洗净，斜切成薄片；芹菜去叶，留茎，洗净，切3厘米长的段；姜切片，葱切段。
（2）将炒锅置武火上烧热，加入植物油烧至六成热时，下姜片、葱段爆香，然后放玉米笋、芹菜、盐、酱油、味精，炒熟即成。
【功效】平肝清热、祛风利湿、降血压、防癌抗癌。

瓜果蔬菜医药

■ 糖尿病食疗方

中消型糖尿病的发病与胃火炽盛,致使胃腐熟水谷的能力过强有关。中消型糖尿病患者的主要症状是多食易饥、形体消瘦、口苦、口臭、大便干结、舌质红、苔黄、脉实有力等。

治疗中消型糖尿病应以清胃泻火、养阴生津为主,芹菜不但具有上述功用,且含有利尿降糖的有效成分——黄酮类化合物,可消除体内水钠潴留,利尿、消肿,防治糖尿病。

» 瘦肉炒芹菜

【配方】芹菜300克,枸杞子15克,猪瘦肉100克,料酒10毫升,淀粉20克,姜5克,葱10克,盐3克,鸡蛋清1个,鸡精2克,植物油35毫升。

【制法】(1)将枸杞子去杂质、果柄,洗净;芹菜去老梗、黄叶,洗净,切成4厘米长的段;姜切丝,葱切段。
(2)猪瘦肉洗净,切成4厘米长的丝,放入碗中,加入淀粉、鸡蛋清,抓匀。
(3)将炒锅置武火上烧热,加入植物油,烧至六成热时,下姜葱爆香,再下猪瘦肉丝、料酒,炒变色,加入芹菜段、枸杞子,炒熟,加入盐、鸡精即成。

【食法】每日1次,佐餐食用。
【功效】清胃泻火、养阴生津、降血压、降血糖。适用于中消型糖尿病患者。

» 黑木耳炒芹菜

【配方】芹菜150克,黑木耳200克,精盐5克,姜5克,葱10克,蒜15克,植物油50毫升。

【制法】(1)黑木耳发透去蒂根;芹菜洗净切段;姜切片;葱切段;大蒜去皮,切片。
(2)炒锅置武火上烧热,加入植物油烧六成热时,下入姜、葱、蒜爆香,随即下入芹菜、木耳、盐,炒至芹菜断生即成。

【功效】此方具有益胃养阴、止血通淋的功效,中消型糖尿病、小便出血、小便淋痛者均可常食。

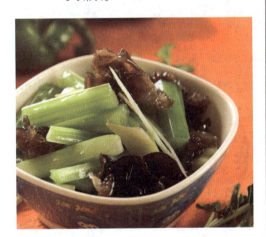

■ 排便通畅食疗方

习惯性便秘发病的原因之一是由于进食过少,或食物过于精细,缺乏植物膳食纤维,使结肠得不到一定量的刺激,蠕动减弱而引起的。这种便秘的治疗关键在于建立科学合理的饮食和生活习惯。比如要养成每天定时排便的习惯;饮食应该增加含植物膳食纤维较多的粗质蔬菜和水果。

芹菜中含有丰富的硫质等营养物质,是一种强有力的肠胃"清洁剂"。同时,芹菜中还含有大量的膳食纤维,可刺激胃肠蠕动、保持大便通畅,具有软化粪便、防治便秘的效果。

» 香油拌芹菜

【配方】芹菜300克,香油6毫升,蒜3克,盐3克,鸡精2克。

【制法】(1)将芹菜洗干净,去叶,留茎,切成3厘米长的段,放入开水锅内烫熟,捞出,滤水;蒜去皮,切成末。
(2)将烫熟的芹菜段、蒜末一起放入盘内,加入盐、鸡精、香油,拌匀即可。

【食法】每日1次,佐餐食用。
【功效】清热利湿、润肠通便。适用于便秘症。

洋葱

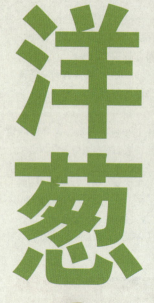

【药典选录】

"（一）主消谷，能久食之，令人多忘。根：发瘤疾。（二）又，食诸毒肉，吐血不止，病黄传者：取子一升洗，煮使破，取汁停冷。服半升，日一服夜一服，血定止。（三）又，患狐臭，匿齿人不可食，转极甚。（四）谨按：利五脏不足气，亦伤绝血脉气。多食损神，此是熏物耳。"

——《食疗本草》

【医生叮咛】

❶ 洋葱性味辛温，热病患者慎食。

❷ 洋葱所含香辣味对眼睛有刺激作用，患有眼疾时，不宜切洋葱。

功效主治 ✚

杀虫除湿、温中消食、化肉消谷、提神健体、降血压、消血脂，主治腹中冷痛、宿食不消、高血压、高血脂、糖尿病等。

·主要成分·

每100克新鲜洋葱中约含水分88克，蛋白质1.1克，碳水化合物8.1克，粗纤维0.9克，脂肪0.2克，灰分0.5克，胡萝卜素0.02毫克，维生素B_1 0.03毫克，维生素B_2 0.02毫克，维生素C 8毫克，维生素E 0.14毫克，钾147毫克及钠、钙、硒、锌、铜、铁、镁等。

洋葱治病偏方 8例

洋葱食疗方 5 种

■ 流行性感冒食疗方

普通感冒和流行性感冒都是常见病、多发病。普通感冒常由细菌或病毒引起，流行性感冒则是流感病毒感染，并在一定范围内造成流行，即多人同时或先后发病，症状相类似。一般说来，普通感冒是一种自限性疾病，只要适当休息，不再受风着凉，经过一周左右，大多可自行缓解。但流行性感冒若治疗不当，休息不好，就会出现并发症。

洋葱的鳞茎和叶子中含有一种称为硫化丙烯的油脂性挥发

● 治糖尿病偏方

1.洋葱150克，盐少许。将

物，具有辛香辣味，这种物质能抗寒，有较强的杀菌消毒作用，可抵御并杀灭流感病毒。

≫ 凉拌洋葱

【配方】洋葱250克，盐5克，醋20毫升，白糖15克，香油10毫升。

【制法】洋葱去外皮，洗净，切片成丝，放在盆中，加盐轻揉，见出汁，再放醋和白糖拌匀，1小时后，浇上香油即可食用。

【功效】辛辣利口，开胃杀菌，能够防治流行性感冒。

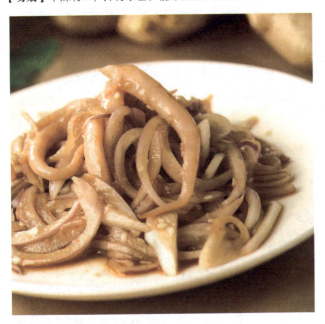

■ 痢疾食疗方

细菌性痢疾的病灶主要在结肠，急性期以化脓性炎症为主，慢性期则主要是结肠的溃疡性病变，并可导致肠壁溃疡边缘黏膜增生，愈合后常留下疤痕，疤痕收缩还可致肠腔狭窄等，从而影响消化吸收功能，故慢性期尤其应当注意饮食的配合，才能加速本病的痊愈。

洋葱的辣味主要来自一种叫硫化丙烯的挥发性物质。硫化丙烯有杀菌作用，可杀灭黄色葡萄球菌、白喉杆菌、痢疾杆菌等。

≫ 辣椒炒洋葱

【配方】洋葱200克，鲜辣椒100克，盐5克，味精2克，白糖30克，白醋15毫升，陈醋少许，植物油50毫升。

【制法】（1）将洋葱剥去老皮，洗净后切成菱形小丁，辣椒洗后也切成菱形丁。

洋葱切成片，按常法煮汤（加少许盐）食用，每日1剂，宜常服。本方化湿祛痰、解毒杀虫，可用于治糖尿病之尿频量多、浑浊如膏脂、口干唇燥等。（经验方）

2.洋葱500克。将其洗净，切成2～6瓣，放泡菜坛内淹浸2～4日（夏季1～2日），待其味酸甜而略带辛辣时，佐餐食用。本方可治疗糖尿病。（经验方）

3.洋葱100克，红枣2颗，芹菜50克，糯米50克。将洋葱、芹菜分别洗净，切碎，与红枣、糯米共煮粥常食。辅助治疗糖尿病。（经验方）

4.洋葱100克，葡萄酒500～750毫升。将洋葱平分成8份，浸入红葡萄酒中，8日后饮用。每餐前空腹吃洋葱1份，喝酒60～100毫升。可长期服用。治疗糖尿病。（经验方）

● 治高血压偏方

1.洋葱100克。将洋葱切成块，加适量水放榨汁机里榨汁，一次服下，经常服用。可治高血压，保护心脏。（经验方）

2.洋葱50克，葡萄酒100毫升。将洋葱捣烂，在葡萄酒中浸泡1日，饮酒食洋葱。每日分成3～4次服用。本方治疗高血压。（经验方）

● 治冠心病偏方

洋葱100克，陈醋200毫升。将洋葱削去薄皮放入大口玻璃瓶中，再倒入陈醋。浸泡4～5日后，每日食用洋葱1/3至1/4，分2～3次吃。一般食用一两个月后即产生效果。此法可以降低胆固醇，防治冠心病、脑梗塞、心肌梗死、动脉硬

化、脑卒中、高血压、头痛、肩周炎、便秘、更年期综合征及肥胖症等。（经验方）

●治气管炎偏方

洋葱50克。将洋葱烘干、研为细末，加适量温开水搅拌成糊，涂于胸部。本方可治支气管炎及呼吸系统疾病。（经验方）

●治感冒偏方

洋葱100克，蜂蜜5毫升。将洋葱捣烂取汁，加蜂蜜半汤匙，冲开水50毫升，浸泡半小时后滴鼻，每次滴2～3滴。（经验方）

●治胃痛偏方

洋葱50克，红糖20克。将洋葱捣烂如泥，加入红糖拌匀，蒸熟。每日服食3次，3日为1疗程。本方可治虚寒性胃脘疼痛、胃酸过多及消化不良。（经验方）

●治痔疮偏方

洋葱50克。将洋葱捣烂用纱布绞取汁。每日服3次，每次服1汤匙。可治痔疮、便秘。（经验方）

●治咽炎偏方

1.洋葱250克，牛奶500毫升，蜂蜜100毫升。洋葱捣碎，用牛奶煮烂，加入蜂蜜调匀，每隔1小时服用1汤匙。本方可治疗咽炎、喉痛等症。（经验方）

2.洋葱250克，苹果50克，蜂蜜20毫升。将洋葱、苹果一起切碎捣烂用纱布绞取汁，加入蜂蜜调匀，每日服用3次，每次服用1小匙。本方可治咽炎、嗓子发炎、咽喉肿痛等症。（经验方）

（2）油锅上火烧热后，将辣椒倒入炒香，再放入洋葱炒片刻，放入盐、白糖、味精，最后烹入白醋、陈醋，翻炒均匀即可出锅。

【功效】此方有杀菌止痢之功效，适用于肠炎、菌痢等症。

■脑中风食疗方

脑中风是一组以脑部缺血性及出血性损伤症状为主要临床表现的疾病，是脑卒中的通称，又称脑血管意外，具有极高的病死率和致残率，主要分为出血性脑中风（脑出血或蛛网膜下腔出血）和缺血性脑中风（脑梗死、脑血栓形成）两大类。

洋葱含有环蒜氨酸、硫氨基酸等有助于血栓溶解、改善血管壁弹性、防止血管硬化的物质，对血管硬化、脑中风有一定的预防和治疗作用。

》卷心菜洋葱汁

【配方】卷心菜100克，洋葱250克，红酒50毫升，凉开水100毫升。

【制法】将卷心菜和洋葱洗净切碎，和凉开水一起放入榨汁机中榨成汁后倒入杯中，加入红酒调匀即可。

【功效】防止血管硬化，预防脑中风。

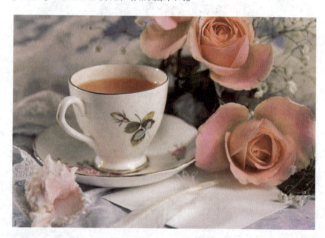

■高血压食疗方

长期高血压可使脑部的小动脉严重受损。脑动脉硬化，小动脉管壁发生病变，管壁增厚，管腔狭窄，形成脑血栓。微小血管堵塞，形成腔隙性梗死，致使脑萎缩，导致老年痴呆症。因为脑血管较薄，硬化时更为脆弱，血压波动时容易出现痉挛破裂，导致脑出血。

洋葱是含前列腺素的植物，能减少外周血管和心脏冠状动脉的阻力，对抗人体内儿茶酚胺等升压物质的作用，又能促进钠盐的排泄，从而使血压下降。另外，洋葱中所含有的多种含硫化合物可以降低胆固醇，降低血糖，使血液保持清澈，抑制

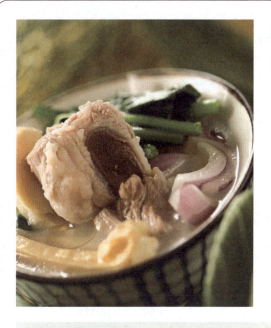

血管收缩，是高脂血症、高血压患者的佳蔬良药。

》菠菜洋葱牛肋骨汤

【配方】洋葱20克，牛筋125克，带肉牛肋骨500克，菠菜50克，盐、胡椒粉少许。

【制法】（1）牛筋、牛肋骨洗净，将牛筋切成长条。

（2）将洋葱对切成4大瓣；菠菜洗净、切成段。

（3）以汤锅烧开水，滚沸后放进牛肋骨、牛筋和洋葱。待再次滚沸将炉火调成文火，再煮40分钟，放进菠菜，加适量盐调味，菠菜烫熟即可熄火，撒上少许胡椒粉来提增香气。

【功效】此方有健胃理气、降低血压之功效，可用于治疗胃肠不适、高血压等症。

■ 糖尿病食疗方

糖尿病有现代文明病之称，是一种复合病因的综合病症，凡是可导致胰岛素缺乏或胰岛素抵抗的因素均可使具有糖尿病遗传易感性的个体发生糖尿病。例如血液循环中，对抗胰岛素的物质可分为激素类与非激素类，两类均有对抗胰岛素的作用，使血糖升高。

现代医学研究证明洋葱能够降低血糖，而且不论生食或熟食，都同样有效果。因为洋葱含磺脲丁酸，它在人体黄酮醇的诱发作用下，可以成为药用苷，具有刺激胰岛素合成及释放的作用，类似常用的口服降血糖剂甲磺丁胺。

》洋葱炒肉片

【配方】洋葱150克，猪瘦肉200克，青椒30克，植物油50毫升，姜末4克，高汤50毫升，酱油20毫升，盐2克，味精2克，湿淀粉10克，香油5毫升。

【制法】（1）洋葱去掉老皮，切成2厘米大小的滚刀块；青椒去籽，洗净后切成小块；猪瘦肉去筋膜，洗净，切成薄片。

（2）锅置火上，放植物油烧至五成热，放入洋葱块炸一下，捞出控油。

（3）锅内留少许底油，重新置于火上烧热，放入猪肉片炒至变色，倒入姜末、洋葱块和青椒块炒匀，加上高汤、酱油、盐和味精，烧沸后用湿淀粉勾薄芡，淋上香油即可。

【功效】降低血糖，防治糖尿病。

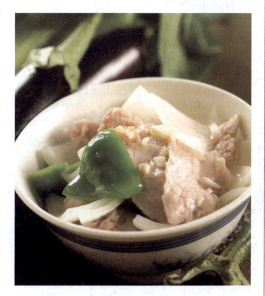

韭菜

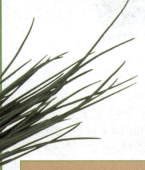

【药典选录】

"韭叶味辛,微酸温无毒,归心,安五脏,除胃中热,病人可久食。"
——《名医别录》

"韭菜生用辛而散血,熟则甘而补中。"
——《本草纲目》

【医生叮咛】

韭菜多食会"上火",且不易消化,因此阴虚火旺、有眼疾和胃肠虚弱者不宜多食。

功效主治

韭菜具有活血散瘀,理气降逆,温肾壮阳等功效。其根、叶可温中、行气、散瘀;韭汁对痢疾杆菌、伤寒杆菌、大肠杆菌、葡萄球菌均有抑制作用。

·主要成分·

韭菜含有维生素 C、维生素 B_1、维生素 B_2、尼克酸、胡萝卜素、碳水化合物、矿物质以及丰富的纤维素等。

韭菜治病偏方 11 例

韭菜食疗方 5 种

■便秘和痔疮食疗方

便秘时,由于干燥粪便压迫直肠,使直肠黏膜下层的静脉直接受压迫,直肠肛门静脉血液回流障碍,久而久之则容易发生痔疮。便秘可以引起痔疮的发生,而由于痔疮可引起排便疼痛,有些病人惧怕排便时疼痛不敢排便或强忍不排,使粪便在肠内停留过久,从而又可引起便秘或加重便秘。

韭菜中含有大量的膳食纤维,可促进胃肠蠕动,使胃肠道排空时间加快,减少胆固醇和胆酸同细菌作用的时间,减少有毒物质在肠道里滞留及吸收的机会,对便秘、痔疮等都有明显疗效。

●治眩晕偏方

韭菜30克,淡菜、料酒各适量。韭菜洗净切细,淡菜用料酒浸泡,同煮服食,每日1

》香油炒韭菜

【配方】韭菜300克，香油30毫升，姜5克，葱10克，盐3克，鸡精3克，植物油35毫升。

【制法】（1）将韭菜洗净，切成3厘米长的段；姜切片，葱切段。
（2）将炒锅置武火上烧热，加入植物油，烧至六成热时，下姜、葱爆香，随即下韭菜，炒熟，加入盐、鸡精、香油即成。

【食法】每日1次，佐餐食用。

【功效】润肠通便，温中散寒。适用于肠燥便秘、胸痹、噎膈、反胃、吐血、衄血、尿血、痢疾、消渴、痔瘘、脱肛、跌打损伤、虫蝎蜇伤等症。

■扩张血管、降低血脂食疗方

人体内的脂肪物质，是体内所必需的主要能量来源。但是，若体内的脂肪过剩，在其他损伤因素之协同作用下，会沉积在动脉血管壁内，产生粥样硬化斑块，使血管腔逐渐变窄或阻塞，引起所供血的组织器官缺血或梗死。

韭菜中的挥发性成分及硫化物有扩张血管、降低血脂的作用，多食韭菜能帮助高脂血症及冠心病病人降血脂。

》虾皮炒韭菜

【配方】韭菜300克，虾皮25克，精盐3克，酱油10毫升，料酒15毫升，味精1克，植物油适量。

【制法】（1）韭菜去老叶、茎衣，洗净，切成段。虾皮用水淘一下，控干。
（2）锅内放油烧热，投入虾皮炸出香味，投入韭菜煸炒，加精盐、料酒、酱油、味精，颠炒一会儿即可出锅。

【功效】降低胆固醇、三酰甘油，防治高脂血症及冠心病等。

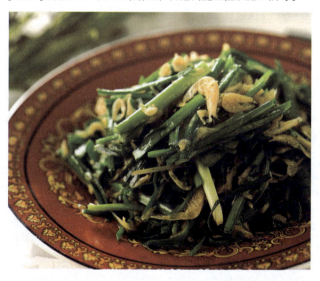

次。适用于脾肾虚弱所致的眩晕。（经验方）

●治中暑偏方

韭菜50克。捣烂取汁，滴入鼻内。每侧鼻孔滴入5～7滴，15分钟一次，至患者苏醒为止。（经验方）

●治遗精偏方

韭菜子10克，黄酒适量。韭菜子水煎，黄酒送服，每日2次。可治无梦遗精。注：忌与蜂蜜或牛肉同食。（经验方）

●治阳痿偏方

1.韭菜子5～10克，粳米50克。韭菜子研为细末；煮粳米为粥，加入韭菜籽末，略煮。每日服食1次。本方可治疗阳痿。（经验方）

2.韭菜30～60克，粳米60克，盐少许。韭菜洗净切细末；先煮粳米为粥，待粥沸后，加入韭菜细末、盐，同煮成稀粥，每日1次。治疗阳痿。注：阴虚内热、身有疮疡及患有眼疾的人忌用。炎夏季节亦不宜食用。（经验方）

3.韭菜子、覆盆子各150克，黄酒1500毫升。将前两药炒熟、研细、混匀，浸黄酒中7日，每日喝药酒2次，每次100毫升。治疗阳痿。（经验方）

●治呃逆偏方

韭菜子50克。韭菜子研末，日服3次，每次9克，温开水送服，连服可愈。本方主治脾肾虚弱之呃逆，症见呃声低弱、面色苍白、食少困倦等。（《民间偏方秘方精选》）

●治胃肠炎偏方

韭菜连根250克。韭菜洗净，捣汁，以温开水冲服。一次

服下，每日3次。主治急性胃肠炎之上吐下泻。（经验方）

● 治痔疮偏方

鲫鱼1条，韭菜适量，酱油、盐少许。将鱼开膛去杂物留鳞，鱼腹内洗净纳入韭菜装满，放入盖碗内，加酱油、盐，盖上盖，蒸半小时即成。食鱼肉喝汤，每日1剂。本方凉血利肠，主治内外痔。（经验方）

● 治疔疮偏方

韭菜根30克。将韭菜根捣碎如泥，敷于疔疮上，一昼夜揭开，挑出水泡即愈。适用于疔疮初起。（经验方）

● 治关节扭伤偏方

鲜韭菜250克，盐3克，白酒30毫升。将新鲜韭菜切碎，放盐拌匀，捣成菜泥，外敷于软组织损伤表面，以清洁纱布包住并固定，再将酒分次倒于纱布上，保持纱布湿润。敷3～4小时后去掉韭菜泥和纱布，第2日再敷一次。主治足踝部软组织损伤。（经验方）

● 治腰扭伤偏方

1. 韭菜60克，虾米30克，黄酒、植物油各适量，盐少许。按常法炒韭菜、虾米，用黄酒送服，每日一次。本方壮腰益肾、活血止痛，主治急性腰扭伤。（经验方）

2. 韭菜根30克，黄酒100毫升。韭菜根切细，用黄酒煮熟，过滤取汁，趁热饮，每日1～2次。主治急性腰扭伤。（经验方）

● 治骨折偏方

韭菜60克，葱白30克，地龙20克。上三味共捣烂，用白酒调匀，敷骨折处。（经验方）

》 韭菜炒豆芽

【配方】韭菜50克，绿豆芽450克，花椒20粒，精盐、味精少许，植物油40毫升。

【制法】（1）炒锅内倒少许油，将花椒油炸，然后把花椒取出。
（2）旺火炒豆芽至八成熟，取盘子盛出。
（3）锅里另放少许底油烧热，下韭菜略炒后倒入绿豆芽迅速拌和，加盐和味精，炒几下出锅装盘。

【功效】促进食欲，降低血脂，对心血管病有很好的疗效。

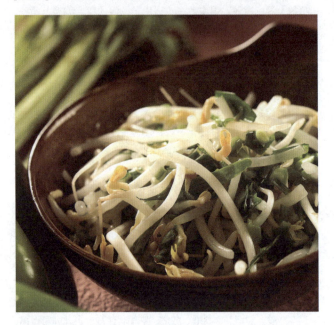

■ 高血压食疗方

高血压病的发生和发展与高脂血症密切相关。大量研究资料表明，许多高血压病人伴有脂质代谢紊乱，血中低密度脂蛋白胆固醇和三酰甘油的含量较正常人显著增高，而高密度脂蛋白胆固醇含量则较低。

对高血压和高脂血症并存的患者来说，韭菜既有利于脂质代谢，又可降压。因为韭菜中含有大量的膳食纤维，可增加肠胃蠕动，使胃肠道排空时间加快，降低腹压；另外，韭菜中的钙含量也非常高，而钙能起到松弛血管平滑肌、降低血管紧张度的作用，还能镇静神经，有助于稳定血压。

》 锁阳炒韭菜

【配方】韭菜400克，锁阳20克，酱油10毫升，盐5克，味精3克，姜5克，葱10克，植物油50毫升。

【制法】（1）将锁阳用清水泡一夜，切片，煮熟；韭菜洗净，去老叶，切成4厘米长的段；姜切片，葱切段。

（2）将炒锅置武火上烧热，倒入植物油，烧至六成热时，下姜、葱爆香，随即加锁阳片、韭菜、盐、酱油、味精，炒熟即成。

【功效】温中壮阳、行气散血。适用于高血压病、阳痿不举、胸痹、噎膈、反胃、吐血、衄血、尿血、痢疾、消渴、痔瘘、脱肛、跌打损伤、虫蝎蜇伤等症。

» 蚕豆炒韭菜

【配方】韭菜250克，鲜蚕豆40克，酱油10毫升，盐5克，味精3克，姜5克，葱10克，植物油50毫升。

【制法】（1）将鲜蚕豆洗净（干品用水泡发一昼夜，煮熟，沥干水分）；韭菜洗净去黄叶，切成3厘米长的段；姜切片，葱切段。

（2）将炒锅置武火上烧热，倒入植物油，烧至六成热时，下姜、葱爆香，随即加蚕豆炒熟，再放入韭菜、盐、酱油、味精，翻炒至韭菜熟透即成。

【功效】止血、降压、壮阳。适用于高血压病、吐血、便血、衄血、阳痿等症。

■阳痿症状食疗方

慢性疲劳可带来性功能障碍。因为肌肉过度疲劳或因过度用脑、忧郁不安、紧张等所致的心因性疲劳干扰性欲的唤起，其中包括大脑功能降低抑制了性兴趣、皮层边缘系统情感中枢兴奋性降低，以及垂体的促性腺激素和睾丸的雄激素分泌减少而降低性兴奋，最终引起阳痿。

传统中医认为，韭菜可温暖五脏，温阳散寒，减轻身体疲劳，补充精力，在治疗阳痿中是疗效较好的食品。现代医学也发现韭菜里含有能够增强性能力的锌，可补益肝肾，改善阳痿症状。

» 桃仁炒韭菜

【配方】韭菜300克，核桃仁100克，香油50毫升，姜末5克，盐3克，味精2克，花椒粉少许。

【制法】（1）将韭菜去叶留梗，洗净后切成长3厘米的段；核桃仁放清水里浸泡，剥去表皮。

（2）锅置火上，放香油烧至五成热，放入核桃仁炸熟脆，捞出控油。

（3）原锅留少许香油，复置火上烧热，投入姜末和韭菜段炒几下，加上盐、味精和花椒粉炒匀，加上核桃仁调匀即成。

【功效】温中壮阳、行气散血。适用于阳痿不举。

■盗汗食疗方

盗汗有多种原因，中医学认为本病是由于阴阳失调、腠理不固而导致汗液外泄失常，多与心肺肾三脏阴虚有关，特点是睡时全身汗出，醒则汗止，病人神倦无力，面色少华，手、足欠温，舌质淡，舌苔薄白。治疗时，应选用具有益气固表作用的药物及食物。

韭菜中含有的锌不但能够改善阳痿症状，而且还具有酸敛固涩作用，可用于治疗阳虚自汗、遗精等病症。

» 韭菜炒火腿

【配方】韭菜500克，熟火腿50克，植物油50毫升，盐2克，味精1克。

【制法】（1）将韭菜择洗干净，切成2厘米长的段。

（2）将火腿切成3厘米长的细丝。

（3）锅置旺火上，加油烧至五成热，放入韭菜段急速煸炒，随即加入盐、味精、火腿丝炒匀即成。

【功效】温肾、固精、补肝、健体。适用于体虚盗汗、更年期综合征、食欲不振等症。

西红柿

【药典选录】

"生津止渴，健胃消食，治口渴，食欲不振。"
——《陆川本草》

"清热解毒，凉血平肝。"
——《食物中药与便方》

【医生叮咛】

❶西红柿性寒，便溏泄泻者不宜多食。
❷不宜空腹大量食用。

功效主治 ➕

清热生津、养阴凉血、健胃消食。用于高血压病、眼底出血、牙龈出血、口舌生疮、食欲不振等症状。

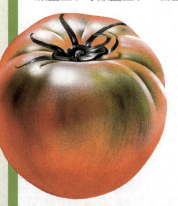

· 主要成分 ·

西红柿营养丰富，它几乎含有维生素的所有成分，被称作"维生素仓库"，同时它还含有蛋白质、脂肪、铁、钙、磷等营养成分。

西红柿治病偏方 7 例

西红柿食疗方 5 种

■ 口角炎食疗方

口角炎俗称烂嘴。口角炎的病因主要有两种，一种是维生素B_2缺乏症，即由于缺乏营养素引起的；另一种是由于感染引起的，也叫传染性口炎，病原可以是链球菌，也可以是霉菌。

西红柿的维生素含量丰富，其中维生素B_2能够消炎，而维生素C能够抗氧化。多喝新鲜的西红柿汁便能有效预防并治疗口角炎。

● 治眩晕偏方

西红柿100克，天麻10克。西红柿洗净绞汁，天麻水煎取

》薏米莲子西红柿汤

【配方】西红柿100克，薏米20克，莲子20克，葱10克，姜5克，料酒10毫升，植物油50毫升，味精5克，鸡蛋1个。

【制法】（1）把薏米、莲子发透，莲子去心；西红柿洗净、去皮切成薄片；葱切段，姜切片。

（2）把薏米、莲子用武火煮熟，待用。

（3）把炒锅置中火上烧热，倒入植物油，烧至六成热时，打入鸡蛋，两面煎黄，加入清水800毫升，加入熟薏米、莲子，放入姜、葱和西红柿，加入料酒、味精，煮沸5分钟即成。

【食法】每日1次，佐餐食用。

【功效】健胃消食、生津止渴。适用于口角炎、口渴、轻度消化性溃疡等症。

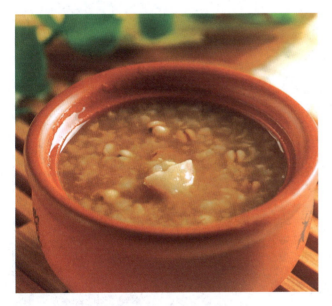

■加强胃动力、帮助消化食疗方

消化不良是一种由胃动力障碍所引起的疾病，也包括胃蠕动不好的胃轻瘫和食道反流病。大都由于情绪不好、工作过于紧张、天寒受凉或多食不易消化食物所引起，有轻微的上腹不适、饱胀、胃灼热等症状。

西红柿所含的烟酸、柠檬酸、苹果酸和糖类可增进胃液分泌，具有帮助消化的作用；而番茄红素对多种细菌有抑制作用，同时也具有帮助消化的功能。

》西红柿优酪饮料

【配方】西红柿1个，芹菜30克，柠檬汁10毫升，苹果1/2个，优酪乳50克。

浓汁，二汁兑匀温服。每日2次，每次30毫升。可治高血压引起的眩晕。（经验方）

● 治高血压偏方

西红柿250克。每日晨起空腹食用鲜西红柿。15日为一疗程。可降低高血压。（经验方）

● 治中暑偏方

西红柿300克，洗净榨汁。每日2～3次，每次20～30毫升冷服。（经验方）

● 治胃炎、胃溃疡偏方

西红柿汁、土豆汁各100毫升。西红柿汁、土豆汁混合后服下，早晚各一次。本方健脾理气和中，对胃炎、胃溃疡有一定疗效。（经验方）

● 治痔疮偏方

西红柿30克，栀子20克，甘草10克。上述三味水煎温服，每日2次，每次100毫升。本方可治内外痔。（经验方）

● 治感冒偏方

西红柿400克，去子西瓜瓤300克。将西红柿用开水泡一下，去皮。将两物分别用干净纱布包起来，绞挤汁液（或放入果汁机内榨取汁液），将等量的两种汁液混合，代茶饮，适量为度。本方用于退热，可治疗夏季风热夹湿感冒。（经验方）

● 治鼻衄偏方

西红柿250克。将西红柿用开水烫过后去皮吃。每日2～3次，每次1～2个，连服2周。可治疗齿龈出血、鼻衄。（经验方）

【制法】将西红柿去皮、子,切块;芹菜去叶,切块;苹果去皮、核,切块;所有材料放在一起打成汁,加入柠檬汁、优酪乳。

【食法】每日饭后食用。

【功效】可有效缓解消化不良。最适合胃肠虚弱者饮用。

▶ 牛奶西红柿

【配方】西红柿250克,鲜牛奶200毫升,鲜鸡蛋3个,淀粉20克,盐、白糖、胡椒粉适量,植物油30毫升。

【制法】(1)将西红柿洗净,切成小块;将淀粉与鲜牛奶调成汁;锅坐火上,加适量油,将鸡蛋煎成荷包蛋。

(2)鲜牛奶汁煮沸,加入西红柿、荷包蛋煮片刻,然后加入盐、白糖、植物油、胡椒粉调匀即成。

【功效】此羹鲜美可口,营养丰富,具有健脾和胃、补中益气之功效,适用于年老体弱、脾胃虚弱、消化不良者。

■ 便秘食疗方

便秘是消化道常见病症,可由肠道器质性疾病引起,但绝大多数属于功能性便秘。常由不规则的排便习惯而渐渐形成,如每有便意时抑制排便,时间一久,则直肠感受充涨刺激的敏感性下降,从而使粪便在直肠内停留较久,其中的水分被肠壁吸收,大便变得干燥,难于排出,这就是所谓的习惯性便秘。

西红柿中含有一种名叫果胶的膳食纤维,经常食用能够促进肠部蠕动,有效减少粪便在直肠内停留的时间,从而有防治便秘的作用。

▶ 泡西红柿

【配方】西红柿5000克,香菜50克,葱30克,白酒60克毫升,花椒40克,盐400克,香油50毫升。

【制法】(1)将西红柿洗净,放入50℃左右的温水中清洗一遍,捞出,用竹签在每个西红柿的底部戳几个小孔,以便于进咸味;将香菜择洗干净后用凉开水冲洗一下,切成碎末;将葱去根洗净,切成2厘米长的细丝。

(2)锅中放入适量的清水大火煮沸,冷却至50℃时倒入事先备好的干净坛中,随即加入西红柿、盐、白酒和花椒浸泡。待坛内的水温晾至室温后,盖上坛盖,再在坛外水槽中添满凉开水,泡制10日左右即可。食用时,捞出西红柿,切成片,撒上香菜末和葱丝,淋上香油,拌匀装盘即成。

【食法】每日1次,佐餐食用。

【功效】润肠通便、健胃消食。适用于肠燥便秘、口渴、食欲不振等症。

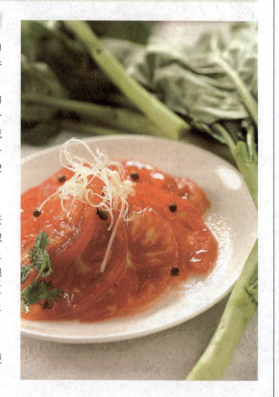

■ 贫血食疗方

红色的食物含有大量的血红素，而血红素的核心元素就是铁，人体如果缺乏铁元素，就会因无法合成血红素、红细胞数量太少而造成贫血。贫血是一种常见的疾病，确切地说贫血只是一种症状而不是具体的疾病，各种疾病都可以伴有贫血。

建议平时多吃一些红色食品，如西红柿、红枣等含有丰富的维生素以及钙、铁等矿物质的食物。此外，西红柿中的维生素C和谷胱甘肽对蔬菜中的铁具有还原作用，能将三价铁还原为二价铁，并与铁分子合成可溶性小分子络合物，有利于铁的吸收。因此，贫血的人应该多食西红柿。

》西红柿牛腩

【配方】西红柿、牛腩各300克，青椒2个，八角1粒，葱1棵，蒜1瓣，姜1块，植物油100毫升，湿淀粉10克，生抽30毫升，精盐2克，白糖5克，胡椒粉适量。

【制法】（1）牛腩洗净切大块，用一汤匙半油拌匀，加入八角及适量清水（约5碗），中火煮约1小时，至汁液余约2/3杯（留用）。

（2）西红柿切角块，青椒去子切大块，葱切段，蒜拍裂，姜切片。

（3）炒锅上火倒油烧热，下青椒略炒即取出，再下葱、蒜、姜炒匀，加牛腩及西红柿炒匀。

（4）调匀调味料，拌入牛腩中，加入煮剩余的牛腩汁煮滚，加青椒炒匀，以湿淀粉勾芡即成。

【功效】补气血、美容颜。适用于气血虚弱之更年期综合征患者食用。

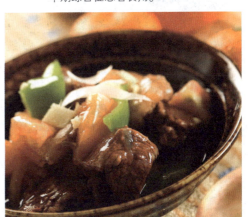

■ 癌症食疗方

白细胞是免疫系统中很重要的一部分，当它攻击外来的细菌与病毒时，会产生大量的氧自由基，这些自由基有杀菌功能，却不可避免地会对白细胞本身也发生伤害。

西红柿及其制品所含有的维生素C和维生素E、硒、胡萝卜素、番茄红素等都可以消除自由基。当然，功能最强的，还是西红柿中储量丰富的番茄红素。西红柿含有的番茄红素作为一种强力抗氧化剂，可抑制某些可致癌的氧自由基，防止癌症的发生。西红柿还含有谷胱甘肽，具有延缓细胞衰老、降低恶性肿瘤发病率的作用，国外研究还发现西红柿提取物中有降低前列腺癌患者特异性抗原PSA的作用。

》西红柿豆腐羹

【配方】西红柿、豆腐各200克，毛豆50克，盐、味精、胡椒粉、湿淀粉、白糖少许。

【制法】（1）将豆腐切片，入沸水稍焯，沥水待用；西红柿洗净，沸水烫后去皮，剁成茸，下油锅煸炒，加盐、白糖、味精，炒几下待用；毛豆洗净。

（2）油锅下清汤、毛豆、盐、白糖、味精、胡椒粉、豆腐片，烧沸入味，用湿淀粉勾芡，下西红柿酱汁，和匀即成。

【功效】健补脾胃、益气和中、生津止渴。可防癌抗癌、强壮身体。

白萝卜

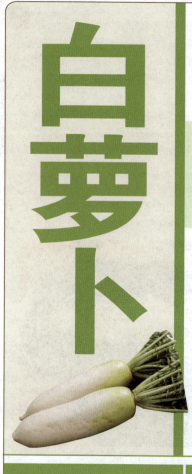

【药典选录】

"治咳嗽失音,咽喉诸病。"
——《随息居饮食谱》

【医生叮咛】

❶ 白萝卜不可与胡萝卜、人参、西洋参、橘子同食。
❷ 十二指肠溃疡、慢性胃炎、单纯甲状腺肿、先兆流产、子宫脱垂患者忌食。

功效主治➕

传统中医认为,白萝卜性寒,味甘辛;入脾、胃、肺经;具有消积滞、化痰热、下气宽中、解毒的功效,主治食积胀满、痰嗽失音、吐血、衄血、消渴、肿瘤、痢疾、便结、偏正头痛等病症。

·主要成分·

每100克白萝卜含蛋白质0.90克、脂肪0.10克、碳水化合物5.00克、膳食纤维1.00克、维生素A3.00微克、胡萝卜素20.00微克、硫胺素0.02毫克、核黄素0.03毫克、尼克酸0.30毫克、维生素C21.00毫克、维生素E0.92毫克、钙36.00毫克等。

白萝卜治病偏方 11例

●治高血压偏方

白萝卜750克,荸荠500克,蜂蜜50毫升。前二味切碎捣烂,置消毒纱布中拧汁,去渣,加入蜂蜜,1日内分2~3次服完。治原发性高血压。(经验方)

白萝卜食疗方 5种

■ 高血压食疗方

高血压症是顽固性常见病,不是吃一两次药或汤水即能降压稳定病情,一定要有恒心,经常量度,及时治理,才有可能达到最后的成功。

白萝卜中含有胆碱物质,可阻碍血液凝结,调节血脂,降低血液的黏滞性,扩张血管,保持血管弹性,有利于防治高血压。

❱ 蜂蜜荠菜白萝卜汁

【配方】白萝卜500克,蜂蜜10毫升,荠菜50克。
【制法】(1)荠菜洗净,白萝卜洗净切丝,二者用洁净白纱布绞取汁液。
(2)在汁液内调入蜂蜜,拌匀即成。
【食法】每日2次,每次1剂。

【功效】此方具有平肝降逆的功效，常饮可缓慢降低血压和血脂，是高血压和动脉硬化病人的良好辅助食疗品。

■减少脂肪沉积、防治肥胖食疗方

中老年肥胖者中至少有一半儿患脂肪肝，脂肪肝与身体脂肪分布有关，腹部皮下脂肪的厚度可以作为预测脂肪肝的良好指标。

白萝卜所含的淀粉酶、氧化酶能分解食物中的淀粉和脂肪，促进脂肪的代谢，防止肥胖。另外，白萝卜中的胆碱物质也可以减少皮下脂肪沉积，防治肥胖症。

» 泽泻煮白萝卜

【配方】白萝卜30克，泽泻15克，料酒10毫升，姜5克，葱15克，盐2克，鸡精3克，鸡油35毫升。

【制法】（1）泽泻研成细末；白萝卜去皮，切成4厘米见方的块；姜切片，葱切段。

（2）将泽泻、白萝卜、料酒、姜、葱同放锅内，加水800毫升，置武火上烧沸，再用文火煮30分钟，加入盐、鸡精、鸡油即成。

【食法】每日1次，佐餐食用。

【功效】渗湿利水、健胃消食、祛脂减肥。适用于食积胀满、肺热吐血、肥胖等症。

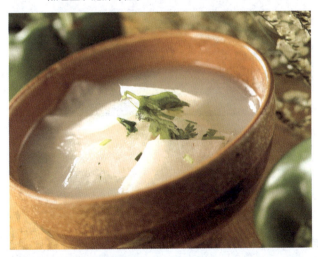

■消化道肿瘤食疗方

消化不良是一个笼统的术语，包括与进食有关的多种胃肠道异常情况，不过通常人们所说的消化不良主要是指腹痛、腹胀或食积不化，一般情况下都可以选择能够理气顺气、帮助消化的食物进行家庭食疗。

白萝卜中丰富的芥子油能促进胃肠蠕动，增进食欲，帮助消化；白萝卜还含有消化酶，能促进胃肠蠕动，增进食欲，帮助消化，对于预防消化道癌肿也有很大帮助。

●治哮喘偏方

1.白萝卜子120克，姜汁适量。白萝卜子洗净，在锅内蒸熟晒干，研成细末。加入姜汁调匀，制成丸如绿豆大。每次服10丸，早中晚各1次。本方有散寒定喘之功效，主治哮喘发作兼畏风寒、鼻塞流清涕等。（经验方）

2.白萝卜500克，苦杏仁10克，牛肺250克。白萝卜、苦杏仁、牛肺同放锅内炖至烂熟，调味服食。每日或隔1次，连服30日。本方清热平喘，主治咳喘黄痰、口渴喜冷等。（经验方）

●治痢疾偏方

白萝卜60克，姜汁15毫升，蜂蜜30毫升，茶叶适量。茶叶先用沸水冲泡浓茶1杯。白萝卜绞汁，与姜汁、蜂蜜、浓茶一起搅拌均匀，放入锅中蒸煮，1次服完。主治细菌性痢疾。（经验方）

●治伤寒偏方

白萝卜、老姜、连须葱各等份。上物共捣烂，分2份入锅炒热，布包，置脐部轮流热敷，连用3~5次，待头脚有汗为度。用于伤寒愈后复发。（经验方）

●治肝炎偏方

白萝卜250克。将白萝卜洗净，用绞汁机绞汁。每日1次，饮服。本方解毒疏肝、利气散瘀，主治气滞血瘀型慢性肝炎。（经验方）

●治支气管炎偏方

白萝卜子20克，粳米50克。白萝卜子水研，滤过去渣取汁100毫升，加入粳米，再加水500毫升，煮粥。每日早晚各服1次。健脾养胃、祛痰止咳，主治支气管炎，症见咳嗽痰多、痰白而黏、胸脘胀闷等。（经验方）

● 治感冒偏方

1.白萝卜250克，米醋适量。白萝卜洗净切片，加米醋浸数小时，当菜下饭，每日1剂。防治流行性感冒。（经验方）

2.白萝卜适量。白萝卜削皮，切成细丝，挤汁以去其辛辣味，1小时后即可食用。此方可防治感冒、喉痛。（经验方）

3.白萝卜250克，红糖适量。将白萝卜洗净切片，加300毫升水，煎成100毫升，去渣，加入红糖搅匀。趁热喝1杯，半小时后再温服1杯。主治风寒感冒。（经验方）

● 治咳嗽偏方

1.白萝卜1根，麦芽糖（冰糖亦可）适量。白萝卜洗净带皮切丝，加入适量麦芽糖，放清水煮，熟后即可食用，冬吃热，夏吃温或凉，一般2～3日即可痊愈。主治咳嗽、咽干口苦等。（经验方）

2.白萝卜1根，梨1个，蜂蜜50毫升，白胡椒7粒。将白萝卜、梨洗净，与蜂蜜、白胡椒一起放入碗内，蒸熟。顿服。本方具有疏散风寒、化痰止咳之功效。（经验方）

3.白萝卜、姜汁适量。白萝卜捣汁后加入姜汁搅匀，代茶饮。主治风寒咳嗽。（经验方）

4.白萝卜子10克，桃仁30克，冰糖适量。全部放入锅中，用水煮，饮汁吃桃仁。

红梅白萝卜团

【配方】大白萝卜100克，香菇、冬笋各50克，鸡蛋1个，盐8克，味精5克，香油5毫升，淀粉10克，面粉15克，植物油30毫升，西红柿酱20克。

【制法】（1）白萝卜洗净切成细丝，下沸水焯，置凉水中浸泡，捞出挤干水分，放在小盆内备用。

（2）香菇、冬笋洗净切成末，与白萝卜丝一起，加盐、味精、香油调料拌均匀，做成白萝卜球；鸡蛋磕入碗内，放淀粉、面粉拌匀备用。

（3）炒锅放油，烧热后用白萝卜球蘸鸡蛋糊，下油锅后下西红柿酱煮片刻，即可食用。此肴制作精巧，味道鲜美。

【功效】本方具有养益脾胃、化痰止咳的功效，常食可治疗疾热、肺热咳嗽、胃热、脾胃不和等病症。

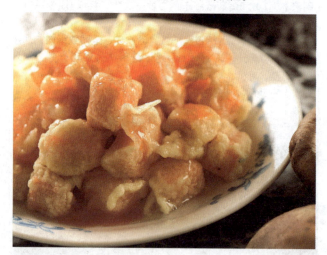

便秘食疗方

便秘主要是因为活动量减少，肠蠕动减弱，排便功能衰退而引起的。但也有些是疾病所致，另一些则与服药有关。比如抗高血压药物甲基多巴、美卡拉明等；风湿镇痛药布洛芬、芬必得；抗过敏药苯海拉明；治胃病药氢氧化铝、硫糖铝等。

白萝卜中的芥子油能促进胃肠蠕动，将肠中有害物质迅速从体内排出，防治药物性便秘。传统中医认为，白萝卜有很强的行气作用，也有利于大便的通畅。

香油拌白萝卜丝

【配方】白萝卜300克，香油30毫升，蒜15克，白糖10克，盐3克，鸡精3克，醋10毫升。

【制法】（1）将白萝卜洗净，去皮，切成4厘米长的细丝；蒜去皮，切碎，捣成蒜泥。

（2）将白萝卜丝放入碗内，加入香油、蒜泥、盐、鸡精、白糖、醋，拌匀即成。

【食法】每日1次，佐餐食用。

【功效】润肠通便、健胃消食、止咳化痰、利尿。适用于肠燥便秘、食积胀满、肺热吐血等症。

■ 通利小便食疗方

小便不利，就其病性来说，有虚实寒热之分，从其症状而论，有小便次数的多寡、尿量的多少及排尿困难与否之别。可见凡是小便排出异常，或频数，或尿少，或排尿困难等，皆可以小便不利名之。

白萝卜含水分91.7%，还含有维生素、钙、磷、碳水化合物及少量的蛋白质、铁，具有清热生津、益肾利水、疏肝理气的功效，对小便的通畅十分有利。

》红椒丝拌白萝卜

【配方】白萝卜250克，干红椒2个，盐5克，味精2克，白糖15克，醋10毫升。

【制法】（1）白萝卜洗净，纵向剖开，然后切成薄片，放碗内加盐拌匀，至白萝卜片柔软后，放凉开水中洗一下，挤干水分放盘内。

（2）干红椒放水中泡软后去蒂、去子，洗净，切成细丝，放白萝卜片上。

（3）加醋、白糖、味精拌匀，腌渍10分钟即可食用。

【功效】健脾开胃、通利二便。适用于肠燥便秘、小便不利等症。

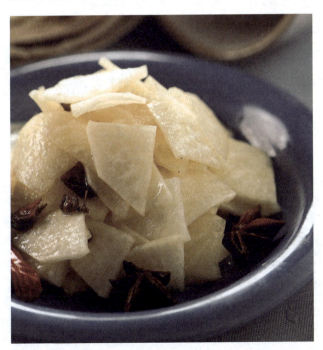

● 治腹痛偏方

1.白萝卜子120克，姜60克，连须葱白500克。共捣烂，加酒炒，布包熨脐部。本方主治气滞腹痛。（经验方）

2.白萝卜子、艾叶各30克，盐10克。共炒热，以布包裹熨脐腹部，痛止为度。主治腹痛。（经验方）

● 治腹泻偏方

1.白萝卜500克。将白萝卜洗净，切片晒干，每次取50克，加水200毫升，煎至100毫升，温服，每日2次。本方行气健胃止泻，主治腹泻腹胀。（经验方）

2.白萝卜250克，粳米100克。将白萝卜洗净，切碎，捣汁去渣。与淘净粳米同放锅内，加水适量，置武火上烧沸，用文火熬成粥即成。本方消食利膈、化痰止咳，适用于咳喘多痰、伤食腹泻等症。（经验方）

3.白萝卜叶30～60克。白萝卜叶水煎，入保温瓶。代茶频饮。本方理气消积，适用于伤食积滞之泄泻。（经验方）

● 治胃炎偏方

白萝卜250克，面粉200克，肉末150克，水150毫升，植物油30毫升。将白萝卜洗净，制成丝，用植物油煸炒至五成熟，加肉末，调匀做馅。面粉适量，加水揉拌，和面团，稍软，擀成片，包萝卜丝馅，烙成小饼，每次吃1～2个小饼，每日3次。主治慢性胃炎，症见胃痛连胁、恶心呕吐、泛酸等。（《中国食疗学》）

胡萝卜

【药典选录】

"下气补中,利胸膈肠胃,安五脏,令人健食。"
——《本草纲目》

"治水痘,百日咳,小儿发热。"
——《岭南采药录》

【医生叮咛】

多食易胃灼热。

功效主治➕

健脾、化滞。治消化不良、久痢、咳嗽。

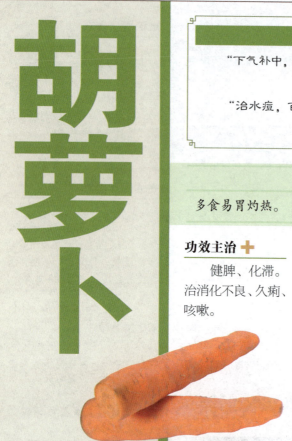

·主要成分·

根含α-胡萝卜素,β-胡萝卜素,γ-胡萝卜素和ε-胡萝卜素、番茄烃、六氢番茄烃等多种类胡萝卜素;维生素B_1(0.1毫克%),B_2(0.3毫克%)和花色素。还含糖、脂肪油、挥发油、伞形花内酯等。根中挥发油的含量随生长而减少,胡萝卜素含量则随生长而增多。

胡萝卜治病偏方 9例

胡萝卜食疗方 4种

■改善消化系统食疗方

肠道可以迅速排出毒素,但是如果消化不良,就会造成毒素停留在肠道,被重新吸收,给健康造成巨大危害。

胡萝卜含有的大量果胶可以与有毒物质结合,有效降低血液中毒素的浓度,加速其排出。每天进食一些胡萝卜,可以刺激胃肠的血液循环,改善消化系统,抵抗导致疾病、老化的自由基。

≫白菜山药胡萝卜汤

【配方】胡萝卜、白菜、山药各100克,白糖适量。

【制法】(1)将胡萝卜、白菜、山药分别洗净,再将白菜切碎,山药、胡萝卜分别切丁。

(2)将上述诸料一同放入汤锅内,加适量水淹没住,以文火煮至酥透。

●治高脂血症偏方

胡萝卜120克,绿豆100克,大藕3节,白糖30克。绿豆用水泡半日,胡萝卜捣泥,二物加适量白糖调匀。在靠近藕节的一端用刀切下,将调匀的绿豆萝卜泥塞入藕洞内,塞满

（3）起锅前加糖调匀即成。

【功效】去热生津、补虚健胃、清热利肠、润泽皮肤。尤其适用于老人或热病后体虚食欲不振者。

» 蜜饯胡萝卜粥

【配方】粳米100克，蜜饯50克，胡萝卜2根，冰糖15克，冷水适量。

【制法】（1）粳米淘洗干净，用冷水浸泡半小时，捞出，沥干水分。
（2）胡萝卜洗净，加冷水用榨汁机打碎，制成蓉、汁。
（3）锅中加水约1000毫升，将粳米放入，先用旺火烧沸，转小火熬煮成粥。
（4）粥中加胡萝卜蓉、汁，用旺火烧沸，再加入蜜饯及冰糖，转小火慢煮20分钟至粥黏稠，即可盛起食用。

【功效】消除胀气、改善消化不良、调理肠胃不适。

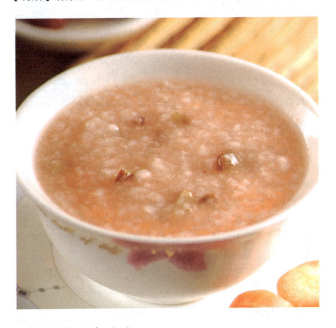

■ 眼干燥症食疗方

眼睛怕光、眼睛上皮组织萎缩角化、泪腺阻塞、泪液无法分泌，使眼睛因缺泪液而致结膜、角膜干燥，特称"眼干燥症"。有人同时伴有或单独出现夜间视力减退，俗称"夜盲眼"，医称为"夜盲症"。这些病人皮肤角化、粗糙，全身抵抗力下降，角膜上的小溃疡稍有感染即可引起全眼球化脓性炎，严重时可导致失明。

胡萝卜中富含的维生素A和维生素C是眼睛健康所不可缺少的营养成分，而胡萝卜素进入人体后也可转化生成维生素A。因此经常食用胡萝卜，可调节视网膜感光物质的合成，缓解眼疲劳，预防眼干燥症和夜盲症的发生。

塞实为止。再将切下的部分盖好，用竹签插牢，上锅用水蒸熟，当点心吃。经常食用可降低血脂、软化血管，主治高脂血症。（经验方）

● 治消化不良偏方

胡萝卜250克，淮山药20~30克，鸡内金10~15克，红糖少许。胡萝卜洗净，切块，与淮山药、鸡内金同煮，30分钟后加入少许红糖，饮汤食胡萝卜。可治脾胃气虚所致的纳少、消化不良等病症。（经验方）

● 治自汗偏方

胡萝卜100克，百合10克，红枣2颗。将胡萝卜洗净切块，与红枣、百合共放砂锅中水煮，熟后，饮汤食胡萝卜、百合、红枣。主治乏力自汗病症，也适用于久咳痰少、咽干口燥调治。（经验方）

● 治眼角膜软化症偏方

胡萝卜100克，鸡蛋2个。先将胡萝卜切片放入锅中加清水煮沸。鸡蛋去壳，放入煮熟，食时调味，饮汤吃蛋。每日1次，7日为1疗程。可治疗眼角膜软化症。（经验方）

● 治夜盲症偏方

1.胡萝卜500克，植物油、盐、酱油、醋各适量。将胡萝卜切成丝，加植物油、盐、酱油、醋炒熟食用，每日1次，6日为1疗程。治疗夜盲症。（经验方）

2.胡萝卜250克，粳米100克，冰糖少许。胡萝卜洗净切碎，与粳米共放锅内煮粥，加冰糖调味。治疗夜盲症。（经验方）

●治荨麻疹偏方

胡萝卜、竹笋各50克，黄花菜15克，银花10克。胡萝卜、竹笋洗净切丝，与黄花菜同炒。待起锅后，拌入鲜银花即可。作佐餐食品。本方有清热凉血之功，适用于荨麻疹。（经验方）

●治小儿百日咳偏方

1. 胡萝卜50克，红枣10颗。将胡萝卜切小段，与红枣一起加水300毫升，煎至100毫升。随意饮汤，食枣与胡萝卜。本方养肺化痰，可用于小儿百日咳的食疗。（经验方）

2. 胡萝卜500克，挤汁，加适量冰糖蒸开温服，每日2次。（经验方）

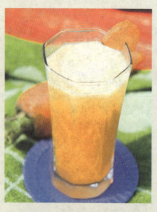

●治小儿麻疹偏方

胡萝卜100克，香菜、荸荠各40克，白糖少许。将前三味洗净，加水共煎汤代茶饮，可加白糖，日分三次服完。适用于小儿麻疹初起。（经验方）

●治小儿营养不良偏方

胡萝卜250克。将胡萝卜洗净，煮熟、煎汤或绞汁服。每日饭后服食，每次150～500克，连服数日。本方可治小儿营养不良。（经验方）

》鸡肝胡萝卜汤

【配方】鸡肝50克，胡萝卜200克，盐5克。
【制法】（1）将胡萝卜洗净切片，放入清水锅内煮沸。
（2）投入洗净的鸡肝，煮熟以盐调味即成。
【功效】补肝益肾、养血明目，防治夜盲症、眼干燥症。

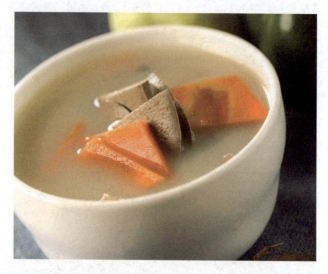

■ 通便防肠癌食疗方

便秘其实是一种多科疾病，饮食、疾病、药物、精神等因素都可能导致便秘。根据发病原因可归结为两类：一是器质性病变引起的便秘，如肿瘤、炎症、结核、息肉等可引起便秘；二是功能性便秘，如结肠动力低下、排空紊乱、肠道蠕动功能减退等，导致大便排出困难。对于查不出器质性病变的功能性便秘，要进行综合治疗，首先要建立合理的饮食结构，比如多吃一些富含果胶的蔬菜，还要多喝水。

胡萝卜含有植物纤维，吸水性强，在肠中体积容易膨胀，是肠道中的"充盈物质"，可加强肠道蠕动，从而利膈宽肠、通便防癌。

》香油炖胡萝卜

【配方】胡萝卜300克，香油30毫升，姜5克，葱10克，盐3克，鸡精3克，植物油35毫升。
【制法】（1）将胡萝卜洗净，去皮，切成3厘米见方的块；姜切片，葱切段。
（2）将炒锅置武火上烧热，倒入植物油，烧至六成热时，下姜、葱爆香，加入清汤800毫升，烧沸，下入胡萝卜煮熟，加入盐、鸡精、香油即成。
【食法】每日1次，佐餐食用。
【功效】润肠通便、明目健脾。适用于肠燥便秘、消化不良、咳嗽、夜盲症等症。

核桃莴苣炒胡萝卜丁

【配方】胡萝卜200克,核桃仁30克,莴苣20克,姜5克,葱10克,盐3克,鸡精2克,植物油35毫升。

【制法】(1)将核桃仁用植物油炸香;莴苣去皮,切丁;胡萝卜去皮,切丁;姜切片,葱切段。

(2)将炒锅置武火上烧热,倒入植物油,烧至六成热时,下姜、葱爆香,下莴苣丁、胡萝卜丁、核桃仁、盐、鸡精,炒熟即成。

【功效】补气血、益智能、润肠通便。适用于气血两亏、智力低下、便秘、健忘等症。

泽泻拌胡萝卜

【配方】胡萝卜300克,泽泻15克,料酒10毫升,姜5克,葱10克,香油20毫升,醋10毫升,盐3克,鸡精10克。

【制法】(1)将泽泻研成细末;胡萝卜去皮,洗净,切成4厘米长的丝;姜切片,葱切花。

(2)将胡萝卜丝放入拌碗内,加入泽泻粉、盐、姜、葱、鸡精、香油、醋、料酒,拌匀即成。

【食法】每日1次,佐餐食用。

【功效】渗水利湿、明目健脾。适用于消化不良、便秘、咳嗽、夜盲症、脂肪肝等症。

■ 肺癌食疗方

癌症的发生是一个多因素、多步骤的复杂生物学过程,它既包括外界因素,也涉及遗传等内部因素。在内部因素中,原癌基因是人类细胞中固有的一类基因,也是参与细胞生长分化的调节基因。当原癌基因受外界因子作用而激活,就会变成有活性的癌基因。

胡萝卜中的β-胡萝卜素能调节细胞内某些物质的动态平衡,具有清除氧自由基的功能,从而减少或阻止肿瘤细胞的生成,尤其在预防肺癌方面具有非常明显的效果。

香菜拌胡萝卜丝

【配方】胡萝卜500克,香菜50克,盐10克,味精3克,白糖15克,红油10毫升,香油15毫升,醋5毫升。

【制法】(1)胡萝卜洗净,刮去表面粗皮,切成细丝,用盐拌匀腌一下;香菜洗净,切成碎末。

(2)将盐腌过的胡萝卜丝用清水洗一下,沥干放碗中。把香菜碎末撒在胡萝卜丝上。

(3)将红油、盐、醋、白糖、味精、香油共放碗中拌匀,浇在胡萝卜丝上,拌匀即可食用。

【功效】防癌抗癌。

花生米拌胡萝卜干

【配方】胡萝卜干100克,五香花生米(煮)50克,葱白10克,花椒粉4克,味精3克,白糖少许,酱油5毫升,醋15毫升,红油适量。

【制法】(1)胡萝卜干洗净,用温水泡软,切丝;花生米剁碎;葱白切末。

(2)将胡萝卜干丝、碎花生米、葱白末放入盆内,再加入酱油、醋、白糖、味精、红油、花椒粉,拌匀即可食用。

【功效】防癌抗癌。

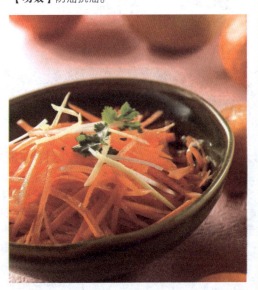

香菇

【药典选录】

益气，不饥，治风破血。"
——《日用本草》

"大能益胃助食，及理小便不禁。"
——《本草求真》

【医生叮咛】

患有顽固性皮肤瘙痒症者忌食。

功效主治 +

扶正补虚、健脾开胃、祛风透疹、化痰理气、解毒、抗癌。对脾胃虚弱、食欲不振、吐泻乏力、痘疹不出等症均适宜。

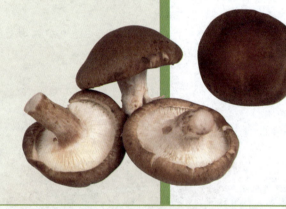

· 主要成分 ·

香菇高蛋白、低脂肪、多糖。含有多种氨基酸和多种维生素，同时富含谷氨酸及一般食品中罕见的伞菌氨酸、蘑菇酸及鹅氨酸等。

香菇治病偏方 10 例

● 治眩晕偏方

香菇30克，黑木耳10克，盐、味精各适量。香菇洗净，

香菇食疗方 5 种

■ 增强抵抗力、预防感冒食疗方

普通感冒，俗称伤风，医学上称为急性鼻炎或上呼吸道感染，它的主要特征是病原体复杂多样，多种病毒、支原体和少数细菌都可以引起感冒。

医学专家研究指出，常吃香菇可以防感冒。这是因为香菇的孢子上有槟榔状的小颗粒，它能刺激感冒病毒，使其形成一层厚壁。厚壁形成后，感冒病毒即失去了对人体的侵袭能力。另外，香菇经太阳照射后，所含有的特殊物质——麦角甾醇会转化成维

生素D，它被人体吸收后，对增强抵抗力有帮助。

❯❯ 火腿皮香菇笋菜汤

【配方】香菇、金华火腿、鲜笋、韭菜各50克，湿淀粉适量。

【制法】（1）将金华火腿清理干净，煮熟，取皮并切丝，留肉汤备用。

（2）将香菇洗净切丝；鲜笋洗净切丝；韭菜洗净切碎。

（3）将煮火腿的肉汤放入锅内，投入火腿皮煮沸，加香菇、鲜笋、韭菜一同煎煮。

（4）待各料煮熟后，用湿淀粉勾芡即成。

【功效】补虚益气、开胃进食、抗感杀菌、消食化痰。

■ 缓解胃痛、促进消化食疗方

造成胃痛的原因有很多，最常见的就是急性肠胃炎、消化性溃疡及消化不良。饮食积滞、消化不良的主要表现为胃脘胀痛、嗳腐嘈气，或呕吐食物、吐后痛减。

香菇富含核糖核酸、香菇多糖等，易被人体消化吸收，减轻肠胃负担；而香菇中的多种酶类对胃肠的消化功能非常有利，能促进食欲，缓解胃痛，可用来治疗食积不化等症。

❯❯ 香菇焖鸡胗

【配方】水发香菇150克，鸡胗150克，盐5克，味精2克，白糖15克，猪油40克，姜汁15毫升，料酒15毫升，葱末、姜末各10克，清汤250毫升，香油少许。

【制法】（1）将水发香菇择洗干净，放在碗里，加适量猪油、葱末、姜末、清汤，上屉蒸烂，取出备用。

（2）鸡胗洗净，去掉里、外皮，每个切成4块，用开水烫一下，再用清水洗净，加清汤、盐、料酒、葱末、姜末，上屉蒸烂，取出备用。

（3）炒锅下入猪油和白糖，炒成金红色，下入鸡胗，翻炒几下，待鸡胗呈金红色时加入味精和盐、料酒、

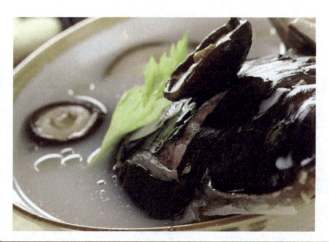

黑木耳放于水中发好洗净。二者放于热油锅中炒熟，放适量盐、味精即成。本方凉血止血，可降低血液黏稠度，能治疗头晕眼花、少食多寐等症。（经验方）

● 治神经衰弱偏方

干香菇20克，茯苓10克，粳米50克。将香菇用凉水发好，切碎；茯苓焙干研末；二物与适量粳米一起煮粥。可治疗神经衰弱、眩晕、心跳等症，还可利尿消肿、补脾止泻。（经验方）

● 治失眠偏方

香菇50克，猪瘦肉末50克，香油、盐和麦片各适量。先将香菇、猪瘦肉末入沸麦片粥中煮熟，再加盐、香油即可食用。每2日吃1次，常食可有安神健眠作用。（经验方）

● 治头痛偏方

香菇50克，白酒100毫升。将香菇和白酒同煮至香菇熟，每日口服2次。可治疗头痛。（经验方）

● 治高血压偏方

香菇80克，芹菜段50克，植物油少许。将香菇与芹菜段下油锅炒至熟，长期食用，对高血压有一定疗效。

● 治高胆固醇症偏方

1.干香菇10克，猪瘦肉丁50克。干香菇泡发，与猪瘦肉共煮成汤，经常服食。可降低胆固醇。（经验方）

2.香菇90克，牛肉丁50克。将香菇与牛肉丁煮成汤，经常食用。可降低胆固醇，缓解动脉硬化和血管变脆。（经验方）

瓜果蔬菜医药

●治胃痛偏方

香菇50克,红糖水少许。将香菇焙干,研成末,每次用1.5～3克,在饭前用热红糖水送下,可治疗胃痛。

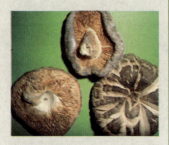

●治结肠炎偏方

干香菇500克。每次取8克干香菇,每天晚上置保温杯中用开水浸泡当茶饮,一杯为量,一次喝完,再用开水冲一杯,第二天早上加热后一次喝完。余下的香菇可做菜用。8个月为一疗程,再喝8个月为巩固性治疗。可治疗结肠炎,对其他消化道系统疾病也有明显辅助治疗作用。(经验方)

●治肾炎偏方

1.干香菇、冰糖各适量。每天取200克左右干香菇,水发后洗净,去蒂,加冰糖适量共炖,温服。辅助治疗急慢性肾炎。

2.干香菇10克,盐少许。干香菇水发后洗净,加少许盐焖熟。每日1次。可辅助治疗急慢性肾炎。(经验方)

●治贫血偏方

水发香菇50克,红枣5颗,鸡肉150克。以上各料加盐隔水蒸熟,每日吃1次。可治疗贫血、体质虚弱、四肢无力等症状。(经验方)

姜汁、清汤,烧滚后移至文火上,焖至汤汁将浓时,下入蒸好的香菇,淋上香油,将汁稍煨入味即成。

【功效】可治疗脘腹胀满、食积不化等症,对消化不良或患有肠胃病者有辅助治疗作用。

■高血压食疗方

当出现高血压危象或椎基底动脉供血不足时,可出现与内耳眩晕症相类似的症状。常食香菇对治疗动脉硬化、糖尿病、高血压、肝硬化、胆结石、佝偻病等病症及防治感冒、各种黏膜及皮肤炎症有一定效果,因而它有"素中之肉""健康食品"的美誉。

》芥蓝腰果香菇

【配方】香菇10朵,芥蓝300克,腰果50克,红辣椒少许,精盐5克,味精2克,鸡精少许,白糖适量,色拉油50毫升,湿淀粉适量,蒜片少许。

【制法】(1)将芥蓝取茎切段,红辣椒切小段。
(2)将芥蓝、香菇分别焯水;腰果炸熟。
(3)净锅入底油,将原料倒入锅中翻炒调味,勾芡,淋上明油即成。

【功效】润肺、止咳、滑肠、通便、养颜,降血压效果明显。

》清蒸香菇

【配方】干香菇100克,盐、白糖、味精、料酒、鸡油、鸡汤各适量。

【制法】香菇用温水浸泡,泡发后去杂质洗净捞出挤干,排放在砂锅中,加鸡汤、澄清的香菇浸泡水、盐、味精、白糖、料酒,上笼蒸40分钟左右取出,淋上鸡油即成。

【功效】补气益胃、降压降脂。可作为高血压、高脂血症等症的辅助食疗菜肴,可长期食用。

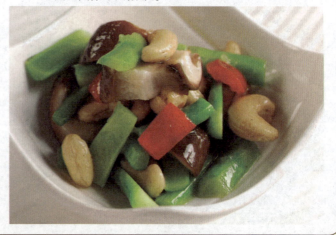

■动脉硬化食疗方

动脉硬化是动脉的一种非炎症性病变,可使动脉管壁增厚、变硬,失去弹性,管腔狭小。

香菇具有降血脂及胆固醇,加速血液循环,使血压下降的作用,对高血压、动脉硬化患者均有治疗效果。

» 香菇桃仁里脊肉

【配方】水发香菇250克,鲜核桃仁50克,猪里脊肉100克,盐、味精、胡椒粉、甜面酱、葱、姜、水淀粉、红油、猪油、香油各适量。

【制法】(1)将水发香菇控干水,每个剖为两片;核桃仁用沸水烫透,撕去皮,放入油锅中慢慢炸酥炸脆,捞出沥油,凉后切成片;姜切片,葱切段;猪里脊肉洗净后切成薄片,放入小碗内,加盐、味精、胡椒粉、水淀粉拌匀。

(2)将味精、甜面酱、红油、胡椒粉、水淀粉、香油同放一小碗内,兑成汁水。

(3)炒锅置中火上,放猪油适量,烧至五成热时,将肉片下入,炒至八成熟时倒入漏勺中。

(4)在锅中留少许油,先把香菇下入煸香,再下葱段、姜片炒透,接着把肉片、核桃仁倒入,浇上兑好的汁水,搅匀即可。

【功效】此方对防治高脂血症和心脑血管硬化症有益。

■小儿佝偻病及老年骨质疏松症食疗方

佝偻病是小儿多见的慢性营养缺乏症,俗称软骨病,多发生在2岁以下的婴幼儿身上。其原因是维生素D不足引起全身性钙、磷代谢失常和骨骼改变。该病虽然不直接危及生命,但能使孩子体质虚弱,抵抗力降低,容易感冒、腹泻和食欲减弱。

香菇不但蛋白质含量高,而且质量也好,其蛋白质由18种氨基酸组成,其中有7种为人体必需氨基酸,占氨基酸总量的35.9%。维生素D元——麦角甾醇,也是一般蔬菜所缺乏的,维生素D元被人体吸收后,受阳光照射,能转变为维生素D,增加身体对钙质的吸收率(增加肠子对钙的吸收率,将血液中的钙送至骨骼,骨骼释放出钙质并且送至肌肉),可增强人体抵抗力,并有助于儿童骨骼和牙齿的成长,有利于防止老年人患骨质疏松症。

» 香菇炒菜花

【配方】水发香菇150克,菜花100克,淀粉10克,鸡油10毫升,盐、味精、葱段、姜片各少许,植物油15毫升,鸡汤200毫升。

【制法】(1)香菇洗净,大个的一切两半;菜花洗净切成小块,用开水焯透。

(2)植物油入锅烧热,先放葱段、姜片煸出香味,再放入盐、鸡汤、味精,烧沸后将葱姜捞出,再将菜花、香菇分别码入锅内,用文火烧入味后,淋上淀粉、鸡油即成。

【功效】利肠胃、开胸膈、壮筋骨。

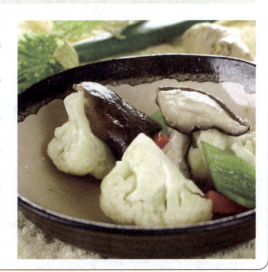

黑木耳

【药典选录】

"润燥利肠。"
——《药性切用》

【医生叮咛】

孕妇不宜多吃。

功效主治 +

凉血、止血，可治肠风、血痢、血淋、崩漏、痔疮等症。

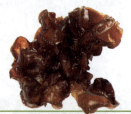

· 主要成分 ·

黑木耳含有丰富的蛋白质、铁、钙、维生素、粗纤维，其中蛋白质含量和肉类相当，铁比肉类高10倍，钙是肉类的20倍，维生素B_2是蔬菜的10倍以上，黑木耳还含有多种有益氨基酸和微量元素，被称之为"素中之荤"。

黑木耳治病偏方 6 例

● 治眩晕偏方

黑木耳100克，豆腐半块，调料适量。先将黑木耳洗净放水中发好，豆腐切成小块。取发好的黑木耳下油锅炒，再下豆腐，放适量调料即可食用。主治头晕、眼目昏花、健忘失眠等。（经验方）

● 治流行性腮腺炎偏方

黑木耳20克，鸡蛋1个。将鸡蛋打入碗内搅匀，木耳晒干

黑木耳食疗方 7 种

■ 脑血栓食疗方

在矿物质中，镁能改善脂质代谢和抗血凝，保护心肌的结构与功能。缺镁易发生血管硬化和心肌梗死。

黑木耳含矿物质镁十分丰富，有活血功效，能促进人体红细胞中血红素和人体细胞原生质的形成，减少血液凝块，缓解冠状动脉粥样硬化，防止血栓形成。

» 木耳清蒸鲫鱼

【配方】水发黑木耳100克，鲜鲫鱼1条（约重300克），料酒、盐、白糖、姜片、葱段、植物油各适量。

【制法】（1）将鲫鱼去鳃、去鳞、去内脏，洗净；将水发黑木耳去杂质洗净，撕成小片。

（2）将鲫鱼放入碗中，加入盐、姜片、葱段、料酒、白糖、植物油，最后将木耳投入，将鱼覆盖，上蒸笼，用大火蒸半小时出笼即成。

【功效】润肤养容、抗衰防老、防治血栓。

■便秘及痔疮出血食疗方

痔疮是肛门附近静脉发生曲张，血管肿胀，而形成的一个或数个静脉团或痔核。一般是因为持续便秘或经常久坐不动，以致大肠蠕动较慢，令流向心脏的血液未能顺利回流。另外，若饮食倾向多肉少菜、纤维不足及过于肥腻，也会导致发病。

黑木耳含有的植物胶质对消化系统有清泻作用，能清除肠胃中积败食物，缓解便秘、痔疮带来的不适。黑木耳中含杀菌、解毒物质与生物碱，对各种炎症有较好的防治作用，对痔疮出血也有一定的抑制效果。

》水发木耳拌生菜

【配方】水发木耳15克，生菜400克，干红椒2个，姜6克，盐5克，白糖15克，醋7毫升，香油15毫升，味精1克。

【制法】（1）生菜择洗干净，切成3厘米长的段，放入盆内，加入盐拌匀，稍腌一下，挤去水分后放入盘中，加入醋、白糖、味精拌匀。

（2）水发木耳切成丝，放开水中稍焯；干红椒去蒂、子，用温水泡软切成细丝；姜去皮，洗净切成细丝。

（3）将干红椒丝、水发木耳丝及姜丝放在生菜上，淋入香油，拌匀即可食用。

【功效】清热除烦、生津止渴、解热利水、润肠通便。

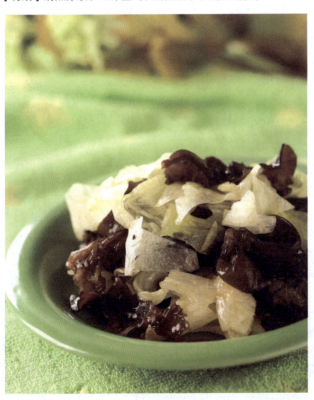

研末，共调拌匀，一日分3次服。（《偏方大全》）

●治痔疮偏方

黑木耳（干品）30克。黑木耳用开水泡软，每日清晨空腹炖食，10日为1疗程。本方治内、外痔皆有效。（经验方）

●治便血偏方

1.黑木耳30克，红枣5颗，粳米100克。将黑木耳用温水浸泡1小时后洗净，与粳米、红枣同煮成粥。每日早晚温热食用。适用于脾胃气虚之便血，症见血色紫黯或黑便、脘腹不舒、头晕目眩等。（经验方）

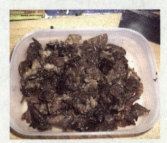

2.黑木耳25克，黄花菜20克，血余炭（头发灰）5克。先将黄花菜、黑木耳加700毫升水，煎成300毫升，然后冲入血余炭，吃菜饮汤。清热养血、利水消肿。适用于大便出血等症。（经验方）

●治痢疾偏方

黑木耳30克，红糖20克。黑木耳切碎，与红糖一起搅拌后，放入200毫升水蒸煮，蒸熟后即可食用。主治细菌性痢疾。（经验方）

●治扁桃体炎偏方

黑木耳10克，焙干研成细末，用小细管向咽喉内吹木耳末，敷几次可治愈炎症。（经验方）

■ 缺铁性贫血食疗方

黑木耳含铁量特别丰富，黑木耳所含的铁特别容易吸收，而且还具有和胃健脾、安神润燥、活血去瘀等功效，因此黑木耳是一种对缺铁性贫血者非常有益的黑色功能食品。

» 酸甜猪肝

【配方】水发黑木耳100克，猪肝100克，菠萝肉100克，葱段10克，糖醋汁75毫升，湿淀粉35克，酱油10毫升，香油10毫升，植物油750毫升（约耗75毫升）。

【制法】（1）将黑木耳择洗干净；猪肝洗净，切成片；菠萝肉切成片。猪肝放在碗内，加入酱油、湿淀粉，拌和上浆。

（2）炒锅上火，倒入植物油，烧至六成热时，将猪肝下入锅中稍炒，倒入漏勺内沥去油。

（3）原锅放入菠萝肉片、木耳、葱段炒几下，加入糖醋汁烧开后，用湿淀粉勾芡，倒入猪肝，颠翻几下，淋入香油即成。

【功效】养血补血。

■ 补充流失血液、防治崩漏带下食疗方

妇女不在行经期间，大量出血为崩；或持续出血、淋漓不断为漏；流出一种黏腻或稀薄的液体，绵绵不断如带的，称为带下。

黑木耳含铁特别丰富，可补充流失血液。另外，由于黑木耳中含有蛋白质、氨基酸、多种维生素以及人体必需的铁、磷、钙等营养物质，对于四肢无力、体质亏损、崩漏带下、头晕、耳鸣等病症有补益作用。

» 木耳炒香肠

【配方】水发黑木耳200克，香肠100克，料酒、盐、酱油、味精、葱花、植物油、湿淀粉、白糖各适量。

【制法】（1）将水发黑木耳去杂质，洗净；香肠洗净，切成片。

（2）炒锅上火，倒入植物油烧热，放入香肠片煸炒，再放入葱花、酱油煸炒几下，放入盐、料酒、白糖继续煸炒至肉熟，加入木耳和适量水，炒至入味，加入味精，用湿淀粉勾芡即可。

【功效】补肾益精、滋肝养血，可治妇女崩漏带下。

■ 癌症食疗方

在癌症进展中，人体免疫功能会因正常机体受损害而逐渐下降，病情越重，免疫力越差，因此在癌症患者治疗时，提高免疫力是不可缺少的。

黑木耳中含有的多糖类物质，如木糖、葡萄糖醛酸、甘露糖、葡萄糖和岩藻糖等，可以增强机体免疫力、降低肿瘤细胞的活性，从而起到防癌抗癌的作用。

» 木耳炒胡萝卜

【配方】水发黑木耳200克，胡萝卜100克，黄瓜50克，酱油35毫升，盐3克，味精3克，葱、姜、蒜各适量，水淀粉25克，香油5毫升，醋5毫升，植物油500毫升（约耗50毫升）。

【制法】（1）将黑木耳择洗干净；胡萝卜和黄瓜分别切段。

（2）炒锅置旺火上，倒入植物油，烧热后加入葱、姜、蒜炒出香味后，投入胡萝卜、木耳、黄瓜，添入适量水，加入酱油、醋、盐、味精，烧沸后用水淀粉勾芡，点上香油即成。

【功效】防癌抗癌。

■防止胆固醇沉积、降低血脂食疗方

黑木耳多糖能使血清中血浆胆固醇、低密度脂蛋白显著下降，同时能相对提高血清中高密度脂蛋白的含量，降低血脂和防止胆固醇沉积，从而起到降血脂的作用。

脂质过氧化与衰老有密切关系，所以，老年人经常食用黑木耳，可防治高脂血症、动脉硬化和冠心病，并可延年益寿。

》椒油木耳

【配方】黑木耳50克，水发海米25克，花椒15克，盐、味精、蒜泥、姜末、香油、植物油、高汤各适量。

【制法】（1）将黑木耳洗净，撕成小块，放入沸水中焯一下，捞出，沥干水，倒入平盘内，用盐、高汤、味精拌匀，再放入海米，姜末、蒜泥放在盘边上。

（2）炒锅置小火上，放植物油烧热，下入花椒，炸出香味，捞出花椒不用，成花椒油，然后将花椒油浇在盘子边上的姜末、蒜泥上，再淋上少许香油。食用时将木耳、海米、姜末、蒜泥和花椒油拌匀即可。

【功效】此方很适合患有高血压、冠心病、高脂血症的人食用。

■促进异物和结石的排出食疗方

黑木耳中的胶质可把残留在人体消化系统内的灰尘、杂质吸附集中起来排出体外，从而起到清胃涤肠的作用。同时，它还能帮助消化纤维类物质，对无意中吃下的难以消化的头发、谷壳、木渣、沙子、金属屑等异物有促进排出作用。

黑木耳中的发酵素与植物碱，可刺激腺体分泌，湿润管道，促进结石排出；同时黑木耳中含有的矿物质可与结石中的化学成分发生反应，剥蚀结石，使结石变小，从而加快结石排出体外的速度，对胆结石、肾结石等内源性异物有比较显著的化解功能。

》丝瓜木耳汤

【配方】黑木耳（水发）30克，丝瓜250克，白芷15克，料酒10毫升，姜5克，葱10克，盐3克，味精2克，胡椒粉2克，香油20毫升。

【制法】（1）丝瓜去皮，切3厘米见方的片；黑木耳洗净；白芷润透，切片；姜切片，葱切段。

（2）将丝瓜、黑木耳、白芷、姜、葱、料酒一同放入炖锅内，加水1800毫升，用旺火烧沸，再用小火炖煮30分钟，加入盐、味精、胡椒粉、香油即成。

【功效】防治高血压、高脂血症、动脉硬化等症。

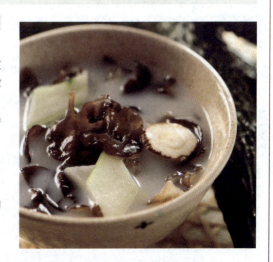

银耳

【药典选录】

"润肺滋阴。"
——《本草再新》

"治口干肺痿，痰郁咳逆。"
——《本草问答》

【医生叮咛】

外感风寒者忌用。

功效主治 ✚

滋补生津、润肺养胃。主治虚劳、咳嗽、痰中带血、津少口渴、病后体虚、气短乏力。

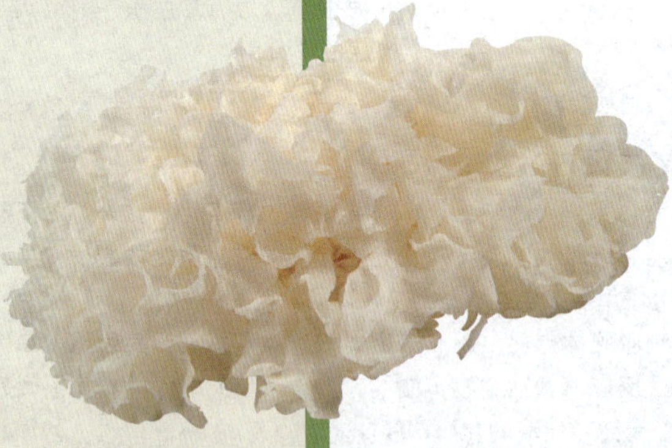

· 主要成分 ·

含有脂肪、蛋白质、硫、磷、镁、钙、钾、钠等，并含有多种维生素、氨基酸、葡萄糖、葡萄糖醛酸等。

银耳治病偏方 11例

银耳食疗方 6 种

■ 慢性支气管炎食疗方

慢性支气管炎俗称"老慢支"，是冬季中老年人的常见病，是气管及其周围组织发生的慢性炎症。主要表现为咳嗽、咳痰或伴气急等症状反复发作。

银耳中含有多种氨基酸及蛋白质、脂肪、糖类、维生素、矿物质等成分，尤其是异多糖，能滋阴润肺、养胃补肾，提高人体的免疫力，对老年慢性支气管炎、肺源性心脏病有显著疗效。

● 治高血压偏方

1.干银耳5克，冰糖适量。银耳用清水浸泡一夜，于饭锅上

》莲子银耳菠菜汤

- 【配方】银耳75克,菠菜350克,素高汤3000毫升(也可用一般高汤),新鲜莲子150克,姜2片,葱1根,料酒、盐少许。
- 【制法】(1)银耳洗净沥干,放入碗中加料酒浸泡至变软;菠菜留根洗净,切段。
  (2)莲子洗净、去心,泡软,葱、姜片洗净,切丝。
  (3)锅中倒入素高汤煮滚,放入莲子煮5分钟,加入菠菜、银耳、葱、姜丝及盐,待汤汁再滚即可盛出。
- 【功效】养血强心、滋阴润肺、生津止咳,可用于治疗慢性支气管炎。

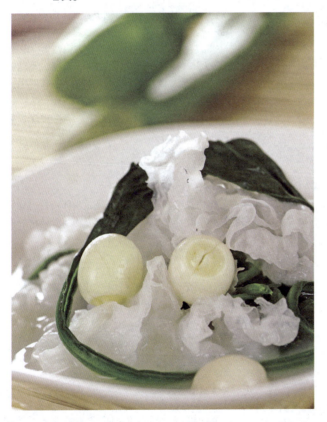

■ 慢性肾炎食疗方

慢性肾炎对肾功能的损害呈慢性进行性损害,肾功能因感染、劳累、血压增高或肾毒性药物而发生急剧恶化,但只要及时去除诱因后,肾功能便可逐渐恢复。

银耳营养丰富,能够及时补充机体所需营养物质,强化肾功能,对慢性肾炎有一定疗效。银耳中的酸性多糖类化合物,能有效地增强机体对外来入侵致病菌的抑制和杀伤能力,增强机体的免疫力。

蒸1~2小时,加入适量的冰糖,于睡前服下。主治高血压引起的眼底出血。(经验方)

2.银耳15克,黑木耳10克。黑木耳、银耳洗净浸软,加冰糖,放碗内蒸1小时后顿服,每日一次。补脑养心、凉血止血、降低胆固醇,常服可治血管硬化、高血压和眼底出血等。注:木耳润肠,故大便溏薄者忌用。(经验方)

● 治糖尿病偏方

水发银耳50克,菠菜(留根)30克,味精、盐少许。将菠菜洗净,银耳泡发煮烂,放入菠菜、盐、味精煮成汤。滋阴润燥、生津止渴,适用于脾胃阴虚为主的糖尿病。(经验方)

● 治眩晕偏方

银耳15克,枸杞子、干贝各10克。银耳、干贝洗净发好,三物放于锅中,加入鲜汤及调料,炖煮成羹,即可食用。本方养阴护肝,主治肝肾不足所致眩晕。(经验方)

● 治咽喉炎偏方

银耳20克,冰糖少许。将银耳用水泡开后烧煮,加冰糖饮汁,每日早、晚各1次。可治慢性咽喉炎,也可辅助治疗老年慢性支气管炎等疾病。(经验方)

● 治慢性支气管炎偏方

水发银耳20克,油菜叶末5克,冰糖适量。将银耳、冰糖同放入瓦罐中炖熟,再将用沸水冲泡后的油菜叶末和水倒入大碗内,加入炖熟的银耳和汤汁,即可食用。此方可治疗慢性支气管炎。(经验方)

● 治便秘偏方

水发银耳50克,冰糖适量。银耳加水加冰糖熬煮,喝汤食

银耳，分3次服用。一般连服两日即可见效。（经验方）

● 治痔疮偏方

干银耳15克，红糖10克，红枣15克，粳米50克。将银耳用水泡发；洗净的粳米和红枣加水同下锅煮粥，将熟时，加入银耳、红糖，煮烂熟即成。此粥每日食用1剂，可治疗痔疮。（经验方）

● 治白细胞减少症偏方

银耳15克，黄芪12克。上述二味加水共煎，每日1剂，分上下午服用，连服15日，对白细胞减少症有治疗作用。（经验方）

● 治荨麻疹偏方

银耳12克，白糖、醋适量。银耳泡发，再用开水冲洗，瓣成小块，放在盘内，加白糖和醋拌匀后食用。凉血消炎，适用于治荨麻疹。（经验方）

● 治月经量多偏方

银耳15克，紫珠草10克，旱莲草12克。上述三味用水煎服，每日1剂，每剂煎2次，上下午各服1次。可治疗妇女月经量多、烦躁不眠症。（经验方）

● 治咳嗽偏方

银耳60克，梨50克，橘子（去皮）40克，冰糖适量。银耳洗净加水，用文火煮熟。将梨、橘子切成小块，加入银耳汤中，煮沸后加冰糖，顿服。本方滋阴清热、化痰止咳。（经验方）

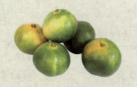

》 鸭蓉银耳

【配方】银耳100克，鸭脯肉200克，香菇10克，熟鸡蛋黄末20克，鸡蛋清60克，料酒25毫升，盐2克，味精25克，姜水10毫升，葱姜油15毫升，湿淀粉20克，鸭油少许，清汤500毫升。

【制法】（1）将银耳用水泡开，去掉根部，洗净，放入清水中浸泡，再用开水焯一下，捞出控净水。

（2）将鸭脯肉剁成细泥，放入碗中，加入姜水、鸡蛋清、盐、味精、湿淀粉，用筷子向一个方向搅拌均匀，成鸭蓉。

（3）用20个汤匙，抹上鸭油，将鸭蓉放在汤勺内，再将银耳分别镶在鸭蓉中间，在银耳旁放上鸡蛋黄末，上屉蒸5分钟左右，从汤匙上将鸭蓉银耳取下，码在盘中。

（4）汤勺上火，加入清汤、料酒、盐、味精、香菇略烧，撇去浮沫后随即捞出香菇，摆在鸭蓉银耳周围。然后往汤勺里重新注入清汤，加入料酒、盐、味精，调好味，用水淀粉勾芡，淋上葱姜油，浇在银耳、香菇上即成。

【功效】增强抗病能力，治疗慢性肾炎。

■ 高血压食疗方

银耳营养丰富，有保护血管和降血压、降血脂作用，可预防血块凝结，缓解脑动脉硬化症状，适用于伴有心脑血管疾病的高血压患者。

》 银耳炒菠菜

【配方】银耳100克，菠菜50克，姜5克，葱10克，盐5克，植物油30毫升，蒜10克。

【制法】（1）银耳发透，去蒂。撕成瓣状；菠菜洗净，切成5厘米长的段，用沸水焯透捞起，沥干水分；姜、蒜切片，葱切花。

（2）炒锅置武火上烧热，倒入植物油，烧至六成热时，下入葱、姜、蒜爆香，加入银耳、菠菜、盐炒熟即成。

【食法】每日2次，佐餐食用。

【功效】滋阴止咳、降低血压，适用于风痰上逆型高血压病患者。

■ 加速胃肠蠕动、减少宿便食疗方

宿便是人体肠道内一切毒素的根源。俗话说："一日不排便，如抽三包烟。"宿便所产生的大量毒素被人体吸收后，将降低人体免疫力，诱导各种疾病滋生，严重危害人体健康。

银耳不但营养丰富，还含有大量的膳食纤维，可促进胃肠加速蠕动，减少宿便在肠道内停留时间，提高免疫力，预防各种疾病。

银耳菠菜汤

【配方】水发银耳100克，菠菜根90克，盐或白糖适量。

【制法】（1）银耳洗净；菠菜根洗净。

（2）将银耳放入炖锅中，放350毫升水，煮约半小时后加入菠菜根，再煮沸20分钟即可，咸甜两食均可。

【功效】滋阴润燥、解渴通便，主治大便秘结、糖尿病口渴欲饮。

■去除面斑食疗方

宿便可产生毒素，宿便中的毒素被肠道反复吸收，通过血液循环到达人体的各个部位，可导致面色晦暗无光、皮肤粗糙、毛孔扩张、痤疮、腹胀腹痛、口臭、女性痛经、月经不调、肥胖、心情烦躁等症状。

银耳是一种含果胶的减肥食用菌，现代研究证明，银耳中的果胶有助胃肠蠕动，减少脂肪吸收，故有减肥作用，并有去除脸部黄褐斑、雀斑的功效。

银耳炒香菇

【配方】银耳20克，香菇10克，料酒10毫升，姜5克，葱10克，盐4克，味精3克，植物油35毫升。

【制法】（1）将银耳用温水发2小时，去蒂头，撕成瓣状；香菇洗净，切成薄片；姜切片，葱切段。

（2）将炒锅置武火上烧热，倒入植物油，烧至六成热时，下姜、葱爆香，随即下入香菇、银耳、料酒，炒熟，加入盐、味精即成。

【功效】滋阴、润肺、减肥、美容。

■抵抗肿瘤、减轻化疗反应食疗方

化疗是指用抗癌药物治疗肿瘤的一种方法；放疗是使用各种放射线来抑制或杀灭肿瘤细胞。化疗与放疗最常见的毒副作用有消化道反应，如口干、食欲减退、恶心、呕吐、腹痛或腹泻等。

银耳中所含丰富的硒元素，可以提高人体对肿瘤的抵抗力，还能增强肿瘤患者对放疗、化疗的耐受力。动物实验证明，银耳多糖能提高机体对原子能辐射的防护能力，提高人体抗低氧的能力，可以减轻放疗、化疗反应，使受害造血系统恢复功能，减少放射性死亡率。

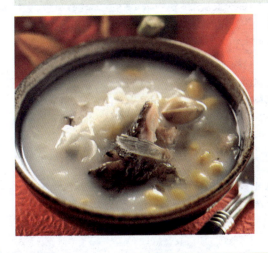

黄豆银耳鲫鱼汤

【配方】银耳19克，黄豆75克，白果3克，鲫鱼1条，姜2片，盐适量。

【制法】（1）黄豆洗干净；白果去壳、衣心，清洗干净；银耳用水浸20分钟，冲洗干净，然后剪碎。

（2）鲫鱼去鳞、内脏，清洗干净，用油把鲫鱼略煎，盛起。

（3）烧沸适量水，下黄豆、白果、银耳、鲫鱼和姜片，水沸后改文火煲约90分钟，下盐调味即成。

【功效】可提高人体对肿瘤的抵抗力。

芦笋

【药典选录】

"治瘰结热气,利小便。"

——《本草纲目》

【医生叮咛】

芦笋中的叶酸很容易被破坏,所以若用来补充叶酸应避免高温长时间烹煮,最好用微波炉小功率热熟。

功效主治 +

治热病口渴、淋病、小便不利。

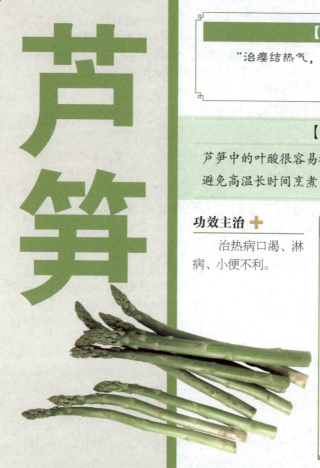

· 主要成分 ·

芦笋的营养价值最高,每1千克鲜芦笋中含蛋白质25克,脂肪2克,碳水化合物50克,粗纤维7克,钙220毫克,磷620毫克,钠20毫克,镁200毫克,钾2.78克,铁10毫克,铜0.4毫克,维生素A900国际单位,维生素C330毫克,维生素$B_1$1.8毫克,维生素$B_2$0.2毫克,烟酸15毫克,泛酸6.2毫克,维生素$B_6$1.5毫克,叶酸1.09毫克,生物素17微克。

芦笋治病偏方 6 例

●治高血压偏方

芦笋100克,粳米50克。同煮粥,适当调味。可治高血压、肥胖,常食有效。(经验方)

芦笋食疗方 2 种

■癌症食疗方

近来科学研究证明,自由基和人类多种疾病均有着密切的关系,如癌症。自由基能作用于脂质产生过氧化脂质,而这些过氧化脂质能使DNA正常序列发生改变,引起基因突变,导致细胞恶性突变,产生肿瘤。一些致癌物也是通过在体内代谢活化形成自由基,并攻击DNA而致癌的。

芦笋中含有丰富的谷胱甘肽,可以去除体内产生的活性氧和过氧化脂质,也可以抵抗癌细胞的成长。除谷胱甘肽外,医学上还发现芦笋含有许多其他抗癌成分,对改善淋巴结癌、乳腺癌、膀胱癌和白血病都十分有效。目前在我国,芦笋是很受欢迎的抗癌食品。

芦笋豆腐干

【配方】芦笋300克,豆腐干80克,口蘑(干品)30克,鸡汤100毫升,盐、味精各适量。

【制法】(1)芦笋用开水焯,漂除异味;豆腐干蒸软;口蘑用温水发泡好,洗净。

(2)将芦笋、口蘑、豆腐干均切成细条状,按三丝相间花色摆于扣碗内,注入鸡汤,下盐,加盖,上旺火,蒸约30分钟,出锅时加味精,倒扣入盘中即成。

【功效】本方对各种癌症病人及高血压、糖尿病、肝硬化、肝炎等患者均有辅助治疗作用。

酒精性脂肪肝食疗方

酒精性脂肪肝是在乙醇的作用下,使脂类在肝脏过度蓄积引起的一种肝脏损伤性疾病。

芦笋中含有的谷胱甘肽还可以保护肝脏,抑制酒精侵害肝脏,有效预防酒精性脂肪肝。谷胱甘肽不但能抑制酒精侵害人体,也能与进入人体的有毒化合物、重金属离子或致癌物质等相结合,并促进其排出体外,起到中和解毒作用。

芦笋百合炒明虾

【配方】芦笋200克,百合200克,大虾100克,精盐5克,味精2克,湿淀粉15克,白糖适量,色拉油30毫升,葱花、蒜片各少许。

【制法】(1)将芦笋切段;百合洗净;大虾去头、焯水。

(2)锅入底油,放葱、蒜炝锅爆香,放入芦笋、百合、大虾同炒,加入调味料翻炒,勾芡,淋上明油即成。

【功效】排毒解毒、预防酒精性脂肪肝。

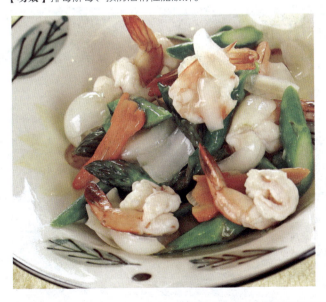

●治肺痈、肺脓肿偏方

芦笋60克,冬瓜子15克,瓜蒌仁12克,鱼腥草15克。上述四味用水煎,日分2~3次服。(经验方)

●治咳嗽偏方

芦笋30克,冰糖适量。上述二味用水煎服,每日1~2次。主治肺热咳嗽。(经验方)

●治失眠偏方

芦笋250克,百合10克,高汤适量。将芦笋去皮,与发好的百合放入锅内加高汤煮沸2分钟,捞出即可。本方具有清心安神、润肺止咳、益气健脾的功效,主治失眠。(经验方)

●治便秘偏方

芦笋200克,猪瘦肉180克,植物油、葱、姜、盐、味精适量。将芦笋、猪瘦肉洗净,切丝。锅中放植物油烧热后,下葱、姜,而后下肉丝翻炒片刻,再下芦笋及盐、味精等,炒至熟后服食,每日1剂。可和胃行气,适用于脾胃气滞、食欲不振、大便秘结等。(经验方)

●治小便不畅偏方

芦笋100克,大米50克。将芦笋择洗干净,切细。大米淘净,放入锅中,加清水适量煮粥,待熟时调入芦笋,再煮一二沸即成。或将鲜芦笋榨汁,待粥熟时调入粥中,再煮一二沸服食。每日1剂,连续3~5日。可清热解毒,适用于热病口渴、小便不畅、淋漓涩痛等。(经验方)

苹果

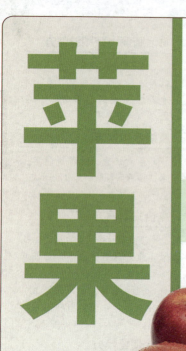

【药典选录】

"止渴,除烦,解暑,去瘀。"
——《医林纂要》

"润肺悦心,生津开胃,醒酒。"
——《随息居饮食谱》

【医生叮咛】

多食令人腹胀,脘腹痞满患者尤须注意。

功效主治 +

生津润肺、除烦解暑、开胃醒酒。

·主要成分·

含有糖类、有机酸、果胶、蛋白质、钙、铬、磷、铁、钾、锌和维生素A、B族维生素、维生素C及纤维等各种营养素。

苹果治病偏方 8例

苹果食疗方 4 种

■ 高血压食疗方

苹果中所含有的钾,能与体内过剩的钠结合,使之排出体外,因此食入盐分过多的人们,多吃苹果可以将钠清除,以软化血管壁,使血压下降。苹果中含有的酚类物质、黄酮类物质等多种活性物质,可以抑制血压升高,有效地降低胆固醇,有助于预防和治疗心血管疾病。

现代医学研究还发现,苹果中的维生素C能加强胆固醇的转化,降低血液中胆固醇和三酰甘油的含量,老年人常食,有防治高血压、动脉硬化及冠心病的作用,还能避免胆固醇沉积在胆汁中形成结石。

●治高血压偏方

1.苹果皮50克,绿茶1克,蜂蜜25毫升。苹果皮洗净,加清水450毫升,煮沸5分钟,加入蜂蜜、绿茶即可。每日1剂,分3次温服。主治高血压。(经验方)

苹果芹菜汁

【配方】苹果400克，芹菜300克，盐、胡椒粉适量。

【制法】将芹菜、苹果洗净，分别切成条、块状，放入榨汁机中，加适量水，榨汁过滤后，加盐、胡椒粉调味。

【功效】此方具有降低血压、软化血管壁的作用，适用于高血压、糖尿病及动脉硬化患者饮服。

蜜汁苹果

【配方】苹果300克，山楂汁100克，白糖100克。

【制法】（1）苹果去皮，去子，切块。

（2）炒锅内放少许清水，加白糖和山楂汁熬煮，待白糖溶化后放入苹果块，用小火慢慢煨，待苹果块变软，糖浆渗入即可。

【功效】此方尤其适宜高血压患者、有妊娠反应的妇女食用。

■ 抑制食欲、防治肥胖食疗方

苹果富含纤维质、维生素，营养价值高，但是热量却非常低，可作为减肥人士的保健食品。科学研究证实，苹果中所含的苹果多酚可抑制血液中的中性脂肪，在小肠内无法被吸收的脂质会被自然排到体外，达到减肥效果。

苹果含有丰富的可溶性胶质纤维，令饱腹的感觉更持久，并阻止身体吸收脂肪。

西米苹果粥

【配方】西米50克，苹果100克，白糖30克，湿淀粉30克，糖桂花5克，冷水适量。

【制法】（1）将苹果冲洗干净，削去果皮，对剖成两半，剔去果核，再改刀切成丁块。

（2）西米淘洗干净，用冷水浸泡胀发，捞出，沥干水分。

（3）取锅加入适量冷水，烧沸后加入西米、苹果块，用

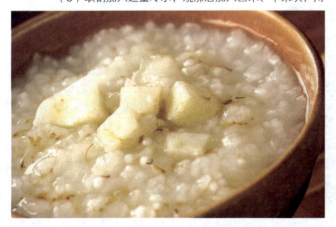

● 治支气管炎偏方

苹果50克，巴豆1粒。将巴豆去皮，放入挖洞的苹果中，蒸30分钟离火，冷后取出巴豆。吃苹果饮汁。轻症患者，每日睡前吃1个，重症患者，每日早晚各吃1个。可治喘息性支气管炎。（经验方）

● 治反胃偏方

苹果20～30克。将苹果切片，煎汤内服，或沸水泡汤饮用。每日3次。治反胃吐痰。（经验方）

● 治饮酒过度偏方

苹果70克。将苹果切碎，加少许清水，熬成膏状服食。可治烦热口渴或饮酒过度。（经验方）

● 治腹泻偏方

苹果干粉15克。空腹时温水送服，每日2～3次。治疗慢性腹泻。（经验方）

● 治小儿急性肾炎偏方

苹果汁、西瓜汁、藕汁各适量。3汁同煮汤。每日3次，随量饮服。清热、利尿、消肿，主治小儿急性肾炎。（经验方）

● 治小儿腹泻偏方

苹果50克。将苹果洗净去皮，切成薄片，放入碗中加盖，隔水蒸熟。用汤匙捣成泥状，喂幼儿。和脾生津、涩肠止泻，适用于消化不良所致腹泻。（经验方）

● 治小儿消化不良偏方

苹果50克。将其洗净去皮，切成薄片，放入碗中加盖，隔水蒸熟，用汤匙捣成泥状，喂幼儿，每日2～3次。可治幼儿单纯性消化不良。（经验方）

旺火再次煮沸，然后改用小火略煮，加入白糖、糖桂花，用湿淀粉勾稀芡即成。

【功效】肥胖者食用最佳。

» 苹果酱

【配方】苹果1000克，白糖10克，淀粉少许。

【制法】（1）将苹果洗净，削皮，去核，切成块，加适量水煮（或蒸）软。

（2）将苹果搅碎成泥状，放入锅中，改文火煮，随煮随搅拌。

（3）待果酱变得晶莹透明时，加入白糖及用少许水调好的淀粉，再搅拌一会儿，即可出锅装瓶。随时服用。

【功效】可防止体态过胖，也适宜高血压、肾病患者食用。

■ 动脉硬化食疗方

有人体试验表明，每天吃两个苹果，3周后受试者血液中的三酰甘油大幅度下降。

苹果的果胶进入人体后，能与胆汁酸结合，像海绵一样吸收多余的胆固醇和三酰甘油，然后排出体外。同时，苹果分解的乙酸有利于这两种物质的分解代谢。另外，苹果中的维生素、果糖、镁等也能降低胆固醇和三酰甘油。

» 腌苹果

【配方】苹果1500克，清水1500毫升，白糖100克，盐10克。

【制法】（1）将苹果洗净，晾干后码放在坛中。

（2）将清水煮开，加进白糖和盐，待糖、盐溶解后立即离火。待糖盐水完全冷却后，倒入苹果坛中，水要淹没苹果，密封坛口。

（3）将坛子置阴凉处，半个月后即可食用。食用时可将苹果切片放盘中，再撒上白糖。

【功效】开胃解腻、顺气消食，防治动脉硬化。

» 苹果豆腐

【配方】苹果500克，嫩豆腐300克，青豆、熟胡萝卜各30克，冬笋、水发香菇各20克，菠菜梗30克，绿豆粉15克，素汤10毫升，植物油30毫升，盐、味精各适量，姜汁10毫升，香油15毫升，水淀粉少许。

【制法】（1）豆腐、青豆、熟胡萝卜分别制成泥；冬笋、香菇、苹果分别切成碎粒；菠菜梗切段（3厘米长），用沸水烫绿，捞出冲凉。

（2）豆腐泥加入盐、味精、姜汁、植物油、绿豆粉拌匀，作外皮用料；香菇、冬笋、苹果，三者放在一起，加入盐、味精、姜汁拌匀，作馅心用料。

（3）取15号大号酒杯，内壁涂上油，在杯的底部对称着涂上少量青豆泥和胡萝卜泥，再放入豆腐泥，中间按涂上少量青豆泥和胡萝卜泥，再放入豆腐泥，中间按一个坑，填入馅心，再加豆腐泥抹平，逐一做好后放入蒸笼，用中火蒸10分钟，拿出扣在大平盘中，去掉酒杯，插上菠菜梗，即成了1个苹果形的豆腐。

（4）锅中放入素汤，加盐、味精调味，用水淀粉勾薄芡，淋上香油推匀，浇在苹果豆腐上即成。

【功效】清热解毒、生津润燥，防治动脉硬化。

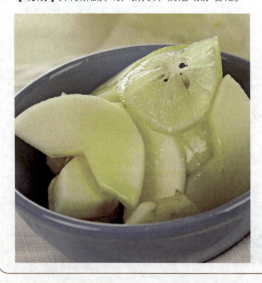

■缺铁性贫血食疗方

缺铁性贫血是由于各种不同原因引起体内储存铁缺乏,影响细胞的血红素合成而发生的贫血。此种贫血在生育期妇女和婴幼儿中发生率最高。铁是人体生理过程中需要的微量元素,存在于所有生存的细胞内,除参与血红蛋白的合成外,还参与体内一些其他生化过程,如细胞线粒体的电子传递、儿茶酚胺代谢及合成。体内多种酶需要铁,如细胞色素酶、过氧化物酶、细胞色素C还原酶、核糖核酸还原酶及黄嘌呤氧化酶等氧化还原酶中都含有铁。

苹果所含维生素C较多,维生素C能促进人体对铁的吸收。对于贫血患者来说,食用苹果可以起到一定的辅助治疗作用。

▶ 苹果煎牛肝

【配方】苹果150克,小牛肝100克,洋葱50克,黄油50克,盐2克,面粉10克,胡椒粉1克,西红柿50克,生菜叶2片,植物油50毫升(实耗30毫升)。

【制法】(1)将苹果洗净,削皮,切片;小牛肝切片,撒上盐和胡椒粉,然后均匀地蘸上精面粉;洋葱切片;西红柿切块。

(2)取一个煎锅,上火,倒入植物油,烧热,将牛肝放入,煎至两面上色后,滗去油;另取煎锅一个,倒入植物油,烧热,将洋葱片放入油内,炸呈焦黄色时捞出,沥净油,待用;再取小煎锅一个,倒入黄油,烧热,放入苹果片,炒4分钟捞出,和洋葱片混合入味。

(3)将煎牛肝放在长形盘中,盘边再按顺序摆上洋葱片、苹果片和西红柿块,用鲜绿生菜叶装饰即成。

【功效】对防治缺铁性贫血有一定作用。

▶ 苹果焖牛腩

【配方】苹果700克,牛腩300克,土豆250克,百合50克,姜1克,香叶10片,陈皮10克,芹菜50克,西红柿沙司、盐、料酒、味精、油面、植物油、清汤各适量。

【制法】(1)牛腩煮熟,切条;土豆去皮,切块;百合切块;芹菜切段;姜切片;苹果切块。

(2)炒锅上火,下植物油,烧至六成热时,放入土豆块,炸至黄色时,倒入漏勺内,锅留底油,下姜片、百合块、土豆块、香叶、陈皮、芹菜,炒香,下牛腩爆香,加入清汤、盐、料酒、西红柿沙司、味精、油面(用清水化开)、苹果,烧开出锅,盛入瓦罐内加盖,置160℃的烤箱内焖3小时,至菜肴软烂时即成。

【功效】增血和胃,也适宜高血压、贫血患者食用。

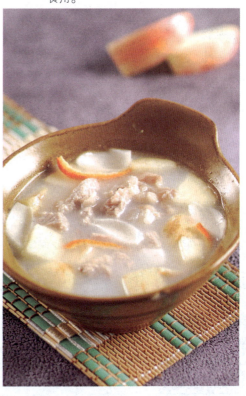

橘子

【药典选录】

"止泻痢，食之下食，开胸膈痰实结气。"

——《食疗本草》

"止渴，润燥，生津。"

——《日用本草》

【医生叮咛】

橘子不宜与螃蟹同食，否则会导致气滞生痰。

功效主治 ✚

具有生津止咳、和胃利尿、润肺化痰的作用，用于胃肠燥热、腹部不适、小便不利、肺热咳嗽等症。

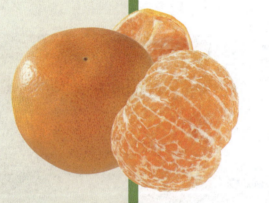

·主要成分·

每百克橘子果肉中含蛋白质 0.9 克，脂肪 0.1 克，碳水化合物 12.8 克，粗纤维 0.4 克，钙 56 毫克，磷 15 毫克，铁 0.2 毫克，胡萝卜素 0.55 毫克，维生素 B_2 0.3 毫克，烟酸 0.3 毫克，维生素 C 34 毫克以及橘皮甙、柠檬酸、苹果酸、枸橼酸等营养物质。

橘子治病偏方 13 例

● 治肝炎偏方

橘皮 30 克（鲜品），粳米

橘子食疗方 4 种

■ 止咳平喘食疗方

咳嗽是某些疾病的症状，也是人体对咽喉部及呼吸道内各种刺激的一种反应。咳嗽可排出呼吸道和肺内的黏液（俗称"痰"），如哮喘及百日咳发作时，咳嗽后有痰吐出，叫咳痰性咳嗽，治疗时以清热润肺为主。

橘子中含有的挥发油等，可以促进呼吸道黏膜分泌增加，并能缓解支气管痉挛，有利于痰液的排出，起到祛痰、止咳、平喘的作用。

≫ 橘皮梨子饮

【配方】橘皮50克，梨80克，冰糖适量。
【制法】将橘皮洗净、切丝；梨洗净去核切块，放碗中，加橘皮丝和少许冰糖，上蒸锅内蒸至梨块熟软即可。
【功效】祛痰、止咳、润肺，适用于感冒咳嗽、咳痰以及慢性支气管炎咳嗽、咯痰等病症，秋季肺燥咳嗽者尤宜。

≫ 橘饼银耳羹

【配方】橘子30克，银耳10～15克，白糖适量，冰糖少许。
【制法】先将鲜橘用白糖渍制后，压成饼状，烘干备用；取银耳用水发开、洗净；将橘饼、银耳放置锅内，加入清水，先用武火烧开后，改用文火炖煮3～5小时，待银耳烂酥汁稠，加少许冰糖调味即可。
【功效】润肺止咳、补虚化痰，适合肺燥干咳、虚劳咳嗽患者经常食用。

■ 降低血压、防治动脉粥样硬化食疗方

动脉粥样硬化是动脉硬化中最常见、最重要的类型，主要累及大型及中型肌弹力型动脉，以主动脉、冠状动脉及脑动脉为多见，常导致管腔闭塞或管壁破裂出血等严重后果。多见于40岁以上的男性和绝经期后的女性，常伴有高血压、高胆固醇或糖尿病等。

橘子中含有的橙皮苷类对周围血管具有明显的扩张作用，能收到降压效果。其中所含的6-二乙胺甲基橙皮苷，能降低冠脉毛细血管脆性，磷酰橙皮苷能降低血清胆固醇，明显减轻和改善主动脉粥样硬化病变。

≫ 橘子山楂汁

【配方】橘子250克，山楂100克，白糖少许。
【制法】橘子去皮，放入榨汁机中榨汁；山楂去核洗净。先将山楂入锅内，加水200毫升熬烂，过滤取汁，再将橘汁兑入其中，加入少许白糖即可。
【功效】此方具有降压、降脂、扩张冠状动脉等作用，尤其适用于老年人或高血压、高脂血症及冠状动脉粥样硬化患者。

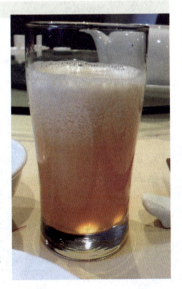

50～100克，姜汁少许。先将橘皮煎取药汁，去渣，加入粳米煮粥。或将橘皮晒干，研末细末，每次用3～5克调入已煮沸的稀粥中，并加姜汁，再同煮为粥。本方理气健脾、燥湿和中，适用于慢性肝炎。（经验方）

● 治胃炎偏方

1.姜、橘皮各20克。姜、橘皮用水煎服，每日2～3次。主治肝胃气滞型胃炎，症见胃脘胀痛、饱闷不适，食后尤甚。（《中国食疗学》）

2.橘子250克，黄酒500毫升。橘子浸入黄酒中，封口2周即可。每日2次，每次饮10毫升。本方清热健运消食，主治胃热不和、食滞不化型胃炎。（经验方）

● 治支气管炎偏方

干橘皮15克，粳米50克。干橘皮加水200毫升，煎至100毫升，去渣。入粳米50克，再加水400毫升，煮成稀粥。每日早晚各服一次。本方具有健脾燥湿化痰之功效，主治脾虚痰盛型支气管炎。（经验方）

● 治消化不良偏方

橘子80克，绿茶50克。橘子挖孔，茶叶塞入，晒干食用。成人每次1个，小儿酌减。主治消化不良。（经验方）

干橘皮50克，白酒500毫升。干橘皮泡白酒中7日后饮服。每日3次，每次1小杯。主治消化不良。（经验方）

● 治便秘偏方

1.橘皮、黄酒适量。橘皮（不去白，浸酒）煮至软，焙干为末。每次取10克，温酒调服。本方顺气行滞，主治便

秘、纳食减少、腹中胀痛等。（经验方）

2.橘皮30克，杏仁30克。2药共为细末，炼蜜调和，冷却后搓成条状。每日1条，纳入肛门内。主治气虚便秘。（《杂病源流犀烛》）

● 治便血偏方

橘饼5个，山楂15克，白糖9克。将橘饼同山楂共入锅内加水煎煮，10分钟后入白糖再煮5分钟，饮汤食果，每日1次。收敛止血。主治大便下血。（经验方）

● 治失眠偏方

橘树鲜叶、白糖适量。橘叶加水煮10分钟后加白糖，频服。治疗失眠。（经验方）

● 治呃逆偏方

干橘皮10克，干苏叶8克。上述二味用等量酒水煎汁，分次服。（经验方）

● 治疝气偏方

橘核、小茴香各等份，黄酒适量。分别炒香研末，混匀。每次取5～10克，临睡前以热黄酒送服。主治小肠疝气、睾丸肿痛。（经验方）

● 治感冒偏方

1.橘子、莲藕、酒、糖各适量。橘子切成圆片，莲藕切碎，加少许酒和糖后，再倒入开水，趁热服用。（经验方）

2.橘子叶30克，薄荷叶20克，老姜、洋葱各10克。将上述四味共捣烂，外贴大椎、印堂、太阳等穴。（经验方）

3.干橘皮20克。将其用200毫升水煎至100毫升时，趁热服用。（经验方）

》 橘子羹

【配方】橘子300克，糖桂花30克，山楂糕丁40克，白糖20克。

【制法】剥掉橘子皮，去橘络和核，切丁；锅内加清水烧热，放入白糖，待糖水沸时，撇去浮沫；将橘丁放入锅中，撒上糖桂花、山楂糕丁即可出锅。

【功效】此方开胃助食、润肺止咳，可作为肺燥咳嗽、烦热胸闷、食少纳呆及高血压、高脂血症、动脉硬化、心血管病等患者的保健食品。

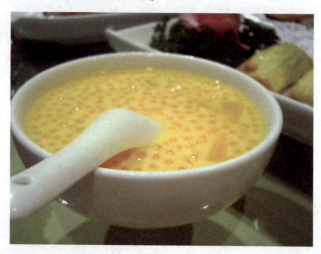

■ 冠心病食疗方

橘皮中含有黄酮甙，可扩张冠状动脉，增加冠状动脉血流量，还有类似维生素P的物质，可增强微血管韧性，防止破裂出血。

》 橘皮粥

【配方】干橘皮30克，粳米100克，白糖5克，冷水适量。

【制法】（1）将干橘皮擦洗干净，研成细末；粳米淘洗干净。
（2）取锅放入冷水、粳米，先用旺火煮沸，然后改用小火熬煮，至粥将成时，加入橘皮末和白糖，再略煮片刻，即可盛起食用。

【功效】扩张冠状动脉，防治冠心病。

》 银耳橘皮羹

【配方】新鲜橘皮100克，水发银耳100克，冰糖适量。

【制法】将银耳去蒂，洗净，用小火炖透，改为大火炖烧，加入冰糖、清水。待银耳质地柔软时，加橘皮，烧沸即成。

【功效】本方具有扩张冠状动脉的作用，能够提高人体的免疫能力和肝脏解毒能力，可作为肺热咳嗽、痰中带血、冠心病等症患者的辅助食疗品。

■阻抑肿瘤细胞生长、预防癌症食疗方

橘子富含胡萝卜素、类黄酮等成分，有抑制化学致癌物质对人体的危害作用，特称"全能抗癌水果"。后来，有人发现柑橘内含有一种强抗癌的活性物质——诺米灵。它可使致癌物质分解、灭毒，阻抑肿瘤细胞生长，使机体内解毒的酶活性升高2倍，尤对胃癌的防治有奇效。日本科学家发现橘子中含有的β–隐黄素其抗癌效果为β–胡萝卜素的5倍，每天吃1～2个橘子，就可收到预防皮肤癌、大肠癌的明显效果。

》橘汁鸡

【配方】橘汁100克，净鸡250克，罐头荸荠200克，洋葱150克，胡萝卜150克，芹菜50克，盐5克，胡椒粉5克，红辣椒粉5克，红糖20克，姜末10克，土豆泥30克。

【制法】（1）净鸡切成5块，撒上盐、胡椒粉、红辣椒粉；洋葱洗净，切丁；胡萝卜切片；芹菜择洗干净，切段。
（2）锅底码放荸荠和洋葱丁、胡萝卜片、芹菜段，上面放鸡块。
（3）把红糖、姜末及橘汁拌匀，淋到鸡块上，盖锅盖，用旺火烧沸，改微火焖烧约1小时，焖至肉熟透，起锅上桌时，配上土豆泥或炸土豆片同食。

【功效】有降血压、抗癌作用。常食此方，可提高抗病能力、强健身体。

》橘香甜汁

【配方】橘子100克，胡萝卜80克，白糖15克。

【制法】（1）橘子剥皮分瓣，去子后对半切开；胡萝卜洗净，切成小块。
（2）橘子和胡萝卜块分别放入榨汁机中，榨取汁液。
（3）将橘子汁和胡萝卜汁混合均匀，加入白糖拌匀后即可直接饮用。

【功效】清除氧自由基，防癌抗癌。

●治咳嗽偏方

1.橘皮15克，杏仁10克，粳米50克。杏仁、橘皮洗净，煎汁去渣，加入粳米煮粥。顿服。本方健脾化湿、理气止咳，主治咳嗽、痰黄黏稠、身热、面赤、口干等。（经验方）

2.橘子100克，梨60克，银耳40克。银耳洗净加水用文火煮熟。将梨切成小块，橘子切小块，加入银耳汤中。煮沸后加冰糖适量。顿服。本方滋阴清热、化痰止咳，主治阴虚咳嗽。（经验方）

3.未完全熟透的橘子1个，盐10克。橘子去蒂，以筷子刺一个洞，塞入少许盐，放于炉下慢烤，塞盐的洞口避免沾到灰。烤熟时，塞盐的洞口果汁会沸滚，约5分钟后，取出橘子剥皮食之。本方止咳功用颇佳。（经验方）

●治冻疮偏方

鲜橘皮50克，姜30克。上二味加水约2000毫升，煮前30分钟，连渣取出，待温度能承受时浸泡并用药渣敷患处，每晚一次，每次30分钟。如果冻疮发生在耳轮或鼻尖时，可用毛巾浸药热敷患处。（经验方）

●治口疮偏方

1.橘子若干。橘子用糖腌渍后，每次口含咽津，1日数次。疏肝、解郁、生津，用于肝郁气滞之口疮，久用有效。（经验方）

2.橘叶30克，薄荷30克。将二味洗净切碎，冲水代茶饮。宜温凉后饮用，避免热饮刺激口疮疼痛。疏肝解郁、辛散止痛，适用于肝气不疏而致的口舌糜烂生疮。（经验方）

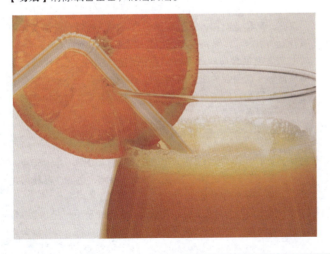

木瓜

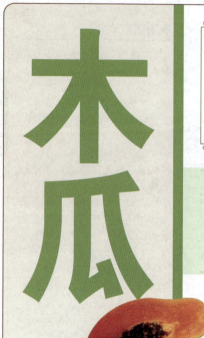

【药典选录】

"除疮合疥癣，牙齿虫痛。"
——《开宝本草》

"果实汁液，用于驱虫剂及防腐剂。"
——《岭南采药录》

【医生叮咛】

❶ 木瓜中的番木瓜碱对人体有小毒，每次食量不宜过多。

❷ 孕妇忌服，过敏体质者慎食。

功效主治

消食健胃、疏筋通络。主治脾胃虚弱、食欲不振、乳汁缺少、关节疼痛、肢体麻木等症。

· 主要成分 ·

果实含有丰富木瓜酶，维生素C，维生素B，钙，磷及矿物质，还含有丰富的胡萝卜素、蛋白质、钙盐、蛋白酶、柠檬酶等。

木瓜治病偏方 11例

木瓜食疗方 5 种

● 治腹痛偏方

木瓜120克，小茴香90克，青皮60克，蜂蜜适量。前三味共研为细末，炼蜜为丸，如梧桐子大。每日3次，每次6丸，用温酒送下。主治脐下痛。（经验方）

■ 缓解胃部痉挛、治疗胃痛食疗方

胃痛，又称胃脘痛，是由外感邪气、内伤饮食、脏腑功能失调等导致气机瘀滞，腹胃脘部包括其周围经常疼痛为主证。

木瓜果肉中含有的番木瓜碱具有缓解痉挛疼痛的作用，对于缓解胃部痉挛引起的疼痛有明显的治疗作用。另外木瓜中含有一种过氧化氢酶，能消化蛋白质，有利于人体对食物的消化和吸收，有利于胃病好转。

》素丝木瓜

【配方】鲜木瓜300克，豆百页200克，茭白100克，青椒50克，姜10克，葱白10克，盐、白糖、香醋、香油、味精各适量，植物油50毫升。

【制法】将木瓜削去外皮，茭白刨去外皮，与豆百页一起切丝；青椒去蒂，姜去皮，洗净，与葱白一齐切成细丝；炒锅置火

上，倒入植物油，烧热，投姜、青椒、葱白丝翻炒几下，再倒入木瓜、茭白、豆百页丝，调入盐、白糖、香醋，加适量清水，焖10分钟，淋上香油，调入味精即成。

【功效】本方具有健脾开胃、帮助消化的功效，可供胃痛、消化不良等患者食用，亦能减肥。

木瓜炖羊肉

【配方】木瓜200克，羊肉100克，白萝卜100克，料酒10毫升，姜5克，葱10克，盐3克，鸡精3克，胡椒粉3克，香菜25克。

【制法】（1）将木瓜洗净，切薄片；羊肉洗净，切块；白萝卜去皮，切块；姜切片，葱切段。
（2）将木瓜、白萝卜、羊肉、料酒、姜、葱同放炖锅内，加水1800毫升，置武火上烧沸，再用文火炖煮35分钟，加入盐、鸡精、胡椒粉、香菜末即成。

【功效】舒经活络、益气补虚、温中暖下，适用于风湿疼痛、虚劳羸瘦、腰膝酸软、腹痛、中虚反胃等症。

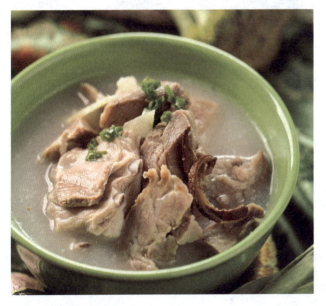

结核病食疗方

肺结核是一种消耗性疾病，补充消耗十分重要。饮食要求以高热量、高蛋白、高维生素为主，以维持身体的正常功能代谢。另外，还要注意进食一些有抗结核作用的食物，以达到事半功倍的效果。

木瓜中含有大量水分、碳水化合物、蛋白质、脂肪、多种维生素及人体必需的多种氨基酸，可有效补充人体的养分，增强机体的抗病能力。而且木瓜中所含的番木瓜碱和木瓜蛋白酶具有抗结核杆菌的作用，可用于辅助治疗各种结核病。

●治胃炎偏方

木瓜100克，姜30克，米醋20毫升。3物共放砂锅中加水煮汤，分2～3次吃完，每隔2～3日1剂，可常服食。主治慢性胃炎。（经验方）

●治霍乱偏方

木瓜、白酒适量。木瓜蒸熟煮酒服。病愈即止，不宜久服。主治霍乱转筋。（经验方）

●治便血偏方

木瓜50克，蜂蜜6毫升。将木瓜晒干研碎为末，用白开水将蜂蜜溶解，再加入木瓜末，冲服。早晚各1次，连续服用。清热利湿、和中止血，主治大便下血症。（经验方）

●治胃痛偏方

木瓜250克，用水洗净，切开取出子，放进榨汁机，用细布过滤其渣，一碗分3次饮用。（经验方）

●治肠梗阻偏方

木瓜、牛膝各50克，白酒500毫升。上药浸于白酒中，7日后便可饮用。每晚睡前饮一次，每次饮量可根据个人酒量而定，以能耐受为度。上述药量可连续浸泡3次。本方活血通络，主治粘连性肠梗阻。（经验方）

●治咳嗽偏方

熟木瓜250克，蜂蜜适量。木瓜去皮，放入碗里，加入蜂蜜与水，蒸熟后食用。（经验方）

●治关节炎偏方

木瓜20克，甘草10克，绿茶2克。三味加水400毫升，煮

沸5分钟，分3次于饭后服。每日1剂。主治风湿性关节炎。（经验方）

● 治荨麻疹偏方

鲜木瓜60克，姜12克，米醋100毫升。三味共入砂锅煎煮，醋干时，取出木瓜、姜，分早晚2次服完。每日1剂，至愈为止。疏风、解表、止痒，主治荨麻疹。（经验方）

● 治痔疮偏方

选七分熟的木瓜100克，去皮，用水煮2小时，将水倒入盂中，人坐其上，一次即可见效。（经验方）

● 治产后缺乳偏方

木瓜100克，猪肥肉50克，姜10克，醋50毫升，红糖适量。将木瓜去皮核，切成块，同猪肉、姜、醋加适量水煮熟，加红糖，分次食之。（经验方）

》木瓜鱼尾汤

【配方】木瓜半个，鲩鱼尾1条，南北杏适量，姜丝、蒜蓉各少许。

【制法】（1）将鲩鱼尾洗净放入清水中用文火煮开，放入少量姜丝及蒜蓉。

（2）将木瓜洗净剖开，去掉瓜瓤，切成片状，放入鱼汤中，同时将南北杏洗净放入，用中火煲3小时，下盐调味即可。

【功效】补虚羸、祛风湿、抗结核，适用于虚劳骨蒸、风湿疼痛、脚气、小儿疳积、妇女崩漏、结核病等症。

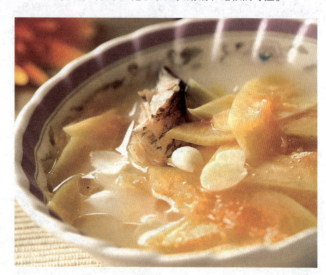

■ 产妇乳汁不通食疗方

传统中医认为，产后乳汁的多少、好坏与人体的气血有密切的关系。而人体气血的产生，又直接同脾胃强弱及所吸收的营养物质有关。因此，产后采用饮食疗法，提供良好的营养对增加和改善乳汁有一定的效果。所选食物应有补血益气、健脾益胃、活血化滞的功用。

木瓜富含糖类，能为人体提供重要的能源和碳源。而孕产妇经常食用木瓜更是非常有益，因为木瓜中的凝乳酶有通乳作用，对乳汁稀薄、乳汁不通有较好的疗效。

》木瓜猪蹄汤

【配方】半熟鲜木瓜250克，猪蹄100克，盐、味精少许。

【制法】将木瓜刨去果皮，切丁；猪蹄洗净，剁成小块。二者同放入瓦罐中，加清水适量，盐少许，以小火慢炖40分钟，调入味精即成。

【食法】每日1次，连服3日。

【功效】此方具有理气通乳的功效，适用于产后乳汁稀少、胸部发育不良的妇女食用。

》木瓜炖鸡翅根

【配方】木瓜200克，鸡翅根80克，料酒10毫升，姜5克，葱10克，盐3克，鸡精3克，鸡油30毫升。

【制法】（1）将木瓜洗净，切片；鸡翅根洗净；姜切片，葱切段。

（2）将木瓜、鸡翅根、料酒、姜、葱同放炖锅内，加水2500毫升，置武火上烧沸，再用文火炖45分钟，加入盐、鸡精、鸡油即成。

【功效】化湿和胃、理气通乳，适用于产后乳汁稀少的妇女服食。

■ 抑制肿瘤、抵抗癌症食疗方

自由基是在人体进行新陈代谢时，体内的氧转化生成的极不稳定的物质。自由基会破坏细胞膜上的分子，从而产生更多的自由基，同时开始了连锁反应。这一连锁反应又称氧化作用，能使细胞膜受损，并会破坏细胞中的脱氧核糖核酸（DNA），从而使一系列致病因子进入细胞，引起机体免疫力下降，最终导致癌症的发生。

有科学研究表明，木瓜所含的番木瓜碱具有极强的抗氧化、清除自由基的作用，而木瓜蛋白酶可缩小肿瘤细胞。因此，经常食用木瓜，可预防各种良性或恶性肿瘤。

» 木瓜烧猪蹄筋

【配方】木瓜200克，猪蹄筋200克，青菜头100克，料酒10毫升，姜5克，葱10克，盐3克，鸡精3克，植物油35毫升。

【制法】（1）木瓜洗净，切薄片；猪蹄筋用油发好，清水漂洗干净，切段；青菜头洗净，切块；姜切片，葱切段。

（2）将炒锅置武火上烧热，倒入植物油，烧至六成热时，下入姜葱爆香，随即下入猪蹄筋、料酒和青菜头、木瓜，炒变色，加水少许，烧熟，加入盐、鸡精即成。

【功效】提高人体免疫力，抑制肿瘤。

■ 风湿性关节炎食疗方

风湿性关节炎是一种与溶血性链球菌感染有关的变态反应性疾病，主要表现为关节酸痛，呈游走性窜痛或限于一两个关节轻度肿痛，关节功能因疼痛轻度受限。如累及膝关节则行走、上下楼及蹲站时困难。呈反复发作，遇天气变化（刮风、下雨、阴天）时加重。有时四肢出现环形红斑或结节性红斑。

木瓜含有皂甙、苹果酸、枸橼酸、维生素C、黄酮类及鞣质等，具有抗炎、镇痛、祛风湿、平肝舒筋等功效，可用于治疗风湿性关节炎、腹痛吐泻及腓肠肌痉挛等。

» 木瓜煮樱桃

【配方】木瓜300克，樱桃100克，冰糖20克。

【制法】（1）将木瓜润透，切片；樱桃洗干净；冰糖打碎成屑。

（2）将木瓜、樱桃同放锅内，加水500毫升，置武火上烧沸，再用文火烧煮25分钟，加入冰糖即成。

【功效】疏经活络、祛风祛湿，适用于风湿疼痛、瘫痪、四肢麻木、冻疮等症。

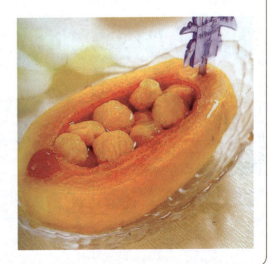

山楂

【药典选录】

"化食积，行结气，健胃宽膈，消血痞气块。"
——《日用本草》

"化饮食，消肉积、症瘕、痰饮、痞满、吞酸，滞血痛胀。"
——《本草纲目》

【医生叮咛】

① 山楂不适合孕妇吃，因为山楂可以刺激子宫收缩，有可能诱发流产。

② 山楂具有降血脂的作用，血脂过低的人多食山楂会影响健康。

③ 使用人参等补药时，不宜多吃山楂及其制品，以防破气。

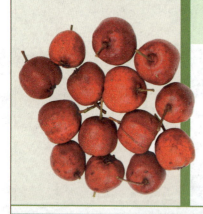

功效主治 +

消食化积、行气散瘀。主治肉食积滞、胃脘胀满、泻痢腹痛、瘀血经闭、产后瘀阻、心腹刺痛、疝气疼痛、高脂血症。

· 主要成分 ·

含表儿茶精、槲皮素、金丝桃苷、绿原酸、山楂酸、柠檬酸、苦杏仁苷等。

山楂治病偏方 14 例

山楂食疗方 3 种

■ 分解脂肪、促进消化食疗方

肉类吃得多了，会增加肠胃负担，导致消化不良，很容易积聚脂肪，特别是一些肥胖症患者和心脑血管病患者，过多食用肉类会增加胆固醇等摄入，对身体不利。

山楂历来用于健脾胃、消食积，尤长于治油腻肉积所致的消化不良、腹泻腹胀等。近代研究证明，食山楂后能增加胃中酶类物质，促进消化，其所含脂肪酶亦能促进脂肪食物的消化。

● 治高血压偏方

山楂30克。山楂置于大茶杯中，用滚水冲泡，代茶

蜜三果

【配方】山楂、白糖各250克，白果、栗子各100克，蜂蜜、香油各少许，桂花酱、碱粉各适量。

【制法】（1）山楂洗净，放入清水中浸泡约10分钟捞出，然后放入清水锅中煮至半熟，捞出，去皮核，并用清水洗净；把栗子洗净，用刀在栗子顶部开十字形刀口，放入沸水锅中略煮后取出，放凉后剥去外壳；将白果轻拍，取出白果肉，放入盘内，倒入适量开水，加入碱粉，去软皮洗净，再放入开水锅中，用小火煮几分钟后捞出，沥去水分。

（2）把白果、栗子放入盘内，倒入适量清水，上笼蒸至熟透，取出，晾去水分。

（3）将锅放火上，投入香油、白糖，用铲子炒至浅红色，加适量清水，倒进山楂、栗子、白果、蜂蜜、白糖，用旺火煮沸后，改用小火慢熬，待汤汁变稠时加入桂花酱，淋上香油即成。

【功效】健脾消食、补肺益肾，适用于肉食积滞、泄泻下痢、肾虚腰痛、肺虚咳喘。

山楂荷叶汤

【配方】山楂35克，香蕉2个，新鲜荷叶半张，冰糖30克。

【制法】（1）将山楂洗净，切片；香蕉去皮，切3厘米长的段；荷叶洗干净；冰糖打碎成屑。

（2）将冰糖、山楂、荷叶放入炖锅内，加入香蕉、清水适量，用中火煮25分钟即成。

【功效】开胃增食、促进消化、延缓衰老。

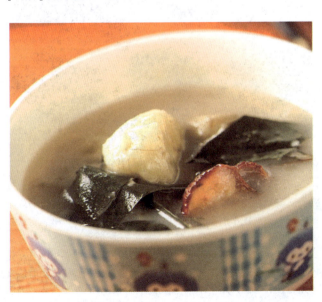

饮用。每日1次，多饮即可。可消除血脂肪（胆固醇），对高血压引起的血管硬化有治疗作用。（经验方）

●治高脂血症偏方

1. 山楂片100克，红枣、红糖各30克，米酒1000毫升。山楂片、红枣、红糖入米酒中浸10天，每天摇动一次，以利药味浸出。每晚睡前取30~60克饮服。治高脂血症。注：实热便秘者忌用。（经验方）

2. 山楂20克，柿叶10克，茶叶3克。上三味以沸水浸泡15分钟即可。每日1剂，不拘时，频频饮服。治高脂血症。（《食疗本草学》）

3. 山楂20克，荷叶10克。将上二味共研细，加水煎或以沸水冲泡，取浓汁即可。每日1剂，不拘时，代茶饮。治高脂血症。（《营养世界》）

●治冠心病偏方

1. 山楂片30克，茶3克。将山楂片、茶用开水冲泡饮用（1日量）。本方可舒张血管、降压强心，用于冠心病、心绞痛、心肌梗死恢复期的治疗。（经验方）

2. 山楂40克，白扁豆、韭豆各20克。上述三味分别洗净，同入砂锅，文火煎煮，豆烂后，加放红糖40克，调味服用，每日1剂。经常服用可防治冠心病。（经验方）

●治眩晕偏方

山楂15克，粳米50克。用新鲜山楂或山楂干浸泡，加水适量煎煮15分钟，取汁浓缩约150毫升。再加水400毫升，将洗净的粳米放进汁水内，煮成粥。早晚各一次。本方祛瘀血、扩血管，有效治疗眩晕

症。（经验方）

● 治胃痛偏方

1. 山楂、山楂叶各15克，蜂蜜适量。山楂、山楂叶水煎，蜂蜜调服。主治伤食胃痛。（经验方）

2. 山楂肉、小茴香、橘子核各30克。三味研为细末，混匀。每日2～3次，每次服6克，以温黄酒送下。（经验方）

● 治腹泻偏方

1. 山楂10克，石榴皮、茶叶各8克。三味用水煎服，每日1次。主治腹泻。（经验方）

2. 山楂肉20克。将其炒黑研为细末，每次服6克，用白糖调化，温开水送下。主治腹泻，一般2服即愈。（经验方）

● 治便血偏方

山楂20克，金橘饼5个，白糖9克。将金橘饼同山楂共入锅内加水煎煮，10分钟后入白糖再煮5分钟。饮汤食果，每日1次。（经验方）

● 治痢疾偏方

1. 山楂60克（半生半熟），茶叶15克，姜6克，红糖、白糖各15克。将山楂、茶叶、姜三味，加水煎沸10～15分钟。取汁冲入红、白糖即可。每日2剂，不拘时饮服。主治急性菌痢。（《河北省中医药展览集锦》）

2. 山楂、红糖各60克，白酒30毫升。文火将山楂炒至略焦，离火加酒搅拌，再加水200毫升，煎15分钟，去渣加红糖，趁温一次服下。每日1剂。本方清肠解毒，适用于中毒性菌痢。（经验方）

■阻断细胞突变、防治癌症食疗方

黄曲霉素是目前发现的化学致癌物中最强的物质之一。它主要引起肝癌，还可以诱发骨癌、肾癌、直肠癌、乳腺癌、卵巢癌等。黄曲霉素主要存在于被黄曲霉素污染过的粮食、油及其制品中。

山楂所含的黄酮类药物成分中，有一种牡荆素化合物，能阻断亚硝酸的合成，对致癌物黄曲霉素的致突变作用有显著抑制效果。一些研究还证明，山楂中含量很高的维生素C有抑制肿瘤细胞的作用，还可用于宫颈癌、食道癌、胃癌、直肠癌、乳腺癌等多种癌症的辅助治疗。

》 煤山楂

【配方】山楂1000克，白糖500克，桂花酱5克，水2000毫升。

【制法】（1）将山楂洗净，挖去核，保留整个果肉，呈算盘珠形状，放入锅中，加清水2000毫升，用微火煮至五成熟，捞出去皮。

（2）锅内留清水200克，加入白糖，用中火烧沸，待糖溶化，撇去浮沫，倒入山楂，移至微火上，烧至汁浓时，放入桂花酱，轻轻搅匀，倒入盘中，凉凉即成。

【功效】开胃解腻，防治癌症。

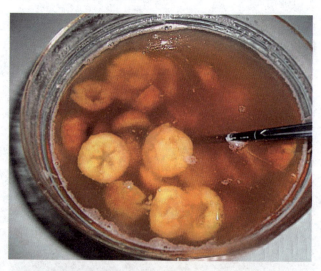

■调节心脏功能、防治高血压食疗方

心脏是人体的主要循环器官，高血压对心脏的直接损害表现为心脏在长期高负荷运转的情况下，发生心肌组织代偿性增生肥厚。如果高血压不治愈，心脏损伤将进一步加重，心脏病变会扩大，日久则造成心脏收缩无力，而发生心力衰竭。

山楂中的山楂黄酮有一定的强心作用，可增加心输出量，减慢心律，使心脏收缩加强；山楂三萜烯酸对疲劳心脏搏动有恢复作用，还有抑制人脑中单胺化酸作用，可调节心血管功能，降低血压；山楂总黄酮能增加冠脉流量，减小血管压力。

》山楂酱

【配方】鲜山楂1000克，白糖500克。

【制法】（1）将山楂洗净，每个一切两半，剔除虫蛀和霉烂部分，挖去子。

（2）将修整好的山楂放在锅内，倒水（没过山楂），点火煮沸10分钟，加白糖，改小火，煮至汁稠浓时，用干净筷子将山楂全部搅碎，汁快收干时即可。

【功效】此方开胃助消化，有利健体，适宜高脂血症、高血压、冠心病患者食用。

》山楂素丸子

【配方】山楂250克，鲜藕250克，山药250克，冰糖100克，鸡蛋清50克，淀粉50克，桂花汁、青红丝、白糖各适量，面粉少许，植物油50毫升。

【制法】（1）将藕、山药、山楂洗净，藕、山药去皮，山楂去核、蒂，入笼屉蒸烂，放入盆中，搅碎成泥；冰糖研成细末，与鸡蛋清及淀粉入盆内，搅拌均匀，做成山楂大小的丸子，即素丸子。

（2）锅内放油，烧热，将丸子逐个炸成金黄色，捞出，摆在盘中。

（3）锅内加清水，烧开，放入适量面粉，再烧开，放入淀粉，勾成稀芡，浇在丸子上，再撒上桂花汁、青红丝、白糖即成。

【功效】此方有降血压、利尿、健肾、益气的功效。

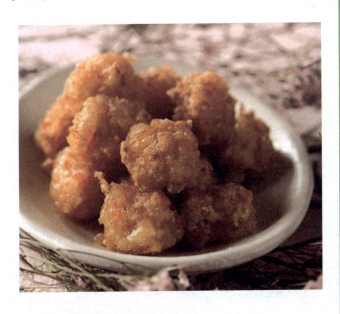

●治失眠偏方

山楂核30克，柿叶20克。先将柿叶切成条状，晒干；再将山楂核炒焦，捣裂。每晚1剂，水煎服。7天为1疗程。主治失眠。（《四川中医》1983年第2期）

●治中暑偏方

山楂50克，决明子30克（炒熟研碎），茶叶10克，白糖15克。前三味加水1000毫升，煎煮20分钟后加白糖，冷后饮用。主治中暑、头痛、眩晕。（经验方）

●治感冒偏方

山楂10克，紫苏叶6克，冰糖适量。上述三味共加水500毫升，煮至200毫升，晚上饮后入睡，一般隔天即愈。（经验方）

●治疝气偏方

野山楂15～30克，红糖适量。野山楂水煎后加红糖，一日2～3次分服。治小肠疝气和肠疝痛。（经验方）

●治冻疮偏方

山楂20克，细辛2克。将山楂用火烧焦捣如泥状；细辛研细末，合于山楂泥中，摊布于敷料上，贴于患处，每天换药一次。此方治疗冻疮效果极佳，一般用药4～5次即可痊愈。（《四川中医》1990年第10期）

●治荨麻疹偏方

山楂30克，猪瘦肉300克，红花10克。山楂洗净，猪瘦肉切丁；油炸红花后去渣，加入肉丁煸炒，加作料后入山楂，炒熟即可。适量服食。适用于血瘀型荨麻疹。（经验方）

红枣

【药典选录】

"平胃气，通九窍，补心气、少津液、身中不足，和百药。"

——《神农本草经》

"润心肺，止嗽。补五脏，治虚劳损，除肠胃癖气。"

——《日华子本草》

【医生叮咛】

过多食用红枣会引起胃酸过多和腹胀，因此腹胀、胃胀者忌食。

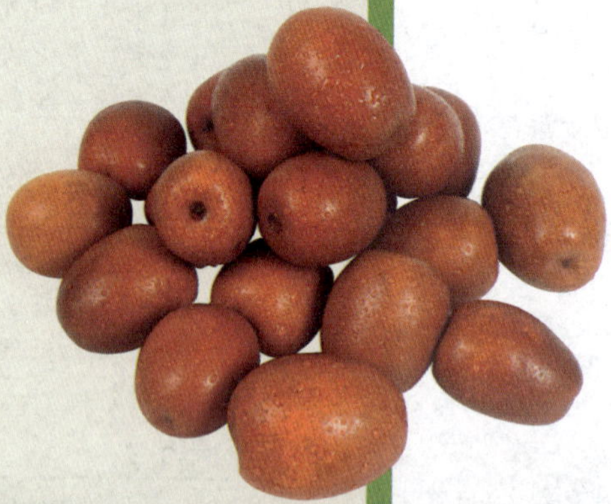

功效主治 ✚

补脾和胃、益气生津、调营卫、解药毒。治胃虚食少、脾弱便溏、气血津液不足、营卫不和、心悸怔忡。

·主要成分·

红枣含光千金藤碱、大枣皂苷、胡萝卜素、维生素C等。

红枣治病偏方 16例

红枣食疗方 3 种

■ 补铁、防治贫血食疗方

贫血是指血液中红细胞数量太少，血红素不足。贫血分成几种不同的情形，其中一种是缺铁性贫血，即红细胞中铁质含量太少，这也是所有贫血情形中最常见的一种。要预防缺铁性贫血，首先要注意饮食，要均衡摄取红肉、肝脏、蛋黄、谷类等富含铁的食物。

红枣中富含铁，对防治贫血有重要作用。正在生长发育高峰的青少年、儿童以及所有女性都容易发生贫血，红枣对他们会有十分理想的食疗作用，当然对外伤失血、病后体虚的人也有良好

● 治肝炎偏方

1.红枣20颗，茯苓粉20克，粳米30克。先将红枣用文

的滋补作用。

❱❱ 红枣布丁

【配方】红枣20颗，淡乳500克，白砂糖100克，玉米粉150克，盐适量，五香粉少许。

【制法】（1）红枣洗净，上火煮熟，捞出，去皮，去核，枣汁留用。
（2）将盐、白砂糖、玉米粉一起用冷水调稀倒入枣汁中，上火煮，边煮边搅，再慢慢地倒入淡乳，加入枣肉。
（3）煮沸离火，加入五香粉，凉凉即成。

【功效】补血、养血，主治贫血。

❱❱ 枣芪鹿肉汤

【配方】红枣15颗，黄芪50克，鹿肉100克，盐、料酒、味精、姜片、葱段、熟植物油、肉汤各适量。

【制法】（1）将鹿肉洗净，切片；黄芪用冷水洗净，切段；红枣洗净，去核。
（2）锅置火上，放入肉汤，烧沸，加入盐、料酒、味精、姜片、葱段、植物油，放入鹿肉、黄芪、红枣共煮，煮至鹿肉烂熟即可。

【功效】补五脏、调血脉，主治贫血。

❱❱ 红枣炖兔肉

【配方】红枣15颗，兔肉150克，酱油、料酒、姜片、葱段、盐各适量，白糖少许。

【制法】（1）选色红、肉质厚实的大红枣洗净。
（2）兔肉洗净，切块，与红枣一起放入砂锅内，再放入料酒、酱油、姜片、葱段、盐、白糖，隔水炖熟，即可食用。

【功效】补益脾胃、补血止血，主治贫血、血崩等症。

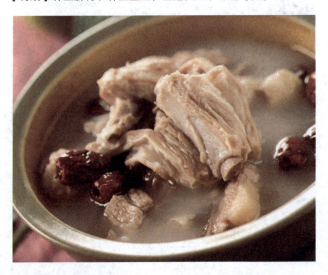

火煮烂，连汤放入粳米粥内，加茯苓粉再煮沸即成。每日服2次，可酌加红糖。本方主治湿邪困脾型肝炎，症见面黄无华、疲倦乏力、眩晕腹胀等。（《饮食治大病》）

2.红枣10颗（去核），五味子9克，冰糖适量。上述三味加入开水同炖，去渣饮水。本方养血柔肝、滋阴理气，适用于肝肾亏损型肝炎。（经验方）

● 治失眠偏方

红枣20颗，红糖12克，黄芪10克。红枣连核捣碎，煎汤饮之，煎时以红糖入汤；如有盗汗症，则加黄芪。治疗失眠。（经验方）

● 治支气管炎偏方

红枣20颗，麦芽糖50克。上述二味加清水适量，煮熟服食。用于脾虚型慢性支气管炎。（经验方）

● 治腹痛偏方

红枣7颗（去核），胡椒9粒，黄酒适量。红枣、胡椒共捣烂，黄酒送服。主治腹痛、胃痛。（经验方）

● 治腹泻偏方

1.红枣10颗，荔枝干果7枚。上述二味用水煎成汤，持续服用，至愈为度。主治腹泻。（经验方）

2.红枣7颗去核，注入明矾末，用线捆住，入火内烧至黑红色，去线，明矾末和红枣皆吃下。病情较轻的，1~3次即可痊愈。（经验方）

● 治神经衰弱偏方

1.红枣5颗，枸杞子30克，鸡蛋2个。上述三味放砂锅内加水适量同煮，蛋熟后去壳再共煮片刻。吃蛋喝汤，每日一次，连服数日。主治神经衰弱，症状为心悸失眠、烦躁易怒、腰膝酸软等。（经验方）

2.红枣25颗，葱白7根。将红枣洗净，用水泡发，煮20分钟；再将葱白洗净加入，文火煮10分钟，吃枣喝汤。每日一次，连服数日。主治神经衰弱。（经验方）

● 治贫血偏方

红枣15颗，粳米50克。红枣洗净，与粳米同置锅内，加水400毫升，煮至粳米开花、表面有粥油即成。每日早晚温热服。适用于贫血、营养不良等症。注：患有实热证者忌食。（经验方）

● 治咳嗽偏方

红枣5颗，姜末适量。红枣去核，纳入姜末，焙至发黄，水煎服。主治风寒咳嗽。（经验方）

● 治痢疾偏方

红枣10颗，山药200克，鲜扁豆50克，陈皮30克。将山药切成薄片，鲜扁豆、枣肉切碎，陈皮切丝，再加面粉及适量白糖制成糕，适量食用。健脾止泻、益气化湿，主治下痢时发时止，日久不愈。（经验方）

● 治风疹偏方

红枣5颗，党参9克，五味子6克。上述三味煎汤服。吃红枣，每日1剂。主治风疹块，症见形寒怕冷、胸脘胀闷、神疲乏力等。（经验方）

● 治皮肤瘙痒偏方

红枣10颗，干姜9克，桂

■神经衰弱食疗方

神经衰弱是一种常见的神经病症，患者常感脑力和体力不足，容易疲劳，工作效率低下，常有头痛等躯体不适感和睡眠障碍，但无器质性病变存在。患者一般需在医生指导下进行适宜的治疗，还要在平时注意饮食的调养，多吃具有安神、镇静作用的食物，如红枣等。

红枣中所含有的黄酮类物质葡萄糖苷有镇静、催眠和降压作用，其中被分离出的柚配质C糖苷类有中枢抑制作用，即降低自发运动及刺激反射作用、强直木僵作用，故红枣具有防治神经衰弱之功。

》二米红枣粥

【配方】红枣8颗，大米100克，小米60克，白糖30克。
【制法】（1）将大米、小米淘洗干净，用冷水浸泡半小时，捞出，沥干水分；红枣洗净，去核。
（2）锅中加入约1500毫升冷水，放入大米、小米和红枣，先用旺火烧沸，然后改用小火熬煮，待米粥烂熟时，调入白糖，再稍煮片刻，即可盛起食用。
【功效】增强人体抗病、防病能力，益智健脑。主治神经衰弱引起的神志不安、久卧难眠等症。

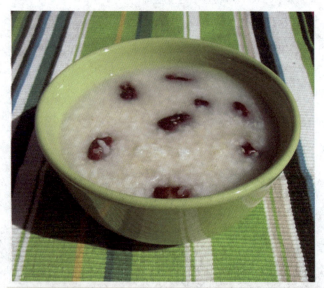

》莲枣薏米粥

【配方】红枣5颗，薏米150克，莲子50克，冰糖15克。
【制法】（1）薏米洗净，用冷水浸泡3小时。
（2）莲子洗净；红枣洗净，去核。
（3）锅中加入约1000毫升冷水，放入薏米，用旺火烧沸，然后加入莲子和红枣，一起焖煮至熟透，调入冰糖，稍煮片刻，即可盛起食用。

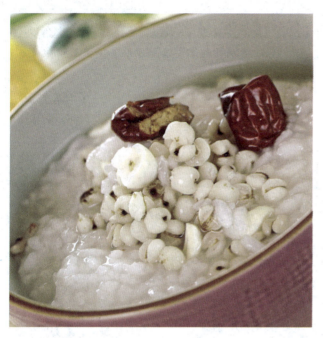

【功效】安神益智，用于防治神经衰弱、高血压、动脉硬化等病症。

■提高人血白蛋白、保护肝脏食疗方

慢性肝炎多由急性型、丙型、丁型肝炎久治不愈发展而成，一旦确诊，除要积极配合医生进行药物治疗以外，饮食也需力求清淡、易于消化，如新鲜水果、蔬菜、豆浆、稀粥之类。在病情稳定时，根据病人的食欲和消化能力，可适当增加营养，经常吃河鱼、瘦肉、菌豆等；不宜吃羊肉、鸡等油腻及刺激性食物。另外，平时也可以选一些食疗方长期食用，如红枣煮鸡肝等。

药理研究发现，红枣中大量的糖类物质能促进白细胞的生成，降低血清胆固醇，提高人血白蛋白，保护肝脏，对一些肝病的治疗有不错的辅助作用，同时还能增强人体免疫力。红枣有保肝作用，可减少其他药物对肝脏的损害。

》红枣煮鸡肝

【配方】红枣20颗，鸡肝250克，大料20克，酱油、料酒、盐、葱段、姜片各适量。

【制法】（1）红枣洗净，用温水泡软，去核。
（2）鸡肝入开水锅中焯一下，滤去血水，捞出，用凉水冲洗干净。
（3）锅置火上，放入清水、鸡肝、红枣、大料、酱油、料酒、盐、葱段、姜片，煮30分钟，至鸡肝烂熟即可。

【功效】补肝养血，主治慢性肝炎。

枝6克。将上述三味共煎汤服，每日1剂，1周为1疗程。本方疏风散寒，主治风寒侵表型皮肤瘙痒。（《常见病饮食疗法》）

●治口疮偏方

红枣10颗，红糖150克，面粉适量。红枣煮熟去皮、核，加入红糖调匀。用放好碱的发面包，蒸熟后食用。温中和胃，用于脾胃虚寒之口疮。（经验方）

●治耳鸣、耳聋偏方

红枣150克，桂圆120克，葱白150克。先煮红枣、桂圆，后下葱白，煮熟服之。主治青少年病后耳鸣、耳聋，兼见头晕目眩、膝腰酸软等。（经验方）

●治小儿腹泻偏方

红枣（炒焦）10颗，姜30克。红枣、姜水煎，代茶饮。温中健脾，可治小儿腹泻。（经验方）

●治小儿营养不良偏方

红枣10颗，茶叶5克，白糖10克。茶叶用开水冲泡，取汁。将红枣洗净，加白糖、水适量，共煮至枣烂，倒入茶汁，拌匀食用。本方具有消积理脾之功效，主治小儿疳积属脾虚气弱者。（经验方）

●治小儿流涎偏方

红枣20克，白术、益智仁各15克，此为5岁用量，可视年龄大小增减。水煎，分3次服，每日1剂。治疗小儿流涎症。（《四川中医》1984年第2期）

香蕉

【药典选录】

"止咳润肺解酒，清脾滑肠，脾火盛者食之，反能止泻止痢。"

——《本草求原》

"生食破血，合金疮，解毒酒。干者解肌热烦渴。"

——《食疗本草》

【医生叮咛】

脾胃虚寒腹泻者不宜多食。

功效主治

清热、润肠、解毒。治热病烦渴、便秘、血痔。

·主要成分·

果实含淀粉，蛋白质，脂肪，糖分，灰分，维生素A，维生素B，维生素C等，并含少量5-羟色胺、去甲肾上腺素、二羟基苯乙胺、叶含少量鞣质及纤维素。

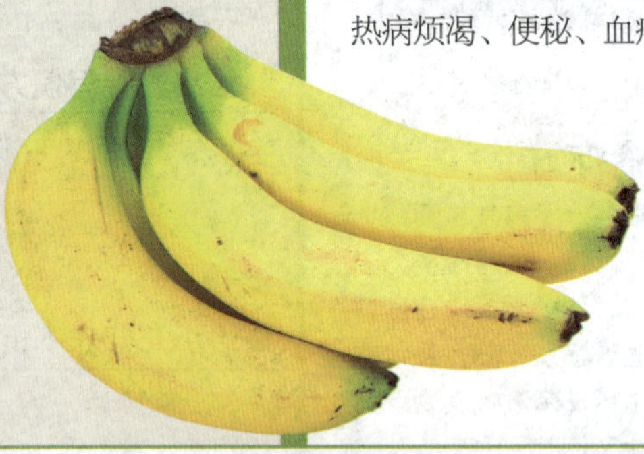

香蕉治病偏方 11 例

●治冠心病偏方

1.香蕉50克，茶叶10克，蜂蜜少许。先用沸水50毫升冲泡茶叶，然后将香蕉去皮研碎，加蜜调入茶水中，当茶

香蕉食疗方 4 种

■调节血压食疗方

钾元素可以帮助维持人体细胞内液体和电解质的平衡状态，而且借此调节血压和心脏功能，可帮助预防心脏病等疾病。在一项最近的研究当中，高血压病人在食用大量含钾的食物之后，对降血压药物的需求量减少了许多。

香蕉是水果中的"钾元素仓库"，是所有水果中含钾最高的。因此，高血压和心脏病患者可将香蕉作为辅助治疗性食品。

» 奶油香蕉

【配方】香蕉350克，奶油100克，白砂糖150克，柠檬汁50克。

【制法】（1）将香蕉剥去皮，并捣成泥；将白砂糖加适量清水，上火煮化后过滤，再倒入香蕉泥中；将柠檬汁也倒入香蕉泥中。

（2）奶油搅打成雪花状，放入香蕉泥中，搅拌均匀，凉凉后送入冰箱冷冻，温度控制在3℃左右，半小时后即可食用。

【功效】防治动脉硬化和心脏病，适宜高血压、心脏病患者常食。

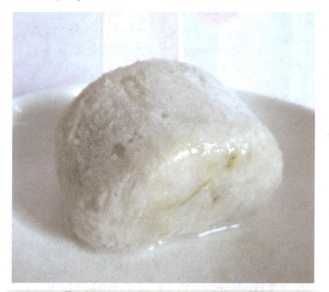

》蜜汁香蕉

【配方】香蕉500克，白糖50克，蜂蜜15毫升，桂花酱5克，香油5毫升，精粉、植物油各适量。

【制法】（1）剥去香蕉外皮，切块，在精粉中滚过；炒勺放中火上，注入植物油，烧至七成热，逐块下入香蕉，炸至发黄捞出。

（2）另用炒勺上火，放香油、白糖15克，炒至鸡血色时，放清水、白糖、桂花酱、蜂蜜稍搅，再放进香蕉，搅至汁浓即成。

【功效】通便降压，适宜高血压病人食用。

■ 预防中风食疗方

脑中风又称脑血管意外或脑卒中，是由脑部血液循环障碍，导致以局部神经功能缺失为特征的一组疾病。包括颅内和颅外动脉、静脉及静脉窦的疾病，但以动脉疾病为多见。

钾对于人体是一种非常重要的元素，它对神经脉冲传送、细胞营养的吸收和废物排出的平衡有着重要作用。机体缺钾是诱发中风的重要因素之一。老年人每天坚持食用香蕉，可减少中风的发生。

饮，每日1剂。主治冠心病，也适用于高血压、动脉硬化等症的治疗。（经验方）

2.香蕉100克，冰糖60克，糯米60克。糯米淘洗干净，入锅加清水适量烧开，文火煎煮待米熟时，加入去皮、切块的香蕉、冰糖，熬成稀粥。每日1次，连续服用。防治冠心病。（经验方）

● 治便秘偏方

香蕉100克，生地20克，冰糖适量。水煎生地，去渣留汁。香蕉剥皮切成段，放入生地水和冰糖同煮。每日2次。本方养阴清热，生津润肠，适用于血虚便秘。（经验方）

● 治痔疮偏方

香蕉150克。每晚睡前吃香蕉，有止血润便之功效，常吃，对治疗肠热痔疮出血有效。（经验方）

● 治眩晕偏方

香蕉肉200克，绿茶10克，蜂蜜25毫升，盐适量。上述四味共置大碗中，搅拌后加开水300毫升，泡5分钟后服，每日1剂。主治眩晕。（经验方）

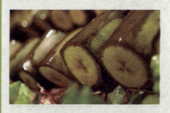

● 治气管炎偏方

香蕉100克，冰糖适量。香蕉剥皮切块，加水、冰糖，隔水慢炖1小时后去渣取汁，趁热食

用。主治支气管炎，也可用于防治热咳、喉痛。（经验方）

● 治白喉偏方

香蕉皮60克。将香蕉皮切碎，加水煎服，每日3次。主治白喉。（经验方）

● 治痢疾偏方

香蕉花50克，蜂蜜适量。将香蕉花捣烂，加蜂蜜调匀，开水冲服。本方清热利湿、健脾止泻，主治急性菌痢。（经验方）

● 治流行性乙型脑炎偏方

香蕉汁（洗净、榨汁）500毫升，蜂蜜30毫升。将上药混匀，鼻饲点滴，保持每分钟5~10毫升。出现稀便后，停药。主治乙脑神志昏迷者。（《中医急症实用手册》）

● 治发质干黄偏方

香蕉50克，蜂蜜适量。香蕉去皮，捣烂，加入蜂蜜，调匀，敷在头发上。经常使用，可改善发质，治疗发质干黄。（经验方）

● 治手脚干裂偏方

香蕉100克。将香蕉去皮，捣烂如泥，每晚沐洗后，取少许烘热的香蕉泥涂抹手掌、脚底，并用手按摩片刻，持续敷用数日。（经验方）

● 治扁平疣偏方

香蕉皮适量。用香蕉皮敷在扁平疣（俗称瘊子）上面，使其软化，并一点点地脱落，直至痊愈。（经验方）

》高丽香蕉

【配方】香蕉500克，精面粉25克，湿淀粉35克，白砂糖100克，鸡蛋清75克，熟芝麻15克，大油100克（实耗70克）。

【制法】（1）将香蕉剥去皮，切块；鸡蛋清放入碗中，加入精面粉、湿淀粉调匀，拌成蛋糊。
（2）锅置火上，放大油，烧至三成热，将香蕉放进蛋糊中沾匀，下油锅，炸一分钟，捞出。待油烧至八成热时，再放入香蕉，炸呈金黄色，捞出，沥净油。
（3）另取锅上火，倒入50毫升清水，加进50克白糖，待糖溶化、熬至起泡时，放入炸好的香蕉。待香蕉均匀地沾满糖汁后，起锅，装入盘中，撒上白砂糖和熟芝麻即成。

【功效】常食可减少中风的发生。

》金河香蕉卷

【配方】香蕉150克，豆沙100克，鸡蛋2个，威化纸、面包糠、淀粉、面粉、植物油各适量，奶沙司（香茄沙司加炼乳、白糖调匀）一小碟。

【制法】（1）香蕉去皮，切成条状；鸡蛋磕入碗中，加入淀粉、面粉，调匀成糊。

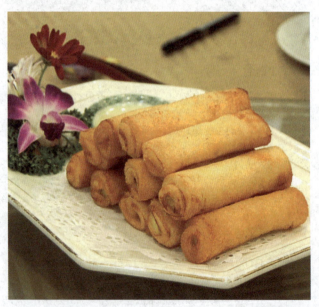

（2）取双层威化纸，放上一段香蕉，并放上豆沙，卷包成条状，裹上蛋糊，蘸上面包糠，入五成热油锅内，炸至色黄成熟时，捞出装盘，随奶沙司上桌，蘸食。

【功效】常食可减少中风的发生。

■ 润燥止咳食疗方

气候干燥、暑热等引致支气管炎，中医谓之燥热咳嗽，症见气喘、喉咙痛、多痰等。突如其来的咳嗽症状常常让人"措手不及"。其实，除了对症吃药外，水果也有意想不到的功效，能帮你减缓咳嗽的症状。

从营养角度看，香蕉是淀粉类多糖丰富的有益水果，具有降火、润肺、清凉、解毒、滋补、美容功能，对咳嗽、呼吸道感染、便秘有特殊疗效。燥咳若没有发热的现象，可用香蕉治疗。

❯❯ 香蕉冰糖汤

【配方】香蕉250克，冰糖80克，陈皮20克。

【制法】（1）将香蕉逐只剥去皮，切段。
（2）陈皮水浸去白，再用清水洗净，切成丝状，放入砂锅内，加清水适量，用旺火煮至水开，放入香蕉。再煮沸，改用文火，煮15分钟，加入冰糖，煮至冰糖溶化即成。

【功效】润肠通便、润肺止咳。

❯❯ 油炸香蕉夹

【配方】香蕉250克，植物油50毫升，豆沙馅125克，鸡蛋清50克，淀粉30克，白糖150克，京糕100克。

【制法】（1）先将香蕉去皮，切片；京糕碾成泥。香蕉片铺平，抹上一层京糕泥，并在上面盖一片香蕉片，再抹上一层豆沙馅，再盖上一层香蕉片，然后用手将其轻轻压实，即成香蕉夹；鸡蛋清放入碗内，用筷子沿一个方向不断搅动成泡沫状，再加入淀粉拌成蛋糊。
（2）将锅置火上，倒入植物油，烧至六成热后，把香蕉夹放入蛋糊中挂糊，投入锅中，炸成金黄色捞出，摆入盘内，撒上白糖即成。

【功效】健脾胃、润燥，适宜肠燥便秘、燥热咳嗽、痔疮出血等病症。

■ 通便减脂、防止肥胖食疗方

肥胖与便秘之间并无直接的因果关系。可是，肥胖的人往往喜欢摄取容易消化的食物，同时胖子最怕运动，导致腹肌衰弱，阻碍肠的蠕动而易产生便秘。

香蕉中的果胶有润肠通便的作用，能够减少人体对脂肪的吸收。香蕉含有人体所需的多种营养成分，减肥时可以充饥，补充营养及能量。而且香蕉含钠量低，不含胆固醇，热量较一般水果低，常食也不会使人发胖。

❯❯ 珍珠狮子头

【配方】香蕉500克，优质大红枣6颗，糯米50克，水淀粉25克，植物油25毫升，冰糖100克。

【制法】（1）将香蕉剥去外皮，压烂成蓉；红枣入笼中蒸软，除去枣核、枣皮；糯米淘洗干净，用温水泡15分钟，使其吸足水分，待发涨后，捞在大平底盘上。
（2）把香蕉泥分成6等份，分别包入一个大红枣，制成圆形，放在铺有糯米的盘内，滚粘上一层糯米，搁干净的盘中，即成狮子头，入笼中，蒸25分钟取出。
（3）净锅上火放入植物油、冰糖、清水，用中火熬2分钟，用水淀粉勾薄芡，烧沸，浇于盘中的狮子头上即成。

【功效】安神益智、减肥健体。

❯❯ 蜜汁西米香蕉球

【配方】香蕉500克，西米150克，冰糖200克。

【制法】（1）西米洗净，入清水中浸泡1小时捞出，沥干。
（2）香蕉去皮，压成泥，放碗中，搅匀成馅，然后做成12个丸子，逐一蘸一层西米，入笼蒸熟，取出装盘。
（3）锅置火上，放入清水、冰糖，熬成糖汁，淋于西米香蕉球上即成。

【功效】益智、通便、减肥。

猕猴桃

【药典选录】

"去烦热，止消渴。"
——《食疗本草》

"和中安肝。主黄疸，消渴。"
——《食经》

【医生叮咛】

❶脾胃虚寒的人应少食，否则易导致腹痛腹泻。
❷风寒感冒、疟疾、寒湿型痢疾、慢性胃炎、痛经、闭经、小儿腹泻等患者不宜食用。

功效主治 ✚

解热、止渴、通淋。治烦热、消渴、黄疸、石淋、痔疮。

·主要成分·

猕猴桃果实含糖、各种维生素、有机酸、微量元素、色素等。

猕猴桃治病偏方 14例

猕猴桃食疗方 4 种

■癌症食疗方

猕猴桃富含维生素C，而且在人体内的利用率高，堪称"维生素C之王"。维生素C的抗氧化能力是非凡的，因此防癌抗癌效果也是非常显著的。此外，维生素C还可辅助治疗酒精中毒、坏血病、过敏性紫癜、感冒及脾脏肿大、骨节风病、热毒、咽喉肿痛等。

猕猴桃所含的有效物质猕猴桃碱也具有直接抗癌和间接抗癌的作用，能阻断致癌物质亚硝基在人体内合成，既能预防多种癌症的发生，又能提高免疫功能。

●治高脂血症偏方

鲜猕猴桃100克。将鲜猕猴桃洗净剥皮，榨汁饮用；也可洗

猕猴桃杧果炒干贝

【配方】干贝100克，猕猴桃、杧果150克，胡椒粉、盐、白糖各少许，植物油100毫升（约耗75毫升）。

【制法】（1）干贝用胡椒粉、盐、白糖稍腌一下；猕猴桃、杧果均用小勺挖球形（或切块），并用热水浸热。
（2）锅置火上，放入植物油烧热，下入干贝略炸，捞出。
（3）原锅留少许底油，烧热，放入干贝、猕猴桃、杧果，再炒匀即成。

【功效】此方有除烦、抗癌作用。

猕猴桃粥

【配方】猕猴桃100克，大米60克，白糖适量。

【制法】（1）将猕猴桃洗干净，去皮取瓤。
（2）大米洗净，用冷水浸泡半小时，捞出沥干。
（3）取锅倒入冷水，放入大米，先用旺火烧沸后改用小火煮半小时，加入猕猴桃，再继续煮15分钟，加入白糖调味即可。

【功效】此方具有润肺生津、滋阴养胃的功效，适用于烦热、消渴、食欲不振、消化不良、肺热咳嗽、痔疮等病症。健康人食之能提高抗病能力、预防癌症、泽肤健美、延年益寿。

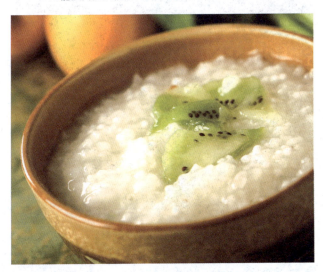

分解蛋白质、促进消化食疗方

蛋白水解酶是催化多肽或蛋白质水解的酶的统称，简称蛋白酶，广泛分布于动植物及细菌中。蛋白酶对机体的新陈代谢及生物调控起重要作用。

猕猴桃成熟果实中含有蛋白水解酶，能把肉类的纤维蛋白质分解成氨基酸，从而阻止蛋白质凝固，预防胃部不适。

猕猴桃羹

【配方】猕猴桃200克，苹果150克，香蕉150克，白糖、湿淀粉各适量。

净剥皮后直接食用。每日1次，常服有效。主治高脂血症，并有防癌作用。（经验方）

● **治肝炎偏方**

1.鲜猕猴桃60克，白马骨60克，茵陈15克。上述三味加水1000毫升煎煮至700毫升。每日1剂。可治急性肝炎。（经验方）

2.鲜猕猴桃100克，红枣12颗。将猕猴桃去皮切碎，与红枣水煎代茶饮。可有效治疗急性肝炎。（经验方）

● **治肺结核偏方**

猕猴桃根50克，红枣5颗。将猕猴桃根切碎，与红枣一起加水煎服。可用于治疗肺结核。（经验方）

● **治消化不良偏方**

猕猴桃干100克。将猕猴桃干用水煎服，早晚分2次服完。可治疗消化不良、食欲不振。（经验方）

● **治胀肚偏方**

新鲜猕猴桃150克。直接食用猕猴桃，每日3～4次。可治疗胸腹部闷胀、高热烦渴。（经验方）

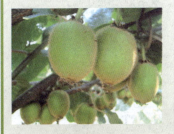

● **治便秘偏方**

新鲜猕猴桃150克。每日清晨起床后空腹吃一两个猕猴桃，隔一小时再用早餐。便秘之苦就可减轻。（经验方）

● 治尿路结石偏方

新鲜猕猴桃150克。每次饭后1小时吃,每日吃3次。可辅助治疗尿路结石。(经验方)

● 治水肿偏方

猕猴桃根50克。将猕猴桃根切碎,加水煎服,每日2次。可治水肿。(经验方)

● 治前列腺炎偏方

新鲜猕猴桃50克。将猕猴桃捣烂,加温开水250毫升(约1茶杯),调匀后饮服。能治前列腺炎和小便涩痛。(经验方)

● 治坏血病偏方

鲜猕猴桃60克。将鲜猕猴桃捣烂,冲入1杯凉开水,2小时之后慢慢饮服。用于治疗坏血病。(经验方)

● 治疖肿、跌打损伤偏方

鲜猕猴桃根150克,白酒少许。取猕猴桃根60克切碎,加水煎服,同时,将剩余猕猴桃根捣烂,放白酒,置火上加热,将药敷于患处,一日换药2次。主治疖肿、跌打伤。(经验方)

● 治妊娠呕吐偏方

鲜猕猴桃50克,姜30克。将猕猴桃果肉和姜同捣烂挤汁。每日早晚各饮1次。主治气阴两虚引起的妊娠呕吐。(经验方)

● 治乳腺炎偏方

鲜猕猴桃叶30克,酒精10毫升,红糖10克。将猕猴桃叶洗净,加酒精、红糖捣烂,热外敷。可治乳腺炎。(经验方)

● 治产后少乳偏方

猕猴桃根30~60克,白糖10克。将猕猴桃根切碎,加适

【制法】将猕猴桃、苹果、香蕉分别洗净,切成小丁;将桃丁、苹果丁、香蕉丁放锅内,加适量水煮沸,再加白糖,用湿淀粉勾稀芡即成。

【功效】本方具有清热解毒、生津止渴的功效,适用于烦热消渴、食欲不振、消化不良、石淋等病症。

》猕猴桃蜜瓜炒虾仁

【配方】猕猴桃250克,蜜瓜150克,柠檬150克,草莓100克,香菜50克,鲜虾400克,红辣椒30克,盐5克,高汤适量,芡粉(豆粉或粟米粉)少许。

【制法】(1)将猕猴桃、蜜瓜剥皮切片;柠檬半个切片,半个榨汁;鲜虾去背上黑线肠,去壳,用热油略炒(或略煮去壳)。
(2)锅置火上,放入高汤,加盐、芡粉、猕猴桃片、蜜瓜片和柠檬汁,再加虾仁炒匀。
(3)把草莓、柠檬片、香菜、红辣椒围放碟边(或加入同炒)拌食。

【功效】本方用于积食难消、胃部不适。

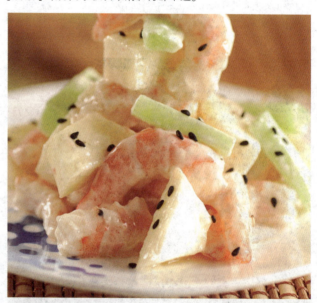

■ 高血压食疗方

老年人处在心血管疾病、癌症侵扰的最危险期,他们体内维生素C的储存常常是很不理想的。人体血液中如果缺乏足够的维生素C,胆固醇就会在血管中沉积,造成高脂血症、高血压等症。

维生素C能提高肝脏解毒能力,加速胆固醇转化,减少血清胆固醇和血脂的含量,最终有效地降低人体血液中总胆固醇值。猕猴桃富含的果胶能有效降低血液中胆固醇等脂类物的含量;同时,猕猴桃还富含钾元素,它可以增加血管弹性、降低心脏工作负荷和血压,从而起到降低胆固醇及三酰甘油水平的作用。经常食用猕猴桃,对高血压、高脂血症、冠心病等有辅助治疗作用。

猕猴桃西芹汁

【配方】猕猴桃100克,西芹80克,菠萝100克,蜂蜜15毫升,凉开水100毫升。

【制法】(1)西芹洗净,切成小段;猕猴桃去皮取瓤,切成小块;菠萝切成块。

(2)猕猴桃块、西芹段、菠萝块放入榨汁机中,加入凉开水一起榨取汁液。

(3)将榨好的蔬果汁倒入杯中,加入蜂蜜搅拌均匀,即可直接饮用。

【功效】降低血压。

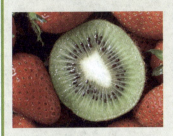

量水煎煮几开,然后取汁加白糖服。主治妇女产后乳汁不足。(经验方)

■ 利尿、防治结石食疗方

尿路结石是泌尿系统的常见病之一。临床表现有疼痛、尿血,并可引起尿路感染,到了后期可能发生肾功能不全,因而及早防治尿路结石尤显重要。

猕猴桃性寒,味甘酸,具有润中理气,生津润燥,解热止渴,利尿通淋的作用。近代医学研究表明,常食猕猴桃果和汁液,有降低胆固醇及三酰甘油的作用,也可抑制致癌物质亚酸的产生,对高血压、冠心病、尿道结石有预防和辅助治疗作用。

猕猴桃酱

【配方】鲜猕猴桃1000克,白糖适量。

【制法】选用熟透的猕猴桃,洗净,去皮;将糖放入锅中,加适量清水,熬成糖液,取出一半儿,将猕猴桃肉放入糖液中,煮沸15分钟左右,待果肉煮成透明、无白心时,再倒入另一半儿糖液,继续煮20分钟,边煮边搅;煮好后,将果肉捣成泥状,离火,略凉,装入瓶中贮藏即可。

【食法】每日3次,每次食用20克。

【功效】此方具有清热通淋、养阴生津的功效,适用于热淋小便不通、尿路结石、口渴、痔疮等病症。

蛋酥猕猴桃

【配方】猕猴桃500克,精面粉、白糖各200克,鸡蛋2个,植物油100毫升。

【制法】(1)猕猴桃去皮,切片;鸡蛋磕于碗内,搅打起泡,调入面粉,加植物油30毫升,制成蛋糊。

(2)炒锅放火上,倒入余下植物油,烧至七成热,将猕猴桃逐片挂面糊下锅,炸至金黄色,捞起装盘。

(3)原锅放火上,锅里留油15毫升,加入清水、白糖,溶成糖液,将糖液淋于炸好的猕猴桃片上即成。

【功效】本方具有健脾利湿、益心养阴的功效,可用于防治心血管病、尿路结石、肝炎等疾病。

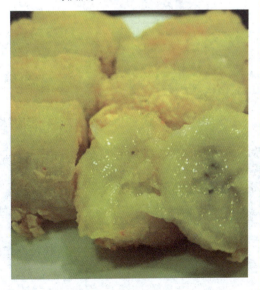

核桃

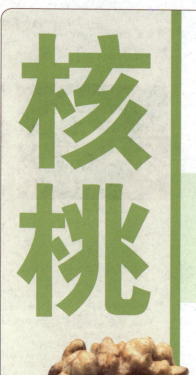

【药典选录】

"令人肥健，润肌，黑须发。"
——《开宝本草》

"食之令人肥健。"
——《本草拾遗》

【医生叮咛】

❶ 核桃仁脂质含量高，多食易生痰，令人恶心、吐水、吐食。

❷ 大便溏泄者、吐血者、出鼻血者、阴虚火旺者应禁食核桃仁。

功效主治 ✚

温补肺肾、定喘润肠。用于肾虚腰痛、脚软、虚寒喘咳、大便燥结。近代名医张锡纯认为，核桃仁可用于治疗由于肝肾亏虚引起的症状。如腰腿酸软、筋骨疼痛、牙齿松动、须发早白、虚劳咳嗽、妇女月经和白带过多。

· 主要成分 ·

含脂肪油，主成分为亚油酸、油酸、亚麻酸的甘油酯；另含蛋白质，碳水化合物，α-及γ-维生素E，维生素B_2。

核桃治病偏方 14 例

●治疟疾偏方

核桃仁15克，雨前茶9克，川芎1.5克，萌椒1克。上述四味入茶壶内，以沸水冲泡即

核桃食疗方 4 种

■补脑健脑、防止记忆力减退食疗方

赖氨酸作为人体必需的氨基酸之一，是合成体内蛋白质不可缺少的重要物质，在蛋白质中含有2%～10%，发挥着修复人体组织、促进生长、对细菌病毒形成抗体、合成酶和激素等作用。

核桃仁中含有赖氨酸，能够促进大脑组织细胞代谢，滋养脑细胞，增强脑功能，提高注意力。另外，核桃仁含有较多的磷质，起调节人体神经的作用，能够防治记忆力减退。

》核桃虾仁粥

【配方】核桃仁、虾仁各50克，粳米200克，盐2克。

【制法】（1）粳米淘洗干净，用冷水浸泡半小时；核桃仁、虾仁均洗净。
（2）锅中加入约2000毫升冷水，将粳米放入，用旺火烧沸，将核桃仁、虾仁放入锅内，再改用小火熬煮成粥。
（3）粥内下入盐拌匀，再稍焖片刻，即可盛起食用。

【功效】本方含磷脂较高，可维护细胞正常代谢，提高大脑的生理功能，增强记忆力。

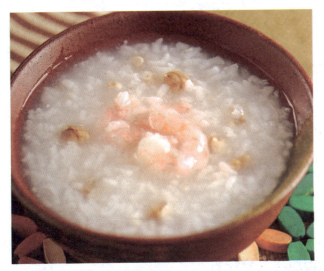

肺结核咳嗽食疗方

连续3周以上的咳嗽、咳痰通常是肺结核的一个首要症状，如果同时痰中带有血丝，就有极大的可能是得了肺结核病。

核桃含有鞣酸等成分，镇咳平喘作用十分明显，尤其对于肺结核咳嗽具有较好的辅助食疗作用。长期食用核桃，可以治疗慢性肺虚咳嗽、肺结核咳嗽、慢性气管炎。

》核桃仁豌豆泥

【配方】核桃仁200克，鲜豌豆粒100克，藕粉60克，植物油50毫升，白糖适量。

【制法】（1）豌豆用开水煮烂，捞出，捣成细泥（皮渣不要）。
（2）藕粉放入冷水，调成稀糊状；核桃仁用开水稍泡片刻，剥去皮，用温热油炸透捞出，稍冷，研细末。
（3）锅内放水烧开，加入白糖、豌豆泥，搅匀，煮开后，将调好的藕粉缓缓倒入，勾成稀糊状，撒入核桃仁末即成。

【功效】本方强身健脑，而且对肾虚咳喘、肠燥便秘患者有益。

》陈皮核桃粥

【配方】核桃仁20克，陈皮6克，粳米150克，冰糖10克，色拉油5毫升。

【制法】（1）粳米淘洗干净，用冷水浸泡半小时。

可。每日1~2剂，于未发前不拘时趁热频频饮之，到临发时止。主治寒性疟疾。（《医方集听》）

● 治遗精偏方

核桃衣15克。将其加水500毫升，文火煎至300毫升，临睡前一次服下。民间常用此药治疗肾气不固的遗精、滑精。（经验方）

● 治胃痛偏方

青核桃3000克，白酒5000毫升。青核桃放酒缸中浸泡20天，待酒变成黑褐色，去渣过滤备用。胃痛时每次服用10~15毫升。主治胃寒痛。（经验方）

● 治冠心病偏方

核桃仁250克，桃仁150克，红糖100克。先将前二味加少量水煎煮至软，然后捣烂，再与红糖混合调匀成稠糊状。每日服3次，每次服50克，温开水送服。本方具有益气养血之功效，主治气血两虚为主的冠心病。（经验方）

● 治肾结石偏方

核桃仁、冰糖各120克，香油120毫升。先将核桃仁用香油炸酥后，研为细末，和冰糖混合，开水冲服。成人每日分2次服完；小儿可分4次服，连续服用。本方理气导滞、化瘀通络，主治肾结石属气滞血瘀者。（经验方）

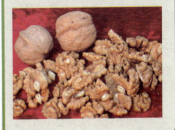

● 治肾虚偏方

　　核桃仁60克，黄酒、红糖各适量。核桃仁捣碎，温以热黄酒，加红糖调服。适用于肾虚腰腿痛、小便频数者。（经验方）

● 治咳嗽偏方

　　1.干核桃50克，黄酒15毫升。核桃焙干后研末，以黄酒送服，每日2次。主治风寒咳嗽，症见咽痒咳嗽、痰稀色白、鼻塞、流清涕等。（经验方）

　　2.核桃仁（汤浸去衣）30克，松子仁20克，蜂蜜15毫升。核桃仁、松子仁研烂后加蜂蜜和匀，用沸水冲服。此方有润肺止咳之功。（经验方）

● 治支气管炎偏方

　　1.核桃仁30～50克，粳米50克。粳米加水500毫升煮粥，核桃仁去皮捣烂，调入稀粥内，再用文火煮数沸，见粥表面有油为度。早晚各服一次。本方具有补肾纳气之功，主治支气管炎，症见咳嗽气促、畏寒肢冷、腰膝酸软等。（经验方）

　　2.核桃仁250克（研碎），南杏仁200克。上述二味加蜂蜜500毫升、白糖适量，煮熟后放入罐内，每日吃1～2汤匙。本方补肾益肺、止咳平喘，用于肾气不足型支气管炎。（经验方）

　　3.核桃仁120克，川贝30克，杏仁、冰糖各60克。上述四味共捣烂成膏，每日服2次，每次服1匙，白开水送服。主治慢性支气管炎。（经验方）

　　4.核桃仁20克，人参6克，姜3片。三味同煎取汁200毫升，去姜加冰糖少许，临睡时服。主治虚寒型慢性支气管炎。（经验方）

　　(2)陈皮用冷水润透切丝。
　　(3)核桃仁用色拉油炸香，捞出。
　　(4)将粳米放入锅中，加入冷水，旺火上烧沸，再用小火煮至八成熟。
　　(5)加入陈皮、核桃仁、冰糖搅匀，继续煮至粥成即可。

【功效】此方健脾和中、润肺生津，适用于体虚倦怠、咳嗽无痰、消瘦羸弱等病症。常食者能长寿、健美。

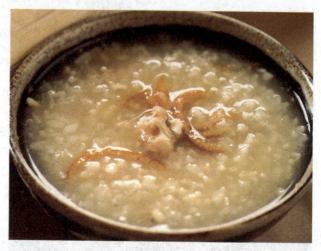

■ 胆结石食疗方

　　胆结石的形成与生活、饮食习惯有关，其发生率随着年龄加大而增高。因此，中老年人尤须重视预防胆结石，应经常进食某些具有促进胆汁分泌、松弛胆道括约肌和利胆作用的绿色蔬菜和水果，尽量减少胆汁蓄积、滞留，对防止结石形成颇有益处。

　　核桃仁中所含的丙酮酸能阻止黏蛋白和钙离子、非结合型胆红素的结合，并能使其溶解、消退和排泄。胆结石、尿路结石患者不妨坚持天天吃核桃仁。

》核桃白茯苓粥

【配方】核桃仁100克，粳米300克，味精2克，白茯苓粉15克，盐3克，胡椒粉3克。

【制法】(1)将粳米淘洗干净，和茯苓粉、核桃仁同放入锅内，加水适量，置于火上，先用武火烧开，再用文火煎熬到米烂。
　　　　(2)放入味精、盐、胡椒粉，搅匀即成。

【食法】可当饭吃，常服有效。

【功效】健脾利湿、补脑益智、润肠通便、溶石消石，适用于老年性水肿、小便不利、尿路结石、胆结石等症。

》核桃拌莴苣

【配方】核桃仁200克，莴苣100克，料酒10毫升，植物油30毫升，盐3克，味精0.5克。

【制法】（1）将莴苣剥皮洗净，切或刮成细丝。
（2）将核桃仁用植物油炸至酥脆，捣成粉末。
（3）将莴苣丝放在碗内，加盐少许，搅拌均匀，放置15分钟，然后滗去汁。
（4）再将核桃仁粉、盐、味精、料酒放入碗内，与莴苣丝拌匀即成。

【功效】健脾利尿、健脑益智、润肠通便，适用于脾虚之小便不利、结石、便秘、智力低下等症。

■ 便秘食疗方

粪便中的油脂含量少时，也可能导致便秘。油脂如同肠道润滑剂，可让粪便顺利通过并排便。女性常因减肥而只吃水煮食物，粪便中毫无油脂，很可能就会产生便秘。

核桃仁具有润肠缓下作用，因其含有较多的不饱和脂肪油，可提高肠内容物对黏膜的润滑性而易于排便，适用于老年人或虚弱者便秘。

» 核桃仁蚝油生菜

【配方】核桃仁100克，生菜300克，蒜3克，蚝油、料酒各10毫升，盐4克，味精1克，白糖5克，植物油20毫升。

【制法】（1）将生菜择洗干净，撕成片，放入开水中略烫，捞入凉水中过凉；蒜剁成蓉。
（2）将核桃仁在小火上干炒，炒熟后压碎。
（3）炒锅置旺火上，倒入植物油，烧至三成热时放入蚝油，炒散出香味后加入蒜蓉、生菜片、盐、料酒和白糖，翻炒均匀，加入味精。
（4）将生菜盛入碗中，撒下核桃屑即可。

【功效】润肠通便、健脾和胃，适用于肠燥便秘、脾胃虚热、呕逆、暑湿、酒醉呕吐、妇女白带等症。

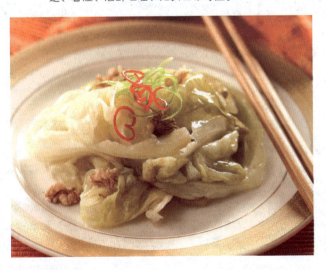

● 治腹泻偏方

1.核桃仁20克。每日分2次嚼服。每次10克，连服2个月。主治慢性腹泻，症见便溏不实、神疲乏力等。（《浙江中医》1990年第1期）

2.核桃壳适量。将核桃壳烧存性，研细，每次服用3克，温开水送下，每日2次。主治腹泻兼肠鸣之症。（经验方）

● 治吐血偏方

核桃仁（去皮）20克，姜15克。核桃仁、姜捣烂服用，连服2～3次。主治吐血。（经验方）

● 治感冒偏方

核桃仁30克，葱白、姜各20克，茶叶10克。将前三味捣烂，同茶叶一起放入砂锅内，加水500毫升煎煮，去渣，一次服下，盖棉被卧床，注意避风。主治风寒感冒。（经验方）

● 治伤寒偏方

核桃壳、连须葱头各7个，茶9克，姜12克（捣烂）。共入大碗，沸水冲入，先向头面熏之，待温热时饮服。（经验方）

● 治牙痛偏方

核桃仁50克，白酒100毫升。将酒煮开后，加入核桃仁，盖严，离火，待凉时取出，慢慢嚼碎吞下。主治阴虚所致的牙痛。（经验方）

● 治口疮偏方

核桃仁50克，雪梨40克，蜂蜜30毫升。雪梨去皮切片，和核桃仁共煮数沸。至梨熟，调入蜂蜜，趁热服。每日1次，连服3日为1疗程。用于复发性口疮、咽痛咳嗽、声音嘶哑等症。（经验方）

瓜果蔬菜医药

莲子

【药典选录】

"益气，止渴，助心，止痢。治腰痛，泄精。"
——《日华子本草》

"清心除烦，开胃进食，专治噤口痢、淋浊诸症。"
——《本草备要》

【医生叮咛】

本品性涩，易滞气收涩敛邪，故脘腹痞胀、大便燥结者及患外感病前后慎食。

功效主治 +

养心、益肾、补脾、涩肠。治夜寐多梦、遗精、淋浊、久痢、虚泻、妇人崩漏带下。石莲子并能止呕、开胃，常用治噤口痢。

·主要成分·

含有多量的淀粉、棉子糖，含蛋白质16.6%，脂肪2.0%，碳水化合物62%，钙0.089%，磷0.285%，铁0.0064%。子芙含荷叶碱、N-去甲基荷叶碱、氧化黄心树宁碱和N-去甲亚美罂粟碱。氧化黄心树宁碱有抑制鼻咽癌能力。

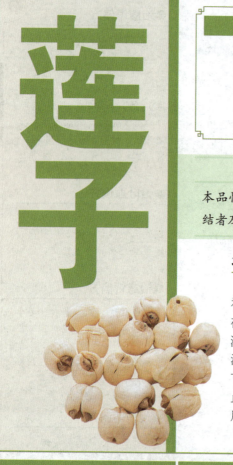

莲子治病偏方 12例

莲子食疗方 4 种

●治痢疾偏方

莲子20克，银花15克，粳米100克。先将银花煎取汁，用汁再加适量清水与莲子、粳米煮成稀粥。本方清热解毒、健脾止泻，主治痢疾腹痛。（经验方）

■ 治疗失眠、预防糖尿病食疗方

一项新的研究显示，长期没有足够睡眠的人会对胰岛素失去敏感性，时间长了就可能引起肥胖、高血压和糖尿病。

莲子含有莲心碱等成分，具有镇静、强心作用，并且可促进胰腺分泌胰岛素，经常食用有助于睡眠，还能治疗口舌生疮。

》莲子汤

【配方】莲子50克，薏米、芡实各10克，水发银耳20克，植物油50毫升。

【制法】（1）将莲子去掉莲心；薏米、芡实洗净。

（2）起油锅，下莲子、薏米、芡实，炒合后，加水和银耳焖熟，即成莲子汤，趁热食用为佳。

【功效】此方可安神养心、清热祛暑，对老年人夏季烦热、失眠疗效较好。

》》冰糖莲子

【配方】莲子300克，冰糖、白糖各200克，京糕25克，桂花少许。

【制法】（1）将莲子泡发好，去掉莲心和两头，放入盆内，加入开水（没过莲子），上笼，蒸50分钟，用水洗两次备用。

（2）将冰糖、白糖与沸水750毫升倒入锅内，再次煮沸后，将糖汁滤过。

（3）将京糕切成小丁，与少量桂花一并撒在莲子上，将糖汁浇入，即可食用。

【功效】此方有清心降火，养心安神的功效，可辅助治疗心烦、失眠、多梦、口舌生疮等症。

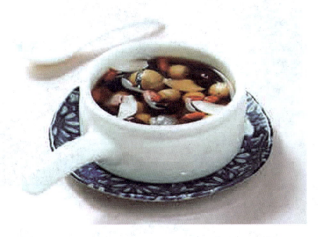

■镇静神经、调节心律食疗方

心脏内的激动起源或者激动传导不正常，引起整个或部分心脏的活动变得过快、过慢或不规则，或者各部分的激动顺序发生紊乱，引起心脏跳动的速率或节律发生改变，就叫心律不齐或心律失常。心律不齐可以导致心脏病患者出现危重症状，控制心律不齐是心脏病预后趋向的关键。

莲子中钙、磷和钾的含量非常高，不但有增进骨骼生长的作用，还可以使某些酶活化，维持神经传导性，镇静神经，维持肌肉的伸缩性和心跳的节律。同时，莲子所含某种生物碱具有显著的强心作用，莲心碱则有较强抗钙及抗心律不齐的作用。

》》莲子百合炖猪肉

【配方】莲子30克，百合30克，猪瘦肉250克，料酒、盐、味精、葱、姜、猪油、肉汤各适量。

【制法】（1）将莲子用热水浸泡，去膜皮，去掉莲心；将百合去杂、洗净。

（2）将猪瘦肉洗净，下沸水锅中，焯去血水，捞出，

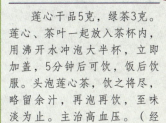

● 治高血压偏方

莲心干品5克，绿茶3克。莲心、茶叶一起放入茶杯内，用沸开水冲泡大半杯，立即加盖，5分钟后可饮，饭后饮服。头泡莲心茶，饮之将尽，略留余汁，再泡再饮，至味淡为止。主治高血压。（经验方）

● 治支气管炎偏方

莲子50克，百合30克，猪瘦肉100克（切片）。上述三味加适量水，煲一个半小时，可做早餐食之。本方有养神、益气、固肾之功，用于脾气虚型支气管炎，症见痰量较多、胸闷气喘、上腹胀满等。（经验方）

● 治遗精偏方

1.莲心10克，栀子仁3克，粳米50克，白糖少许。用粳米以文火煮粥，将栀子仁研成细末，与莲心待粥熟时同入锅，稍煮即可，服食时调入少许白糖。主治湿热下注型遗精。（经验方）

2.莲子（去心）、大米各适量。莲子研成粉；将大米淘洗干净，放入锅内，添入适量的水煮开，至半熟时加入莲子粉，再续煮至熟，即可食用。有健脾固精之功效。（经验方）

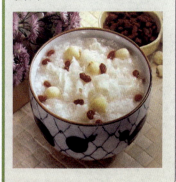

●治失眠偏方

1.莲子50克，薏米30克，冰糖、桂花少许。将薏米洗净，莲子去皮去心，冰糖捶成碎屑。先将薏米放入锅内，加水适量，置武火上烧沸。再用文火熬至半熟，加入莲子肉、冰糖、桂花，继续煮熟即成。健脾祛湿、清热益心，适用于食欲不振、心悸、失眠等症。（经验方）

2.莲子心30个。将莲子心水煎，食前加盐少许，每晚睡前服。本方养心安神，主治失眠。（经验方）

●治神经衰弱偏方

莲子（去心）、茯苓、芡实各8克，桂圆肉10克。上述四味加水用文火炖煮50分钟，去渣，至煮成黏稠状，再搅入红糖，冷却后饮汤。每日1剂，分2次服用。本方有补心健脾、养血安神之功效，主治心悸怔忡、失眠健忘、神经衰弱等症。

●治伤寒偏方

芡实、莲子肉、山药、白扁豆各等份。研磨成细粉，每次取30～60克，加适当白糖，蒸熟，做点心吃。本方清利湿热、理气和中，主治伤寒属脾胃不和者。（经验方）

●治腹泻偏方

莲子肉120克，锅巴、白糖各80克。取白米饭的焦锅巴，与莲子肉共研细末，与白糖和匀，装入瓶中，于饭后1小时用开水冲服4匙，每日3次。健脾益胃、固涩止泻，主治脾虚久泻及老人虚泄。（经验方）

洗净，切块。

（3）锅中加油，烧热，放葱姜煸香，下入肉块煸炒，烹入料酒，倒入肉汤，加入盐、莲子、百合，旺火烧沸，撇去浮沫，用火烧至肉熟烂，拣出葱姜，放入味精，即可出锅。

【功效】补脑、清心、抗衰老，可用于治疗心律不齐、失眠多梦、神志恍惚、肺燥干咳等病症。

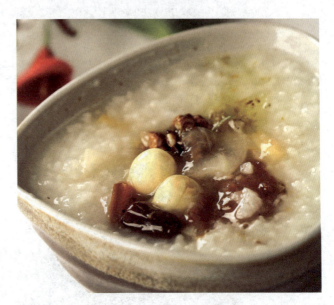

» 桂圆莲子粥

【配方】莲子15克，桂圆肉15克，红枣5颗，糯米50克，白糖少许。

【制法】（1）将莲子去皮，去心，洗净；红枣去核；糯米淘洗干净。
（2）将糯米倒入锅内，加入红枣、莲子肉、桂圆肉、白糖、水适量，置武火上烧沸，再用文火熬煮至熟即成。

【功效】益心宁神，适用于心阴血亏、脾气虚弱、心律不齐、骨质疏松等症。

■降低血压食疗方

莲子所含的生物碱有降血压作用，β-谷甾醇有降低血清胆固醇的作用，可用于Ⅱ型高脂血症及预防动脉粥样硬化、高血压等症。

» 莲子羹

【配方】去掉莲心的干莲子100克，藕粉60克，白糖适量。

【制法】（1）用温水浸泡莲子，发好洗净，放入锅中，煮至熟透。
（2）将藕粉放碗中，用冷水调和，慢慢下入锅中，边搅拌，边加入白糖，调匀即可。

【功效】补中益气、安神养心，常食可治疗高血压、健忘等症。

枸杞子莲子汤

【配方】枸杞子25克，莲子400克，白糖适量。

【制法】（1）将枸杞子用冷水洗净；莲子用开水浸泡，剥去外皮，取出莲心。

（2）锅内加清水，放莲子煮透后，入枸杞子稍煮，加入适量白糖溶化即成。

【功效】增智安神，可作为高血压、眩晕、神经衰弱、失眠等病症患者的食疗品。

癌症食疗方

传统中医认为，莲子善于补五脏不足，通利十二经脉气血，使气血畅而不腐，防止肿瘤的发生。而现代医学则证明，莲子所含氧化黄心树宁碱对鼻咽癌等有抑制作用。

氧化黄心树宁碱主要是抑制肿瘤细胞纺锤体，使其停留在分裂中期，不能进行正常的细胞分裂。

红枣莲子鸡腿汤

【配方】莲子15克，红枣10颗，鸡腿2只，薏米20克，姜、盐少许。

【制法】（1）将薏米泡水4小时；若用干的莲子，也需先泡水2小时(新鲜莲子则不必泡水)，莲心应去除，避免苦涩。

（2）鸡腿洗净，剁成块状。

（3）以汤锅将开水煮沸，加进薏米、莲子、红枣、鸡腿、姜片，炖煮30分钟至1小时。待鸡肉熟软后，在汤里加进适量盐调味即可。

【功效】清热解毒、健脾止泻、防癌抗癌。

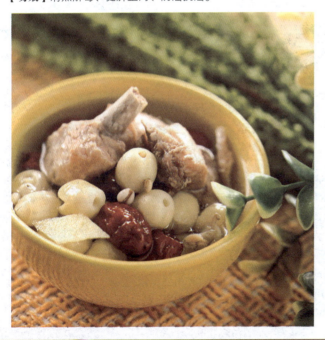

●治湿疹偏方

去心莲子50克，玉米须10克，冰糖15克。先煮玉米须20分钟后捞出，纳入莲子、冰糖后，微火炖成羹即可。本方清热利尿、除湿健脾，适用于皮损色暗、滋水浸淫之湿疹。（经验方）

●治风疹偏方

去心莲子18克，珍珠粉2克，红糖适量。莲子加红糖适量煮熟，食莲子，汤冲珍珠粉2克服。每日1剂，连服7～8剂。适用于风疹块，伴恶心呕吐、腹胀腹痛、神疲乏力等。（经验方）

●治小儿腹泻偏方

1.莲子肉20克，白糖适量。将莲子肉研末，加米汤或开水200毫升，煮成150毫升，加白糖。每日分3次服食。补脾胃，适用于婴幼儿腹泻。（经验方）

2.莲子50～100克，糯米500克。莲子去心，煮拌烂，以洁净布包住莲子肉，捣烂，与淘净的糯米拌匀，置搪瓷盆内，加水适量，蒸熟。待冷却后压平切块，上盘后撒一层白糖。随意取食。健脾益气，适用于脾虚泄泻。（经验方）

●治小儿夜啼偏方

去皮莲子20克，百合20克，白糖适量。莲子、百合共炖成糊状，用白糖拌食，每日1～2次。健脾养阴、清热除烦，主治小儿夜啼。（经验方）

栗子

【药典选录】

"主益气,厚肠胃,补肾气,令人耐饥。"
——《食物本草》

"栗,肾之果。肾病宜食之。"
——《千金方》

【医生叮咛】

风湿病患者忌食。

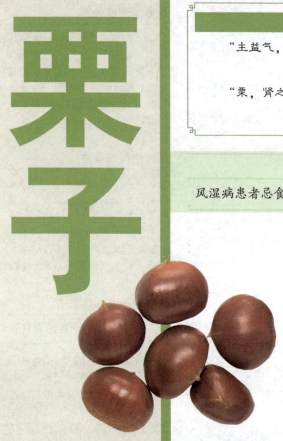

功效主治 +

养胃健脾、补肾强筋、活血止血。治反胃、泄泻、腰脚软弱、吐衄、便血、金疮、折伤肿痛、瘰疬。

·主要成分·

果实含蛋白质5.7%,脂肪2.0%,碳水化合物62%,灰分1.3%,淀粉25%,此外还含有维生素B_1、维生素B_2及脂肪酶。

栗子治病偏方 15例

栗子食疗方 4 种

■前列腺炎食疗方

前列腺炎是成年男性的常见病,一般症状为尿急、尿频、尿痛、滴白、腰痛,甚至引起性功能障碍等。

矿物质在血液和前列腺液中的含量多少,直接与前列腺的抗菌、杀菌能力有关。当前列腺内矿物质含量较高时,前列腺自行抗菌消炎能力就强;而患了慢性前列腺炎,矿物质含量就会明显减少。栗子所含的矿物质很全面,有钾、镁、铁、锌、锰等,总量又比苹果、梨等普通水果高得多,因此可用于辅助治疗前列腺炎。

» 酱爆栗子肉丁

【配方】栗子肉150克,猪肉250克,面酱、白糖、味精、水淀粉、鸡蛋清和油各适量,盐少许。

● 治哮喘偏方

1.栗子肉60克,五花肉50克,姜20克。上述三味分别切丁,共炖食。可治咳嗽、哮喘。(经验方)

2.栗树叶子50克。将其洗净,加水煎汤内服。可治哮

【制法】（1）将猪肉洗净，切成丁；栗子煮熟，切成块。
（2）猪肉用水淀粉、鸡蛋清上浆，用温油化开。
（3）锅置火上，放入油，下面酱，加白糖、盐，炒成老红色时，放肉丁和栗子块，用炒勺拌炒，加入味精，颠翻出锅，装盘即成。

【功效】缓解尿频、尿急，治疗前列腺炎。

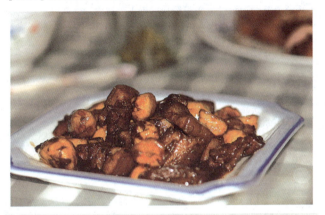

焖栗子

【配方】栗子1500克，芹菜150克，熏板肉皮200克，黄油100克，清汤500毫升，盐5克。

【制法】（1）将栗子切丁字口，入炉，烤至裂口时取出，剥去皮，洗净；芹菜择洗干净，切成4厘米长的段。
（2）锅置火上，放入栗子肉、芹菜、板肉皮、黄油、盐、清汤（清汤以没过栗子为好），煮沸，转小火焖熟，取出栗子肉及芹菜，盛入盘内。

【功效】补肾壮阳，治疗前列腺炎。

消除疲劳、平喘食疗方

机体缺乏泛酸时会导致疲劳、倦怠、头痛、恶心、呕吐、体重减轻。

栗子中含有大量的泛酸，能够治疗因泛酸缺乏而引起的各种症状；同时，栗子所含淀粉多糖类也有助于消除疲劳、恢复体力、平喘，常食熟栗子达半个月以上（每天5颗），即可明显改善慢性支气管炎。

栗子烧白菜

【配方】栗子肉200克，白菜心150克，鸡汤250毫升，葱末70克，姜丝70克，鸡油15毫升，湿淀粉25克，白糖5克，植物油100毫升（实耗50毫升），盐3克，味精2克，料酒10毫升，胡椒粉3克。

【制法】（1）栗子肉放入烧至六成热的植物油中，炸熟捞出，再放入鸡汤内煨，捞出沥汤。

喘。（经验方）

● 治痔疮出血偏方

栗壳3～4个，纯蜜糖适量。将栗壳烧成炭，研成细末，加纯蜜糖，用热开水调匀后进服，每日2次。可治痔疮出血。（经验方）

● 治便血偏方

1.栗子肉100克，秋海棠花50克，粳米150克，冰糖适量。秋海棠花去梗柄，洗净。栗子肉切成碎粒，与秋海棠、粳米同煮成粥，加入冰糖调味。每日服食1～2次。补肾强筋、健脾养胃、活血止血，适用于便血、吐血、泄泻乏力等症。（经验方）

2.栗子肉60克，桂圆肉30克，芡实15克，黄花菜30克。上述四味共煮汤饮服，每日1剂，连用5～7日。治便血。（经验方）

● 治支气管炎偏方

栗子肉250克，猪瘦肉100克（切块）。将上述两料加盐、豆豉少许，烧煮烂熟，分顿佐餐用，每日2次。可治支气管炎。（《草药手册》）

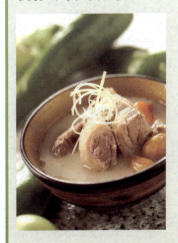

●治呕血偏方

栗子肉250克，白糖20克。栗子肉蒸熟，加白糖捣烂成泥，做成小饼，可常食。主治呕血。（经验方）

●治腹泻偏方

栗子肉100克，山药50克，白扁豆50克，大米100克。上述四味共煮粥服食。可治腹泻。（经验方）

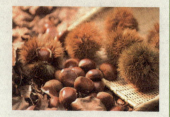

●治痢疾偏方

栗树皮20克。将其洗净，煎汤内服。可治痢疾。（经验方）

●治肾虚偏方

1.栗子肉60克，糯米50克，红糖少许。栗子肉磨细粉；煮糯米至将熟，加入栗子粉，用文火煮至粥面上有粥油为度。加入红糖和匀，温热服食。早晚各一次。主治肾虚腰痛。（经验方）

2.栗子200克。将栗子于火炉热灰中煨熟或用水煮熟，剥皮食用。可治因肾虚引起的久婚不育、腰腿无力、尿频等症。（经验方）

●治尿频偏方

用栗子肉、粳米煮粥，佐以姜、红糖、红枣食用。治脾胃虚弱、消化不良、腹泻、尿频等症。（经验方）

●治阳痿偏方

栗子肉50克，梅花10克，

（2）白菜心去掉叶，切成条，入沸水中烫一下，捞入冷水中。

（3）锅置火上，放入植物油，放葱、姜烧热，烹料酒，加入鸡汤、盐、胡椒粉、白糖，放入栗子肉和白菜条，文火煨5分钟，然后用湿淀粉勾芡，淋上鸡油，放入味精即成。

【功效】补脾健胃、益肾强筋，适用于脾胃虚弱、气怯食少、泄泻、老年体虚、气喘咳嗽等症。

» 栗子烧猪肉

【配方】栗子300克，猪瘦肉650克，姜15克，葱10克，酱油、料酒、鸡汤各适量，盐5克，白糖3克，植物油100毫升（实耗50毫升）。

【制法】（1）栗子用刀划破皮，下沸水中煮一下捞出，剥去外壳和内衣；姜切片，葱切长段；猪肉洗净，切成方块。

（2）锅置火上，放入油，烧至七成热时，下栗子，油炸进皮，约3分钟捞出。

（3）锅内留底油40克，下姜片、葱段、肉块，炒香，再加鸡汤，用大火烧开，撇去浮沫，改用小火，慢慢炖至肉五成熟时，下栗子、盐、白糖、酱油、料酒，烧至肉烂、栗子酥时即可。

【功效】养胃健脾、滋阴润燥，适宜肺热躁咳、气管炎患者食用。

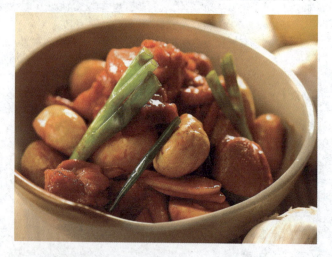

■胃肠道功能紊乱食疗方

胃肠道功能紊乱，系高级神经活动障碍导致自主神经系统功能失常，主要是胃肠的运动与分泌功能失调，可导致食欲不振、腹泻、腹痛、腹胀或便秘与腹泻交替发生。

栗子是碳水化合物含量较高的干果品种，具有益气健脾、厚补胃肠的作用，能供给人体较多的热能，并能帮助脂肪代谢，保证机体基本营养物质供应。经常适量食用栗子，可防治胃肠道功能紊乱。

》栗糕

【配方】栗子200克，糯米粉500克，白糖50克，瓜子仁、松仁各10克。

【制法】将栗子去壳，用水煮极烂，加糯米粉和白糖，揉匀，入屉中用旺火蒸熟，出屉时撒上瓜子仁、松仁。

【功效】健脾益气养胃、强筋健骨补虚，适用于年老体弱、腰膝酸软、不欲纳食等病症。

》糖烧栗子

【配方】栗子750克，蜂蜜50毫升，白糖200克，大油500克（约耗100克）。

【制法】（1）将栗子放入开水锅中煮20分钟，捞出，去壳取肉，大粒切成2片。

（2）锅置旺火上，放入大油，烧至七成热，将煮好的栗子下锅，翻炸20分钟，起锅，倒进漏勺，沥去油。

（3）将过油栗子装入大碗，加500克清水，白糖适量，上屉，用旺火蒸1小时。

（4）炒锅置旺火上烧热，将蒸烂的栗子和糖浆（白糖加水熬制）并下锅煮沸，再倒入蜂蜜推匀，起锅，倒入汤碗即成。

【功效】开胃消食，适用于厌食症。

■ 高血压、抗衰防老食疗方

衰老能引起类似高血压所致的血管变化。

栗子中含有丰富的多种维生素和矿物质，可以有效地预防和治疗高血压、冠心病、动脉硬化等心血管疾病，有益于人体健康，也是抗衰防老的营养食品。

》核桃栗子羹

【配方】栗子50克，核桃仁50克，冰糖10克。

【制法】（1）将核桃仁炒香；栗子去皮，炒香，切两瓣，与核桃仁同放入锅内，加水300毫升，用武火烧沸，再用文火煮1小时。

（2）将冰糖打成屑，放入炒勺内，加水50毫升，置火上熬成糖汁，将糖汁倒入核桃栗子羹内，搅匀即成。

【食法】每日1次，每次吃羹50克。

【功效】补肝肾、降血压，适用于高血压病肝肾阴虚型患者。

》腐竹炒栗肉

【配方】栗子肉150克，水发腐竹200克，湿淀粉15克，植物油40毫升，盐、味精、香油、白糖、酱油、高汤各适量。

【制法】腐竹切块，锅置旺火上，放油，烧热后投入栗子肉、腐竹，添入高汤，栗子肉熟后，加入盐、味精、白糖、酱油，烧开，用湿淀粉勾芡，淋入香油，调匀即可。

【功效】可降血压，适用于高血压病患者。

粳米100克，白糖适量。栗子肉与粳米兑水，用文火煮成粥，然后将梅花放入，再煮二三沸，加适量白糖搅匀即可。空腹温热食用。疏肝解郁、温补脾肾，用于抑郁伤肝、劳伤心脾的阳痿不举。（经验方）

● 治手足酸软麻木偏方

栗子肉100克，猪瘦肉50克，红枣4~5颗，盐少许。上述四味同煮，连服一周，多可见效。可治病后虚弱、手足酸软麻木。（经验方）

● 治骨折偏方

栗子肉、麻皮、糯米、黑豆各等份，烧灰为末，用白酒适量调服。本方活血止痛，能治骨折。（经验方）

● 治外伤出血偏方

栗子壳20克。将其研成末，涂于外伤患处。能够止外伤出血。（《濒湖集简方》）

● 治丹毒偏方

栗树皮20克。将其洗净，加适量水煎汤，外洗患处，可治丹毒。（经验方）

● 治风疹偏方

栗子100克，黄芪50克，老母鸡肉250克，葱白20克，姜10克。老母鸡肉洗净，栗子去皮洗净，葱白切段，姜切片，四味与黄芪同炖。祛风固表，适用于风寒型风疹。（经验方）

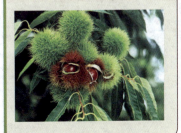

小米

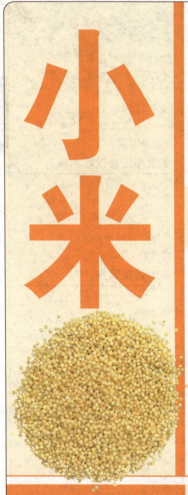

【药典选录】

"和中益气,止痢,治消渴,利小便,陈者更良。"
——《日用本草》

"煮粥食益丹田,补虚损,开肠胃。"
——《本草纲目》

【医生叮咛】

气滞者忌食。

功效主治 +

和中、益肾、除热、解毒。主治脾胃虚热、反胃呕吐或脾胃虚腹泻、烦热口渴、口干、小便不利等。

·主要成分·

小米含蛋白质,比大米高。脂肪1.7克,碳水化合物76.1克,都不低于稻、麦。一般粮食中不含有的胡萝卜素,小米每100克含量达0.12毫克,维生素B_1的含量位居所有粮食之首。

小米治病偏方 10 例

小米食疗方 4 种

■ 调治慢性肾炎、肾病综合征食疗方

肾病综合征是指不仅出现了单一的肾症状,还出现大量的蛋白尿,使得血液中的蛋白质减少,同时伴有严重的浮肿。成人半数以上是由于急性肾炎和慢性肾炎引起的。

采用饮食疗法治疗该症时,要限制摄入蛋白质,以减轻肾脏负担,同时还要限制摄入钠,以防止浮肿。小米中蛋白质及蛋白质的氨基酸含量适中,蛋白质钠含量则极低,可用于调养慢性肾炎、肾病综合征。另外,小米中的钾还有利于体内多余钠的排出,能够消除浮肿。《本草纲目》也曾说过:"粟米味咸淡,气寒下渗,肾之谷也,肾病宜食之。"

● 治胃炎偏方

小米、白糖各30克。小米炒黄研粉,加白糖拌匀。每日2次,每次2匙,连服1~3个月。本方健脾补气,适用于慢性胃炎、脾胃虚弱疼痛。(经验方)

▶ 鹌鹑蛋小米羹

【配方】小米、鸡肉各100克,鹌鹑蛋8个,鸡蛋2个,淀粉25克,胡椒粉、白糖各2克,香油3毫升,盐2克,香菜5克,高汤1000毫升。

【制法】(1)鹌鹑蛋放在盘内,蒸15分钟至熟,浸于冷水中,待冷后去壳,洗净;鸡蛋打入碗中,搅拌均匀。

(2)鸡肉洗净,抹干水,切丁,加10克淀粉、胡椒粉和适量冷水拌匀;其余的淀粉与适量冷水混合,调成芡汁。

(3)锅内加入高汤,下入小米和鹌鹑蛋,煮滚约3分钟后,放入鸡肉丁煮熟,加入白糖、香油和盐调味,用芡汁勾稀芡,然后下鸡蛋拌匀,盛汤碗内,撒入香菜即成。

【功效】补肾消肿,可用于调养慢性肾炎、肾病综合征。

▶ 蘑菇小米粥

【配方】小米100克,蘑菇8个,粳米50克,葱末3克,盐1克。

【制法】(1)蘑菇洗净,在开水中焯一下,捞出切片。

(2)粳米、小米分别淘洗干净,用冷水浸泡半小时。

(3)锅中倒入冷水,将粳米、小米放入,用旺火烧沸,再改用小火熬煮。

(4)粥将稠时,加入蘑菇拌匀,下盐调味,再煮5分钟,撒上葱末,即可食用。

【功效】补肾消肿,可用于调养慢性肾炎、肾病综合征。

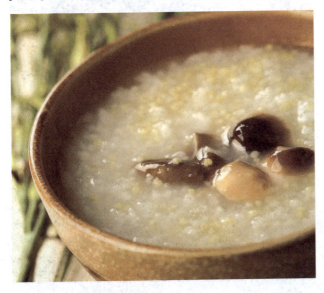

■ 排钠、降低血压食疗方

高血压患者多吃含钾、钙、镁丰富而含钠低的食品,如小米、豆类、花生等,可改善血管弹性和通透性,增加尿钠排出,达到降低血压的目的。

● 治口渴偏方

小米100克,西洋参10克,生地30克,冰糖适量。将西洋参及生地加水煎汁,去渣留汁,加入小米用文火煮粥,将熟时加入冰糖,略煮,待糖溶化后即可。本方补气养阴、清热生津,素体阴虚者入夏常饮此粥,可防治暑伤津气、烦热口渴。(经验方)

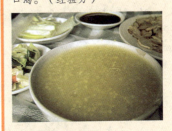

● 治失眠偏方

小米100克,红枣5颗,茯神10克。先煎煮茯神,滤取汁液,以茯神液与红枣、小米同煮为粥。每日2次,早晚服食。本方健脾养心、安神益志,凡心脾两虚、惊悸怔忡、失眠健忘、精神不集中者皆适用。(经验方)

● 治神经衰弱偏方

小米100克,百合10克。先用小米煮稀粥,待粥成之后,加百合(干品,用冷水浸泡一夜),稍煮即成。寝前15~30分钟吃一小碗,淡、咸、甜吃均可。本方具有滋阴健脾、养心安神等功效,可治神经衰弱。(经验方)

● 治反胃偏方

小米粉100克。小米粉加水和面,做成梧桐子大小的丸子,下沸水煮熟,加少许盐调味,空腹饮汤食丸子。治反胃。(《食医心镜》)

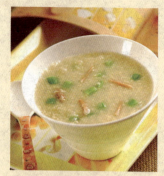

● 治感冒偏方

小米80克,葱白3根,白酒20毫升。加水适量煮成粥,热服取汗。治风寒感冒。(经验方)

● 治腹泻偏方

1. 小米50克,山药25克,红枣5颗。上述三味洗净,红枣去核,入锅共煮成粥,一次食下,每日3次。健脾养胃、补虚止泻,主治脾胃虚弱之大便溏泻。(经验方)

2. 小米150克,车前子、白术各10克。将小米淘洗干净,加水煮熟成粥,车前子、白术共研细末,和小米粥服下,每日3次。清热利湿、健脾止泻,治腹泻有神效。(经验方)

3. 小米60克,茱萸、肉豆蔻各30克,蜂蜜适量。前三味炒焦,研细,炼蜜为丸。每日2次,每次服6丸,温水送下。主治慢性肠炎引起的久泻虚痢。(经验方)

● 治霍乱偏方

小米300克。将其研成末,以开水搅成乳状服用。主治霍乱吐痢不止。(经验方)

● 治贫血偏方

小米50~100克,桂圆肉30克,红糖适量。将小米与桂圆肉同煮成粥。待粥熟,调入红

》 绿豆海带小米粥

【配方】小米100克,绿豆50克,海带30克,红糖15克。

【制法】(1)绿豆洗净,放入冷水中浸泡3小时,沥干水分;小米淘洗干净,浸泡半小时后捞起。

(2)海带洗净后浸泡2小时,冲洗干净,切成块。

(3)锅中注入约1000毫升冷水,将绿豆、海带放入,用旺火烧沸后加入小米,改用小火慢慢熬煮。

(4)待米烂粥熟时下入红糖,调好口味,再稍焖片刻,即可盛起食用。

【功效】降低血压。

》 黄豆小米粥

【配方】小米100克,黄豆50克,白糖10克。

【制法】(1)将小米、黄豆分别磨碎,小米入盆中沉淀,滗去冷水,用开水调匀;黄豆过筛去渣。

(2)锅中加入约1500毫升冷水,烧沸,下入黄豆,再次煮沸以后,下入小米,用小火慢慢熬煮。

(3)见米烂豆熟时,加入白糖调味,搅拌均匀,即可盛起食用。

【功效】降低血压,强身健体。

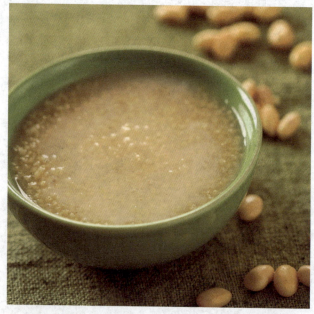

■ 开胃养胃食疗方

小米蛋白质的氨基酸组成成分中,苏氨酸、蛋氨酸和色氨酸的含量高于一般谷类,而脂肪、维生素B_1、维生素B_2和胡萝卜素的含量也比较高。这些物质均是人体必需的营养物质,而且容易

被消化吸收,很适合脾胃虚弱、消化不良、病后体弱的人及儿童经常食用,因而,小米被营养专家称为"保健米"。

》鲜菇小米粥

【配方】小米100克,粳米50克,平菇50克,葱末3克,盐2克。

【制法】(1)平菇洗净,在开水中氽一下,捞起切片。
(2)粳米、小米分别淘洗干净,用冷水浸泡半小时。
(3)锅中加入约1000毫升冷水,将粳米、小米放入,用旺火烧沸,再改用小火熬煮,待再滚起,加入平菇拌匀,下盐调味,再煮5分钟,撒上葱末,即可盛起食用。

【功效】补脾和胃,用于治疗胃病。

糖。空腹食,每日2次。本方具有补血养心、安神益智的功效,主治贫血,适用于心脾虚损、气血不足、失眠健忘、惊悸等症。(经验方)

●治丹毒偏方

小米粉50克。将其用水调成稀糊,外敷于患处。可治丹毒难消。(《兵部手集方》)

■防止记忆力减退食疗方

小米富含蛋白质、B族维生素和植物纤维。B族维生素在脑内帮助蛋白质代谢,其中维生素B_1可防酸性体质,保障脑的正常功能,防精神疲劳和倦怠,防多发性神经炎和急性出血脑灰质炎;维生素B_2是增进脑记忆功能不可缺少的物质;植物纤维可促进大脑微循环畅通,防止记忆力减退。

》扁豆小米粥

【配方】小米100克,扁豆30克,党参10克,冰糖15克。

【制法】(1)党参洗净,切成片。
(2)扁豆洗净,与党参片一同放入锅中,加入适量冷水煎煮约半小时,取出汁液,再加入冷水煎煮10分钟,取出汁液,两次的汁液放在一起,放入锅中烧沸。
(3)小米淘净后略为浸泡,放入烧沸的汁液中,用小火慢煮成粥。
(4)粥内加入冰糖煮溶,再稍焖片刻,即可盛起食用。

【功效】促进大脑微循环,防止记忆力减退。

》小米蛋奶粥

【配方】小米100克,牛奶300毫升,鸡蛋1个,白糖10克。

【制法】(1)将小米淘洗干净,用冷水浸泡片刻。
(2)锅内加入约800毫升冷水,放入小米,先用旺火煮至小米胀开,加牛奶继续煮至米粒松软烂熟。
(3)鸡蛋磕入碗中,用筷子打散,淋入奶粥中,加白糖熬化即可。

【功效】促进大脑微循环,防止记忆力减退。

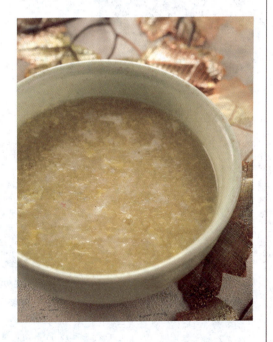

玉米

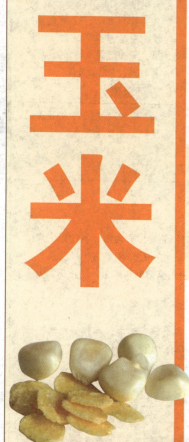

【药典选录】

"调中开胃。"
——《本草纲目》

"益肺宁心。"
——《医林纂要》

【医生叮咛】

❶ 玉米蛋白质中缺乏色氨酸,所以以玉米为主食的人应多吃些豆类食品。

❷ 发生霉烂、变质的玉米含有强致癌物——黄曲霉毒素,所以绝对不可食用。

功效主治 ✚

调中开胃、益肺宁心、健脾利湿、开胃益智、宁心活血、利尿、利胆、止血、降压、降血脂的作用,适用于消肿、脚气病、小便不利、腹泻、动脉粥样硬化症、冠心病患者宜经常食用。

·主要成分·

含有脂肪、卵磷脂、谷物醇、维生素E、胡萝卜素、核黄素及B族维生素7种营养保健物质,并且其所含的脂肪中50%以上是亚油酸。

玉米治病偏方 8例

玉米食疗方 5 种

■ 便秘、预防直肠癌食疗方

直肠癌是常见的恶性肿瘤之一,在胃肠道恶性肿瘤中仅次于胃癌。直肠癌初起时症状不明显,随着癌块增大,肠腔逐渐狭窄,致使粪便变细,排便困难。肠腔完全阻塞后,则出现便秘、腹胀、腹痛等肠梗阻症状。

鲜玉米中的膳食纤维为精米、精面的6~8倍,而硒、镁、类胡萝卜素含量也很多,这些物质联合起来具有刺激胃肠蠕动、加速粪便排泄的特性。常吃新鲜玉米能使大便通畅,使毒素迅速排出体外,不但能够防治便秘和痔疮,还能预防直肠癌。

● 治高血压偏方

1.玉米穗60克,决明子10克,甘菊花6克。上述三味一起加水煮,将残渣除去,汁液分二次喝完。利尿消肿,对肾性高血

煮玉米

【配方】新鲜嫩玉米适量。
【制法】将玉米洗净,加足水煮熟。
【功效】促进消化,防治便秘。

烤玉米

【配方】新鲜嫩玉米适量。
【制法】将玉米洗净,加足水煮熟;然后将玉米穿在木棒上,在炭火上烤出焦色。
【功效】促进消化,防治便秘。

烧玉米

【配方】新鲜连皮玉米适量。
【制法】玉米不用去皮,直接放进快燃尽的炭火里,烧至熟即可。
【功效】促进消化,防治便秘。

癌症食疗方

在磨得很粗的玉米面中含有大量赖胺酸和谷胱甘肽,能抑制抗癌药物对人体产生的副作用,还能抑制肿瘤细胞的生长。而鲜玉米在烹煮过程中也可以释放一种酚类化合物,对癌症的治疗有一定效果。玉米中所含的胡萝卜素,被人体吸收后能转化为维生素A,它具有一定的防癌作用。

玉米粉粥

【配方】玉米粉50克,粳米60克。
【制法】(1)将粳米淘洗干净,放入锅内;玉米粉放入大碗中,加冷水溶和调稀,倒入粳米锅内,再加水适量。
(2)将盛有粳米和玉米粉的锅置武火上熬煮,边煮边搅动,防止糊锅,至熟即成。
【功效】益肺宁心、调中和胃、防治癌症,适用于高脂血症、冠心病、心血管系统疾病、各种癌症。

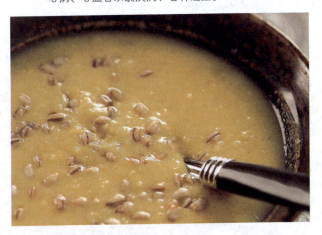

压功效尤佳。(经验方)

2.玉米须30克,茶叶5克。用沸水冲泡,代茶饮用。适用于肾炎合并高血压症。(经验方)

治肾炎偏方

1.鲜玉米须1000克,白糖500克。将玉米须洗净,加水适量煎1小时去渣,再继续以文火浓缩,到将要干锅时,离火待冷,拌入干燥白糖把煎液吸净,混匀,晒干,压碎装瓶备用。每天3次,每次10克,以沸水冲服,连服7~10天。主治急性肾炎。(《医食同源》)

2.玉米粉60克,花生仁30克,枸杞子15克,白糖适量。花生仁、枸杞子兑水煮熟,调入玉米粉,煮熟成羹,加白糖适量即可。每日1剂,分2次服食。补益肝肾、利尿降压,适用于慢性肾炎兼有高血压症者。(经验方)

治浮肿偏方

1.玉米50克,玉米须10克,蝉衣3个,蛇蜕1条。将玉米、玉米须、蝉衣、蛇蜕分别用净水洗净,一起放入砂锅,加水适量,文火煎煮15分钟,去渣取药液服用。每日1次,连服数日。治浮肿。(经验方)

2.玉米饭60克,冬瓜子仁15克。活鲤鱼宰杀洗净,将玉米饭、冬瓜子仁填入鱼肚内,加水适量,文火炖煮至烂熟。食用时,可加少许盐、黄酒调味,食肉饮汤,隔日1次。健胃醒脾、利水消肿。(经验方)

治胆结石偏方

玉米须30克,绿茶3克。将玉米须、绿茶以1500毫升水煮沸20分钟,每日当茶饮用。可治疗胆结石。(经验方)

● 治肾结石偏方

玉米须40克，金钱草30克，绿茶5克。上三味加水1000毫升，煮沸10～15分钟即可（先后煎二次，两汁混合在一起饮）；或上三味制粗末，置茶壶内沸水浸泡20分钟。每日1剂，不拘时，频频饮之。本方健脾补肾、利水排石，主治脾胃虚弱型肾结石。（经验方）

● 治眩晕偏方

玉米须30克。取玉米须加水500毫升煎汁成250毫升，取汁空腹服下。连服3～6次。本方主治头晕眼花、胸脘痞闷、少食多寐等。（经验方）

● 治风疹偏方

玉米须15克，发酵好的酒酿100克。玉米须放入锅内，加水适量，煮20分钟后捞出玉米须，再加酒酿，煮沸食用。适用于风湿型风疹块。（经验方）

● 治鼻炎偏方

玉米须（干）6克，当归尾3克。玉米须晒干切碎，当归尾焙干切碎，混合装入烟斗，点燃吸烟，让烟从鼻腔出。每日5～7次，每次1～2烟斗。本方活血通窍，主治慢性鼻炎。（经验方）

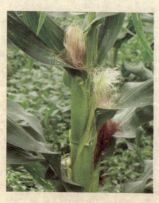

青椒玉米

【配方】鲜嫩玉米250克，青辣椒100克，精盐5克，植物油30毫升。

【制法】（1）将鲜嫩玉米粒洗净，入沸水中煮至八成熟，捞出沥干；青椒去蒂洗净，切5厘米长的段。

（2）将净锅置微火上，放入青椒炒蔫盛出；锅中加油，烧热下玉米粒，加青椒、盐炒匀即成。

【功效】润肠通便，防癌抗癌。

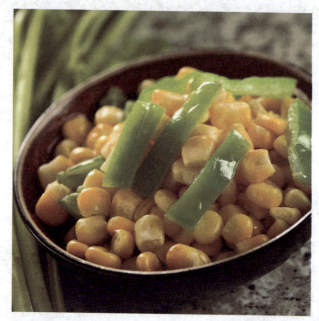

血管硬化食疗方

玉米脂肪中含有50%以上的亚油酸、卵磷脂和维生素E等营养素，这些物质能防止胆固醇向血管壁沉淀，具有降低胆固醇、防止高血压、冠心病和抗血管硬化的作用。有研究表明，美洲印第安人不易患高血压与他们主要食用玉米有关。

枸杞子玉米羹

【配方】嫩玉米粒200克，枸杞子10克，青豆20克，白糖100克，湿淀粉25克。

【制法】（1）嫩玉米粒洗净，用冷水浸泡2小时。

（2）枸杞子洗净，用温水泡软；青豆清洗干净。

（3）坐锅点火，加入适量冷水，将嫩玉米粒、青豆放入，烧至玉米粒烂熟后，下入白糖、枸杞子拌匀，煮约5分钟，用湿淀粉勾稀芡，即可盛起食用。

【功效】降低血压。

■ 老年痴呆食疗方

人随着年龄增长，记忆力会减退，其原因与乙酰胆碱含量不足有一定关系。乙酰胆碱是神经系统信息传递时必需的神经递质，人脑能直接从血液中摄取磷脂及胆碱，并很快转化为乙酰胆碱。

玉米中含有丰富的卵磷脂，长期补充卵磷脂可以保持人体内乙酰胆碱的含量，从而减缓记忆力衰退的进程，预防或推迟老年痴呆的发生。

» 玉米排骨汤

【配方】玉米粒100克，猪排骨500克，料酒、葱段、姜片、盐各适量。

【制法】（1）将排骨剁成小块，用沸水焯去血沫。
（2）锅内重新放清水，将排骨放入锅内，姜片、葱段一起放入锅中，滴入少许料酒，用武火烧沸，转小火煲约30分钟。
（3）待肉七成熟时，放入玉米粒，一同煲10～15分钟，去掉姜片、葱段，加入盐调味即可。

【功效】补脑益智，提高记忆力。

» 玉米水果酸奶沙拉

【配方】玉米粒100克，苹果50克，香蕉40克，酸奶100毫升。

【制法】（1）苹果去皮、核，切丁；香蕉去皮，切丁。
（2）玉米粒下开水煮熟，捞起来滤干水，放入苹果丁、香蕉丁、酸奶，略拌即可。

【功效】安神醒脑，提高记忆力。

■ 抗氧化、防止早衰食疗方

新鲜玉米中含有大量的谷氨酸，能帮助和促进脑组织细胞呼吸，清除体内废物和氧自由基，排出脑组织里的氨，故常食玉米，不但可健脑益智，还能抗氧化，防止早衰。

» 鸡蛋玉米羹

【配方】鲜玉米粒150克，鸡蛋2个，牛奶100毫升，香菇25克，湿淀粉5克，料酒10毫升，盐2克，葱末3克，植物油30毫升，姜2片，冷水适量。

【制法】（1）玉米粒洗干净，浸泡2小时；鸡蛋打入碗中，用筷子搅匀；香菇洗净，用温水泡发回软，撕成小块。
（2）炒锅上火，倒入植物油烧热，用葱末、姜片、料酒爆香，倒入香菇块，稍烩后，加入适量冷水，倒入玉米粒、鸡蛋液、牛奶，下盐调匀，开锅后加入湿淀粉勾芡，即可盛起食用。

【功效】益气补血，防止早衰。

» 玉米火腿粥

【配方】熟玉米粒50克，粳米100克，火腿75克，芹菜1根，香菜5克，盐、鸡粉各2克，胡椒粉1.5克，香油3毫升，高汤300毫升。

【制法】（1）粳米淘洗干净，用冷水浸泡好，放入锅中，加入高汤和适量冷水，先用旺火烧沸，再改用小火慢煮成粥。
（2）火腿切丁，芹菜洗净切末。
（3）待粥煮至半熟时，倒入火腿丁、熟玉米粒同煮约10分钟，加盐、鸡粉调味，盛起食用时加胡椒粉、香油、芹菜末、香菜即可。

【功效】延缓衰老，祛病延年。

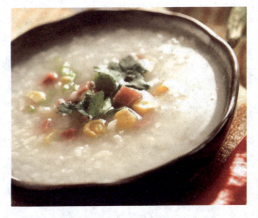

糯米

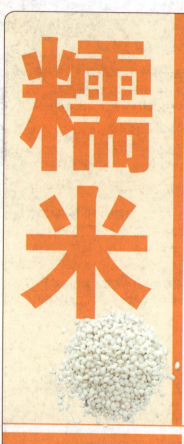

【药典选录】

"主痔疾,以骆驼脂作煎饼服之,空腹与服。"
——《四声本草》

"暖脾胃,止虚寒泄痢,缩小便,收自汗,发痘疮。"
——《本草纲目》

【医生叮咛】

糯米性黏滞,难以消化,不宜一次食用过多,老人、小孩儿或病人更宜慎用。

功效主治 +

补中益气、治脾胃虚弱、消渴、体倦乏力、气虚自汗、便泻、妊娠腰腹坠胀。

·主要成分·

糯米的主要成分绝大部分为碳水化合物,占70%左右,而蛋白质部分则占7%左右,其他还包括钙、磷、铁、烟酸,以及维生素B_1、维生素B_2等成分。

糯米治病偏方 14 例

● 治疟疾偏方

糯米50克,常山(切碎)30克,蒜10克,清酒1000毫升。前三味,病未发前1日,以酒浸药于碗中,以白纸覆之。欲发时饮三分之一,如未吐再饮三分之一。主治疟疾,症见汗出不畅、头痛、骨节酸痛、小便黄而灼热等。注:用本方时忌食生菜生葱。(《外台秘要》)

糯米食疗方 4 种

■ 月经不调食疗方

月经不调是泛指各种原因引起的月经改变,包括初潮年龄的提前、延后,周期、经期与经量的变化,是妇科中最常见的症状。

中医认为,可通过食疗调节脏腑气血功能,使月经恢复正常。糯米是一种温和的滋补品,有补虚养肾、补血益气等功效,可与中药相配,治疗月经不调。

» 红花糯米粥

【配方】糯米100克,红花10克,当归10克,丹参15克。
【制法】水煎红花、当归、丹参,去渣取汁,后入糯米煮成粥。
【食法】每日2次,空腹食。
【功效】养血活血、调经化瘀,适用于月经不调而有血虚、血瘀者。

» 红豆糯米粥

【配方】糯米150克,红豆50克,白糖10克,糖桂花8克。

【制法】（1）将糯米淘洗干净，用冷水浸泡过夜。

（2）红豆拣去杂质，洗净泡好，放入锅中加冷水，用小火煮至豆粒开花。

（3）糯米放入另一锅中，加入冷水2000毫升，先用旺火煮沸，然后改小火煮至米熟透，加入煮好的红豆继续煮至米粒开花，加白糖与糖桂花调匀即可。

【功效】利湿活血、调经止痛，适用于月经不调。

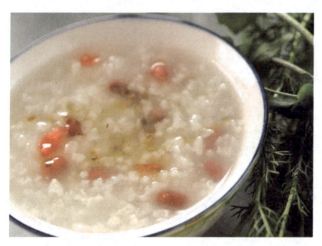

■ 急性肠炎食疗方

泄泻以排便次数增多，粪便稀薄，甚至泻出如水样便为特征，包括急、慢性肠炎，结肠炎，胃肠功能紊乱等疾病。

中医认为，阳虚泄泻患者宜食用既温补又止泻的食物，如糯米、鲢鱼、河虾、干姜、花椒等。

» 糯米百合粥

【配方】糯米100克，百合25克，莲子25克。

【制法】将各料洗净，然后上锅点火，将水烧到半开时，倒入所有原料。烧开之后，调至小火，再慢慢熬煮成粥。

【功效】治疗脾虚泄泻。

» 白兰花粥

【配方】糯米100克，红枣50克，白兰花4朵，蜂蜜30毫升，白糖15克。

【制法】（1）将白兰花在含苞待放时采下，择洗干净；糯米淘洗干净，用冷水浸泡3小时，沥干水分；红枣洗净、去核，切丝。

（2）锅中加入约1000毫升冷水，将糯米放入，先用旺火烧沸，再改用小火熬煮成粥，加入红枣丝、白糖、蜂蜜、白兰花，再煮约5分钟，即可盛起食用。

【功效】治疗脾虚泄泻。

● 治高血压偏方

糯米5克，胡椒粉1.5克，桃仁、杏仁、山栀各3克，鸡蛋清适量。前五味共研为细末，用鸡蛋清调成糊状，临睡前敷于两脚心涌泉穴，次日洗掉，晚上再敷。主治高血压轻症。（经验方）

● 治淋巴结核偏方

糯米50克，槐花10克。分别炒至焦黄，共研成细末，每日早上空腹，用开水冲服10克，连服30日，可见效果。（经验方）

● 治肺结核偏方

糯米50克，百合粉30克，冰糖10克。上述三味入锅加水500毫升，文火煮粥。早晚各服一次。主治肺阴亏损型肺结核，症见干咳、痰中带有血丝、午后潮热、夜间盗汗、口干咽燥等。（经验方）

● 治遗精偏方

1.金樱子15克，糯米50克。先煮金樱子，取浓汁，去渣，入米煮粥。每日空腹食2～3次。主治遗精，症见滑精不禁、腰酸冷痛、囊缩湿冷等。（《饮食辨录》）

2.糯米30克，莲子肉15克，红糖适量。先将莲子肉磨粉，与糯米、红糖同入锅内煮。沸后即改用文火，至黏稠为度。若以新鲜莲子煮粥亦可。每日早晚空腹温服。补脾止泻、益肾固精、养心安神，适用于肾虚遗精、尿频、失眠等。注：凡有外感及实热证者不宜。（经验方）

● 治腹泻偏方

1.糯米500克，山药50克。

上二味分别炒熟后，研末和匀。每天早晨取半碗，加白糖20克及少许胡椒粉，开水调服。适用于脾胃虚寒、久泻食减。（经验方）

2.糯米粽子100克，姜汁、白酒各适量。粽子切片晒干，用时先蒸热，加姜汁与少量白酒，早晚食用。主治腹泻。（经验方）

● 治神经衰弱偏方

糯米50克，百合、红糖适量。糯米、百合共煮粥，待要熟时加红糖调味服用。每日1~2次，可连服7~10日。本方具有益气、健脾、安神之功效，主治神经衰弱。（经验方）

● 治感冒偏方

糯米100克，葱白、姜各15克，醋30克。糯米煮粥后加入葱白、姜煮5分钟。再加入醋，热服，盖被发汗。主治风寒感冒。（经验方）

● 治支气管炎偏方

糯米60克，葱白5段，姜5片，米醋5克。前三味同煮粥，粥成加米醋，趁热服。主治急性支气管炎。（经验方）

● 治骨折偏方

糯米1000克，牛膝500克，甜酒曲适量。牛膝煎汁去渣，取汁，部分药汁浸糯米，装碗入屉蒸。待糯米蒸熟后，将另一部分药汁拌和，甜酒曲后加入，于温暖处发酵为醪糟。每日2次，每次取50克煮食，连服3~4周。本方化瘀生新，补肝肾、壮筋骨，适用于骨折久不愈合者。（经验方）

■肾炎、缓解夜尿频数症状食疗方

一个肾脏健全的人，在夜间入睡后，是很少需要起床小解的。因为肾脏有良好浓缩功能，将水分重吸收回体内，而且一夜之内（以8小时计）肾脏一般排泄尿量300~500毫升，如果需经常半夜起床小解，则可能隐藏了病变，如慢性肾炎造成的肾浓缩功能不全及水肿的病人夜间平卧时，因液体回流量增加，可形成夜尿多等症状。

中医认为，糯米有收涩作用，经常食用对慢性肾炎及尿频、自汗有较好的食疗效果。

》糯米团

【配方】糯米粉125克，白糖50克，牛奶100毫升，植物油15毫升，椰蓉适量，花生酱适量。

【制法】（1）将糯米粉与白糖混合，放入牛奶和植物油并搅拌均匀，用手揉成团至光滑；将揉好的糯米团分成乒乓球大小并用双手搓成圆球，用手指在小圆球上戳一个洞，放入花生酱，然后把四周的糯米团包拢再搓成圆球。

（2）烧滚水，将包好馅的糯米团放入煮，待煮得浮上水面即熟。捞出控水后在椰蓉中滚一滚，趁热或放凉食用均可。

【功效】经常适量食用可治疗夜尿多。

》糯米花生麦粥

【配方】糯米100克，花生仁、小麦米各50克，冰糖75克。

【制法】（1）糯米、小麦米洗净，用冷水浸泡2~3小时。

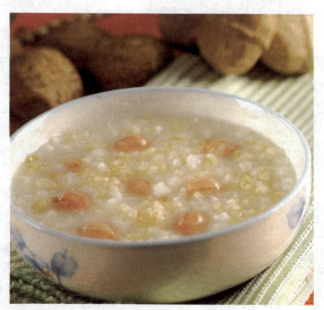

（2）花生仁洗净，用冷水浸泡回软。

（3）锅中加入约1000毫升冷水，将小麦米、花生仁放入，用旺火烧沸，然后加入糯米，改用小火熬煮至熟。

（4）冰糖下入粥中，搅拌均匀，稍焖片刻，即可盛起食用。

【功效】对夜尿多、自汗有较好治疗效果。

红枣带鱼糯米粥

【配方】糯米100克，带鱼50克，红枣5颗，葱末3克，姜末2克，香油5毫升，盐2克。

【制法】（1）糯米淘洗干净，用冷水浸泡3小时；带鱼洗净，切块；红枣洗净，去核。

（2）锅中加入约1200毫升冷水，将红枣、糯米放入，先用旺火烧沸，搅拌几下，然后改用小火熬煮成粥；将带鱼块放入热粥内烫熟，再拌入香油、盐，稍焖片刻，装碗后撒上葱末、姜末即可。

【功效】经常适量食用可治疗夜尿多。

■ 祛寒止痛、缓解胃痛食疗方

胃寒痛是吃了寒凉的饮食，或者腹部遇到冷气所感到的疼痛，起因于胃纳不强、身体虚弱，或平日吃冷饮过多，胃功能减弱，胸头有重压，并有酸水上逆。

糯米富含B族维生素，对脾胃虚寒、食欲不佳、腹胀腹泻有一定缓解作用。中医也认为，糯米味甘，性温，有暖脾胃、补中益气之功，可用于治疗胃寒痛。

雪梨黄瓜粥

【配方】糯米100克，雪梨50克，黄瓜30克，山楂糕20克，冰糖10克。

【制法】（1）糯米淘洗干净，用冷水浸泡3小时；雪梨去皮、核，洗净切块；黄瓜洗净，切条；山楂糕切条。

（2）锅中加入约1200毫升冷水，将糯米放入，先用旺火烧沸，转小火熬煮成稀粥，下入雪梨块、黄瓜条、山楂条及冰糖，拌匀，用中火烧沸，即可盛起食用。

【功效】温暖脾胃、补益中气、润肺止咳，可缓解胃痛。

米糕甜粥

【配方】糯米100克，葡萄干50克，红糖50克，肉桂粉10克。

【制法】（1）糯米淘洗干净，用冷水浸泡3小时；葡萄干洗净。

（2）锅中加入约1000毫升冷水，将糯米放入，先用旺火烧沸，然后转小火熬煮约45分钟，待糯米烂熟时，加入葡萄干、红糖及肉桂粉搅拌均匀，稍焖片刻，即可盛起食用。

【功效】温暖脾胃、补益中气、润肺止咳，可缓解胃痛。

● 治咳嗽偏方

糯米50克，白芨5克。糯米按常法熬粥，白芨研成细末入粥，临睡前服食。适用于咳后咯血或有红痰者。（经验方）

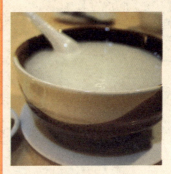

● 治痔疮偏方

糯米、牡丹皮各500克。二味共研细末，混匀。每日100克，以清水调和，捏成拇指大小饼，用菜油炸成微黄色，早晚2次分食，连用10日为1疗程。（经验方）

● 治痈疮偏方

糯米饭、连须葱白各适量。二味共捣如膏状，敷于患处，盖以纱布，用胶布固定，每日换药一次。主治牛头痈（指生于膝上的痈疮）。

● 治荨麻疹偏方

1.糯稻谷60克。将其放铁锅中，文火烤至糯稻谷开花，然后加清水适量，放砂锅内隔水炖服（可加盐少许）。每日1次，连服3～5日。补脾暖胃，适用于慢性荨麻疹。

2.糯米汤（新熟）1500克，蜂蜜500毫升，曲粉适量。取糯米汤加蜂蜜、开水5000毫升同入瓶中，酌加曲粉，搅匀封酿7日成酒，寻常以蜜入酒代之亦可，随意饮之。（经验方）

紫米

【药典选录】

"滋阴补肾，健脾暖肝，明目活血。"
——《本草纲目》

"治诸虚百损，强阴壮骨，生津，明目，长智。"
——《滇南本草》

【医生叮咛】

紫米不易消化，一次不要食用过多。

功效主治

紫米营养价值和药用价值都比较高，具有补血、健脾、益气、理中、暖脾胃及治疗神经衰弱的功效，对于胃寒痛、消渴、夜尿频密等症有一定疗效。此外，糯性紫米粒大饱满，黏性强，蒸熟后食用能使断骨复续。

主要成分

紫米的主要成分是赖氨酸、色氨酸、维生素B_1、维生素B_2、叶酸、蛋白质、脂肪等多种营养物质，以及铁、锌、钙、磷等人体所需矿物元素。

紫米治病偏方 14 例

紫米食疗方 5 种

■ 调治病后体弱食疗方

紫米富含多种氨基酸，如天冬氨酸、精氨酸、亮氨酸、芳香族氨基酸等，常食用紫米对慢性病患者、恢复期病人、产妇、幼儿、身体虚弱者，都有显著的滋补作用。

» 紫米粥

【配方】紫米150克，红糖15克。
【制法】（1）紫米淘洗干净，在冷水里浸泡3小时。
（2）锅中加入约1500毫升冷水，将紫米放入，先用旺火烧沸，再改用小火熬煮1小时。
（3）待粥浓稠时，放入红糖调味，再稍煮片刻，即可

● 治头晕偏方

紫米30克，枸杞子15克。上述二味多加水，煎汤服食，每日食两次。本方有滋补肝、肾、肺及明目的作用，主治头

盛起食用。

【功效】滋补强身，调治病后体弱。

» 紫米党参山楂粥

【配方】紫米100克，党参15克，山楂10克，冰糖10克。

【制法】（1）紫米淘洗干净，用冷水浸泡3小时。

（2）党参洗净、切片；山楂洗净，去核切片。

（3）锅内加入约1200毫升冷水，将紫米、山楂片、党参片放入，先用旺火烧沸，然后转小火煮45分钟，待米粥烂熟，调入冰糖，即可盛起食用。

【功效】滋补强身，调治病后体弱，还可辅助治疗高血压。

■ 癌症食疗方

紫米中含有黄酮、花青素、生物碱、甾醇、强心苷、皂角苷等生物活性物质，它们具有提高机体非特异性免疫功能，能够增强人体的抗病及抗过敏能力。黄酮类化合物的主要生理功能同烟酸作用，能维持血管的正常渗透压，减低血管的脆性，防止血管破裂并止血，同时还有抗菌、抑制肿瘤细胞生长和抗癌的作用。

» 紫米薏米粥

【配方】紫米、薏米各100克，糙米50克，白糖20克。

【制法】（1）紫米、薏米、糙米分别洗净，用冷水浸泡2～3小时。

（2）锅中加入约2000毫升冷水，将薏米、紫米、糙米全部放入，先用旺火烧沸，然后转小火熬煮45分钟，待米粒烂熟时加入白糖调味，即可盛起食用。

【功效】补血益气，防癌抗癌。

» 紫米粳米粥

【配方】紫米100克，粳米50克，冰糖20克。

【制法】（1）紫米、粳米分别洗净，用冷水浸泡2～3小时。

（2）锅中加水，将粳米、紫米全部放入，先用旺火烧沸，下入冰糖，然后转小火熬煮45分钟即可。

【功效】补血益气，防癌抗癌。

■ 动脉硬化食疗方

已有研究证实，紫米中的色素属于黄酮类化合物，它可以阻断自由基在人体内的连锁反应。适当食用紫米可以减缓或改善自由基引起的辐射损伤、关节炎等疾病，尤其对防治动脉粥样硬化的效果比较明显。

» 椰汁紫米粥

【配方】紫米200克，椰汁120克，冰糖10克。

【制法】（1）将紫米淘洗干净，用冷水浸泡3小时。

（2）将紫米放入锅中，加入适量冷水烧沸，然后转小

晕、目眩、腰膝酸软等症。（经验方）

● 治失眠偏方

紫米粉50克、茯苓30克。将紫米粉炒黄与茯苓共研细末。每日3次饭前服，每次服2～3克。本方具有养胃、健脾、利湿、宁心、安神作用，主治失眠、健忘等，适用于食欲不振、痞腹胀满等症。（经验方）

● 治冠心病偏方

紫米50克，蒲黄30克。将紫米炒黄研末与蒲黄混合均匀。每日3次，每次服1.5克。本方具有益气活血、凉血、消瘀止痛之功。主治冠心病。（经验方）

● 治贫血偏方

1.紫米100克，乌鸡腿肉100克，红枣5颗，盐少许。将上述四味煮粥食。可防治贫血。（经验方）

2.紫米250克，藕粉、白糖各100克。上述三味加水适量，揉成面团，放于蒸锅笼屉上蒸熟，备用。分餐随量煮吃或煎食均可，连续食用5～10日。本方具有补虚、止血、养胃之功，主治贫血，可治疗食欲缺乏、虚弱、便血及鼻出血。（经验方）

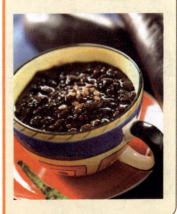

● 治中风偏方

1. 紫米50克，黑芝麻30克，大米50克。上述三味共煮粥，鼻饲病人可用其汁200毫升。秋季食用，辅助治疗中风。（经验方）

2. 紫米50克，核桃仁1个，莲子5粒，红小豆30克，大米50克。上述五味共煮粥，鼻饲病人用其汁200毫升。冬季食用，辅助治疗中风。（经验方）

● 治自汗偏方

紫米10克，小麦麸皮10克。上述二味共炒后研成细末，用米汤冲服。或用熟猪肉蘸食，每日一次，连服3次。可治自汗、虚汗不止。（经验方）

● 治胃寒痛偏方

紫米50克，红枣10颗。上述二味共煮粥。可治胃寒痛和胃及十二指肠溃疡。（经验方）

● 治食欲不振偏方

紫米500克，山药30克。上述二味炒熟研末，每日早上空腹冲服半碗，加砂糖30克，胡椒粉少许，开水送服。主治食欲不振，适用于脾胃虚寒、久泻少食等症。（经验方）

● 治夜尿频数偏方

紫米糍粑50克，猪油50克。用猪油将糍粑煎至软熟，温黄酒或温米汤送服，待肚中无饱感时入睡，当夜即止。（经验方）

● 治便溏偏方

紫米100克，党参15克，白茯苓15克，姜5克，冰糖适量。上述五味加水置武火上烧开，再改用文火煮2小时即成。每日早晚餐食用。本方

火熬煮约半小时至米粒软烂。

（3）粥内加入冰糖，继续煮2分钟，待冰糖完全溶化后离火，待紫米粥温度稍降，加入椰汁调匀即可。

【功效】防治动脉粥样硬化。

》红枣紫米粥

【配方】紫米100克，红枣10颗，红糖少许。

【制法】（1）将红枣洗净，剔去枣核；紫米淘洗干净，用清水浸泡3小时。

（2）锅内放入清水、红枣、紫米，先用旺火煮沸，再改用文火煮至粥成，以红糖调味即可。

【功效】防治动脉粥样硬化。

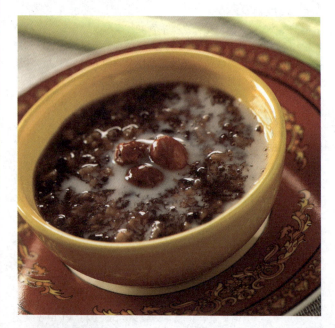

■ 贫血食疗方

紫米中含有一种叫紫黑糯米醇的物质，它对人体骨髓造血细胞有促进和增殖作用，从而加快造血功能的恢复，对贫血也有预防和治疗作用。紫米还含有丰富的维生素E、蛋白质和铁，有补血益气之功效。

》煎紫米藕夹

【配方】紫米100克，鲜藕200克，鸡蓉100克，鸡蛋清50克，鲜荷叶1张，湿淀粉60克，味精2克，盐5克，植物油100毫升，椒盐4克。

【制法】（1）紫米蒸熟为饭。藕洗净刮去皮煮熟，切为3毫米厚的片。鸡蓉于碗，加入盐、味精、鸡蛋清20克、湿淀粉30克，搅拌均匀，加入紫米饭拌匀，再用小刀均匀地将

紫米饭涂抹在藕片上,合二为一,成为藕夹。把鸡蛋清30克与余下的湿淀粉混合为糊。

(2)炒锅上旺火,烧热,倒入植物油,烧至七成热,将藕夹蘸蛋糊后下锅煎至两面金黄出锅。

(3)荷叶洗净,焯水入盘,将藕夹复原为全藕状放在上面,跟椒盐碟上桌。

【功效】清热生津、凉血止血、补益脾胃、止泻、益血、生肌。

» 紫米红枣粥

【配方】紫米50克,粳米30克,红枣8颗,冰糖50克,鲜奶油40克。

【制法】(1)紫米、粳米淘洗干净,紫米用冷水浸泡2小时,粳米浸泡半小时。

(2)红枣洗净去核,浸泡20分钟。

(3)将紫米、粳米、红枣放入锅中,加适量冷水,以旺火煮沸,再转小火慢熬45分钟,加入冰糖,继续煮2分钟至冰糖溶化,最后加入鲜奶油,即可盛起食用。

【功效】补气养血,适用于妇女气血亏虚、血虚贫血、月经不调、产后体虚,是妇女常用补养佳品。

■ 提高免疫力、防止早衰食疗方

紫米中含有的紫黑糯米醇对丝裂原刀豆凝集素引起的淋巴细胞增殖有一定的促进作用,从而可以增强免疫功能,防止早衰。

» 奶香紫米粥

【配方】紫米300克,桂圆50克,莲子30克,植物性鲜奶油适量,冰糖适量。

【制法】(1)先用水将紫米泡软。

(2)再把紫米放入锅中添加莲子、桂圆煮滚,再以小火煮至熟透,再放入冰糖、鲜奶油调味即可。

【功效】补血益气、提高免疫力、防止早衰。

» 三鲜紫米蛋卷

【配方】紫米饭400克,熟火腿、湿淀粉、水发香菇各50克,水发虾米20克,鸡蛋4个,熟鸡脯肉100克,盐3克,味精2克,胡椒粉1克,香油50毫升,熟猪油250克(实耗100克)。

【制法】(1)鸡蛋磕入碗内,与湿淀粉搅匀成稀浆;香菇、虾米、火腿、鸡肉分别切成细丁,放入紫米饭中,入盐、味精、胡椒粉、香油拌匀。

(2)锅烧热,用肥膘抹锅,倒入大部分蛋浆拉成蛋皮,取出铺平,在蛋糊上放紫米饭,压平卷成卷。

(3)锅上火烧热,注入猪油,烧至六成热时,下卷炸至金黄色捞出,切成段上席。

【功效】补虚益气,防治早衰。

具有补中益气、健脾养胃等功效,主治便溏,适用于气虚体弱、脾胃虚弱、全身倦怠无力、食欲不振等症。注:湿热、胃热者忌用。(《四季养生药膳》)

● 治痛风偏方

紫米150克,南瓜100克,红枣10颗。南瓜洗净切片,紫米、红枣洗净,三味同放入锅内,煮至粥成,分次服用。可防治痛风。(经验方)

● 治须发早白偏方

紫米50克,黑芝麻30克。二者分开用文火炒成微黄色,共研成末,每次服2～3克,每日3次。本方具有补肝肾、润五脏、养胃津之用途,主治须发早白,适用于气短、脱发、病后虚弱等。(经验方)

● 治脱发偏方

紫米60克,何首乌10克,黑豆50克,红枣5颗。先把何首乌在砂锅里用凉水煮开,改用小火煮半小时,捞出药材,放入紫米、黑豆,煮开后改小火,快熟时放入红枣再煮至熟即可。可治脱发。(经验方)

● 治妊娠呕吐偏方

紫米50克,红糖30克。将紫米煮成粥,加入红糖化开食用,每日3次。本方具有和中散寒、活血祛瘀、止吐的功用,主治妊娠呕吐。(经验方)

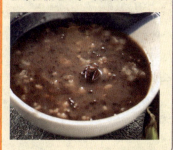

荞麦

【药典选录】

"实肠胃，益气力，续精神。"
——《食疗本草》

"开胃宽肠，益气力，御寒风。"
——《随息居饮食谱》

【医生叮咛】

脾胃虚寒、消化功能不佳及经常腹泻的人不宜食用荞麦。

功效主治 ✚

开胃宽肠、下气消积。治肠胃积滞、慢性泄泻、噤口痢疾、赤游丹毒、痈疽发背、瘰疬、汤火灼伤。

·主要成分·

含蛋白质、脂肪油、淀粉、淀粉酶、麦芽糖、腺嘌呤及胆碱等。

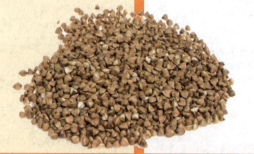

荞麦治病偏方 9 例

荞麦食疗方 6 种

■ 糖尿病食疗方

加拿大科学家的一项研究表明，荞麦可以使患糖尿病的老鼠的血糖明显降低。研究人员认为，荞麦之所以有明显的降血糖作用，可能是因为其中含有一种名为Chiro-inositol的化合物。此前的研究表明，这种化合物在动物和人体的葡萄糖代谢和细胞信号传输中担当着重要作用。荞麦中富含Chiro-inositol，而这种化合物在其他食物中则罕见。

》荞麦片羊肉汤

【配方】荞麦面粉150克，苹果半个，羊肉50克，姜片5克，葱段10克，淀粉15克，胡椒粉3克，盐2克，鸡精2克。

● 治高血压偏方

鲜荞麦叶60克，藕节4个。上二味用水煎服。治高血压，眼底出血。

【制法】（1）将苹果、羊肉、姜片、葱段洗净，放入锅内，用武火烧沸，再用文火煨炖。

（2）将荞麦面粉、淀粉加水，如常规制作成面片大小。

（3）待羊肉煮熟后，加入荞麦片，熟透，加入胡椒粉、盐、鸡精即成。

【食法】每日1次，佐餐食用。

【功效】温中散寒、调节血糖，适用于脾胃虚寒、脘腹冷痛之三消型糖尿病患者。

高血压食疗方

现代医学研究证明：荞麦含有维生素P，能够降低体内的胆固醇，对防治高血压、肺结核、消化道感染、糖尿病、脱发等疾病有效。另外，荞麦含有多种人体必需的微量元素，含镁、锌、铬、硒等元素尤为丰富，而这些元素又与人体心脑血管功能关系密切，因此，常吃荞麦者的血液中的脂质、胆固醇等均较正常。

荞麦面疙瘩汤

【配方】荞麦面粉150克，黄瓜丁100克，黑木耳50克，虾仁100克，高汤、葱花、料酒、酱油、盐各适量。

【制法】先在高汤里加入黄瓜丁、黑木耳、葱花和虾仁一起煮，几乎煮开的时候，加入料酒和酱油调味；然后把荞麦面粉加水调成如蛋糕一样的软硬度后，用匙拨入汤中，待煮开之后加盐即做好。

【功效】降低血压。

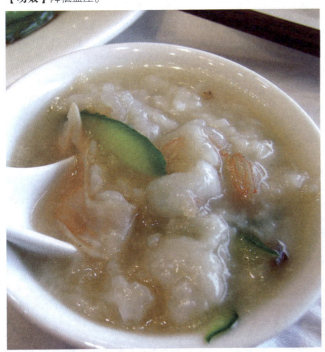

● 治腹泻偏方

荞麦适量。将其炒后研成末，用温水冲服。每日2次，每次6克。主治久泻不愈。（经验方）

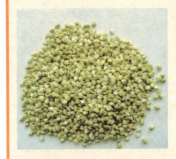

● 治哮喘偏方

荞麦面粉120克，茶叶6克，蜂蜜60毫升。茶叶研细末，和入荞麦面粉，用蜂蜜拌匀。每次取20克，沸水冲泡，代茶饮之。本方补肾敛肺定喘，主治肾虚引起的哮喘。（经验方）

● 治痔疮偏方

取三个公鸡胆汁和荞麦面粉适量，做成绿豆大的丸药，每日两次，每次6丸。（经验方）

● 治疔疮偏方

荞麦面粉500克。将面揉好，患者脱掉上衣坐好，以揉好的面在其前胸后背用力揉搓，面上掺有丝状的细线毛，细长如羊毛，这便是羊毛疔。此时再换一块荞麦面继续揉搓，约揉过10块后，让患者安睡，一觉而愈。主治羊毛疔。（经验方）

● 治丹毒偏方

荞麦面粉适量。将其炒黄，用米醋调如糊状，涂于患部，早晚更换，有很好的消炎、消肿作用，主治丹毒。（经验方）

五谷杂粮医药

● 治无名肿毒偏方

鲜荞麦叶60克。将其用水煎服,每日一剂;或将荞麦面粉炒黄,用米醋调成糊状,涂于患处,早晚更换。(经验方)

● 治小儿麻疹偏方

荞麦面粉、鸡蛋清各适量,香油数滴。上述三味调匀如面团之状,搓搽患儿胸、背、四肢等处。适用于小儿麻疹出疹期。(《中医杂志》1956年第1期)

● 治产后缺乳偏方

荞麦花50克,鸡蛋1个。荞麦花煎煮成浓汁,打入鸡蛋再煮。吃蛋饮汤,每日一次。(《偏方大全》)

■ 高脂血症食疗方

荞麦含有丰富的维生素E、可溶性膳食纤维、烟酸和维生素P,有降低人体血脂和胆固醇、软化血管、保护视力和预防脑血管出血的作用,能促进机体的新陈代谢,增强解毒能力,还具有扩张小血管的作用。荞麦面粉对高脂血症有较好的降低血胆固醇的疗效,并对脂肪肝有明显促进恢复的作用。

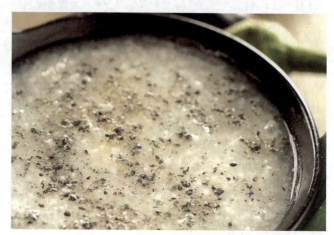

▶ 荞麦粥

【配方】荞麦面粉150克,盐2克。
【制法】(1)荞麦面粉放入碗内,用温水调成稀糊。
(2)锅中加入约1000毫升冷水,烧沸,缓缓倒入荞麦面糊,搅匀,用旺火再次烧沸,然后转小火熬煮。
(3)见粥将成时,下入盐调好味,再稍焖片刻,即可盛起食用。
【功效】降低胆固醇,防治高脂血症。

■ 脑血栓食疗方

荞麦含有丰富的镁,能促进人体纤维蛋白溶解,使血管扩张,抑制凝血块的形成,具有抗血栓的作用,也有利于降低血清胆固醇。

▶ 毛豆荞麦粥

【配方】荞麦50克,糙米100克,毛豆仁30克,盐3克,高汤500毫升。
【制法】(1)将糙米、荞麦淘洗干净,分别用冷水浸泡2~3小时,下入锅内,加入高汤和适量冷水,先用旺火烧沸,然后转小火煮至烂熟。
(2)煮粥的同时将毛豆仁洗净,放入另一锅内,加入适量冷水,煮熟。
(3)粥熬好后放入熟毛豆仁,加盐调好味,即可盛起食用。
【功效】降低血压。

■ 慢性肾炎食疗方

荞麦中的某些黄酮成分具有抗菌消炎、止咳平喘、祛痰的作用。因此,荞麦还有"消炎粮食"的美称。另外这些成分还具有降低血糖的功效。

荞麦黑鱼饺

【配方】荞麦面粉250克,小麦面粉200克,鲜活黑鱼1条,鸡蛋1个,白糖、葱姜汁、盐、淀粉、味精、葱花、姜末、黄酒、熟猪油各适量。

【制法】(1)把鸡蛋打入碗中,放盐和淀粉调成蛋糊。把鲜活黑鱼宰杀、去杂,洗净后刮下鱼肉、剁成鱼肉末,放在蛋糊中拌匀。

(2)炒锅上中火,放油烧至五成热,加入鱼肉末,待鱼肉末变色,捞出控油。炒锅上火,放葱花、白糖、清水、味精、姜末、盐、黄酒,烧沸后用淀粉勾芡,倒入鱼肉末翻炒,起锅装盘,即成馅料。

(3)把黑鱼刮肉后所剩的骨架和皮洗净。炒锅上火,加水、葱姜汁、热猪油,加黑鱼骨架和皮,旺火烧到汤色乳白时,放盐调味,取鱼汤。把荞麦面粉和小麦面粉和匀,加沸水烫成雪花面,洒上少量清水,揉透揉光,制成60个面剂,擀成圆皮,包入馅料,捏成月牙形饺子。汤锅上火,煮饺子。把黑鱼汤放入大汤碗中,加入熟饺子。

【功效】健脾利水、养血补虚、清热祛风,对慢性肾炎、慢性前列腺炎、偏头痛、眩晕症、贫血、神经衰弱、营养不良性水肿、尿路感染均有一定疗效。

■ 癌症食疗方

荞麦蛋白质中含有丰富的赖氨酸成分,铁、锰、锌等微量元素也比一般谷物丰富,而且含有丰富的膳食纤维,是一般精制大米的10倍以上。荞麦的这些营养物质有清除肠道细菌、消积化滞、降血、消湿解毒、治疗肾虚、缓解偏头痛的作用,更重要的是能够活化免疫细胞、预防癌症。

韩式荞麦面

【配方】荞麦面300克,熟牛肉100克,黄瓜100克,韩国辣白菜100克,鸡蛋1个,苹果适量,葱10克,姜10克,桂皮5克,大料5克,萝卜100克,牛肉200克,胡椒粉1克,冰糖10克,柠檬汁、韩国辣椒油、韩国生抽、芝麻少许。

【制法】(1)将葱、姜、桂皮、大料、萝卜、牛肉切成半个手指大小,慢火煮1个小时。

(2)加入胡椒粉,然后将汤过滤至没有杂质的清汤。

(3)往汤中加入冰糖,加热至冰糖溶化后再加入韩国生抽和韩国辣椒油。

(4)加入切好的黄瓜片、少量的苹果和柠檬汁,浸泡两天后再用,这样味道更清香。

(5)将荞麦面煮熟后用凉水浸泡,直到凉了为止。

(6)准备好配菜熟鸡蛋、苹果片、韩国辣白菜、熟牛肉片、鲜黄瓜丝。

(7)将事先冰好的汤和配菜一起装盘,撒入芝麻即成。

【功效】补肾填髓、健脾利湿、活血健脑,对神经衰弱、更年期综合征、各种癌症均有疗效。

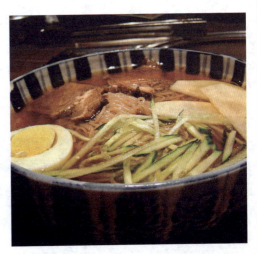

薏米

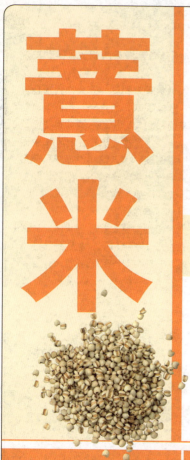

【药典选录】

"味苦，微寒。主治筋急拘挛，不可屈伸，风湿痹，下气。"
——《神农本草经》

"无毒。主除筋骨邪气不仁，利肠胃，消水肿，令人能食。"
——《名医别录》

【医生叮咛】

大便燥结、滑精、小便多者及孕妇不宜食用。

功效主治 ✚

健脾、补肺、清热、利湿。治泄泻、湿痹、筋脉拘挛、屈伸不利、水肿、脚气、肺痿、肺痈、肠痈、淋浊、白带。

·主要成分·

薏苡仁含糖颇丰富，同粳米相当。蛋白质、脂肪为粳米的2~3倍，并含有人体所必需的氨基酸。其中有亮氨酸、赖氨酸、精氨酸、酪氨酸，还含薏苡仁油、薏苡素、三萜化合物及少量B族维生素。

薏米治病偏方 18 例

● 治糖尿病偏方

薏米50克，猪脾35克。猪脾、薏米水煎，连药代汤全服，每日1次，10次即可见效。主治糖尿病，症见口渴多饮、大便燥结。（经验方）

● 治支气管炎偏方

薏米适量，加水500毫升，

薏米食疗方 4 种

■ 脚气病食疗方

维生素B_1也称硫胺素、抗神经炎素或抗脚气病因子。抗神经炎素是对维生素B_1的最早称谓，硫胺素的名字则是根据其化学性质而来，又因为如人体缺乏硫胺素可导致脚气病，故又被称为抗脚气病因子。

薏米含有多种维生素，尤其是维生素B_1含量较高，非常适合脚病浮肿者食用，同时可消除粉刺，淡化黑斑、雀斑，改善皮肤粗糙等现象。

» 薏米郁李仁粥

【配方】薏米30克，郁李仁6克。
【制法】（1）将郁李仁研碎，放入锅内，加水适量，置武火上烧沸，再用文火熬煮10分钟，去渣留汁。
（2）将薏米淘洗干净，放入锅内，加入郁李仁汁、适量水，置武火上烧沸，再用文火熬熟即成。

【功效】利水消肿、祛湿除胀，适用于水饮内蓄引起的面肢浮肿、喘息腹胀、手足不仁、便秘、骨质疏松等症。

▶ 薏米饭

【配方】薏米30克，大米250克。

【制法】（1）把薏米淘洗干净，除去杂质；大米淘洗干净。
（2）把薏米、大米同放电饭煲内，加水适量，按常规煲饭，煲熟即成。

【食法】每日2次，早晚餐食用。

【功效】健脾利湿，用于高血压病气虚湿阻型患者。

■ 口眼部位炎症食疗方

维生素B_2为人体内黄酶类辅基的组成部分，若缺乏就会影响机体的生物氧化过程，使代谢发生障碍。其病变多表现为口、眼和外生殖器部位的炎症。

薏米含有较多的维生素B_2，可用于治疗口角溃疡、唇炎、舌炎、眼结膜炎、舌炎和阴囊炎等。

▶ 薏米粥

【配方】薏米50克，白糖适量。

【制法】（1）将薏米洗净，置于锅内，加水适量。
（2）将锅置武火上烧沸，再用文火煨熬，待薏米烂熟后，加入白糖即成。

【功效】健脾除湿，适用于脾胃虚弱、风湿性关节炎、口角溃疡、唇炎等症。

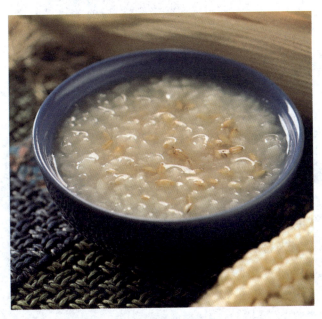

武火煮成粥，兑入茯苓汁，煮开2～3沸。每日早晚各服1次。本方有健脾、化痰、止咳之功，主治支气管炎。（经验方）

● 治肺结核偏方

薏米60克，生山药40克，柿霜饼25克。先将薏米、山药共捣烂，加适量水煮至烂熟，调入柿霜饼，温热服用。每日1次，30日为1疗程。本方具有益气养阴、退虚热、止痨嗽之功效，主治肺结核。（经验方）

● 治肺脓肿偏方

薏米150克。将其洗净，晒干，捣烂，入砂锅，加适量水，文火煎煮30分钟，至成汤。饮用时，加少许黄油，分两次服用，连服15日。主治肺脓肿咯血。（经验方）

● 治肾结石偏方

薏米60克，白酒500毫升。薏米洗净，装入纱布袋内，扎紧口，放入酒罐中。盖好盖，浸泡7天即成，酌量饮用。主治下焦湿热型肾结石，症见腰腹绞痛、尿频、尿痛、尿中带血等。（《茶酒治百病》）

● 治肾炎偏方

薏米60克，小白菜500克。薏米煮成粥。加入切好的小白菜，待菜熟即成，不可久煮。每日2次，早晚餐服用，可做成无盐或低盐。本方清热利咽、利尿消肿，主治肾炎。（经验方）

● 治尿道结石偏方

薏苡茎、叶、根适量（鲜品约250克，干品减半）。水煎去渣，1日2～3次分服。主治尿道结石。（经验方）

● 治感冒偏方

薏米50克，赤豆30克，粳米50克。将薏米洗净晒干，碾成细粉；赤豆先煮熟，然后加粳米，加水500毫升左右煮粥，将熟时和入薏米粉。每日早晚餐顿服，10日为1疗程。本方可清热利湿，主治暑湿型感冒。（经验方）

● 治伤寒偏方

薏米50克。将其用水煮成稀粥，每日2次，分服。本方芳化宣透、清利湿热，主治湿热型伤寒。（经验方）

● 治水肿偏方

薏米60克，白酒500毫升。薏米淘洗干净，浸酒中制成药酒，酌量服用。主治下肢浮肿。（经验方）

● 治胃炎偏方

薏米50克，山药、白扁豆各30克，佛手9克。将上述各味洗净，加水煎。每日1剂，连服7～10天。本方健脾清热化湿，主治湿热型慢性胃炎。（《中国食疗学》）

● 治黄疸偏方

薏米80克，黄瓜50克，大米100克。先将薏米、大米煮熟，再将黄瓜洗净切片，加入锅内煮2～3分钟。分次食用。本方健脾清热利湿，适用于黄疸属湿热者。（经验方）

● 治关节炎偏方

1.薏米30克，桑根、决明子各20克。三味放入锅中，加入700毫升水，煎至500毫升即可。每日1剂，分3次喝完，10日为1疗程。（经验方）

2.薏米60克，黄酒200毫升。将薏米用布包扎，与黄酒

■ 贫血食疗方

人体缺乏维生素B_{12}时，血液红细胞数量变少、体积变大、寿命短于正常，易于溶解，因而会患上或加重贫血。

维生素B_{12}又称为红色维生素，属于水溶性维生素。在人类的饮食中，维生素B_{12}的主要来源是动物性食物，而植物性食物一般不含维生素B_{12}。薏米不但含有维生素B_{12}，而且含量相当可观。因此经常食用，可防治贫血。

» 柠檬甜橙薏米汤

【配方】薏米225克，柠檬、橙子各1个，白糖少许。
【制法】（1）柠檬、橙子洗净，剖开，切成小块。
（2）薏米淘洗干净，放入锅中加入1200毫升清水，煮到薏米绽开，加入柠檬、橙子块，再加白糖调味即可。
【功效】补气血、除风湿，适用于高血压病气虚湿阻型患者。

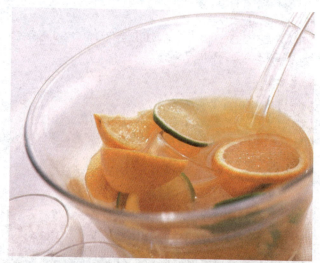

» 薏米芡实白鸭汤

【配方】薏米20克，芡实15克，白鸭1只，料酒10毫升，姜5克，葱10克，盐4克，味精3克，胡椒粉3克。
【制法】（1）将白鸭宰杀后，去毛、内脏及爪；薏米、芡实淘洗干净；姜拍松，葱切段。
（2）将白鸭、薏米、芡实、姜、葱、料酒同放炖锅内，加清水3000毫升，置武火上烧沸，再用文火炖煮45分钟，加入盐、味精、胡椒粉即成。
【功效】补血、利水、消肿、祛疣、减肥。

» 薏米党参粥

【配方】薏米30克，党参15克，大米200克。
【制法】（1）把薏米洗净；党参洗净，切片；大米淘洗干净。

（2）将大米、薏米、党参放入锅内，加水1000毫升，用武火烧沸，再用文火煮45分钟即成。

【食法】每日1次，早餐食用。

【功效】健脾利湿、补气补血，适用于高血压病气虚湿阻型患者。

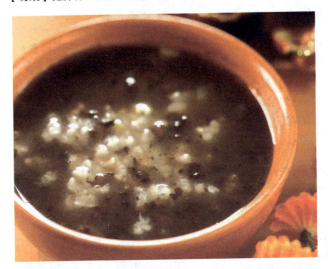

■ 食欲不振、中暑食疗方

夏天很热，人们出汗较多，而人体内随汗液流失的钾离子也较多，这会使人食欲不振、倦怠无力、头晕头痛，甚至中暑休克。热天防止缺钾最有效的方法是多吃含钾食物，薏米、茶叶、新鲜蔬菜、水果中含钾都比较多。经常喝薏米粥可增强食欲、防止中暑。

》薏米莲子粥

【配方】薏米50克，莲子10克，冰糖少许，桂花少许。

【制法】（1）将薏米淘洗干净，莲子去皮去心，冰糖捶成碎屑。

（2）将薏米放入锅内，加水适量，置武火上烧沸，再用文火煮至半熟，加入莲子肉、冰糖、桂花，继续煮熟即成。

【功效】健脾祛湿、清热益心，适用于食欲不振、头晕头痛、大便溏泄、女子带下过多、湿热上蒸而致心悸、失眠、骨质疏松等症。

》薏米杏仁粥

【配方】薏米30克，杏仁10克，冰糖少许。

【制法】（1）将薏米淘洗干净，杏仁去皮、洗净，冰糖打成碎屑。

（2）将薏米米放入锅内，加水适量，置武火上烧沸，再用文火熬煮至半熟，放入杏仁，继续用文火熬熟，加入冰糖即成。

【功效】健脾祛湿、除痰止咳，适用于脾虚、湿邪、咳嗽痰多、头晕头痛、肢体沉重、骨质疏松等症。

同入砂锅，文火煎煮10～15分钟，弃去米包，饮酒，每日服用2次。治风湿性关节炎、肌肉疼痛。（经验方）

● 治牛皮癣偏方

薏米30克，车前子15克（布包），蚕沙9克（布包），白糖适量。把车前子与蚕沙加水500毫升煎成300毫升，再加入薏米煮成稀粥，用白糖调服。每日1剂，连服8～10剂。本方清热凉血活血，主治牛皮癣属血热型者。（经验方）

● 治湿疹偏方

薏米300克，鲜白茅根30克。先用水煮白茅根，20分钟后，去渣留汁，放入薏米煮成粥。本方清热凉血、除湿利尿，适用于血热型湿疹。（经验方）

● 治扁平疣偏方

薏米50克，白糖30克。水煎薏米，滤取其汁，加入白糖即成。隔日服1剂。本方利水消肿，适用于扁平疣。（经验方）

薏米100克。将其研细末，用适量雪花膏调和，洗脸后用此霜涂擦患部，每日早晚各一次，治疗扁平疣。（《浙江中医》1986年第8期）

● 治盆腔炎偏方

薏米30克，冬瓜仁15克，粳米50克，槐花5克。先把槐花、冬瓜仁加水煎汤，去渣后再放入薏米、粳米同煮成粥。每日1剂，共服7～8剂。（经验方）

● 治妇女带下偏方

薏米60克，山药40克。上二味共煮粥食，日服2次。主治脾虚型带下病。（《新中医》）

黄豆

【药典选录】

"宽中下气,利大肠,消水胀。治肿毒。"
——《日用本草》

"煮汁饮,能润脾燥,故消积痢。"
——《本草汇言》

【医生叮咛】

痛风、消化功能不良、消化性溃疡、动脉硬化、低碘和严重肝病患者不宜食用黄豆。

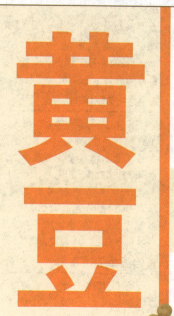

功效主治 ✚

宽中下气、益气健脾、利大肠、润燥消水、通便解毒。

· 主要成分 ·

黄豆的蛋白质含量达35%～40%。黄豆的脂肪含量为16%～24%,其中油酸占32%～36%,亚油酸占51%～57%,亚麻酸占2%,磷脂约1.6%。

黄豆治病偏方 9 例

黄豆食疗方 6 种

■ 抑制肿瘤细胞、预防癌症食疗方

黄豆中富含皂角苷、蛋白酶抑制剂、异黄酮、钼、硒等抗癌成分,对前列腺癌、皮肤癌、肠癌、食道癌等几乎所有的癌症都有抑制作用。所以,经常食用黄豆及其制品的人很少发生癌症。

≫ 椰子黄豆牛肉汤

【配方】黄豆150克,椰子1个,牛腱肉225克,红枣4颗,姜2片,盐适量。

【制法】(1)将椰子肉切块;黄豆洗净;红枣去核,洗净;牛

● 治肝炎偏方

黄豆1000克,土茵陈100克,丹参50克,冰糖200克。将

腱肉洗净，氽烫后再冲洗干净。

（2）煲滚适量水，放入椰子肉、黄豆、牛腱肉、红枣和姜片，水滚后改文火煲约2小时，下盐调味即成。

【功效】养颜润肤，预防癌症。

■ 骨质疏松食疗方

黄豆中丰富的钙，可以防止因为缺钙而引起的骨质疏松，能够促进骨骼发育，对儿童和老人非常有利。黄豆中的异黄酮是多酚类化合物的一种，具有和女性激素相似的功能和抗氧化作用，有助于预防更年期综合征、骨质疏松症、乳癌和子宫癌，并可美白肌肤。

》 黄豆排骨汤

【配方】黄豆150克，排骨600克，大头菜500克，姜20克，盐少许。

【制法】（1）将黄豆放入炒锅中略炒，不必加油，再用清水洗干净，沥干水；大头菜切片，用清水浸透，减去咸味，洗干净；姜切片。

（2）将排骨用清水洗净，斩块，放入开水中煮约5分钟，捞起。

（3）瓦煲内加入适量清水，先用文火煲至水开，然后放入以上全部材料，待水再沸，改用中火继续煲至黄豆烂熟，以少许盐调味即可。

【功效】本方有健脾开胃、祛湿消肿、滋养强壮的作用，可用于治疗骨质疏松。

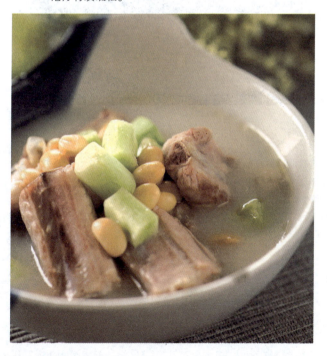

土茵陈、丹参加水煎汁2次，去药渣，将2次药液合一。把洗净的黄豆放入药液中，煮豆至熟透，加入冰糖，与豆拌匀，焖干药汁，起锅。将煮熟的黄豆倒在消好毒的细筛内，盖上干净纱布，令其自然晾干，装瓶备用。每日1～3次，每次取20～50克不拘，嚼食或开水泡后嚼食。适用于肝炎恢复期病人。（经验方）

● 治高血压偏方

黄豆适量。将其浸在醋中，5日后食用，每晨空腹食10粒。（经验方）

● 治中风偏方

黄豆500克，独活40克，黄酒1500毫升。独活以黄酒煎取1000毫升，黄豆另炒，趁热放入药酒中，浸1～3日，去渣温服。主治中风，舌强不语。（经验方）

● 治肾炎偏方

黄豆（拣净）500克，酒1500毫升。黄豆以水2500毫升，煮取1000毫升，澄清去豆滓，加入酒1500毫升，再煎取1000毫升。每日3次，每次饮10毫升。本方宣肺利气、运脾消肿，主治慢性肾炎，症见恶寒发热、咳嗽喘促、咽痛口渴等。（《普济方》）

● 治风湿病偏方

黄豆100克，与鸡爪或猪蹄筋煲汤食用。此方祛风通络，适用于风湿发作而手脚不灵者。（经验方）

● 治水肿偏方

黄豆250克，甜酒适量。黄豆加水1000毫升，煮至250毫升，加入甜酒适量，每日分3

次服。主治营养不良性水肿。（经验方）

● 治骨折偏方

黄豆250克，丹参50克，猪长骨1000克。先将丹参洗净，加水煮汁，其汁与猪骨、黄豆同煮，黄豆烂熟后调味即成。每日1~2次，连服1~2周。适用于骨折肿痛明显、胃纳较差者。（经验方）

● 治眼结膜炎偏方

黄豆30克，夏枯草15克，白杭菊、桑叶各12克，白糖适量。前四味加水同煎至豆熟，服时加白糖调味，每日1剂。主治急性结膜炎、目赤肿痛。（《偏方大全》）

● 治流行性腮腺炎偏方

黄豆60克，绿豆120克，白糖30克。将绿豆、黄豆洗净加水，煎至豆烂熟时，加入白糖搅匀食用。可分2~3次食用，连服数剂。清热解毒、软坚消肿，主治流行性腮腺炎头痛、腮部慢肿、灼热疼痛、咽部红肿等。（经验方）

■ 高血压食疗方

黄豆所含的卵磷脂和可溶性纤维有助于减少体内胆固醇，还有保持血管弹性、促进脂肪燃烧和健脑的作用，是高血压、冠心病患者的理想食品。

》黄豆鲫鱼汤

【配方】黄豆80克，白果5克，鲫鱼1条，姜2片，盐适量。
【制法】（1）黄豆洗干净；白果去壳、衣、心，清洗干净。
（2）鲫鱼去鳞、内脏，清洗干净，用油把鲫鱼略煎，盛起。
（3）烧滚适量水，下黄豆、白果、鲫鱼和姜片，水滚后改文火煲约100分钟，下盐调味即成。
【功效】降低胆固醇。

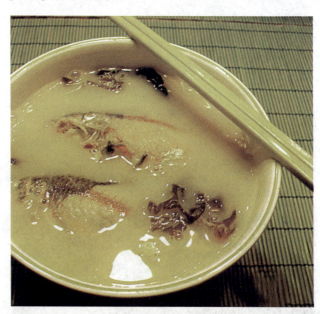

■ 便秘食疗方

黄豆低聚糖能促进肠蠕动，加速排泄。黄豆低聚糖具有低分子果胶的某些功能，虽然它不完全具备膳食纤维的黏稠性、持水性和遇水膨胀等物理特征，但其发酵特性、防治便秘、提高机体免疫力及提供低热量等功能，却与果胶基本相同。

》核桃仁炒鲜黄豆

【配方】鲜黄豆300克，核桃仁50克，姜5克，葱10克，盐3克，鸡精3克，植物油35毫升。
【制法】（1）将黄豆去杂质，洗净；核桃仁用植物油炸香；姜切片，葱切段。
（2）将炒锅置武火上烧热，倒入植物油，烧至六成热时，下入姜、葱爆香，随即加入黄豆、水少许，煮熟，加入盐、鸡精、核桃仁即成。
【功效】润肠通便，清热解毒。适用于便秘、胃中积热，小便不利等症。

■瘦身美容食疗方

黄豆中的皂角苷类物质能降低脂肪吸收功能、促进脂肪代谢；黄豆膳食纤维可加快食物通过肠道的时间，因而食用黄豆具有减脂瘦身的效果。此外，吃黄豆对皮肤干燥粗糙、头发干枯者大有好处，还可以提高肌肤的新陈代谢，促使机体排毒，令肌肤常葆青春等。

▶ 荸荠黄豆冬瓜汤

【配方】黄豆100克，荸荠60克，冬瓜900克，白果38克，猪瘦肉150克，姜2片，盐适量。

【制法】（1）荸荠洗净，去皮后再冲洗干净；黄豆洗净；冬瓜洗净，切厚块；白果去壳，放入沸水内浸片刻，去衣、去心；猪瘦肉洗净，汆烫后再冲洗干净。
（2）煲沸适量水，下荸荠、黄豆、冬瓜、白果、猪瘦肉、姜片，沸后改文火煲2小时，下盐调味即成。

【功效】去脂瘦身。

▶ 黄豆木瓜薏米汤

【配方】黄豆75克，木瓜900克，薏米38克，猪瘦肉150克，姜2片，盐适量。

【制法】（1）黄豆和薏米洗干净；木瓜去皮去核，切厚块；猪瘦肉洗干净，汆烫后再冲洗干净。
（2）煲沸适量水，下黄豆、薏米、木瓜、猪瘦肉、姜片，沸后以文火煲2小时，下盐调味即成。

【功效】去脂瘦身。

■更年期综合征食疗方

黄豆中的植物雌激素与人体中产生的雌激素在结构上十分相似，可以成为辅助治疗更年期综合征的最佳食物，不但经济、有效，而且绝无副作用。

▶ 海带黄豆节瓜汤

【配方】黄豆150克，海带19克，节瓜450克，猪瘦肉150克，陈皮1小块，盐适量。

【制法】（1）海带以清水浸软，洗净；黄豆洗净；节瓜去皮，洗净切块；陈皮浸软，刮去瓤；猪瘦肉洗净，汆烫后再冲洗干净。
（2）煲沸适量水，下海带、黄豆、节瓜、猪瘦肉、陈皮，沸后以文火煲2小时，下盐调味即成。

【功效】清热化痰、补虚益气，可用于治疗更年期综合征。

▶ 黄豆牛肉汤

【配方】黄豆150克，牛腱肉225克，红枣4颗，姜2片，盐适量。

【制法】（1）黄豆洗净；红枣去核，洗净；牛腱肉洗净，汆烫后再冲洗干净，切成片。
（2）煲沸适量水，放入黄豆、牛腱肉、红枣和姜片，水沸后改文火煲约2小时，下盐调味即成。

【功效】本方具有增强体力、降低胆固醇、预防动脉硬化、避免高血压、防癌抗老、滋补内脏、促进血液循环顺畅、稳定情绪、提高睡眠质量、减低紧张焦虑等作用，可用于治疗更年期综合征。

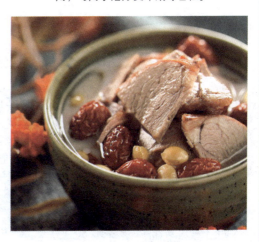

绿豆

【药典选录】

"主丹毒烦热,风疹,热气奔豚,生研绞汁服;亦煮食,消肿下气,压热解毒。"

——《开宝本草》

【医生叮咛】

① 不可与榧子壳同食,否则会导致腹泻。
② 脾胃虚寒泄泻者慎食。

功效主治 +

清热解毒、消暑。用于暑热烦渴、疮毒痈肿等症。可解附子、巴豆毒。

·主要成分·

每100克含蛋白质22.1克,脂肪0.8克,碳水化合物59克,钙49毫克,磷268毫克,铁3.2毫克,胡萝卜素0.22毫克,硫胺素0.53毫克,核黄素0.12毫克,尼克酸1.8毫克。蛋白质主为球蛋白类,其组成中蛋氨酸、色氨酸和酪氨酸较少。绿豆的磷脂成分中有磷脂酰胆碱、磷脂酰乙醇胺、磷脂酰肌醇、磷脂酰甘油、磷脂酰丝氨酸、磷脂酸。

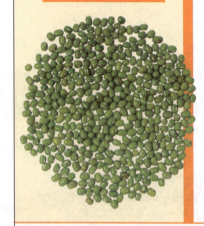

绿豆治病偏方 13 例

绿豆食疗方 3 种

■ 减少胆固醇、防治高脂血症食疗方

绿豆中含有的植物甾醇结构与胆固醇相似,它能与胆固醇竞争酯化酶,使之不能酯化而减少肠道对胆固醇的吸收,从而使血清中的胆固醇含量降低。绿豆中含有的多糖成分,能促进动物体内胆固醇在肝脏分解成胆酸,加速胆汁中胆盐分泌和降低小肠对胆固醇的吸收;还能增强血清脂蛋白酶的活性,使脂蛋白中三酰甘油水解,达到降血脂疗效,从而可以防治冠心病、心绞痛。

● 治高血压偏方

绿豆适量,猪胆一个。将绿豆粒装入猪胆内,装满为

绿豆酸羹

【配方】绿豆汁400毫升，柠檬酸20克，柠檬汁45毫升，白砂糖30克，发酵剂20克。

【制法】（1）将绿豆汁倒入锅中，再加入柠檬酸、柠檬汁，充分搅匀。

（2）置火上煮沸后降温至40℃左右，加入发酵剂、白糖混匀，在37℃条件下发酵至凝乳，再降温至6℃左右，12小时后即可食用。

【功效】本方有清凉解渴、中和解毒的作用，同时可降低胆固醇和防止动脉粥样硬化。

绿豆芽粥

【配方】绿豆芽150克，粳米100克，盐2克，姜1片，植物油8毫升。

【制法】（1）绿豆芽择洗干净；粳米淘洗干净，用冷水浸泡半小时。

（2）取炒锅上火，放入植物油烧热，下姜片、绿豆芽炒香后取出。

（3）取锅放入冷水、粳米，先用旺火煮沸后，再改用小火熬煮，待粥将成时加入炒豆芽，略煮片刻，以盐调好味，即可盛起食用。

【功效】消暑安神，减少胆固醇，防治高脂血症。

绿豆海带粥

【配方】绿豆100克，海带50克，红枣、枸杞、红糖适量。

【制法】将绿豆洗净，海带洗净切细丝，入锅中加水600毫升，用文火煮绿豆、海带30分钟，加入红枣、枸杞，待烂熟，加红糖适量，即可服食。

【功效】本方具有清热解毒、降压去脂、祛痰散结之功效，适用于高血压、高脂血症、小儿夏天痱子、颈淋巴腺炎、单纯性甲状腺肿等病症。

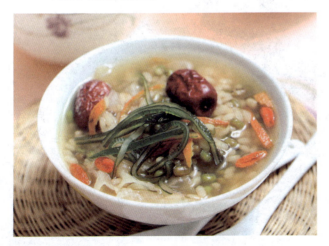

止，放置3个月后再食用。每日一次，顿服7粒。服绿豆粒后，血压很快下降，继续服用白糖加醋，至痊愈为止。主治高血压。（经验方）

● 治流行性乙型脑炎偏方

绿豆250克，鲜百合150克，盐、味精适量。清水煮沸，放入洗净之百合、绿豆。待再煮沸后改用文火焖煮，直至绿豆、百合煮烂，放入适量的盐、味精即可。滋养阴液，主治乙脑属真阴亏损者。（经验方）

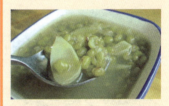

● 治呃逆偏方

绿豆粉、茶叶各等份，白糖少许。将绿豆粉、茶叶用沸水冲泡，加糖调匀，顿服。主治呃逆，症见呃声微弱不连续、烦渴不安等。（经验方）

● 治腹痛偏方

绿豆、白胡椒各等份，黄酒适量。白胡椒、绿豆共研为细末，用温黄酒送下，每日2次，每次3克。主治受寒腹痛。（经验方）

● 治中暑偏方

绿豆60克，鲜丝瓜花6~8朵。绿豆煮熟，捞出，放入丝瓜花煮沸。一次服下。清热解暑，主治中暑。（经验方）

● 治感冒偏方

绿豆20克，绿茶5克（布包）。二味加水300毫升，文火煮至150毫升，去茶叶包，加糖

适量，一次或几次饮服。主治风热感冒。（经验方）

● 治丹毒偏方

绿豆粉、槐花各等份，细茶30克。将绿豆粉与槐花同炒，如象牙色为度，研末备用；另将细茶加水适量，煎汤汁1碗，露一夜，备用。外敷。每日1次，每次用槐花与绿豆粉之研和末9克，用露夜茶汁调敷患处。主治小腿丹毒，症见头痛骨痛、小腿肿痛、皮肤发亮等。（《摄生众妙方》）

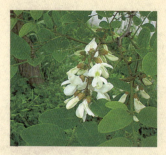

● 治骨折偏方

生绿豆、黄酒适量，土鳖3只。绿豆捣成末，用锅炒成紫色，用黄酒调成稠糊，敷损伤处，再用布包扎，将骨整好，外用夹板固定。土鳖焙黄研成细末，用黄酒送服。适用于骨折的辅助治疗。（经验方）

● 治痈疮偏方

绿豆、糯米各50克。先将绿豆煮烂，再入糯米以急火煮成稀粥，食时加糖调味，早晚餐服食。每日1次，连服数日。本方具有培补气血之功效，适用于痈疮收口期。（经验方）

● 治湿疹偏方

绿豆粉、香油各适量。将绿豆粉炒呈黄色，凉凉，用香

■ 降低血压食疗方

高血压的典型特征是动脉管壁增厚。当给予足量的钾后，即使是高血压患者，动脉壁也不再容易增厚。故钾对血管具有保护作用，可使动脉壁不再受高血压的机械性损伤，从而降低了高血压患者中风的发生率。

绿豆中的钾含量相当高，经常食用能有效改善高血压症状，并预防中风的发生。

▶ 绿豆荷叶粥

【配方】绿豆100克，鲜荷叶1张，粳米50克，冰糖15克。

【制法】（1）将绿豆洗净，用温水浸泡2小时；粳米淘洗干净，用冷水浸泡半小时；鲜荷叶冲洗干净。
（2）取锅放入冷水、绿豆，先用旺火煮沸后，再改用小火煮至半熟，加入荷叶、粳米，续煮至米烂豆熟，去除荷叶，以冰糖调好味，即可盛起食用。

【功效】本方有清暑、解毒、利湿等作用，同时可降低胆固醇和血压，防止肥胖。

▶ 绿豆麦片粥

【配方】绿豆100克，麦片60克，糯米40克，冰糖15克。

【制法】（1）绿豆洗净，先用冷水浸泡2小时，再连水蒸2小时，取出备用。
（2）糯米、麦片分别洗净，用冷水浸泡20分钟，再置于旺火上烧沸，然后改用小火熬煮约45分钟。
（3）加入蒸好的绿豆汤和冰糖，将所有材料拌匀煮滚即可。

【功效】本方有和胃、补脾、清肺、利湿等作用，同时可降低血压、防止肥胖。

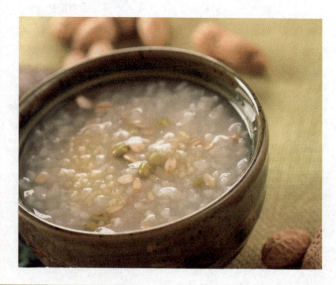

绿豆银耳杂果羹

【配方】绿豆100克,粳米50克,山楂、莲子、葡萄干各20克,银耳15克,酸奶250毫升,冰糖30克。

【制法】(1)绿豆洗净,用温水浸泡2小时;粳米洗净。

(2)银耳用温水泡发,去蒂,撕成片状;莲子去心,浸泡;山楂、葡萄干洗净。

(3)绿豆放入锅中,加入适量冷水烧沸,煮约10分钟后,将漂浮在水面的绿豆皮捞出,倒入粳米、银耳、山楂、莲子,用小火焖1小时左右,放入冰糖和葡萄干,搅拌均匀。

(4)将绿豆羹用纱布过滤后倒入碗内,放入冰箱,冷却后倒入酸奶即可。

【功效】安神降压。

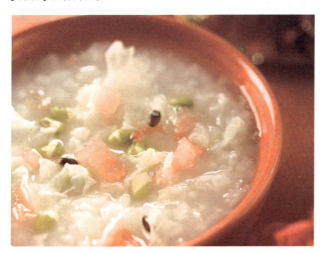

■ 中暑食疗方

夏天在高温环境中工作的人出汗多,体液损失很大,体内的电解质平衡遭到破坏,用绿豆煮汤来补充体液是最理想的方法。

绿豆中富含钾,可维持血液和体液的酸碱平衡,促进能量代谢,改善夏季因大量出汗而导致的疲惫、无力等症状。

绿豆南瓜羹

【配方】绿豆300克,南瓜300克,盐少许。

【制法】(1)先将绿豆洗净,加盐腌片刻,然后用清水冲洗;南瓜去皮去瓤,切成约2厘米见方的块。

(2)锅内加清水500毫升,烧沸后,先下绿豆煮3~5分钟,待煮沸,下南瓜块,盖锅盖,再用文火煮20分钟,至豆烂瓜熟,食时加盐调味即可。

【功效】本方具有清解暑热、益胃生津之功效,夏日食之,可预防中暑。

油调匀涂患处,每日1次。本方健脾除湿,主治脾虚湿盛引起的急性湿疹,症见皮损暗红不痒,表面水泡渗液,面足浮肿等。(经验方)

● 治流行性腮腺炎偏方

1.绿豆粉50克,甘草15克,绿茶2克。前二味加水500毫升,煮沸4分钟,加入绿茶即可,分3次温服。急需时用连皮生绿豆粉,开水泡服,每日服1剂。主治流行性腮腺炎。(经验方)

2.生绿豆60克,白菜心2~3个。将生绿豆置小锅内煮至将熟时,入白菜心,再煮约20分钟,取汁顿服。每日1~2次。清热解毒、散结消肿,主治流行性腮腺炎。(经验方)

3.绿豆、银花各100克。二味加水煎服,4小时后服第2次。本方清热解毒,主治流行性腮腺炎。(经验方)

● 治下肢慢性溃疡偏方

绿豆60克。将其用文火炒黑,研为细末,调醋敷患处,每日换药1次,现调现敷。治疗下肢慢性溃疡。(经验方)

● 治口疮偏方

绿豆100克,橄榄5只,白糖50克。将绿豆、橄榄共同煮粥,加入白糖拌匀即可。吃绿豆喝汤,每日服1次,5日为1疗程。清肺利咽、消暑止渴,主治胃热口疮。(经验方)

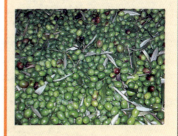

赤豆

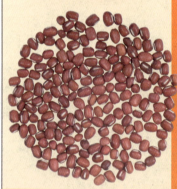

【药典选录】

"主寒热，热中，消渴，止泄，利小便，吐逆，卒澼，下胀满。"
——《名医别录》

"赤豆粉，治烦，解热毒，排脓，补血脉。"
——《日华子本草》

【医生叮咛】

尿频患者宜少食。

功效主治

利水除湿、和血排脓、消肿解毒。治水肿、脚气、黄疸、泻痢、便血、痈肿。

·主要成分·

每100克含蛋白质20.7克，脂肪0.5克，碳水化合物58克，粗纤维4.9克，灰分3.3克，钙67毫克，磷305毫克，铁5.2毫克，硫胺素0.31毫克，核黄素0.11毫克，尼克酸2.7毫克。

赤豆治病偏方 13例

●治高血压偏方

赤豆30克，丝瓜络20克。上二味药放入砂锅中，加水适量，煎30～40分钟，滤汁分早晚两次空腹服。主治高血压。

赤豆食疗方 4种

■利尿、消除肿胀食疗方

皂角甙物质能够刺激肠道、预防结石，可起到利尿、消肿的作用，用赤豆来治疗心脏性和肾性水肿、肝硬化腹水、脚气病浮肿等症具有显著疗效。

»赤豆粥

【配方】赤豆20克，薏米、粳米各30克，白糖适量。
【制法】先将前三物分别洗干净，浸涨。再把赤豆放入锅内，加水适量，先用武火煮沸后，再用文火慢煮至赤豆开花，加入薏米及粳米，继续熬煮，直至米豆烂熟，最后加糖调匀即成。

【食法】每日服食2次,可连日食用。
【功效】本方具有健脾利水之功,可用治水肿、小便不利等病症。服食后小便增多,水肿渐消。

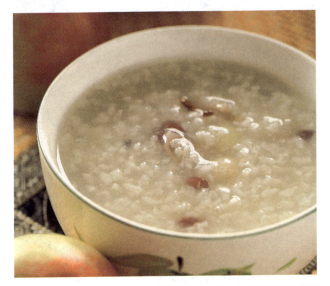

» 赤豆冬瓜鲤鱼汤

【配方】赤豆50克,鲤鱼1条(200～250克),冬瓜(带皮)250克,盐适量。
【制法】鲤鱼洗净去内脏及鱼鳃,加冬瓜、赤豆、适量水共煮,至赤豆软烂后盐调味即成。
【食法】每日1剂,分次服用。
【功效】本方具有利水消肿、清热解毒的作用,可消除妊娠水肿,并可下气通乳;对肝硬化腹水患者也有很好的消退腹水作用。

■ 便秘、痔疮食疗方

因为痔疮是大便秘结而使肛周血液受阻,长期阻滞与淤积所引起的,而膳食纤维具有良好的通便作用,可降低肛门周围的压力,使血流通畅,从而起到防治痔疮的作用。

赤豆中富含膳食纤维,这种物质的增容作用能对大肠产生机械性刺激,促进肠蠕动,使大便易于排出,治疗便秘而无任何副作用。

» 赤豆莲子清鸡汤

【配方】赤豆100克,莲子50克,陈皮1块,嫩鸡1只,盐少许。
【制法】(1)将鸡去毛、去内脏、去肥膏,洗净,放沸水煮5分钟;赤豆、莲子和陈皮洗净,莲子保留莲子衣、去莲子心。
(2)瓦煲加清水,用文火煲至水沸,放入材料,改用中火继续煲3小时,加少许盐调味即可饮用。

(经验方)

● 治胃炎偏方

赤豆50克,生山药(鲜者为好)30克,白糖适量。先煮赤豆至半熟后,放入山药(去皮切片)煮至成粥,加糖,晨起作早餐食用。主治湿热型慢性胃炎,症见上腹刺痛或绞痛、口臭、大便干结或溏薄等。(《养生益寿百科辞典》)

● 治支气管炎偏方

赤豆60克,百合10克,杏仁6克,白糖适量。先以水煮赤豆,至半熟时放百合、杏仁同煮至粥成,加糖,可作早餐食之。本方具有润肺止咳、祛痰利湿的作用,用于肺阴虚型支气管炎。(经验方)

● 治伤寒偏方

赤豆60克,冬瓜250克。一并煮汤服用,每日1剂,分3次服。主治伤寒属湿热者,症见头痛恶寒、身重疼痛、胸闷不饥等。(经验方)

● 治中风偏方

赤豆30克,生黄芪25克,黄精、当归、山萸肉各15克。上述五味加水煎2次,分次过滤去渣。分2～3次服。每日1剂。本方益气养血、补肾填精,主治中风,症见声嘶气促、舌短面青等。(经验方)

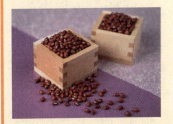

五谷杂粮医药

● 治失眠偏方

赤豆30克，花生叶15克，蜂蜜适量。前二味水煎去渣，调入蜂蜜，睡前服。（经验方）

● 治水肿偏方

赤豆150克，蒜3个，姜15克，商陆根30克。上述四味共煮熟，去姜、蒜及商陆根，以汁拌豆空腹服。主治水肿虚证。（经验方）

● 治腰扭伤偏方

1.赤豆50克，白酒适量。赤豆炒熟，加酒拌匀，每日2次，每次1剂，服时把豆嚼碎连酒一起吃下。主治急性腰扭伤。（经验方）

2.赤豆30克，金针菜鲜根10克，黄酒适量。前二味水煎，去渣，冲入黄酒，适量温服。主治腰扭伤、瘀肿疼痛。（经验方）

● 治腹泻偏方

赤豆、山药各20克，白糖少许。鲜山药去皮切片。赤豆洗净放锅内，加水适量，置武火上烧沸，再用文火煮至半熟，加入山药、白糖，继续煮熟即可。（经验方）

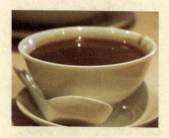

● 治脚气偏方

赤豆50克，花生仁、谷麦芽、红枣各适量，白糖少许。将赤豆、花生仁、谷麦芽、红枣加水煮汤至烂熟，下糖调

【功效】利水消肿、清暑解热、益气健脾，适用于便秘、痔疮、子宫癌、胃癌、食道癌、泄泻、骨质疏松等症。

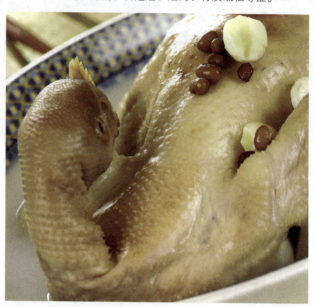

》 赤豆煮荸荠

【配方】赤豆100克，荸荠100克，料酒10毫升，姜5克，葱10克，盐3克，鸡精3克，鸡油30毫升。

【制法】（1）将赤豆去泥沙，洗净；荸荠去皮，洗净，切成两块；姜切片，葱切段。

（2）将赤豆、荸荠、姜、葱、料酒同放锅内，加水800毫升，置武火上烧沸，再用文火煮35分钟，加入盐、鸡精、鸡油即成。

【功效】消除痹热、温中益气，适用于便秘、痔疮、大便下血、高血压、全身浮肿、小便不利、骨质疏松等症。

■ 动脉硬化食疗方

赤豆中大量的钾可以促进体内多余的盐分和代谢废物的排泄，皂素可以调节体内的水分储量，清除血液中的胆固醇和中性脂肪，预防高血压、动脉硬化和早衰。

》 赤豆炖鲜藕

【配方】赤豆50克，藕300克，料酒10毫升，姜5克，葱10克，盐3克，鸡精3克，鸡油25毫升。

【制法】（1）将赤豆去杂质，洗净；藕洗净，切块；姜拍松，葱切段。

（2）将赤豆、藕、姜、葱、料酒同放炖锅内，加水800毫升，置武火上烧沸，再用文火煮35分钟，加入盐、鸡精、鸡油即成。

【功效】养血生肌、健脾和胃，适用于热病烦渴、衄血、热淋、动脉硬化等症。

■抑制脂肪吸收、防治肥胖食疗方

赤豆中含有较多的皂角苷，它能阻止过氧化脂质的产生、抑制脂肪吸收并促进其分解，达到降脂、瘦身、健美的效果。

维生素B₁可以促进糖类代谢，使人远离肥胖，并可以阻挡人体内乳酸的累积，缓解疲劳。

》赤豆野鸭粥

【配方】野鸭1只去毛及内脏，赤豆50克，陈皮10克，花生米50克，粳米100克。

【制法】（1）陈皮用清水浸泡切丝。
（2）赤豆、花生米与粳米入锅中煮开。
（3）野鸭洗净切成块，入锅中同煮至粥熟。

【功效】利尿消肿，减肥美容。

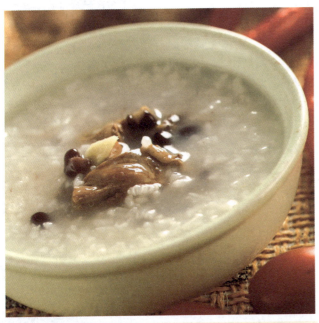

》赤豆冬瓜粥

【配方】赤豆30克，冬瓜50克，大米100克。

【制法】（1）赤豆去泥沙，淘洗干净，浸泡一夜；大米淘洗干净；冬瓜去皮，切薄片。
（2）将大米、冬瓜、赤豆同放锅内，加水800毫升，置武火上烧沸，再用文火煮35分钟即成。

【功效】消肿、利尿、减肥。

服。本方温肾健脾利水，适用于湿脚气病兼有浮肿者。（经验方）

●治痈疮偏方

赤豆20克，绿豆、黑豆各10克，甘草5克。上述四味共放砂锅内，加水煎煮。待豆烂熟后，吃豆喝汤。本方清热解毒、排毒消肿，主治痈疮溃脓，伴有头痛、心烦口渴、便秘等症。（经验方）

●治丹毒偏方

赤豆30克，鸡蛋清20克。赤豆研为细末，以鸡蛋清调和如糊状，涂敷患处，以愈为度。本方清热利湿，主治小腿丹毒初起，症见恶寒发热、小腿或足部红肿热痛等。（《圣济总录》）

●治流行性腮腺炎偏方

赤豆30克，银花10克。将银花用纱布包裹，与赤豆共煮至烂熟，吃豆羹。本方辛凉解表、清热散结，主治流行性腮腺炎病情较轻者，症见腮部一侧或两侧发酸肿胀、纳食稍减、咀嚼不便等。（经验方）

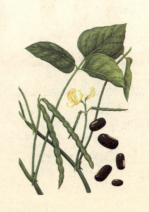

红薯

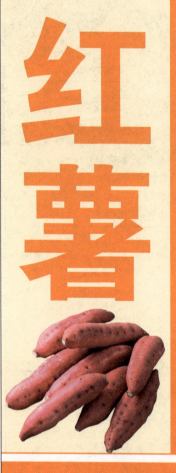

【药典选录】

"止渴,醒酒,益肺,宁心(生用之效);益气,充饥,佐谷食(熟用之效)。"
——《医林纂要》

"煮食补脾胃,益气力,御风寒,益颜色。凡渡海注船者,不论生熟,食少许即安。"
——《随息居饮食谱》

【医生叮咛】

多吃红薯易滞气、胃灼热、吐酸水、腹胀和排气,故不宜多食。薯烂者有毒,禁食。

功效主治 ✚

具补虚益气、健脾强肾、补胃养心之功效。能治疗痢疾和下血、湿热和黄疸症、遗精和淋毒、血虚和月经失调、酒积热滞、小儿疳积等,在民间也有用它来治疗湿疹、毒虫叮咬、夜盲症等。

·主要成分·

含有膳食纤维、胡萝卜素、维生素A以及钾、铁、铜、硒、钙等,还有类似雌激素的物质,可保持肌肤嫩滑、延缓衰老。

红薯治病偏方 10例

●治小便不通偏方

生红薯叶、红糖各适量。将生红薯叶捣烂,调少许红糖,敷于肚脐上。可治小便不通,也可辅助治疗便秘。(经验方)

红薯食疗方 4 种

■便秘食疗方

红薯经过蒸煮后,部分淀粉发生变化,与生食相比可增加40%左右的膳食纤维,能有效刺激肠道的蠕动,促进排便。人们在切红薯时会看见红薯皮下渗出一种白色液体,其中含有紫茉莉甙,能保护人体的呼吸道、消化道,并起润滑、消炎、缓下作用,可用于治疗习惯性便秘。

» 红薯芥菜黄豆汤

【配方】红薯380克,芥菜300克,黄豆75克,猪瘦肉100克,姜2片,盐适量。
【制法】(1)红薯去皮洗干净,切厚块;芥菜和黄豆洗干净;猪瘦肉洗干净,汆烫后再冲洗干净。

（2）煲沸适量水，放入红薯、芥菜、黄豆、猪瘦肉和姜片，水沸后改文火煲约90分钟，下盐调味即成。

【功效】调理肠胃、治疗便秘、预防暗疮。

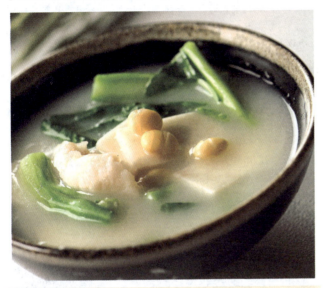

》大芥菜红薯汤

【配方】红薯500克，大芥菜450克，植物油30毫升，姜2片，盐5克。

【制法】（1）大芥菜洗净，切段；红薯去皮，洗净，切成块状。
（2）热锅，加入植物油、姜片，将红薯爆炒5分钟，加入沸水1000毫升，煮沸后加入大芥菜，煲沸20分钟，加盐调味即可。

【功效】本方主要可用于大肠燥热、大便不畅、秘结等症。

■癌症食疗方

红薯中富含多种类胡萝卜素，它们可促使上皮细胞正常成熟，抑制上皮细胞异常分化，消除有致癌作用的氧自由基，阻止致癌物与细胞核中的蛋白质结合。有报道说，美国某医院从红薯中提取出一种活性物质——去雄酮，它能有效地抑制结肠癌和乳腺癌的发生。还有一所美国大学研究发现，红薯中有一种叫脱氢去雄酮的物质，对防治癌症有一定的效果。

》鸡肉红薯粥

【配方】红薯200克，鸡肉75克，粳米100克，青豆30克，胡萝卜30克，海米20克，荸荠3个，蒜头2个，盐2克，胡椒粉2克，味精1克。

【制法】（1）鸡肉洗净，切成丁；荸荠洗净去皮，切成丁；红薯、胡萝卜洗净切丁；海米洗净，涨发回软；蒜头捣碎。

●治糖尿病偏方

干红薯藤30克，干冬瓜皮12克。上二味放入砂锅，水煎，可经常服用。主治糖尿病。（经验方）

●治热黄疸偏方

红薯适量。将红薯洗净，加适量水煮熟食用。可治热黄疸。（经验方）

●治肝硬化腹水偏方

红薯嫩叶苗、蕹菜嫩叶、红糖各适量。上物同捣烂，敷于脐部，腹水经1～2小时后可泻下，泻尽之后即可痊愈。主治肝硬化腹水。（经验方）

●治便秘偏方

1.红薯300~500克，姜2片，白糖适量。红薯削皮，切成小块，加清水适量煎煮，待红薯熟透变软后，加入白糖、姜，再煮片时服食。本方益气润肠，主治气虚便秘，症见无力排便、便后疲乏等。（《中国食疗学》）

2.红薯500克。将其洗干净，削去皮，切成小方块，用水煮熟，取出加适量红糖拌匀后即可食用。此品香甜可口，具有和血补中、宽肠通便、益气生津的功效，适应于妇女产后血虚便秘、小儿与老人津亏便秘等病症。（经验方）

3.红薯叶250克，植物油、盐各少许。将红薯叶洗净，切块，加油、盐炒熟，一次吃完，每日2次，可治便秘。（经验方）

●治痢疾下血偏方

1.红薯1个。将其放入炭火灰中煨，熟后剥皮食。此品具有止痢和血作用，适宜于痢

疾下血之症。健康人也可常食之。（经验方）

2.红薯粉200克，蜂蜜适量。红薯粉中酌加适量冷开水，调匀后用沸水冲煮，至熟装入碗中，加蜂蜜调服。此羹具有健脾消积、宽肠止痢之功效，适用于血痢、小儿疳积等病症。（经验方）

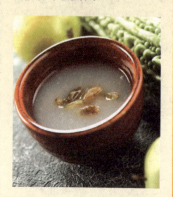

● 治遗精偏方

红薯粉适量。每天早晚用温水调服50克红薯粉即可。辅助治疗遗精、淋浊。（经验方）

● 治疔疮偏方

红薯干30克，红糖、水绵各适量。红薯干煮过后，和红糖、水绵合捣烂敷之，每日一次，连敷1周有效。主治疔疮。（经验方）

● 治痈疮偏方

生红薯100克。将其洗净切碎，捣烂敷于患部。本方有止血、止痛、消炎之功，对痈疮溃烂出血者尤其有效。（经验方）

● 治小儿消化不良偏方

新鲜红薯叶90~120克。将其洗净，切碎，加水煮服。可治小儿消化不良，也可治疗夜盲。（经验方）

（2）坐锅点火，下入蒜头和海米爆香，锅内加入约1500毫升冷水，放入粳米，用旺火煮沸，下入海米、鸡肉丁、红薯丁和胡萝卜丁，用小火熬煮约半小时后，往粥内加入青豆和荸荠丁，再烧沸一会儿，用盐、胡椒粉、味精调好味，即可盛起食用。

【功效】防癌抗癌。

》 胚芽红薯粥

【配方】黄心红薯、胚芽米各50克，粳米100克，白糖10克。

【制法】（1）粳米、胚芽米淘洗干净，用冷水浸泡半小时；黄心红薯洗净，去皮切成小块。

（2）锅中加入约1000毫升冷水，将粳米、胚芽米放入，用旺火烧沸后放入红薯块，改用小火熬煮成粥，下入白糖拌匀，即可盛起食用。

【功效】防癌抗癌。

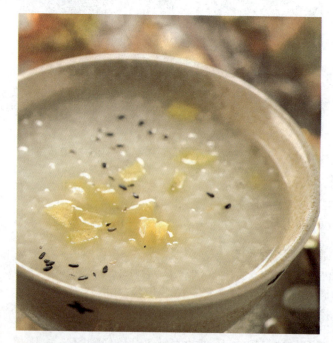

■ 动脉硬化食疗方

红薯的抗衰老和预防动脉硬化作用，主要是其所具有的消除活性氧作用产生的。红薯中所含的一种黏蛋白能够抵抗自由基，保持血管壁的弹性，防止粥样动脉硬化的发生。

》 红薯粥

【配方】新鲜红薯200克，粳米50克，白糖适量。

【制法】（1）将新鲜红薯洗净，连皮切成小块。

（2）粳米洗净，用冷水浸泡半小时。

（3）将红薯块和粳米一同放入锅内，加入约1000毫升冷水煮至粥稠，依个人口味酌量加入白糖，再煮一二沸即可。

【功效】此方具有健脾补胃、补虚强体的功效，适宜于体弱贫血、脾胃消化力差者食之。高血压、高脂血病患者可常食。

红薯红枣汁

【配方】红薯200克，红枣30克，蜂蜜20毫升。

【制法】（1）红薯洗净，削去外皮，切碎；红枣洗净，去核，切片。
（2）将红薯和红枣片放入锅内，加入冷水500毫升，用旺火煎熬至水剩下一半儿时，加入蜂蜜调匀，改用小火煎10分钟。
（3）将煎煮好的液汁倒入大杯，放凉后即可饮用。

【功效】保持血管壁弹性，预防动脉硬化。

提高免疫力食疗方

红薯营养十分丰富，含有大量的糖、蛋白质、脂肪和各种维生素及矿物质，能有效地为人体所吸收，防治营养不良症。红薯蛋白中含有丰富的赖氨酸，多吃红薯蛋白可以得到更为全面的蛋白质，提高人体免疫力。中医也认为红薯能补中益气，对中焦脾胃亏虚、小儿疳积等病症有益。

红薯排

【配方】红薯250克，白糖150克，奶油100毫升，鸡蛋2个，白酒30毫升，香料末、冰糖末适量，面粉100克。

【制法】（1）将红薯煮熟，去皮，打成浆，用漏斗过滤；白糖、奶油、鸡蛋、白酒、香料末等调匀，再加入红薯浆调和；面粉加水调和均匀，擀成面皮，放入盆内。
（2）将红薯等铺在面皮上，再把面皮切成条，摆棋子块，入炉烘烤，至熟取出，撒上一层冰糖末即可食用。胃纳不佳者，改烘烤为油锅中炸，则更加香酥脆软，增进食欲。

【功效】此方具有和血补中、开胃健脾、宽肠通便的作用，适用于脾胃食欲缺乏、食欲不振、大便秘结等病症，并且可以预防营养不良，提高免疫力。

红薯炒玉米粒

【配方】红薯150克，玉米粒100克，青柿子椒半个，枸杞子少许，精盐3克，鸡精2克，胡椒粉1克，高汤、植物油、湿淀粉各适量。

【制法】（1）将红薯洗净去皮，切成同玉米粒大小的丁丁；玉米粒洗净，用沸水焯一下；枸杞子用水发好。
（2）坐锅点火倒入油，至七成热时，放入红薯丁，炸至皮面硬结，起锅捞出沥干油。
（3）留底油，下青椒粒和玉米粒略炒，下红薯丁翻炒，加入高汤、盐、鸡精、胡椒粉至双丁熟后，下枸杞子炒匀，勾芡即可。

【功效】此方具有和血补中、开胃健脾、宽肠通便的作用，适用于脾胃食欲缺乏、食欲不振、大便秘结等病症，并且可以预防营养不良，提高免疫力。

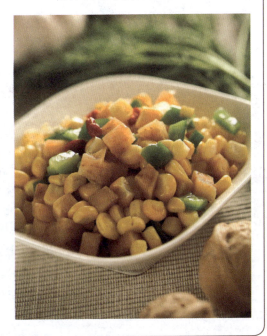

花生

【药典选录】

"补中益气，盐水煮食养肺。"
——《滇南本草图说》

"治脚气及妇人乳汁缺乏。"
——《现代实用中药》

【医生叮咛】

❶ 花生含油脂多，消化时需要多耗胆汁，故胆病患者不宜食用。

❷ 花生能增进血凝、促进血栓形成，故血黏度高或有血栓的人不宜食用。

功效主治 ✚

健脾和胃、养血止血、润肺止咳、利尿、下乳。

· 主要成分 ·

含脂肪油、含氮物质、淀粉、纤维素、水分、灰分、维生素、氨基酸、基谷氨酸、γ-氨基-α-亚甲基-丁酸、卵磷脂、嘌呤和生物碱等。

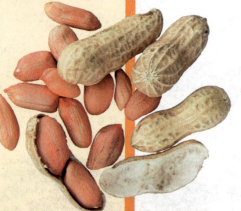

花生治病偏方 10 例

花生食疗方 5 种

■ 益智、抗早衰食疗方

花生中的卵磷脂是神经系统所必需的重要物质，不仅益智，还可延缓老化，并可使胆固醇降低。花生红衣中所含有的儿茶素对人体具有很强的抗氧化作用。

» 花生小豆鲫鱼汤

【配方】花生米200克，赤豆120克，鲫鱼1条，料酒、盐少许。

【制法】将花生米、赤豆分别洗净，沥去水分；鲫鱼剖腹去鳞及肚肠；将花生米、赤豆及洗净的鲫鱼同放一大碗中，加

● 治高脂血症偏方

花生全草（整株干品）50克。将花生全草切成小段，泡

入料酒、盐，用大火隔水炖，待沸后，改用小火炖至花生烂熟即可。

【功效】本方具有健脾和胃、利水消肿、提神益智的功效，还能够防止早衰。

▶ 芦荟花生粥

【配方】花生仁60克，芦荟15克，粳米150克。

【制法】（1）将芦荟洗净，切块；花生仁洗净；粳米淘洗干净。

（2）将芦荟、花生仁、粳米放入锅内，加水500毫升，置武火上烧沸，再用文火煮35分钟即成。

【功效】泻热通便、养阴润肺、提神益智，适用于便秘、肺燥咳嗽、小便不通、记忆力减退等症。

▶ 郁李仁花生粥

【配方】花生仁100克，粳米100克，郁李仁20克。

【制法】（1）将郁李仁研成细末；花生仁洗净；粳米淘洗干净。

（2）将郁李仁、花生仁、粳米同放炖锅内，加水500毫升，置武火上烧沸，再用文火煮35分钟即成。

【功效】润肠通便、养血补脾，适用于便秘、水肿、记忆力减退等症。

■ 促进骨髓造血功能、防治血友病食疗方

血友病是一种因先天性凝血因子缺乏而以致凝血活酶生成障碍的出血性疾病。

花生红衣中含有油脂和多种维生素，并含有使凝血时间缩短的物质——白藜芦醇，能对抗纤维蛋白的溶解，有促进骨髓制造血小板的功能，对多种出血性疾病不但有止血的作用，而且对原发病有一定的治疗作用，对人体造血功能有益，可用于防治血友病。

▶ 红枣花生衣汤

【配方】花生米100克，红枣50克，红糖适量。

【制法】红枣洗净，用温水浸泡，去核；花生米略煮一下，冷后剥衣；将红枣和花生衣放在锅内，加入煮过花生米的水，再加适量的清水，用旺火煮沸后，改为小火焖煮半小时左右；捞出花生衣，加红糖溶化，收汁即可。

【功效】本方具有强体益气、补血止血的功效，适用于气血两虚所致的胃弱食少、短气乏力及各种出血病症。

■ 营养不良食疗方

花生中钙含量极高，钙是构成人体骨骼的主要成分，故多食花生，可以促进人体的生长发育。花生的营养价值比粮食类高，可与鸡蛋、牛奶、肉类等一些动物性食品媲美，每日膳食中添加花生有助于改善营养缺乏和营养不良的状态。

洗干净，加水煎汤，代茶饮。每日1剂，不拘时饮服。本方养肝益肾，主治高脂血症。（《偏方大全》）

● 治冠心病偏方

花生壳30克。将其洗净、水煎，每服100毫升，可治高脂血症和冠心病。（经验方）

● 治眩晕偏方

花生45克，粳米60克，冰糖适量。将花生去除泥土及发芽的坏花生，连衣捣碎，和洗净的粳米一起放于锅内，加入适量水和冰糖，煮成粥即可食用。每日早晨空腹温热食之。本方活血化瘀，主治眩晕。（经验方）

● 治水肿偏方

花生仁、梅肉各45克，蒜30克。上述三味煮熟食用。主治营养不良性水肿。（经验方）

● 治伤寒偏方

花生衣30克，红枣30颗。二味加水适量煎煮，去渣，一次服完。每日1剂，5日为一疗程。主治湿热型伤寒，症见大便下血、灼热烦躁等。（经验方）

五谷杂粮医药

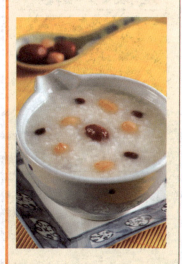

● 治脚气病偏方

脚气病初起，用花生连衣熬成浓汤饮服，每次120克，每日4次，连服3日，对单纯性的脚气病有良效。如系慢性脚气病，宜每日用花生150克煮汤，持久饮服。（经验方）

● 治小儿百日咳偏方

1. 花生20克，西瓜子15克，红花1.5克，冰糖30克。将西瓜子捣碎，连同红花、花生、冰糖放入锅内，加水烧开煮半小时，取汁作茶饮，取花生食之。主治小儿百日咳，症见咳嗽反复不已，入夜尤甚。（《食物疗法》）

2. 花生30克，白芝麻50克，蜂蜜50毫升。上述三味同放锅中加水煮汤服。每日1次，连服3~5日。适用于小儿百日咳恢复期。（经验方）

● 治小儿感冒偏方

花生仁30克，红枣、蜜糖各20克。将上述三味加入适量水炖1~2小时，吃花生、枣，喝汤。主治小儿感冒、久咳不止。（经验方）

● 治小儿营养不良偏方

花生仁100克，干红枣10颗，红糖适量。花生仁用温水泡半小时，去皮。干红枣洗净后用温水泡发，与花皮同放锅内，倒入泡花生仁的水，酌加清水，文火煎半小时，捞出花生衣，加红糖即成。每日3次，饮汁并吃枣。（经验方）

● 治产后缺乳偏方

花生仁60克，黄酒30毫升，红糖30克。花生仁煮熟加酒、糖略煮一下，吃花生饮汤。（经验方）

》 花生猪骨粥

【配方】花生仁100克，猪骨300克，粳米100克，香菜50克，猪油20克，胡椒粉2克，香油5毫升，盐3克。

【制法】（1）粳米淘洗干净，用冷水浸泡半小时；猪骨洗净，敲断成小块；花生仁放入碗内，用开水浸泡20分钟，剥去外皮；香菜择洗干净，切成小段。

（2）把锅置火上，放入猪骨块、猪油和适量水，用旺火烧沸后，继续煮约1小时，至汤色变白时，捞出猪骨，下粳米和花生仁，用旺火烧沸，改小火继续熬煮约45分钟；煮至米粒开花、花生仁酥软时，放盐搅拌均匀，淋入香油，撒上胡椒粉、香菜段，即可盛起食用。

【功效】促进骨骼发育，防治营养不良。

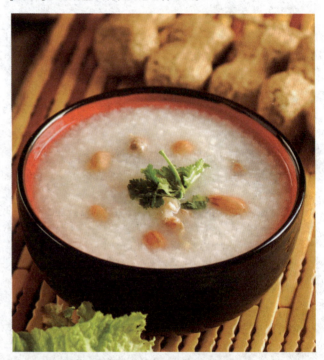

》 赤豆煮花生仁

【配方】花生仁300克，赤豆50克，料酒10毫升，姜5克，葱10克，盐3克，鸡精3克，鸡油35毫升。

【制法】（1）将赤豆洗净；花生仁洗净；姜切片，葱切段。

（2）将赤豆、花生仁、姜、葱、料酒同放锅内，加水800毫升，置武火烧沸，再用文火煮35分钟，加入盐、鸡精、鸡油即成。

【功效】养血润肺、滋补脾胃、抗骨质疏松，适用于脾胃虚弱、骨折、营养不良等症。

■ 老年痴呆症食疗方

花生中含有的白藜芦醇，在1998年被美国学者列为"100种最热门有效的抗衰老物质"之一。花生蛋白质中含十多种人体必需的氨基酸，其中赖氨酸可使人提高智力，谷氨酸和天门冬氨酸可促使细胞发育、增强大脑的记忆能力、预防老年痴呆症。

》核桃花生炒肉丁

【配方】花生仁20克，核桃仁20克，猪肉250克，胡萝卜50克，莴苣50克，料酒10毫升，姜5克，葱10克，盐3克，鸡精2克，植物油35毫升。

【制法】（1）将核桃仁、花生仁用植物油炸香；胡萝卜去皮洗净，切成丁；莴苣去皮，切成丁；姜切片，葱切段；猪肉洗净，切成丁。
（2）将炒锅置武火上烧热，倒入植物油，烧至六成热时，下姜、葱爆香，随即下入猪肉丁、料酒，炒至变色，再下胡萝卜、莴苣、花生仁、核桃仁、盐、鸡精，炒熟即成。

【功效】益智补脑、润肠通便，适用于老年痴呆症。

》花生山药粥

【配方】花生仁、山药各50克，粳米100克，冰糖10克。

【制法】（1）将花生仁、粳米洗净，用冷水分别浸透；山药洗净，去皮，切丁。
（2）锅中加入约1000毫升冷水，将花生仁、粳米放入，用旺火烧沸，加入山药丁，然后改用小火熬煮成粥，加入冰糖，再略煮片刻，即可盛起食用。

【功效】抗衰老，预防老年痴呆症。

■ 心脑血管疾病食疗方

花生中含有谷甾醇和木樨草素，能降低血脂。同时，花生含脂肪43%～55%，其中75%以上为不饱和脂肪酸，单不饱和脂肪酸含量在50%以上，有降低胆固醇的作用，对于预防动脉硬化、高血压和冠心病等心脑血管疾病十分有益。

》花生菠菜粥

【配方】花生仁50克，粳米100克，菠菜200克，盐2克，味精1克，植物油10毫升。

【制法】（1）将菠菜去掉烂叶，洗净，切成细末；花生仁用沸水浸泡1小时，洗净；粳米淘洗干净，用冷水浸泡片刻。
（2）将粳米与花生仁一同放入锅中，加入1500毫升冷水，加入植物油，先用旺火烧沸，再改用小火煮至花生仁熟透时放入菠菜末，加盐和味精调好口味，煮沸即成。

【功效】润肠通便，排毒净血，预防心脑血管疾病。

》醋花生

【配方】花生500克，米醋1000毫升。

【制法】（1）将花生洗净，放入瓶中，再将米醋倒入瓶内，浸泡10天。
（2）食用时从瓶内取出即可。

【食法】每日2次，每次吃花生30克。

【功效】消肿止泻、软化血管、降低血压，对大肠炎、高血压疗效较佳。

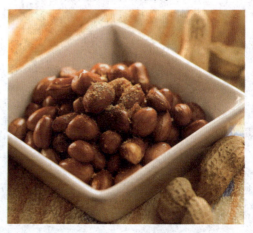

五谷杂粮医药

黑芝麻

【药典选录】

"生嚼涂小儿头疮及漫淫恶疮。"
——《唐本草》

"润五藏，主火灼，填骨髓，补虚气。"
——《食疗本草》

【医生叮咛】

脾弱便溏者勿服。

功效主治 +

补肝肾、益精血、润肠燥。用于头晕眼花、耳鸣耳聋、须发早白、病后脱发、肠燥便秘。

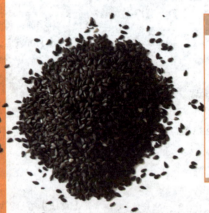

·主要成分·

含脂肪油，为油酸、亚油酸、棕榈酸、硬脂酸、花生酸等甘油脂，并含芝麻素、芝麻林酚素、芝麻酚、胡麻苷、车前糖、芝麻糖等。

黑芝麻治病偏方 14 例

黑芝麻食疗方 5 种

■ 健脑、增强记忆力食疗方

黑芝麻具有增进大脑营养的重要元素，如亚油酸、黑芝麻油等不饱和脂肪酸，常食用黑芝麻可以预防脑部细胞退化，从而达到健脑与增强记忆力的功效。黑芝麻中还含有优质蛋白质及提升大脑和全身机能的维生素B群。

》 山药黑芝麻糊

【配方】山药15克，黑芝麻120克，玫瑰糖6克，鲜牛奶200毫升，冰糖120克，粳米60克。

● 治高脂血症偏方

黑芝麻60克，桑葚40克，大米30克，白糖10克。将黑芝麻、桑葚、大米分别洗净后同

【制法】（1）粳米洗净，用清水浸泡1小时，捞出滤干；山药切成小丁；黑芝麻炒香。将以上三物放入盆中，加水和鲜牛奶拌匀，磨碎后滤出汁液。

（2）锅中加清水、冰糖，溶化过滤。将冰糖水放入锅中，继续烧开后，将黑芝麻山药汁水慢慢倒入锅内，加入玫瑰糖，不断搅拌成糊，至熟即成。

【功效】滋阴补肾、益脾润肠、益智补脑，适用于病后体弱、记忆力减退、肝肾不足、大便燥结、须发早白等症。中老年人平时服用，可健体强身，延年益寿。

■ 贫血食疗方

黑芝麻中铁元素的含量很高，长期适量食用黑芝麻，不仅可以补充铁，有效预防缺铁性贫血，还可以改善因为缺铁而导致的气喘、头晕、疲乏、脸色苍白等潜在性缺铁症状。

▶ 黑芝麻红枣粥

【配方】黑芝麻20克，红枣8颗，粳米150克，白糖25克。

【制法】（1）黑芝麻用小火炒香，研成粉末。

（2）粳米淘洗干净，用冷水浸泡半小时；红枣洗净去核。

（3）锅中加入冷水1500毫升，放入粳米和红枣，先用旺火烧沸，再改用小火熬煮。

（4）待米粥烂熟时，调入芝麻粉及白糖，再稍煮片刻即可。

【功效】润肠通便、凉血止痢，不仅适用于痢疾下血等出血症，还对营养不良、贫血、便秘等患者有益。

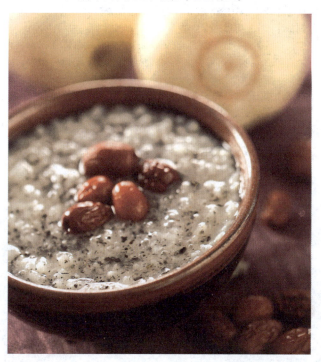

放入瓷罐中捣烂。砂锅中先放清水1000毫升，煮沸后入白糖，水再沸后，徐徐将捣烂的碎末加入沸汤中，不断搅动，煮至成粥糊样即可。可常服之。本方滋阴清热降血脂，主治高脂血症。（经验方）

● 治胃溃疡偏方

黑芝麻250克，红糖500克。红糖、黑芝麻和匀研成细末。每日3次，每次1小匙（约6克），开水冲服。本方健脾理气润燥，适用于胃痛泛酸的胃炎、胃溃疡。注：中医认为芝麻是一种发物，患疮毒、湿疹等皮肤病患者应慎食。（经验方）

● 治哮喘偏方

黑芝麻250克，姜、冰糖各125克，蜂蜜100毫升。黑芝麻炒香，姜捣汁去渣，冰糖、蜂蜜混合均匀，将黑芝麻与姜汁浸拌，再炒一下，冷后与蜜糖混合拌匀，放瓶中。每日早晚各服一汤匙。主治肺虚喘，症见气短、咳声低微、言语无力、畏风自汗等。（经验方）

● 治便秘偏方

黑芝麻60克，北芪15克，蜂蜜50毫升。将黑芝麻捣烂磨成糊状，煮熟后调蜂蜜，用北芪煎汁冲服。分2次服完。每日1剂，连服数日。本方具有益气润肠之功效，主治排便无力、汗出气短等。（《常见病饮食疗法》）

● 治眩晕偏方

黑芝麻30克（炒黄研细），米醋30毫升，蜂蜜30毫升，鸡蛋清20克。上述四味混合调匀，分成6份。每服1份，开水冲服，每日3次。主治肝肾不足所致眩晕。（经验方）

●治中风偏方

黑芝麻500克，蜂蜜、黄酒各少许。将黑芝麻洗净，重复上锅蒸3次，每次约20分钟，晒干后炒熟研成细末，加蜂蜜少许，做成约10克重的丸药，用温黄酒送下。每日3次，每次1丸。本方养血祛风，主治中风后偏瘫、半身不遂症。（经验方）

●治神经衰弱偏方

1.黑芝麻、核桃仁、桑叶各30克。上述三味共捣泥为丸，每丸约重9克。每日2次，每次服1丸。主治神经衰弱引起的头晕头痛、烦躁易怒。（经验方）

2.黑芝麻50克，红糖25克，绿茶5克。黑芝麻炒熟，与红糖、绿茶研末备用。每次按配方量，加开水400～500毫升，搅匀后，分3次温服，每日服1剂。主治神经衰弱、遗精、阳痿早泄等。（经验方）

●治感冒偏方

黑芝麻30克，茶叶5克，姜5克。黑芝麻嚼食，姜、茶叶煎汤冲服，盖被发汗。主治感冒初起。（经验方）

●治小儿麻疹偏方

小儿疹出不透时，用黑芝麻25克煮水，以其沾水贴敷全身，水冷了再煮，1小时后，疹子即遍出全身。（经验方）

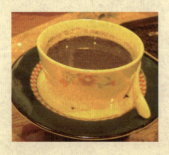

❯❯芝麻红枣甲鱼汤

【配方】黑芝麻50克，红枣10颗，黑豆100克，甲鱼1只，生姜1片，盐少许。

【制法】（1）甲鱼洗净，去内脏；黑芝麻、黑豆放入锅中，不加油，炒至豆衣裂开、黑芝麻炒香；红枣、生姜洗净，红枣去核，生姜去皮，切片。

（2）瓦煲加入清水，用文火煲至水沸，放入全部食材及生姜，改用中火继续煲3小时，加少许盐调味，即可饮用。

【功效】补血通乳、美容乌发、降低血压、预防贫血。

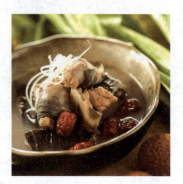

■缺钙引起的各种病症食疗方

黑芝麻中钙含量非常高，比蔬菜和豆类都高得多，仅次于虾皮，因此经常食用黑芝麻，对骨骼、牙齿的发育都大有益处，可以治疗因缺钙引起的小儿佝偻病、老年骨质疏松症、视力下降等症。

❯❯黑芝麻粥

【配方】黑芝麻10克，粳米60克，蜂蜜10毫升。

【制法】（1）将黑芝麻炒香。

（2）将粳米淘洗干净，加入锅内，加水适量，置武火上烧沸，再用文火煮八成熟时，加入黑芝麻、蜂蜜，拌匀，煮成粥即成。

【食法】每日1次，每次吃粥60克，正餐食用。

【功效】润五脏、壮筋骨、通便，对胃酸过少、便秘以及缺钙引起的各种病症尤佳。

❯❯黑芝麻甜奶粥

【配方】熟黑芝麻30克，粳米100克，鲜牛奶250毫升，白糖10克。

【制法】（1）粳米淘洗干净，用冷水浸泡半小时，捞出放入锅中，加入约1000毫升冷水，先用旺火烧沸后，再改用小火慢慢熬煮。

（2）粥将成时加入鲜牛奶，上中火烧沸，再加入白糖搅匀，最后撒上熟黑芝麻即可。

【功效】补钙壮骨，可治疗缺钙引起的各种病症。

■白发食疗方

黑芝麻色素是一种具有较好的水溶性、热稳定性、光稳定性、耐氧化性及还原性的色素。适当食用黑芝麻可以治疗白头发。同时，黑芝麻所含的维生素非常丰富，其维生素E居植物性食品之首。维生素E能促进细胞分裂，推迟细胞衰老，常食可抵消或中和细胞内衰老物质氧自由基的积累，从而延缓衰老、延年益寿。

▶ 黑芝麻桃仁粥

【配方】黑芝麻10克，核桃仁8克，粳米100克，冰糖10克，冷水1000毫升。

【制法】（1）黑芝麻放入炒锅，用小火炒香；核桃仁洗净，去杂质拍碎。
（2）粳米淘洗干净，用冷水浸泡半小时。
（3）锅中加入冷水，将粳米放入，旺火上烧沸，再改用小火熬煮。
（4）熬至八成熟时，放入黑芝麻、核桃仁、冰糖，搅拌均匀，继续煮至粥成，即可食用。

【功效】本方具有补肾养血、驻颜乌发的作用，对面容憔悴、皮肤干枯、头发早白均有明显疗效。

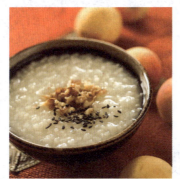

■ 老年瘙痒症食疗方

人到老年常有皮肤瘙痒症状，反复发作，并常因情绪波动、温度变化等而诱发或加重。黑芝麻中含有大量的维生素E，它能促进人体对维生素A的利用，可与维生素C起协同作用，保护皮肤的健康，减少皮肤发生感染；对皮肤中的胶原纤维和弹力纤维有"滋润"作用，从而改善、维护皮肤的弹性；能促进皮肤内的血液循环，使皮肤得到充分的营养物质与水分，以维护皮肤的柔嫩与光泽。

▶ 黑芝麻茯菊猪瘦肉汤

【配方】黑芝麻、茯苓各100克，鲜菊花10朵，猪瘦肉250克，盐适量。

【制法】（1）将黑芝麻洗净，用水略浸捣烂；茯苓洗净；鲜菊花洗净，摘取花瓣；猪瘦肉洗净，切片，用盐腌10分钟。
（2）把黑芝麻、茯苓放入锅内，加清水适量，用武火煮沸15分钟，放入猪瘦肉、菊花瓣，煲至肉熟，放盐调味即可。

【功效】本方适用于肝肾虚损、精血不足、须发早白、眩晕耳鸣、腰膝酸软、四肢乏力、产后血虚乳汁不足、血虚津亏的肠燥便秘、肝阴不足、肝热目赤、高血压、皮肤瘙痒等病症。

注意：大便溏泄、脂溢性皮炎脱发及油性皮肤者不宜用本方。

● 治咳嗽偏方

黑芝麻50克，姜30克，瓜蒌1个。上三味共捣为糊，水煎服取汗。主治咳嗽。（经验方）

● 治关节炎偏方

黑芝麻叶100克。将其洗净切碎水煎服，每日2次。冬季无叶，可用芝麻秆水煎服。补血通络散寒，主治风寒性关节炎。（经验方）

● 治风疹偏方

1.黑芝麻、黄酒、白糖各适量。黑芝麻微炒，研成细末备用。每次用黑芝麻与黄酒各3汤匙，调匀，放入碗中隔水炖，水开15分钟后，加白糖适量即可。于早晨空腹服或饭后2小时服下，每日2次，轻者连服3～4日可愈。适用于妇女冲任不调型风疹块，该型风疹块常在月经前2～3日发作较多，月经后渐渐减轻或消失。（经验方）

2.黑芝麻9克，黑枣9克，黑豆30克。上述三味同煮汁服食。每日1剂，常服。（经验方）

● 治咽喉炎偏方

鲜黑芝麻叶6片。将其洗净，嚼烂慢慢吞咽。每日3次，连服3日有效。滋阴生津、润咽消炎，主治急慢性咽炎。（经验方）

● 治痛经偏方

黑芝麻20克，生地15克，枸杞子10克，冰糖适量。将黑芝麻、生地、枸杞子煎沸20分钟，去渣留汁。加入适量冰糖，稍煎，待溶即成。用于肝肾亏损兼虚热所致的痛经。（经验方）

牛肉

【药典选录】

"主消渴，止泄，安中益气，养脾胃。"
——《名医别录》

"消水肿，除湿气，补虚，令人强筋骨、壮健。"
——《本草拾遗》

【医生叮咛】

牛肉高油脂，栗子淀粉含量高，二者同属温热食品，不宜同食，否则易引起腹胀、消化不良。

功效主治 +

补脾胃、益气血、强筋骨。治虚损羸瘦、消渴、脾弱不运、痞积、水肿、腰膝酸软。

· 主要成分 ·

牛肉所含蛋白质高于猪肉，蛋白质中的氨基酸甚多，而含脂肪较少。还含胆固醇、维生素B_1、维生素B_2，以及钙、磷、铁等成分，营养价值颇高。

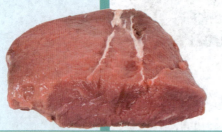

牛肉治病偏方 9 例

●治胃痛偏方

牛肉70克，仙人掌30～40克，红枣5颗，豆蔻、桂皮、盐各少许。仙人掌洗净去刺，与牛肉、红枣、豆蔻、桂皮、盐共煮汤服。治胃痛。（经验方）

牛肉食疗方 6 种

■肌肉酸痛和疲劳食疗方

牛肉中富含肌氨酸、丙氨酸、亚油酸和维生素B_{12}，这些营养物质发生作用，可以弥补人体对碳水化合物摄取量的不足，促进肌肉组织新陈代谢；而牛肉中的锌是一种有助于合成蛋白质、促进肌肉生长的抗氧化剂，能够修复机体损伤，增加肌肉力量，从而起到缓解肌肉疲劳、损伤、酸痛的作用。

»木瓜炖牛肉

【配方】牛肉300克，木瓜30克，莴苣头100克，姜5克，葱10克，料酒10毫升，盐3克，鸡精3克，鸡油30毫升，胡椒粉3克。

【制法】（1）将木瓜洗净，切薄片；牛肉洗净，切块；姜切片，葱切段，莴苣头去皮，切块。

（2）将牛肉、木瓜、莴苣头、料酒、姜、葱同放炖锅内，加水1800毫升，置武火上烧沸，再用文火炖煮45分钟，加入盐、鸡精、鸡油、胡椒粉即成。

【功效】疏经活络、强筋健骨，适用于风湿疼痛、虚损、消渴、脾弱不运、痞积、水肿、腰膝酸软等症。

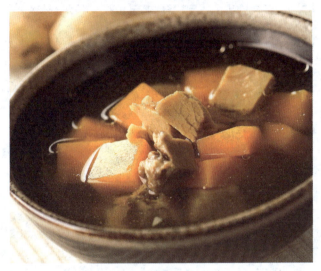

■提高免疫力食疗方

牛肉含有锌、谷氨酸盐和维生素B_6。维生素B_6能够促进蛋白质的新陈代谢和合成，从而有助于体虚者身体的恢复，而锌与谷氨酸盐和维生素B_6共同作用，能增强人体的免疫力。牛肉中的氨基酸组成比猪肉更接近人体需要，能提高机体抗病能力，对生长发育及手术后、病后调养的人特别适宜。

》山楂枸杞子煮牛肉

【配方】牛肉200克，山楂15克，枸杞子12克，胡萝卜100克，姜5克，葱10克，盐3克，植物油50毫升。

【制法】（1）把山楂洗净，去核切片；枸杞子洗净去杂质；牛肉洗净切块；胡萝卜洗净切块；姜切片，葱切段。
（2）把锅置武火上，倒入植物油，烧至六成热时，加入姜、葱爆香，下入牛肉、胡萝卜、山楂、枸杞子、盐，再加水400毫升，用文火煮1小时即成。

【食法】每日1次，佐餐食用。

【功效】散瘀血、降血压、益气力，能够促进新陈代谢、提高免疫力，也适用于高血压病肝肾阴虚型患者。

■贫血食疗方

当发生缺铁性贫血时，容易出现气喘、疲劳、脸色苍白等症状。铁是造血所必需的元素，而牛肉中富含大量的铁，多食用牛

●治中风偏方

嫩黄牛肉500克。牛肉洗净，水煮成肉糜，去渣取液，再熬成琥珀色收膏。冬天温服，每次1小杯，逐渐可加量，久服有效。本方补肾填精、活血通络，主治肾虚中风、半身不遂、耳鸣目眩等。（经验方）

●治阳痿偏方

牛睾丸2个，鸡蛋2个，白糖、盐、豉油、胡椒粉各适量。将牛睾丸捣烂，鸡蛋去壳，六物共拌均匀，锅内放少许食油烧热煎煮，可佐餐食。本方补气益中，主治中气不足导致的阳痿，症见举而不坚、气短乏力、食少神疲等。（《偏方大全》）

●治胃溃疡偏方

牛肉100克，仙人掌50克，植物油、调料各适量。将仙人掌洗净去刺切片，牛肉切片，共入热油锅内急火快炒，加入调料食用。每日1剂。本方具有行气活血、补中养血、止痛之功效，可治各种类型的胃、十二指肠溃疡。（经验方）

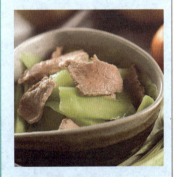

●治妇女性冷淡偏方

牛肾（去筋膜，细切）1个，阳起石（布裹）200克，粳米100克。以水1500毫升，煮阳起石，取600毫升，去石，

下粳米及牛肾,加少许调料煮作粥,空腹食。主治妇女性冷淡,适用于五劳七伤、阴萎气乏等症。(《圣惠方》)

● 治风疹偏方

牛肉200克,南瓜100克。牛肉炖至七成熟,捞出切条。南瓜去皮、瓤,洗净切条,与牛肉同炒作餐食。本方补益脾胃,适用于风疹块,伴恶心呕吐、腹胀腹痛等。(经验方)

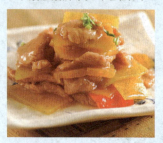

● 治腹泻偏方

黄牛肉250克。将其上锅煮浓汁,经常饮汁食肉,有健脾止泻之功。注:古时的霞天膏专治脾虚久泻,即是用黄牛肉熬制而成。(经验方)

● 治关节炎偏方

牛肉250克,薏米、白藓皮各100克。取无筋膜之牛肉切大块与后二味共炖,不加盐,肉烂即可。食肉饮汤,1日3次。本方祛湿益气、健脾消肿,主治关节炎肿痛,日久不愈。(经验方)

● 治小儿遗尿偏方

牛肉100克,附子9克,黄酒、盐适量。牛肉切小块,与附子同入锅内,加入黄酒,不必加水,用文火煮8~10小时。然后滤取牛肉汁,加盐,临睡前温服。牛肉在第二天早晨可以当菜吃。此法宜在冬季服用,可以连服3个月。(经验方)

肉会对缺铁性贫血的治疗起到很大帮助。

牛肉中的铁是亚铁血红素,可以充分被人体吸收。铁在人体内存在于红血球的血红蛋白中,可以将氧气送至全身。

》参枣炖牛肉

【配方】牛肉300克,人参10克,红枣10颗,姜5克,葱10克,盐5克,植物油30毫升,高汤700毫升。

【制法】(1)把牛肉洗净,切薄片;人参润透切片;红枣洗净、去核;姜切丝,葱切段。

(2)炒锅置武火上,倒入植物油,烧至六成热时,加入姜、葱爆香,放入高汤,烧沸下入牛肉、盐、红枣、人参,文火炖45分钟即成。

【食法】每日1次,每次吃牛肉50克,随意喝汤。

【功效】补益气血、降低血压,适用于贫血及高血压病气虚湿阻型患者。

■ 糖尿病食疗方

牛肉中的镁易被人体充分吸收利用,而这种物质进入人体后产生的化合物能够提高胰岛素合成代谢的效率。因此,经常适量食用牛肉,十分有助于糖尿病的治疗。

》牛肉胶冻

【配方】牛肉1000克,山茱萸20克,黄酒250毫升。

【制法】(1)将牛肉洗净,切成小块,放入大锅内,加入山茱萸,加水适量,煎煮。每小时取肉汁一次,加水再煮,共取肉汁4次。合并牛肉汁液,以文火继续煎熬,至黏稠为度,再加入黄酒至黏稠时停火。

(2)将黏稠液倒入盆内冷藏,食用时,取牛肉胶冻吃。

【功效】补气益血、健脾安中、降低血糖,适用于气血虚弱、消瘦、少食消渴、精神倦怠、糖尿病等症。

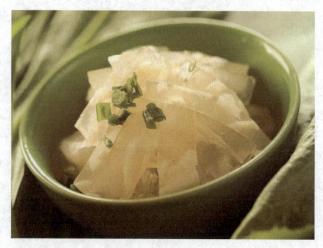

■冠心病食疗方

牛肉中含有丰富的钾,这种物质对心脑血管系统、泌尿系统有着至关重要的作用。牛肉中丰富的胶原蛋白,可以强化血管,预防脑出血、冠心病,还能维持肌肤的滋润。

≫ 红枣桂枝炖牛肉

【配方】牛肉100克,红枣10颗,桂枝9克,胡萝卜200克,料酒10毫升,葱10克,姜5克,盐3克,高汤1000毫升。

【制法】(1)把红枣洗净去核,桂枝洗净;牛肉洗净,切块;胡萝卜洗净,切块;姜拍松,葱切段。

(2)把牛肉、红枣、桂枝、胡萝卜、料酒、葱、姜、盐放入炖锅内,加入高汤。

(3)把炖锅置武火上烧沸,再用文火炖煮1小时即成。

【食法】每日1次,佐餐食用。

【功效】宣痹通阳、祛寒补血,适用于血虚寒闭型冠心病患者。

■胃寒痛食疗方

传统中医认为,牛肉有补中益气、滋养脾胃的作用,寒冬食牛肉有暖胃作用,为寒冬补益佳品。而现代医学也证明,牛肉中含有多种氨基酸和脂类,可产生较高的热量;同时,某种由脂肪酸合成的物质可以使人产生幸福感,并具有缓和疼痛的功效。因此牛肉可用于胃寒痛的辅助食疗。

≫ 姜汁牛肉饭

【配方】牛肉150克,粳米200克,姜汁、酱油、植物油各适量。

【制法】(1)将牛肉洗净,切碎剁成肉糜,放入碗内,加入姜汁,拌匀后,放入酱油、植物油,再拌匀。

(2)将粳米淘净,放入盆内,上笼用武火蒸40分钟,揭开盖,将姜汁牛肉倒在饭面上,继续蒸15分钟即成。

【功效】补中益气,抗衰老,强筋健骨。适用于胃寒痛患者。

≫ 芡实炖牛肉

【配方】牛肉300克,芡实30克,料酒10毫升,姜5克,葱10克,盐3克,鸡精3克,鸡油30毫升,胡椒粉3克。

【制法】(1)将芡实洗净,去杂质;牛肉洗净,切块;姜切片,葱切段。

(2)将芡实、牛肉、姜、葱、料酒同放炖锅内,加水1200毫升,置武火上烧沸,再用文火炖煮35分钟,加入盐、鸡精、鸡油、胡椒粉即成。

【功效】补脾胃、益气血、固肾精,适用于胃寒痛、虚损、消渴、脾弱不运、痞积、水肿、腰膝酸软等症。

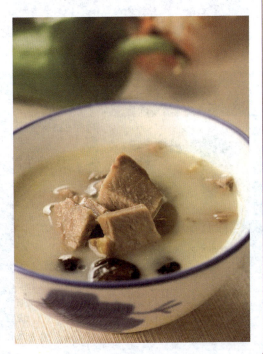

羊肉

【药典选录】

"开胃肥健。""头肉：治骨蒸、脑热、头晕，明目。"

——《日华子本草》

"治腰膝羸弱，壮筋骨，厚肠胃。"

——《日用本草》

【医生叮咛】

❶ 羊肉属大热之品，凡有发热、牙痛、口舌生疮、咳吐黄痰等上火症状者都不宜食用。

❷ 患有肝病、高血压、急性肠炎或其他感染性疾病，还有发热期间也都不宜食用。

功效主治 ✚

益气补虚、温中暖下。治虚劳羸瘦、腰膝酸软、产后虚冷、腹痛、寒疝、中虚反胃。

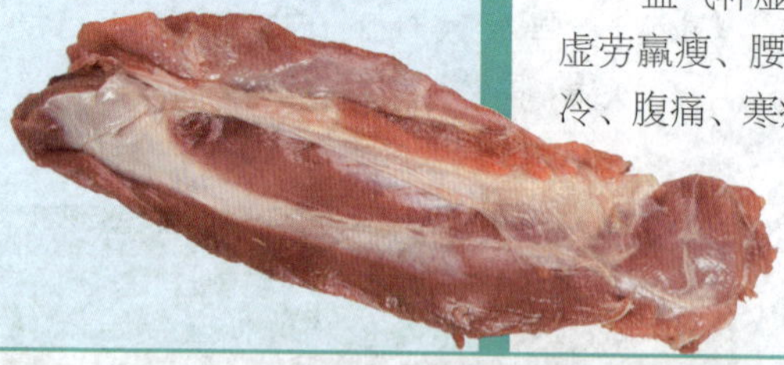

·主要成分·

瘦肉含水分、蛋白质、脂肪、碳水化合物、灰分、钙、磷、铁，以及硫胺素、核黄素、尼克酸、胆甾醇等。

羊肉治病偏方 12例

●治支气管炎偏方

羊肉100克，当归、姜（布包）各15克，山药50克，盐少许。前五味放瓦锅内加水适量同煮至烂熟，用盐调味，吃肉喝汤。

羊肉食疗方 4种

■ 慢性胃炎食疗方

羊肉几乎不含纤维，因此肉质细嫩，容易被消化；同时羊肉中种类繁多而含量丰富的氨基酸还可增加消化酶，保护胃壁，从而有助于食物在胃部的消化，对慢性胃炎有较好的调养作用。

» 山药羊肉粥

【配方】羊肉250克，山药250克，粳米150克。

【制法】山药洗净去皮，切块；羊肉洗净切块，二味同入砂锅，加清水适量，文火煮至熟如泥，放粳米，再煮至米熟粥状即可，加调味品，早晚各服1碗。

【功效】本方可治疗慢性胃炎、溃疡病、肠炎等症。

羊肉面条

【配方】羊肉100克，面粉200克，羊肚100克，鸡蛋2个，香菇100克，韭黄90克，植物油30毫升，姜、盐、味精、料酒、醋、胡椒粉各适量。

【制法】羊肉、羊肚洗净切小块；香菇洗净切丝；韭黄洗净剁碎；面粉打入鸡蛋，与韭黄、盐加适量水和成面团，擀薄切成面条。油锅烧热，下姜丝煸香，放入羊肉、羊肚、香菇，翻炒片刻，放料酒，注入清水适量，烧开入面条，煮熟，调以盐、味精、醋、胡椒粉即可食用。

【功效】本方健脾养胃，补中益气，对慢性胃炎、身体虚弱、气短乏力等症有治疗功效。

■阳痿食疗方

羊肉性温热，有助元阳、补精血、疗肺虚之功效，人们适时地多吃羊肉不仅可以去湿气，还能起到补肾壮阳的作用，对阳痿早泄患者很有好处，适合男士经常食用。另外，它还有助于提高抗病能力。

》羊肉鸡头粉

【配方】羊肉500克，苹果150克，回回豆50克，鸡头粉（即芡实米粉）1000克，豆粉500克，葱、姜、盐各适量。

【制法】先将羊肉、苹果、回回豆（即去皮的豌豆）同煮熬汤过滤，加入鸡头粉和豆粉做成丸子，将羊肉切细，与丸子同煮至烂熟，调以葱、姜、盐即成。

【功效】凡脾肾阳气不足引起的久泄不止、小便频数带浊、遗滑精者可辅食。

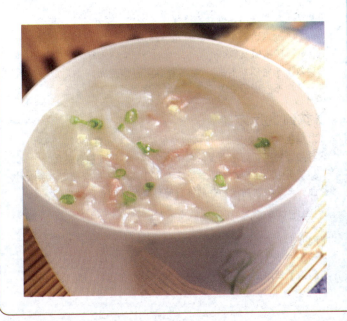

每日1次，连服5～7日。主治慢性支气管炎，症见咳嗽多痰、面色萎黄、形体瘦削等。（《养生益寿百科辞典》）

●治神经衰弱偏方

肉苁蓉10～15克，精羊肉100克，大米100克，盐、葱白、姜各适量。分别将羊肉、肉苁蓉洗净切细，先用砂锅煎肉苁蓉取汁，去渣入羊肉、大米同煮，待煮熟后加盐、葱、姜煮为粥。以5～7天为1疗程。主治肾阳不足型神经衰弱症。（《医食同源》）

●治肺结核偏方

羊肉500克，小麦仁（小麦去皮）60克，姜9克。上述三味共熬成稀粥，早晚分食，连服一月。主治肺阴虚型肺结核，症见干咳少痰、胸闷隐痛、倦怠无力、口燥咽干等。（经验方）

●治遗精偏方

羊肉60克，肉苁蓉15克，粳米60克，鹿角胶6克，葱白、盐、酒适量。肉苁蓉酒浸一宿，刮去皱皮，切细；羊肉洗净，切细；鹿角胶炒熟，研细末。肉苁蓉、羊肉、粳米同煮粥；临熟，调入鹿角胶末及葱白、盐，1日内分2次空腹食之。主治肾气不固型遗精。（《圣惠方》）

●治阳痿偏方

1. 羊肉200克，切片，加葱白、姜、虾米各15克，共煮成粥，一次食完，每日一次。（经验方）

2. 羊肉100克，黄芪30克，粳米150克。黄芪加水文火煎20分钟去渣留汁，加入淘净的粳米添水煮粥。煮至半熟时，再加入洗净切末的羊肉，搅匀，煮烂熟即可，随意食用，1～2日内服完。用于阳痿、早泄及身体虚弱畏寒者。注：暑热天不宜食用；发热、牙痛、便秘及痰火内盛者忌食。（经验方）

3.羊肉250克，海参50克（清水泡发）。二味共切片，煮汤，加盐、姜适量食用，每日一次。主治肾虚阳痿。（经验方）

● 治腹痛偏方

羊肉250克，肉桂、蔻仁、茴香、姜各5克，盐适量。六味共炖煮至熟，分次食用。主治脾胃虚寒、腹痛反胃。（经验方）

● 治关节炎偏方

1.鲜羊腿肉1000克，附片30克，肉精汤250克，各种调味料适量。将羊肉煮熟，捞出，切成肉块。附片洗净，与羊肉同放入大碗中，并放肉精汤隔水蒸3小时。吃时撒上葱花、味精、胡椒粉即可。蠲痹散寒、益气养血，主治风寒湿滞型关节炎、关节疼痛。（经验方）

2.嫩羊肉250克，人参、杜仲、桂心、甘草各15克，盐少许。将羊肉切成桂圆大小的块，穿在10个烤签子上，甘草、桂心、杜仲、人参共研为细末，调入盐。将羊肉串放在炭火上，烤熟撒上药末即可食。量自酌。补气养血、强肾壮骨，主治肝肾不足型关节炎。（经验方）

● 治骨折偏方

羊肉500克，当归、党参、黄芪各25克，调味料适量。先将羊肉洗净放锅内，另将当归、黄芪、党参装入纱布袋中，扎

》 参归羊肉

【配方】羊肉500克，党参30克，当归15克，葱段、姜片、香菜、盐、花椒、桂皮、植物油各适量。

【制法】羊肉切块，开水氽过捞出；党参、当归用布包。砂锅内放1500毫升水，下羊肉块、葱段、姜片、党参、当归药包及盐、花椒、桂皮等调料，文火焖3小时，至羊肉烂熟，捞出沥净汤。油锅烧热，下羊肉块，炸至金黄色，捞出，置盘中，撒香菜段即可食用，吃时要饮1碗羊汤。

【功效】可促进血液循环、增温防寒、补益阳气，阳虚者、遗滑精者及中老年人冬季可间断服食。

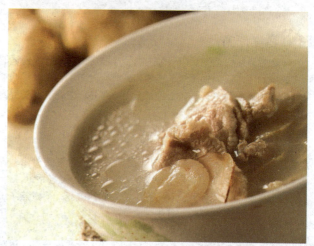

》 羊肾粳米粥

【配方】羊肾80克，粳米200克。

【制法】羊肾洗净，剔除筋膜腺腺，切块；粳米洗净，与羊肾同放入砂锅中，文火煮至肾熟粥成，甜食、咸食都可，早晚各服食1次。

【功效】羊肾以脏补脏，能温肾壮阳，治疗肾阳不足、肢冷畏寒、遗精阳痿等症，老年人冬季服用能保健强身。

■ 贫血食疗方

维生素B_{12}缺乏时，红细胞的生存时间有一度缩短，骨髓内虽然各阶段的巨幼细胞增多，但不发生代偿，因而出现贫血。

羊肉中所含丰富的维生素B_{12}、铁比猪肉和牛肉要高，所以对贫血、产后气血两虚、久病体弱等症有良好的食疗效果。

》 当归炖羊肉

【配方】羊肉500克，当归30克，黄芪50克，葱、姜、盐、味精、料酒各适量。

【制法】羊肉洗净切块，当归、黄芪用纱布包扎，同入砂锅中，

加葱、姜、料酒、盐及清水适量，武火煮沸后，改文火慢炖至羊肉烂熟，加少量味精即可，食肉饮汤。

【功效】本方能益气生血、补肾生髓，适宜贫血患者及大病、久病之后身体虚弱者食用，产妇进补也可选用。

■癌症食疗方

科学研究表明，羊肉含有的脂肪酸对治疗癌症有积极意义，特别对治疗皮肤癌、结肠癌以及乳腺癌有着明显的效果。

》木耳红烧羊肉

【配方】熟羊筋条肉350克，水发木耳25克，鸡蛋1个，水发玉兰片25克，干淀粉、葱丝、姜丝、盐、味精、酱油、料酒、高汤、花椒油各适量，植物油500毫升（约耗50毫升）。

【制法】（1）将熟羊肉切片，放入鸡蛋、干淀粉、酱油拌匀；将玉兰片切成薄片；木耳撕成小块，同葱丝、姜丝放在一起。

（2）将炒锅放在火上，倒入植物油，烧至五六成热时，将肉下油，炸成柿黄色后，捞出，控净油。

（3）再将炒锅放火上，加入花椒油，将葱丝、盐、姜丝、木耳、玉兰片下锅煸炒一下，随即加入高汤，投入炸好的肉片和料酒、味精，烧至汁浓、肉烂即成。

【功效】健体壮阳，防癌抗癌。

》羊肉粳米粥

【配方】羊肉100克，粳米150克。

【制法】羊肉洗净切碎末，粳米洗净，同入砂锅中，加适量清水，文火熬煮至米粥熟，早晚各服1次。

【功效】益肾气、强阳道、温中祛寒、防癌抗癌。

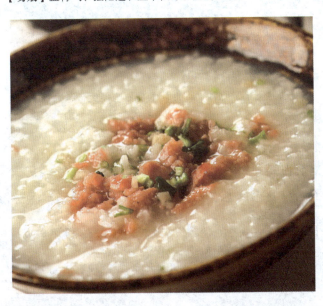

口，放入锅中，葱、姜、盐、料酒也加入锅内，再加适量水，用武火煮沸，改文火慢炖，至羊肉烂熟即成，吃肉喝汤。可分2~3次用，每日服1~2次，连服2~3周。补血益气、强筋壮骨，适用于骨折恢复期、肝肾亏损患者。（经验方）

●治小儿遗尿偏方

羊肉60克，羊肾30克，粳米50克，枸杞子200克，葱白、盐各适量。先将羊肾去内膜，切细，再把羊肉洗净切碎。枸杞子煎汤后去渣，入羊肾、羊肉、葱白、粳米一同熬粥，粥成后加盐少许，当早餐食之。（《饮膳正要》）

●治痛经偏方

羊肉500克，当归、姜各25克，桂皮、调料各适量。羊肉洗净切块，当归用纱布包好，加姜、调料、桂皮后，文火焖煮至烂熟，去药渣，食肉喝汤。月经前，每日1次，连服3~5日。疏肝调气、活血化瘀，主治气滞血瘀型痛经。（经验方）

●治闭经偏方

羊肉250克，当归30克，姜15克。上述三味放瓦锅内共煮汤，烂熟后调味服食。每日1次，每月连服4~5日。（经验方）

●治妊娠呕吐偏方

羊肉250克，苏叶5克，黄连1.5克。先将苏叶、黄连煎汤去渣，再将羊肉下入药汤，用文火炖。待羊肉烂熟后，用汤泡素饼食用。适用于肝气犯胃引起的妊娠呕吐。（经验方）

猪血

【药典选录】

"主奔豚暴气，中风头眩，淋沥。"
——《名医别录》

"主卒下血不止，美清酒和炒服之。"
——《千金·食治》

【医生叮咛】

高胆固醇血症、肝病、高血压和冠心病患者应少食。

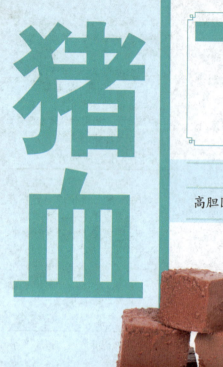

功效主治 +

治头风眩晕、中满腹胀、宫颈糜烂。

·主要成分·

含水分、蛋白质、脂肪、碳水化合物、灰分、钙、磷、铁等。

猪血治病偏方 6例

●治冠心病偏方

猪血200克，面粉250克。猪血拌入面粉中，和好，切块，蒸成糕。可防治动脉硬化，对冠心病患者有辅助疗效。（经验方）

猪血食疗方 6种

■骨髓性出血食疗方

猪血中含有凝血酶，凝血酶能使血溶胶状态纤维蛋白质迅速生成不溶性纤维蛋白质，使血液凝固，因此，猪血具有止血作用。目前我国制造的凝血酶的主要材料是猪血，对于治疗肝实质性出血和骨髓性出血有显著疗效。

》猪血粥

【配方】猪血200克，粳米100克，葱末5克，盐2克，味精1克，香油2毫升。

【制法】（1）将猪血（凝固状）切成小块，放在冷水中浸泡。
（2）粳米洗净，用冷水浸泡半小时。
（3）锅中加入约1000毫升冷水，将粳米放入，用旺火烧沸后，加入猪血，再改用小火熬煮，待粥将成时，以盐、味精调味，撒上葱末，淋上香油，即可盛起食用。

■ 贫血食疗方

猪血中含铁量较高，而且以血红素铁的形式存在，容易被人体吸收利用。处于生长发育阶段的儿童及孕产妇多吃些有猪血的菜肴，可以防治缺铁性贫血。同时，由于猪血中含有微量元素钴，故对其他贫血病如恶性贫血也有一定的防治作用。

》 腐竹猪血粥

【配方】猪血300克，腐竹50克，粳米100克，干贝15克，盐2克，葱末5克，胡椒粉2克。

【制法】（1）粳米洗净，加少许盐拌腌；腐竹和干贝分别洗净，泡软，切细；猪血切成长条，放入水中浸泡。

（2）锅内加入约1000毫升冷水，将粳米放入，用旺火煮开，放入腐竹及干贝，随即改用小火慢煮；约煮半小时以后，放入猪血条，待锅再开时加入葱末及胡椒粉调味，即可盛起食用。

【功效】促进细胞活力、滋补内脏、防癌抗老、补血益气，可用于防治贫血。

》 黄豆芽猪血汤

【配方】熟猪血300克，黄豆芽200克，姜4片，花生油15毫升，盐适量。

【制法】（1）黄豆芽洗净，去根，切段；猪血用清水洗净。

（2）炒锅上火，下花生油烧七成热，爆香姜片，下黄豆芽炒香，注入清水，以旺火烧沸约30分钟；放入猪血，烧沸加盐调味即成。

【功效】开胃提神、益气补血、滑肠通便，可用于防治贫血。

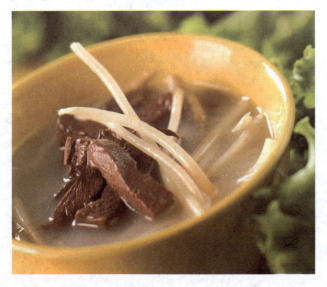

● 治腹胀偏方

新鲜猪血适量。猪血沥去水，晒干研末，用黄酒送服，每次6克。治中满腹胀，旦食不能暮食。（《怪证奇方》）

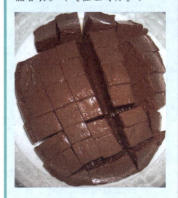

● 治吐血偏方

猪血块焙炭、血余炭各3克，黄酒适量。前二味研为细末，每次6克，黄酒兑开水冲服。主治吐血。（经验方）

● 治贫血偏方

猪血100克，醋30克，植物油、盐各适量。炒锅下植物油，加醋将猪血炒熟，加盐调味，1次吃完，每日1次。治疗贫血。（经验方）

● 治便秘偏方

猪血150克，菠菜100克，盐少许。菠菜洗净连根切段，猪血洗净切块，二者加水同煮15～20分钟，加盐后饮汤汁。每日1～2次，宜空腹服。本方具有润肠通便之功效，主治习惯性便秘。（经验方）

● 治皮肤瘙痒偏方

猪血300克，猪板油100克。将二者加水煮熟，2天服食1次，连服3次为一疗程。可治疗老年人因气血虚弱、血虚生风引起的皮肤瘙痒症。（经验方）

■便秘食疗方

猪血中的血浆蛋白被消化液中的酶分解后，会产生一种解毒的物质，有除尘、清肠、排毒的作用，能与侵入人体内的粉尘和金属微粒反应，将其转化为人体不易吸收的物质，直接排出体外，从而避免对人体的损害。因此便秘者最宜食用。

» 菠菜猪血汤

【配方】猪血250克，菠菜500克，香油、盐各少许。
【制法】（1）将菠菜择洗干净，切段；猪血漂洗干净，切小方块。
（2）将猪血放入锅内加水煮沸，投入菠菜同煮成汤，以香油、盐调味即可。
【功效】润肠通便、补血止血。凡老人久病、大便涩滞不通者，可常食，既补血，又对便秘有效。

» 火炭母猪血汤

【配方】猪血块100克，火炭母60克，盐少许。
【制法】（1）将猪血块漂净切小块，火炭母洗净。
（2）将上述二味一同放入锅内，加适量清水煮汤，熟后以盐调味即可。
【功效】清热解毒、消滞化食，可治疗食积不化、腹胀、便秘。

» 韭菜豆芽猪血汤

【配方】猪血400克，韭菜60克，黄豆芽100克，姜丝16克，植物油10毫升，盐5克。
【制法】（1）将韭菜洗净，切成小段；黄豆芽

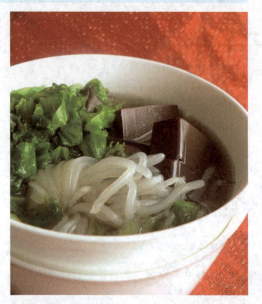

洗净；猪血洗净，切成块状。
（2）将清水1000毫升放入瓦煲内，煮沸后下植物油、韭菜、黄豆芽、姜丝，沸5分钟后放入猪血，文火煮至猪血熟，加盐调味即可。
【功效】行气通便、清热解毒、养血补血，适用于大肠燥热引起的大便不畅者。

■防癌抗癌食疗方

现代医学家研究发现，猪血含有适量的硒，足以起到防癌抗癌作用，尤其对血癌病人来说，多食新鲜猪血，能够增强血红细胞的造血功能，使病情得到缓解和改善。

» 山楂红花炒猪血

【配方】猪血250克，藏红花6克，山楂20克，料酒10毫升，酱油10毫升，盐2克，味精2克，姜5克，葱10克，植物油25毫升。
【制法】（1）藏红花、山楂洗净，去杂质；猪血放沸水锅内煮3分钟，捞起，沥干水分，切块；姜切片，葱切段。
（2）将炒锅置武火上烧热，倒入植物油，烧至六成热时，下入姜、葱爆香，再下猪血、料酒、酱油，炒变色，下入红花、山楂、盐、味精即成。
【食法】每日1次，佐餐食用。
【功效】活血、补血、益气、美容、降血压、抗癌。

■老年痴呆症食疗方

猪血中含有大量卵磷脂，可防治动脉粥样硬化及老年痴呆症。另外，猪血中脂肪含量非常低，比同等质量猪瘦肉的脂肪含量低得多，因此老年人食用，一般不会引起血脂升高。

» 葱白猪血

【配方】猪血300克，葱250克，花椒10粒，面酱、姜丝、盐、味精、植物油各少许。

【制法】猪血切片；葱去根叶、洗净，切段。油热入花椒、姜丝出味，放面酱、盐，加少许水，入猪血稍煮，放盐、味精、葱段翻炒几下即成。

【功效】补血益智，可用于防治老年痴呆。

■延缓机体衰老食疗方

猪血所含的锌、铜等微量元素，具有抗衰老的作用，常吃猪血能延缓机体衰老，使人耳聪目明。尤其老年人的循环系统功能减弱，许多重要器官的血流量和血流速度都明显降低，多食猪血能改善这种状况。

» 脆蛇烧猪血

【配方】猪血300克，脆蛇1条，料酒10毫升，姜5克，葱10克，盐3克，鸡精3克，植物油35毫升，胡椒粉3克，花椒粉3克，酱油10毫升，白糖15克，淀粉25克。

【制法】（1）将脆蛇宰杀后，去皮、头、尾及肠杂，洗净，切段；猪血切块；姜切片，葱切段。

（2）将炒锅置武火上烧热，倒入植物油，烧至六成热时，下入姜、葱爆香，随即下入蛇肉、猪血、料酒，炒变色，下入盐、白糖、鸡精、酱油、胡椒粉、花椒粉，炒熟，用淀粉勾薄芡即成。

【功效】祛风湿，散瘀血，消肿痛。适用于风湿疼痛，头风眩晕，中满腹胀，宫颈糜烂，贫血，早衰等症。

» 猪血鱼片粥

【配方】熟猪血300克，鲩鱼肉100克，粳米100克，干贝15克，腐竹20克，酱油10毫升，姜丝2克，葱末3克，胡椒粉1克，盐2克。

【制法】（1）粳米洗净，用少许盐、酱油拌匀，与腐竹、干贝一起放入沸水锅中，用小火同煮。

（2）熟猪血洗净，切成小方块。

（3）鲩鱼肉切成薄片，用酱油、姜丝拌匀。

（4）粥约煮40分钟后，将猪血块、姜丝放入，用盐调味，烧沸时放入鲩鱼片，待再烧沸时即可盛起，食用时加入胡椒粉、葱末等调味即可。

【功效】促进血液循环，延缓机体衰老。

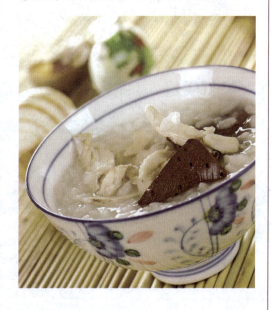

狗肉

【药典选录】

"主安五藏,补绝伤。"
——《名医别录》

"治败疮稀水不敛。"
——《本经逢原》

【医生叮咛】

① 狗肉以冬季食用为宜,夏季不宜食用。
② 脑血管病、心脏病、高血压病、中风后遗症等患者均忌吃狗肉。

功效主治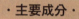

补中益气、温肾助阳。治脾肾气虚、胸腹胀满、鼓胀浮肿、腰膝软弱、寒疟。

· 主要成分 ·

狗肉(以氮的克数计)含嘌呤类0.027%,肌肽0.109%。新鲜狗肉含肌酸0.266%~0.472%,固体物25.2%,水分74.8%,钾0.325%,钠0.049%,氯0.028%。

狗肉治病偏方 7 例

狗肉食疗方 4 种

■ 补虚益肾、提高性功能食疗方

众所周知,维生素是人体代谢中必不可少的"生物活性物质",有些维生素与性功能还有着密切的关系。如维生素A缺乏时,雄性睾丸组织产生精母细胞功能会受影响,会导致输精管上皮变性、睾丸重量下降、精囊变小、前列腺角化等;维生素E有调节性腺和延长精子寿命的作用,能改善血液循环,提高毛细血管尤其是生殖器官部位毛细血管的运动性。

狗肉中维生素A的含量是很丰富的,主要功能是促进蛋白质的合成,强化精子活力;而狗肉中的维生素E可提高性欲,促进精子的生成。

● 治疟疾偏方

狗肉250克,姜100克,黑豆150克,陈皮1片,红枣10颗。将狗肉洗净切块,与其余

五香狗肉汤

【配方】狗肉500克，橘皮、桂皮、小茴香、大料、料酒、姜、酱油、白糖各少许。

【制法】（1）将狗肉洗净，切成小块，入沸水烫后洗净，放砂锅内加水。

（2）投入橘皮、桂皮、小茴香、大料、姜、料酒、酱油、白糖，用武火烧沸后，改文火煨至狗肉烂熟，呈酱红色即成。

【功效】补中益气、温肾壮阳，用于肾阳不足、腰膝酸软、四肢不温、阳痿不举等症。

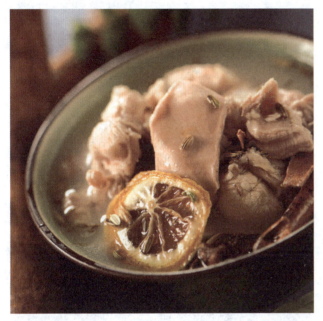

附片炖狗肉

【配方】狗肉1000克，熟附片30克，姜150克，葱、姜、盐少许。

【制法】先将附片文火煎煮半小时，撇去浮沫，然后放入狗肉、姜，加葱、蒜、盐少许，一同炖烂，分餐服食。

【功效】主治肾阳虚所致的阳痿、夜尿多、畏寒、四肢不温等症。

■四肢酸软无力、增强抗寒能力食疗方

钾是人体内重要的营养成分，能增强人体神经和肌肉的兴奋性，降低心肌的兴奋性，故能维持神经和肌肉的正常功能，特别是心肌的正常运动。人体一旦缺钾，不仅精力和体力下降，而且耐热、耐寒能力都会降低，最突出的表现就是四肢酸软无力。

狗肉中含有丰富的钾，适量食用能够补充人体所需的钾元素，改善四肢酸软无力症状，增强抗寒能力。同时，狗肉中含有丰富的蛋白质、多种氨基酸和脂类，能使机体产生较高的热量，也能使新陈代谢旺盛，增强防寒抗寒能力。

四味加水同煮至肉熟，吃肉喝汤，每日1剂。主治疟疾，症见口淡不渴、胸胁闷满、神疲肢倦等。（经验方）

●治阳痿偏方

狗肉500克，黑豆50克。狗肉切成块，黑豆先用水浸泡，然后共放锅内加水炖烂，吃肉喝汤，每日2次，10天为1疗程。本方具有温肾扶阳之功效，主治肾阳衰弱型阳痿，症见痿而不起、腰酸腿软、滑精早泄等。（《家用谷物果菜治病小窍门》）

●治关节炎偏方

鲜狗骨若干，黄酒适量。取狗四肢骨剔去筋肉，砸碎，装入罐中密封后置入烤箱（120℃为宜），烤酥，取出研为细末，装瓶备用。每次取12克，睡前用黄酒送服。主治风湿性关节炎。（经验方）

●治风疹偏方

狗肉300克，黄芪50克，粳米500克。狗肉剁烂成泥；黄芪煮水去渣取汁，入粳米煮成粥，待半熟时入狗肉泥及调料即可。本方益气固卫，适用于脾胃不足导致的风疹块。（经验方）

●治呃逆偏方

狗肉120克，姜30克。狗肉、姜同煮，狗肉烂熟食之。主治脾肾阳虚之呃逆。（经验方）

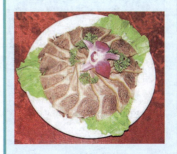

●治小儿遗尿偏方

狗肉100克，大米150克。将狗肉洗净，切成碎末。大米淘洗干净，放入锅中，加水煮之。待半熟时，加入狗肉末搅匀，煮烂，即可食用。本方健脾补肾，适用于小儿遗尿等。（经验方）

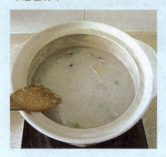

●治不孕症偏方

全狗头骨1个，黄酒、红糖适量。将狗头骨砸成碎块，焙干或用砂炒干焦，研成细末备用。月经过去后3～7天开始服药。每晚睡时服狗骨末10克，以黄酒、红糖为引，连服4天为1个疗程。服1个疗程未成孕者，下次月经过后再服。连用3个疗程而无效者，改用其他方法治疗。此方适用于宫寒、子宫发育欠佳不能受孕者。注：忌食生冷食物。（《浙江中医》1992年第9期）

》木瓜炖狗肉

【配方】狗肉300克，木瓜30克，白萝卜100克，料酒10毫升，姜5克，葱10克，盐3克，鸡精3克，胡椒粉3克，香菜25克。

【制法】（1）将木瓜洗净，切薄片；狗肉反复冲洗干净，切块；白萝卜洗净，去皮，切块；姜拍松，葱切段。
（2）将木瓜、狗肉、白萝卜、姜、葱、料酒同放炖锅内，加水1200毫升，置武火烧沸，再用文火炖煮45分钟，加入盐、鸡精、胡椒粉、香菜即成。

【功效】舒经活络、补中益气、温肾助阳，适用于胃痛、风湿疼痛、脾肾气虚、胸腹胀满、腰膝酸软、畏寒肢冷、久不收敛等症。

》活血通络狗肉汤

【配方】狗肉1500克，附子30克，桂皮30克，八角茴香10克，姜150克，黄酒、盐适量。

【制法】将狗肉洗净切块；放入姜、桂皮、茴香、附子及适量黄酒、盐，加清水用文火炖2小时即成。

【功效】适用于手脚无力、畏寒肢冷、冻伤、硬皮病。

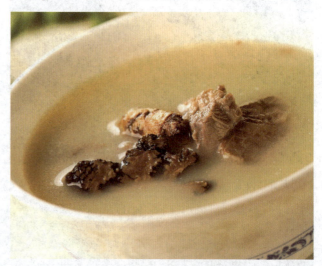

■胃及十二指肠溃疡食疗方

胃溃疡是青壮年的一种常见病，过去用抗酸剂治疗，曾取得一定疗效，如今有专家发现，倘若在服用制酸剂的同时配合吃些维生素A，则效果更好。

维生素A是一种人类生长发育所必需的营养物质，它有多方面的生理功能，不但是夜盲症的良药、性功能减退的食补佳品，而且还有维持上皮细胞正常功能的作用，如果缺乏维生素A，会发生许多疾病，如角膜软化症、肾炎、膀胱炎、肺炎、结肠炎、胆囊炎等，不言而喻，胃黏膜上皮的正常功能也与维生素A有关。因此，若适量食用含维生素A较丰富的狗肉，能够辅助治疗胃及十二指肠溃疡。

胡椒狗肉粥

【配方】狗肉150克,大米200克,胡椒粉20克,姜5克,葱10克,盐3克,味精3克,料酒10毫升。

【制法】(1)狗肉洗净,切碎;大米淘洗干净;姜切片,葱切花。
(2)将大米、狗肉、胡椒粉、姜、葱、料酒同放锅内,加入清水1500毫升,置武火上烧沸,再用文火炖煮35分钟,放入盐、味精即成。

【食法】每日1次,佐餐食用。

【功效】温胃、散寒、止痛,适用于慢性十二指肠溃疡患者。

狗肉干姜汤

【配方】狗肉100克,干姜10克,葱、盐少许。

【制法】狗肉洗净,切片,加入干姜及葱、盐,炖汤,食肉喝汤。每日1剂,连食1周或时时服食。

【功效】适用于脘部冷痛、得热痛减、遇寒即增属脾胃虚寒型溃疡病缓解期。

■补脑健脑食疗方

磷是人体必需的元素之一,因为它是所有细胞中的核糖核酸、脱氧核糖核酸的构成元素之一,对生物体的遗传代谢、生长发育、能量供应等方面都是不可缺少的。磷也是生物体所有细胞的必需元素,是维持细胞膜的完整性、发挥大脑细胞功能所必需的。

狗肉中含有丰富的磷,适量食用可维持血浆及细胞中的酸碱平衡,促进物质吸收,刺激激素的分泌,有益于神经和大脑皮质的活动,能够提神益智、补脑健脑。

核桃山药炖狗肉

【配方】狗肉300克,核桃仁30克,山药30克,白萝卜100克,料酒10毫升,姜5克,葱10克,盐3克,鸡精2克,鸡油35毫升,胡椒粉2克。

【制法】(1)将狗肉洗净,切块;核桃仁洗净,去杂质;山药用水浸泡一夜,切厚片;白萝卜去皮,洗净,切块;姜拍松,葱切段。
(2)将狗肉、核桃仁、白萝卜、山药、料酒、姜、葱同放炖锅内,加水2500毫升,置武火上烧沸,再用文火炖煮50分钟,加入盐、胡椒粉、鸡精、鸡油,搅匀即成。

【功效】补五脏、暖肾腰、益智能、润肠通便,适用于五脏虚损、腰膝冷痛、便秘、智力低下、脑力衰退等症。

狗肉黑豆汤

【配方】狗肉500克,黑豆60克,盐少许。

【制法】(1)狗肉洗净切块,黑豆洗净,加水以武火煮沸,撇去浮沫。
(2)改文火煨至豆酥肉烂,以盐调味即可。

【功效】温肾散寒、健脑益智、润肠通便,适用于阳痿、夜多小便、便秘、畏寒、四肢冰冷、智力低下等症。

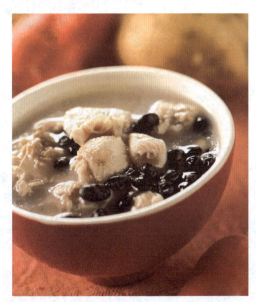

乌鸡肉

【药典选录】

"补中止渴。"
——《滇南本草》

"补阴退热。"
——《本草通玄》

【医生叮咛】

①肥胖及患严重皮肤疾病者宜少食或忌食。
②患严重外感疾患时不宜食用乌鸡。

功效主治

养阴退热。治虚劳、骨蒸、羸瘦、消渴、脾虚滑泄、下痢口噤、崩中带下等症。

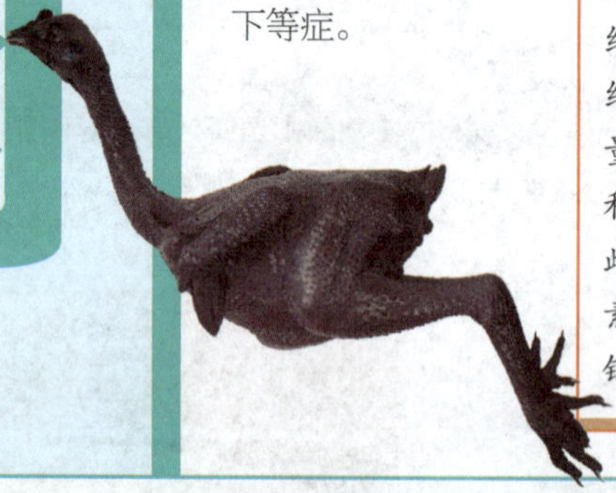

· 主要成分 ·

乌骨鸡全粉水解后含有18种氨基酸，包括8种人体必需氨基酸，其中10种比普通肉鸡的含量高。乌骨鸡含有维生素B_1、维生素B_2、维生素B_6、维生素B_{12}、维生素C、维生素E等，其中维生素E的含量是普通肉鸡的2.6倍，胡萝卜素和维生素C含量均高于普通肉鸡。此外，乌骨鸡还含有多种微量元素和常量元素，如钙、磷、铁、氯、钠、钾、镁、锌、铜等。

乌鸡肉治病偏方 9 例

乌鸡肉食疗方 4 种

■ 增强皮肤弹性、防止老化食疗方

胶原蛋白是皮肤细胞之间的一种连接物质，有良好的支撑力，它的活动力关系到肌肤是否丰润娇嫩、富有弹性。

乌鸡肉中胶原蛋白含量非常高，经常食用可大大增强皮肤弹性，防止过早出现皱纹。丝氨酸、苏氨酸也可以预防皮肤老化。

》乌鸡枸杞子汤

【配方】乌鸡1只，姜（拍破）50克，枸杞子50克，葱段10克，

● 治咳嗽偏方

乌鸡1只。将鸡块用1500毫升醋文火炖蒸2小时，分3～6次

盐适量，醋10毫升，香菜少许。

【制法】将乌鸡去内脏洗净，放入炖锅里，加入葱段、姜、盐、枸杞子、醋及适量清水，大火煮沸后，文火炖1小时，出锅后撒入少许香菜即可食用。

【功效】养阴补血、改善肤色、增强皮肤弹性。

红枣排骨炖乌鸡

【配方】乌鸡半只，排骨200克，红枣12颗，姜2片，料酒少许，盐适量。

【制法】（1）将排骨、乌鸡均切成块，分别用沸水氽烫；将红枣泡水20分钟，去皮、去核。

（2）把所有材料放入炖盅内，加入水及料酒，放进蒸锅中炖2小时，起锅前加盐调味即可。

【功效】补血益气、活血健体、养颜润肤。

贫血食疗方

乌鸡体内含有大量的微量元素铁，甚至比菠菜中铁的含量还高10倍，补血效果非常好，可有效治疗女性缺铁性贫血。

乌鸡的血清总蛋白明显高于普通鸡。血清总蛋白既是构成机体组织和修补组织的原料，也是新陈代谢、维持多种生理功能的重要物质，对提高机体抵抗力、防治贫血、促进身体健康具有重要作用。

乌鸡补血膏

【配方】乌鸡1只，阿胶、龟板胶、鹿角胶各100克，熟地、当归、枸杞子、红枣各100克，山药150克。

【制法】乌鸡去内脏、头足，与熟地、当归、枸杞子、红枣、山药同入砂锅中，加水500毫升，文火炖至乌鸡烂熟，弃去药渣及鸡骨，入阿胶、龟板胶、鹿角胶溶化，文火收膏，冷却，装瓶备用。

【功效】养血生血、补血，可防治各种类型的贫血。

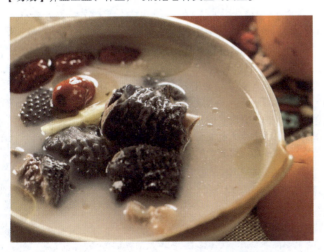

热食。病轻者1只即可，重者2~3只。治疗咳嗽久虚者。（经验方）

● 治肾虚偏方

白毛雄乌鸡1只，甜酒120毫升。同煮熟吃，连服5~6只。主治肾虚所致的耳鸣耳聋、腰膝酸软、阳痿遗精。（经验方）

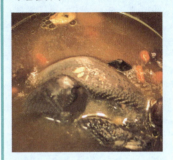

● 治眩晕偏方

乌鸡1只，甲鱼1只（500克左右）。将甲鱼和乌鸡除内脏洗净，分别切成块，放于砂锅中，加入料酒、盐、葱、姜、水，炖熟至烂，连肉带汁服食。本方滋阴补肾、养血补虚，适用于体虚所致的眩晕。（经验方）

● 治中风偏方

雌乌鸡1只，江米酒500毫升。将雌乌鸡去毛、洗净，以酒煮取200毫升，去渣，分3次服，可伴葱、姜、粥食，睡卧取汗，效果更佳。本方温中益气、补虚活血，主治中风舌强、目睛不转。（经验方）

● 治关节炎偏方

麻黄、牛蒡子各12克，雌乌鸡1只。先将乌鸡及内脏，洗净，放入锅内，加水淹没鸡为度。用纱布将麻黄、牛蒡子包裹，同时放入锅内炖煮，可加少量盐调味，勿加别的调味品，以肉烂熟为度，取出麻黄、牛蒡子，食乌鸡肉喝汤各半碗（约500毫升），早晚各服一次。主治类风湿性关节炎。（《四川中医》1984年第1期）

● 治骨折偏方

1. 雌乌鸡1只，白酒2500毫升。乌鸡去内脏，洗净，置酒中共煮，至酒熬至一半儿即可食用。每日早晚各饮服20~30毫升，连服10~15日。本方补益肝肾、活血通络，适合骨折中、后期使用。（经验方）

2. 雄乌鸡1只（500克左右），三七5克（切片），黄酒、酱油适量。将乌鸡去内脏，三七切片纳入鸡肚中，加入黄酒，隔水清炖，熟后用酱油蘸服。每日1~2次，连服1~2周。本方益气血、补肝肾、强筋骨，促进骨折愈合。（经验方）

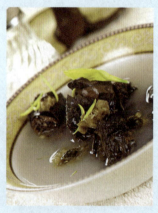

● 治痛经偏方

乌鸡1只（约1500克），黄芪100克，调料适量。乌鸡去皮及肠杂，洗净，黄芪洗净切段，置鸡腹中。将鸡放入砂锅内，加水1000毫升，煮沸后，改用文火，待鸡烂熟后，调味服食。每料为3~5天量。月经

八宝肉汤

【配方】乌鸡1只，猪瘦肉1500克，人参、茯苓、白术各10克，甘草5克，葱、姜各10克，盐5克。

【制法】先把人参、茯苓、白术、甘草装入纱布袋里，扎紧袋口；把乌鸡去内脏，洗净；猪瘦肉洗净切块；姜切片、葱切段。然后将药物与鸡、肉一并入锅，用武火烧沸，去浮沫，加入葱、姜，用文火炖至肉烂，加盐调味，吃肉饮汤。

【功效】能大补气血、健脾开胃，久病、大病之后体弱者可常服，产妇进补最佳。

■ 调养病后及产后体虚食疗方

乌鸡肉含大量的氨基酸，乌鸡的氨基酸构成与普通鸡不尽相同。普通鸡仅含10种氨基酸，而乌鸡含17种氨基酸，包括7种人体必需氨基酸，其中亮氨酸可以加速细胞的新陈代谢，促进伤口愈合，因此对术后病人的调养十分有益。

乌鸡还含有多种维生素，而且其胆固醇含量极低，是高蛋白、低脂肪的高级补品，对产妇、体弱及老人、儿童补益尤甚，可治病后虚弱、产后体虚、腰酸腿疼等症。

人参乌鸡片

【配方】乌鸡肉250克，鲜人参15克，竹笋30克，黄瓜25克，鸡蛋1个，葱、姜、盐、淀粉、植物油各适量。

【制法】将乌鸡肉洗净切片，鲜人参洗净切片，竹笋、黄瓜切斜片，鸡蛋打开取蛋清；油锅烧热，下乌鸡片翻炒至熟取出，沥油，淀粉调以适量水成稀汁，并加适量盐；再将油锅烧热，下葱、姜、人参片、竹笋片翻炒片刻，下黄瓜片、鸡片，浇上淀粉汁，翻炒数下即可。

【功效】此方适宜各种原因导致的身体虚弱者。

八宝鸡人参汤

【配方】乌鸡1只，人参3克，茯苓6克，白术6克，炙甘草2克，熟地6克，白芍6克，当归6克，川芎2克，葱、姜、料酒、盐、味精各适量。

【制法】乌鸡去内脏，洗净，八味中药用纱布包扎，放入鸡腹内，同置砂锅中，加水，用武火烧沸，撇去浮沫，入葱、姜、料酒、盐，用文火煨至乌鸡肉烂熟，取出药袋，食肉饮汤。

【功效】本方为大补之品，加上八味中药，滋补之力更佳，适合病后虚弱者食用。

酒制乌鸡

【配方】乌鸡1只（约1000克），党参30克，黄芪100克，红枣10颗，黄酒500毫升，盐适量。

【制法】乌鸡去内脏,洗净,置瓷盘中,加黄酒浸没,红枣掰开与党参、黄芪同放鸡四周,入笼屉中隔水蒸熟,取鸡调以盐,分数次食用。

【功效】益气补血、活血,是产妇进补的最佳补品。

前3天即可服用。适用于气血不足型痛经。(经验方)

● 治子宫出血偏方

乌鸡1只,艾叶20克,黄酒30毫升。将乌鸡去内脏,洗净,加艾叶、黄酒、水1500毫升,隔水蒸烂熟,吃肉喝汤。主治子宫出血。注:口渴烦热或有发热、小便黄或大便干结者不宜用。(经验方)

● 治妇女带下病偏方

乌鸡1只,白果肉、莲子肉、糯米各15克,胡椒粉适量。将乌鸡去内脏,洗净。将白果、莲子、糯米、胡椒粉装入鸡腹内,加水适量,武火煮至沸,文火炖至烂熟,空腹食之,隔日一次。主治肾虚所致的带下病。(《家用鱼肉禽蛋治病小窍门》)

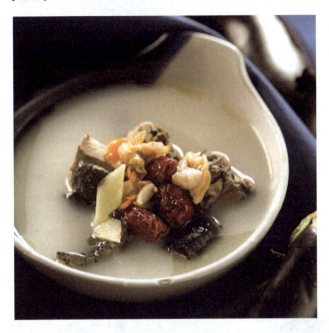

■ 老年痴呆症食疗方

不饱和脂肪酸是大脑和脑神经的重要营养成分,摄入不足将影响记忆力和思维力,对婴幼儿将影响智力发育,对老年人将产生老年痴呆症。

乌鸡含有丰富的多元化不饱和脂肪酸——DHA(二十二碳六烯酸)和EPA(二十碳五烯酸),这两种物质具有帮助降低胆固醇和三酰甘油含量、预防心脑血管疾病的功能,可以防止血液凝固,预防脑溢血、脑血栓和老年痴呆症的发生。

» 乌鸡党参

【配方】乌鸡1只,党参15克,白术、茯苓各10克,炙甘草6克,葱、姜、料酒、盐各适量。

【制法】乌鸡去内脏,洗净;党参、白术、茯苓、炙甘草用纱布包扎,放入鸡腹内,整鸡入蒸盘中,加葱、姜、料酒、盐、适量水,上屉隔水旺火蒸3小时,取出药包,食肉饮汤。

【功效】此方大补元气,对老年痴呆症及各种虚弱症均可防治,能够健脑益智,对病后、产后气血亏虚者尤宜。

» 海马蒸雏乌鸡

【配方】雏乌鸡1只,海马10克,葱段、姜片、盐、料酒、清汤各适量。

【制法】雏乌鸡去内脏,洗净,装入瓷盆中;海马用水浸泡10分钟,放在雏乌鸡腹内,加姜片、葱段、清汤、料酒、盐,上屉蒸至雏乌鸡肉烂熟,即可食用。

【功效】温肾壮阳、益气填精、健脑益智,是防治老年痴呆症、延缓衰老、祛病延年的保健补品。

黄花鱼

【药典选录】

"和莼菜作羹,开胃益气。"
——《开宝本草》

"石首鱼甘温开胃,补气填精。"
——《随息居饮食谱》

【医生叮咛】

黄花鱼不可用牛油、羊油煎炸。

功效主治 +

益气开胃、补虚、利水明目。对久病体虚、贫血、失眠、头晕、食欲不振者及妇女产后虚弱者有补益作用。

· 主要成分 ·

每100克大、小黄鱼分别含:水分81克,79克;蛋白质17.6克,16.7克;脂肪0.8克,3.5克;灰分0.9克,0.9克;钙33毫克,43毫克;磷135毫克,127毫克;铁0.9毫克,1.2毫克;硫胺素0.01毫克,0.01毫克;核黄素0.10毫克,0.14毫克;尼克酸0.8毫克,0.9毫克。每1千克鲜黄鱼含碘120微克。

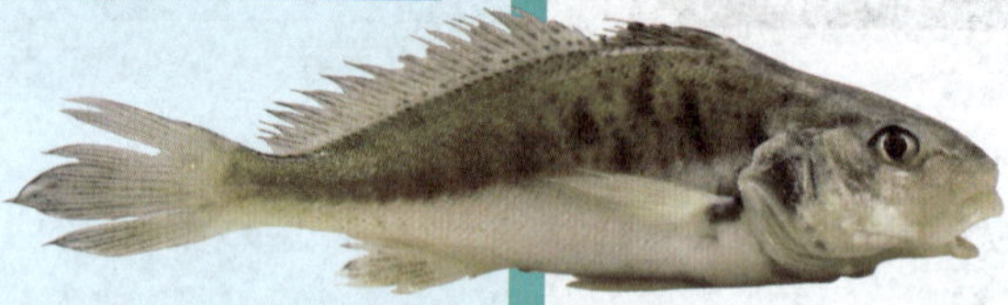

黄花鱼治病偏方 5 例

● 治胃病偏方

黄花鱼1条,姜3片,葱3根。将黄花鱼剖腹去杂洗净,加姜、葱,共炖食。可治各种胃病。(经验方)

黄花鱼食疗方 2 种

■ 保护视力、防治夜盲症食疗方

人在光线暗淡的情况下,眼睛也可以看见物体,是因为在视网膜上有一种能感触光的明暗的物质——视紫质。视紫质的主要成分就是维生素A。此外,人能分辨各种颜色也离不开维生素A。

黄花鱼肉中含有维生素,即维生素A。因此经常适量食用黄花鱼,可保护视力,防治夜盲症。

》黄花鱼火腿粥

【配方】黄花鱼肉150克,糯米100克,火腿丁10克,胡椒粉2克,味精2克,盐5克,猪油15克,莼菜50克。

【制法】黄花鱼肉洗净切丁;莼菜用开水焯一下,装碗;糯米加水煮成粥，加入鱼肉丁及火腿丁、盐、猪油再煮熟；最后撒胡椒粉、味精，将粥倒入莼菜碗内。

【功效】益气开胃，安神明目，主治夜盲症、胃溃疡、肺结核。

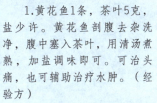

●治头痛偏方

1.黄花鱼1条，茶叶5克，盐少许。黄花鱼剖腹去杂洗净，腹中塞入茶叶，用清汤煮熟，加盐调味即可。可治头痛，也可辅助治疗水肿。（经验方）

2.黄花鱼1条，盐、陈皮、砂仁、豆蔻和红茶各少许。黄花鱼剖腹去杂洗净，与其他各料共煮成汤食用。可治头痛，也可辅助治疗水肿。（经验方）

●治水肿偏方

黄花鱼1条，苏子5克，杏仁50克，盐少许。黄花鱼剖腹去杂，腹中塞入苏子和杏仁，清汤煮熟，加盐调味即可。治疗水肿。（经验方）

●治尿路结石偏方

鱼脑石2～3粒。将其焙干研成细末，以温水送服，每日2次，每次服1～2克。本方健脾补肾、利水排石，主治肾结石引起的神疲体倦、腰背酸痛、排尿不畅等。注：鱼脑石是黄花鱼（石首鱼）的头中物，是一味常用中药，能下尿路结石，治小便淋沥不通。（经验方）

●治阳痿偏方

黄花鱼1条，海参50克，盐少许。海参泡发，与黄花鱼同煮服食。适用于体虚纳呆、阳痿早泄等症。（经验方）

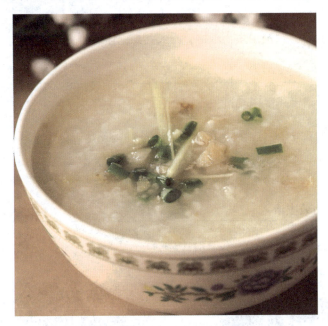

■养胃、营养不良食疗方

胃炎患者宜食用纤维短而柔软的肉类，如黄花鱼、虾、鸡肉等，这些食物营养丰富，易于消化，不但能够减轻胃的负担，起到养胃的作用，而且能够滋补因患胃病而导致缺乏营养的身体。

» 雪菜黄花鱼

【配方】黄花鱼肉（去头尾）300克，植物油50毫升，冬笋片5克，雪里蕻（咸）5克，盐适量，葱段3克，料酒适量，姜片3克，味精1克。

【制法】（1）黄花鱼洗净，正反两面剞柳叶花刀。

（2）将雪里蕻洗净切成碎粒，用水稍泡一会儿，把咸味泡掉一部分，捞出，挤出水分。

（3）炒锅上火，倒植物油，烧至六成热时，放入姜片略炒，放黄花鱼，两面煎至微黄，烹入料酒，加盖稍焖，立即倒入清水300毫升，放上葱段，盖上盖，再焖烧7～8分钟，待汤呈乳白色，鱼眼呈白色，改旺火，拣去葱段，放进冬笋片、雪里蕻，烧至鱼熟时，加盐、味精，起锅，将鱼和汤同时倒入大碗，撒上葱段即成。

【功效】养胃安神，预防营养不良。

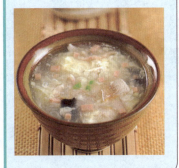

鲤鱼

【药典选录】

"主安胎。胎动、怀妊身肿，为汤食之。"
——《本草拾遗》

"治痢疾，水泻，冷气存胃，作羹食。"
——《滇南本草》

【医生叮咛】

鲤鱼与红豆利水作用都非常强，肾炎水肿患者可将二者同煮服用，但正常人不可食用。

功效主治 +

利水、消肿、下气、通乳。治水肿胀满、脚气、黄疸、咳嗽气逆、乳汁不通。

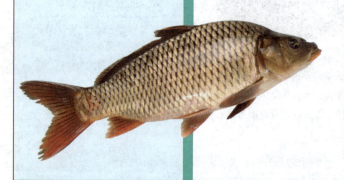

· 主要成分 ·

鲤鱼含蛋白质17％以上，夏日含量最为丰富，故民间有"春桂夏鲤"之说。鲤鱼还含脂肪、多种氨基酸、磷酸肌酸、尼克酸、多种维生素，以及钙、磷、铁等成分。

鲤鱼治病偏方 12 例

●治咳嗽偏方

鲤鱼1条（约250克），用醋和水各200毫升煮食，不放

鲤鱼食疗方 5 种

■镇定安胎食疗方

凡妊娠不到20周，胎儿体重不足500克而中止者，称流产。习惯性流产是指连续发生3次以上者。其临床症状以下体出血、阵发性腹痛为主。

鲤鱼富含多种氨基酸和微量元素，这些物质联合发生作用，使其具有改善体液循环、镇定安胎的功效。

》 鲤鱼苎麻根粥

【配方】鲤鱼1条（约500克），苎麻根20～30克，糯米50克，

葱、姜、油、盐各适量。

【制法】鲤鱼去鳞及肠杂，洗净切片煎汤。再取苎麻根加水200毫升，煎至100毫升，去渣留汁，入鲤鱼汤中，并加糯米和葱、姜、油、盐各适量，煮成稀粥。

【食法】每日早晚趁热食，3～5日为一疗程。

【功效】安胎、止血、消肿，适用于胎动不安、胎漏下血、妊娠浮肿。

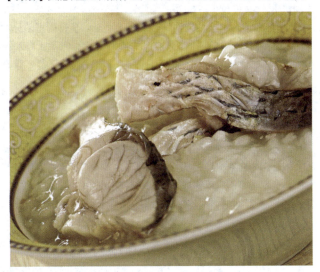

■ 排尽产后恶露食疗方

"恶露"（即"余血"）的排出与子宫的收缩力密切相关，鱼类所含丰富的蛋白质可以提高子宫的收缩力，而鲤鱼比其他的鱼类更能促进子宫收缩。因此产妇在月子里多吃鲤鱼，能够帮助子宫尽快排出恶露。

》参芪炖鲤鱼

【配方】鲤鱼1条（约500克）、黄芪10克、党参10克、水发香菇30克、葱、姜、料酒、白糖、盐、味精、植物油各适量。

【制法】将鲤鱼去鳞、鳃、内脏，洗净，切十字花刀，油锅烧热，下葱、姜后入鲤鱼略炸，加水适量，同时入黄芪、党参、香菇，用文火炖至鱼熟，调以盐、白糖、料酒、味精，即可出锅，弃去黄芪、党参，吃鱼饮汤。

【功效】补气养血，适宜身体虚弱、产后恶露未尽者食用。

■ 改善气喘症状食疗方

气喘是一种常见的免疫疾病，可分为外因性气喘与内因性气喘，目前大多数气喘都是外因性的，也就是由过敏源所引起的，如花粉、灰尘、毛发、气候等。

要想改善气喘症状，应避开容易引起气喘的高过敏源食物，并且多摄取含B族维生素的食物，如鲤鱼、全麦制品等。鲤鱼中

盐。治疗痰湿咳嗽、久咳不愈。（经验方）

● 治疟疾偏方

鲤鱼1条，赤豆150克，姜50克，红枣1颗，陈皮1片。将鲤鱼去鳞及内脏洗净，与后四味加水煮至鱼烂，加油盐调味，每日1剂。主治疟疾，症见寒战、头痛、面红、烦渴等。（经验方）

● 治肝炎偏方

鲤鱼1条（500克以上），赤豆300克，玫瑰花15克。将鲤鱼去鳞及肠杂，洗净与其他两味共煮至烂熟。去花调味，分2～3次服食。每日或隔日服1剂。主治气滞血瘀型肝炎。（经验方）

● 治肾炎偏方

1. 鲤鱼1条（500克左右），黄芪30克，阿胶15克，鹿角胶15克，肉桂3克。鲤鱼剖腹留鳞，去肠杂、腮，洗净，将黄芪、肉桂、阿胶、鹿角胶填入鱼腹中，用纸糊将鱼包严，以棉线扎紧，外面糊上一层和匀的黄泥，将其置于烧柴禾的炉灶火灰中煨熟。剥去封泥，揭纸，淡食鱼肉。1日吃完，常食。益肝补脾、温肾填精、利尿消肿，用于慢性肾炎水肿不退者。（经验方）

2. 鲤鱼1条（去肠杂），冬瓜1000克，盐少许，同煮汤饮。隔日1剂，连服10～20日。（《民间偏方秘方精选》）

● 治水肿偏方

1. 鲤鱼1条，米酒1500毫升。共煮至酒干后食用，勿加任何调料。主治全身水肿、小便少。（经验方）

2. 鲤鱼1条，花生仁100

克，酒适量。将鱼去肠杂、鳞鳃，洗净，与花生仁共加水炖烂，调入酒后食用。主治营养不良性水肿、小便多、头晕气喘。（经验方）

3.鲤鱼1条，葱白1把，麻子400克。麻子煎取汁和鱼（收拾干净）、葱白（切段）煮熟，再加少许盐、豆豉，空腹慢食。主治全身水肿。（经验方）

● 治湿疹偏方

鲤鱼1条（500克左右），赤豆30克，调料适量。鲤鱼洗净，先煮赤豆20分钟，加入鲤鱼同煮。待鱼熟豆烂后，加入调料即可。健脾除湿、滋阴润燥，适用于湿疹。（经验方）

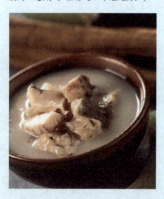

● 治丹毒偏方

鲤鱼肉适量。去骨，将其皮肉捣烂，敷于患处，干了再换，可以预防丹毒扩延。（经验方）

● 治中耳炎偏方

鲤鱼胆汁适量。胆汁挤入碗内，用过氧化氢将耳内脓水擦洗干净，滴入鲤鱼胆汁，然后以棉球塞堵耳孔。每日1次，3日可愈。本方清热、解毒、消炎，主治化脓性中耳炎。（经验方）

的B族维生素有很多种，虽然每种含量不多，但联合起来，已经足以对人体产生有益功效。

》 醋酒活鲤鱼

【配方】鲜活鲤鱼1条，醋50毫升，黄酒25毫升，姜末、蒜末、韭菜末、酱油、植物油、高汤各适量，白糖少许。

【制法】（1）鲤鱼去鳞及肠杂，洗净、风干。
（2）热锅放植物油，煎鲤鱼两面至焦黄，先把醋分次洒在鱼身上，再将黄酒一次洒入，待水气蒸干，加高汤、酱油、白糖，文火炖烂，收浓汁。食用时，将姜末、蒜末、韭菜末撒在鱼身上。

【功效】补虚下气，适宜体虚久喘、痰喘气促、胸胁胀满者食用。

■ 维持眼睛健康、保护视力食疗方

鲤鱼中含有丰富的维生素A，能起到保护视力的作用。同时，鲤鱼肉中含有大量的氨基乙磺酸，这种物质是维持人体眼睛健康、视觉正常的重要物质之一，还具有增强人体免疫力、维持血压正常、增强肝脏功能等作用。

》 双花鲤鱼煲

【配方】鲤鱼1条（约500克），鲜菊花60克，金银花6克，料酒10毫升，盐5克，味精3克，姜5克，葱10克，胡椒粉3克，棒子骨汤3000毫升。

【制法】（1）将菊花瓣摘下，用水漂2小时，沥干水分；金银花去杂质，洗净；鲤鱼宰杀后，去鳃、鳞及肠杂，剁成大块；姜拍松，葱切段。
（2）将鲤鱼、菊花、金银花、料酒、盐、味精、姜、葱、胡椒粉、棒子骨汤放入煲内。
（3）将煲置炉上用武火烧沸，煮熟即成。

【功效】疏风清热、明目利水，适用于头痛、视物不清、心胸烦热、水肿、更年期综合征等症。

》 天麻炒鲤鱼片

【配方】鲤鱼1条（约500克），天麻20克，川芎10克，茯苓10克，大米50克，淀粉30克，蛋清1个，酱油10毫升，盐4克，味精3克，姜5克，葱10克，料酒10毫升，植物油50毫升。

【制法】（1）川芎、茯苓切成片，放入淘米水中泡软，再将天麻泡入，浸泡4~6小时，捞出天麻，再放入米饭上蒸熟，切薄片；将鲤鱼宰杀，去鳞、鳃、内脏和骨，切薄片，放入碗内，加入淀粉、蛋清、酱油、味精、盐，抓匀，挂上浆；姜切片，葱切段。
（2）将炒锅置武火上烧热，倒入植物油烧至六成热时，下入姜、葱爆香，下入鱼片、天麻、料酒、盐、味精，炒熟即成。

【功效】熄风、定惊、补血，适用于高血压病、头风头痛、半身不遂、小儿惊痫动风、夜盲等症。

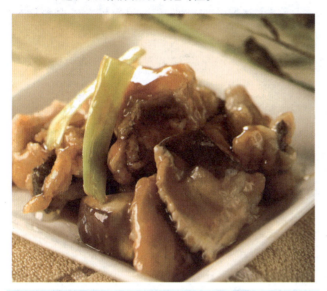

≫ 丹参赤豆鲤鱼

【配方】大鲤鱼1条（约1000克），丹参10克，赤豆50克，陈皮6克，花椒6克，苹果6克，姜葱适量，胡椒粉3克，盐适量。

【制法】（1）将鲤鱼去鳞、鳃、内脏，洗净。

（2）将丹参、赤豆、陈皮、花椒、苹果洗净后，塞入鱼腹内，再将鲤鱼放入盘子中，用姜葱、胡椒粉、盐调好味，灌入鸡汤，上笼蒸制。

（3）蒸制约2小时，待鲤鱼熟后，出笼另加葱丝、鲜菜叶略烫后，投入汤中即成。

【功效】活血化瘀、利水消肿，适用于消渴水肿、黄疸、脚气、小便频数、脑血管病、夜盲等症。

● 治闭经偏方

鲤鱼头1个，陈酒适量。鱼头晒干，炼炭存性，研成细末，用陈酒送服，每次15克，每日3次，连服5~6日。主治湿滞性闭经。（经验方）

● 治子宫出血偏方

1.鲤鱼1条（约500克），黄酒适量。酒煮鱼熟后食，另将鱼刺焙干，研细末，每早用黄酒送服。主治子宫出血。（经验方）

2.鲤鱼鳞甲200克，黄酒适量。加水适量，用文火煎熬成胶冻状，每次取60克，用黄酒冲化，温服，每日2次。主治子宫出血。（经验方）

● 治妊娠水肿偏方

鲤鱼1条，赤豆60克，姜、醋各适量。鲤鱼去肠杂，不去鳞，加入赤豆、姜、醋，清炖或煮汤，吃肉喝汤。（经验方）

● 治产后缺乳偏方

鲤鱼头5个，黄酒500毫升。将鲤鱼头细研为散，用酒同煎数沸，去渣备用。早、午、晚各温饮15~20毫升。（经验方）

■ 利水消肿、催乳通乳食疗方

孕产妇多食用蛋白质和钙含量高的食物，有助于产前养胎和产后下奶。鲤鱼富含矿物质，其中钙的含量高而稳定，既有催乳通乳的功效，又能防止骨质疏松。同时，鲤鱼中钾的含量较为高，具有利水消肿的良好效果，可用来改善产妇身体浮肿，并促进产后顺利出乳。

≫ 鲤鱼汁粥

【配方】鲤鱼1条（约500克），糯米60克，葱白、豆豉各适量。

【制法】（1）将鲤鱼去鳞、鳃和内脏，放入锅内，加入葱白、豆豉、水适量，置武火上烧沸，再用文火熬熟，滗汁待用。

（2）将粳米淘洗干净，放入锅内，加入鱼汁、水适量，置武火上烧沸，再用文火熬煮至熟即成。

【功效】消水肿、利小便，适用于三焦气化失常、水液潴留、水肿、妊娠水肿、乳汁不通等症。

鲫鱼

【药典选录】

"主诸疮,烧,以酱汁和敷之,或取猪脂煎用;又主肠痈。"

——《名医别录》

【医生叮咛】

鲫鱼胆有毒,外用可治疮痈热毒,但不可服食。

功效主治 +

健脾利湿,治脾胃虚弱、纳少无力、痢疾、便血、水肿、淋病、痈肿、溃疡。

· 主要成分 ·

食部每100克含水分85克,蛋白质13克,脂肪1.1克,碳水化合物0.1克,灰分0.8克,钙54毫克,磷203毫克,铁2.5毫克,硫胺素0.06毫克,核黄素0.07毫克,尼克酸2.4毫克及多种维生素。

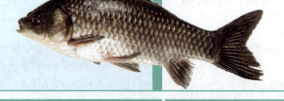

鲫鱼治病偏方 13 例

● 治糖尿病偏方

1. 活鲫鱼1条(约500克),绿茶10克。将鲫鱼去内脏,洗净,把绿茶塞入鱼腹内,置盘中上锅清蒸,不加盐。每日1剂。本方可消胃泻火、养阴润燥,主治胃火炽盛型糖尿病。(经验方)

2. 鲫鱼胆3个,干姜末50克。把姜末放入碗中,刺破鱼

鲫鱼食疗方 3 种

■ 糖尿病食疗方

鱼肉含有较多的Ω-3脂肪酸,可增强人体对糖的分解、利用能力,维持糖代谢的正常状态,从而预防糖尿病。

》 枸杞子鲫鱼羹

【配方】鲫鱼1条(约500克),枸杞子25克,荜拨10克,砂仁10克,陈皮10克,蒜10克,胡椒粉5克,姜5克,葱10克,盐3克,料酒15毫升,鸡精2克,鸡油35毫升。

【制法】(1)将枸杞子洗净,去果柄杂质;荜拨洗净,切段;砂仁去杂质洗净;陈皮洗净,切丝;鲫鱼宰杀后去鳞、鳃、肠杂,洗净;姜切片,葱切段,蒜去皮。

(2)将鲫鱼、枸杞子、荜拨、砂仁、陈皮、蒜、胡椒粉、姜、葱、料酒同放炖锅内,加水1800毫升,置武火上烧沸,再用文火炖煮35分钟,加入盐、鸡精、鸡油即成。

【食法】每日1次,佐餐食用。

【功效】醒脾暖胃、调节血糖，适用于三消型糖尿病患者。

» 姜橘椒鱼羹

【配方】鲫鱼1条（约500克），姜30克，橘皮10克，胡椒5克，葱10克，料酒10毫升，盐3克，鸡精3克，鸡油25毫升。

【制法】（1）将姜洗净，切丝；橘皮洗净，切丝；鲫鱼宰杀后，去鳞、鳃、肠杂；胡椒打碎，葱切段。

（2）将鲫鱼、姜、葱、橘皮、胡椒、料酒同放锅内，加水800毫升，置武火上烧沸，再用文火炖煮25分钟，加入盐、鸡精、鸡油即成。

【食法】每日1次，佐餐食用。

【功效】温胃散寒、调节血糖，适合三消型糖尿病胃寒疼痛者食用。

» 砂仁三七鲫鱼汤

【配方】鲫鱼1条（约500克），三七粉6克，砂仁3克，姜10克，葱10克，盐、味精各3克。

【制法】（1）将鲫鱼去鳞、鳃，剖腹去内脏，洗净；将三七粉、砂仁放入鱼腹中。

（2）将装有砂仁和三七粉的鲫鱼放入砂锅内，加水适量，用武火烧开。

（3）锅内汤烧开后，放入姜、葱、盐、味精，调匀即成。

【食法】每日1次，佐餐食用。

【功效】醒脾开胃、利湿止呕、降低血糖，适合各型糖尿病患者食用。

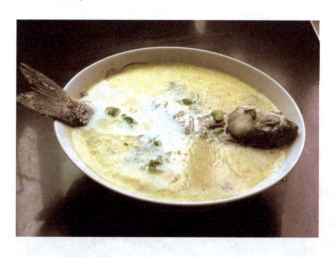

■ 补中益气、利湿通乳食疗方

鲫鱼含有游离氨基酸、蛋白质、钙、磷、钠等丰富的营养成分，其中氨基酸对提高人体免疫力有重要意义，蛋白质和钙对通

胆，将胆汁与姜末调匀，做成如梧桐子大的药丸。每日1次，每次服5～6丸，用米饭送下。本方清热平肝、燥湿和中，主治糖尿病。（经验方）

● 治肝硬化偏方

1.鲫鱼（约500克），赤豆250克。鲫鱼（若用鲤鱼也可以）洗净与赤豆共煮烂，饮汤食豆。每日1剂，连食1周。健脾消肿、除湿退黄、清热解毒，适用于肝硬化腹水、黄疸。注：阴虚内热者慎服。有肝昏迷倾向者忌服。（经验方）

2.活鲫鱼1条，冬瓜1个，赤豆30克，姜、葱、黄酒适量。鲫鱼去肠不去鳞，洗净；冬瓜切开一头，去内瓤及子，将鲫鱼放入，略加姜、葱、黄酒，再加入赤豆，用切开之盖盖好，以竹签钉牢，放入砂锅，加水炖3～5小时，喝汤，吃鱼及瓜，最好淡吃，或略加糖、醋。每日1剂，连吃或隔日吃1剂，7日为1疗程。主治肝硬化。（经验方）

● 治眩晕偏方

鲫鱼1条（500克左右），天麻5克，葱、姜、盐、料酒、味精各适量。将鲫鱼刮鳞，去内脏洗净，加入调料，盛放于盘中。将天麻洗净，切成片，平放于鱼身上或两侧，加少量水于笼屉中隔水蒸熟，即可食用。主治肝阳上亢型眩晕，症见头晕眼花、面颊潮红、口渴口苦、血压偏高等。（经验方）

● 治胃痛偏方

姜30克，陈皮10克，胡椒粉30克，鲜鲫鱼1条。前三味用布包入鱼腹，炖熟食。主治胃痛。（经验方）

● 治胃炎偏方

鲫鱼1条，面条100克。鲫鱼去鳞及内脏，煮成汤后下面条煮食。可连续吃3～6个月。下面时可放少许盐，但不可放醋。适用于慢性胃炎久治不愈者。（经验方）

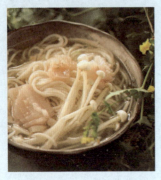

● 治疟疾偏方

鲫鱼1条，苏叶6克，菖蒲、陈皮各3克。将鲫鱼去鳞及内脏洗净，与后三味同煮汤服食。每日1剂，连服数日。本方清热解毒、辟秽化浊，主治疟疾。（经验方）

● 治痢疾偏方

鲜鲫鱼1条，蒜10克。将鲫鱼去鳞和内脏洗净切片，蒜去外皮，同煮汤调味服食。每日1剂，连服数日。主治中毒性菌痢，症见发热急促、头痛烦躁、口渴等。（经验方）

● 治支气管炎偏方

鲫鱼1条，甜杏仁、薏米、茯苓各少许，红糖适量。鲫鱼去鳞鳃、内脏洗净，同后三味共入锅，加水适量煮熟，调入红糖，吃鱼喝汤。本方健脾益肺、化痰逐饮，治慢性支气管炎。（经验方）

● 治腹泻偏方

大鲫鱼1条（约1000克），

乳效果有很大影响，与其他营养成分联合发生作用，具有补中益气、利湿通乳的功效。民间常给产后妇女炖食鲫鱼汤，既可以补虚，又有通乳催奶的作用。

》鲫鱼通乳汤

【配方】鲫鱼1条（约500克），通草20克，猪前蹄1个，料酒、盐、味精、葱段、姜片、胡椒粉各少许。

【制法】（1）猪蹄刮去毛，洗净，放沸水锅中焯，去掉血水；鲫鱼去鳞、鳃、内脏，洗净。
（2）锅中放适量清水，放进猪蹄煮一段时间，加入鲫鱼、通草、料酒、盐、胡椒粉、葱段、姜片，煮至猪肉、鱼肉烂熟，捞出姜、葱，用味精调味即成。

【功效】补中益气、利湿通乳。

■骨质疏松食疗方

鲫鱼肉中的维生素D、钙、磷含量较为丰富，各自或彼此发挥作用，即能有效地预防骨质疏松症。

》菊花鲫鱼汤

【配方】鲫鱼500克，鲜菊花100克，盐5克，料酒10毫升，味精3克，姜5克，葱10克，胡椒粉3克，棒子骨汤3000毫升。

【制法】（1）将菊花瓣用清水洗净，沥干水分；鲫鱼宰杀后，去鳞、鳃及肠杂，洗净；姜拍松，葱切段。
（2）将鲫鱼、菊花、姜、葱、料酒、盐、味精、胡椒粉、棒子骨汤同放煲内。
（3）将煲置炉上煮熟即成。

【功效】补益脾胃、和中止痢，适用于骨质疏松等症。

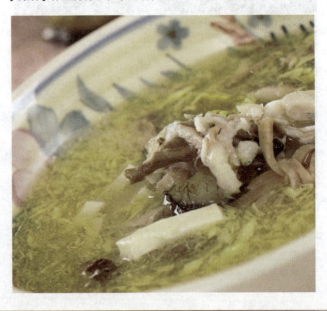

雪菜鲫鱼汤

【配方】鲫鱼1条（约400克），雪里蕻梗100克，熟冬笋50克，葱段、姜片、料酒、精盐、味精、植物油、胡椒粉各适量。

【制法】（1）将鲫鱼去鳞、鳃、内脏，洗净；雪里蕻梗洗净，切成段；熟冬笋切成片。

（2）将锅置于旺火上，倒入植物油，烧热后将鲫鱼放入锅内略煎，然后放入葱段、姜片、料酒，雪里蕻梗段、冬笋片、精盐、味精和清水，待汤烧开后起锅盛入大汤碗内，撒上胡椒粉即可。

【功效】益气健脾、开胃消食，适用于骨质疏松等症。

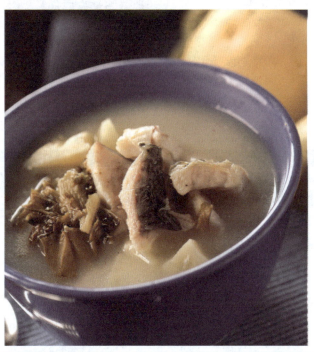

鲫鱼菠菜羹

【配方】鲫鱼1条（重约250克），菠菜50克，植物油15毫升，花椒粉、姜、盐各适量。

【制法】（1）将鲫鱼宰杀，去头、鳞、鳃、内脏，放入清水中洗净，沥干水。

（2）菠菜去杂质，放入清水中洗净，切成小段。

（3）将姜去外皮，洗净，切成丝。

（4）炒锅上火，倒油烧至七成热，放入鲫鱼略煸，随即加入清水、花椒粉、姜丝、盐，烧开，放入菠菜，烧至鱼肉烂熟即成。

【功效】健脾益气、补血美容，适用于骨质疏松等症。

蒜10克，胡椒粉、花椒、陈皮、缩砂、荜拨各6克，调料适量。鲫鱼去鳞和内脏，洗净，将以上各味及葱、酱、盐共装入鱼肚内，煎熟作羹，各味调匀。空腹食之。（经验方）

● 治肾炎偏方

鲫鱼1条（400克左右），松萝茶15克，独头蒜10个，胆矾9克。鲫鱼去内脏和鳞，洗净，将后三味纳入鱼肚内后扎紧，放入砂锅中加水煮熟，饮汁食鱼。每日2剂，连服3日。宣肺发表、通利三焦，主治急性风寒型肾炎。（《河南省秘验单方集锦》）

● 治水肿偏方

鲫鱼1条，砂仁面20克，甘草末10克。将鲫鱼去鳞及内脏，洗净，将药面纳入鱼腹中，用线缝好，清蒸烂熟，分3次当菜吃（忌盐、酱20天）。（《吉林中草药》）

● 治湿疹偏方

取鲫鱼骨适量，烘干后烧成灰，用香油调匀，搽试患处。可治湿疹。

● 治流行性腮腺炎偏方

鲫鱼1条，枸杞子连梗500克，陈皮5克，姜2片。将鲫鱼整理干净，与后三味同下锅，用水煮汤饮。本方清热解毒、凉血散结，主治流行性腮腺炎腮、咽部疼痛。（经验方）

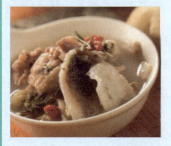

乌贼

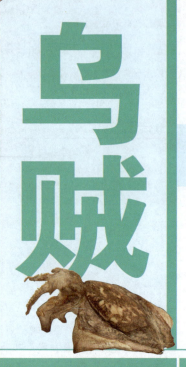

【药典选录】
"益气强志。"
——《名医别录》

【医生叮咛】
乌贼鱼肉属动风发物，有病之人应酌情忌食。

功效主治 ✚
具有养血、通经、催乳、补脾、益肾、滋阴、调经、止带之功效，用于治疗妇女经血不调、水肿、湿痹、痔疮、脚气等症。

· 主要成分 ·
每百克乌贼肉含蛋白质13克，脂肪仅0.7克，还含有碳水化合物和维生素A、B族维生素及钙、磷、铁等人体所必需的物质。

乌贼治病偏方 9 例

●治贫血偏方
乌贼200克，生甘草30克，白糖30克。把生甘草洗净，切片；乌贼洗净，切块。把甘草、乌贼放锅内，加水300毫升煮食。每日1次，佐餐食用。本方具有清热解毒、滋阴养血等功效，可治贫血。（经验方）

●治哮喘偏方
乌贼骨500克，红糖1000

乌贼食疗方 4 种

■癌症食疗方
乌贼中含有大量硒等元素，既可抗病毒，又能防治癌症。乌贼肉中含有的黏多糖类具有强烈的防腐作用，抗癌作用也十分理想。

» 菊花香菇炒墨鱼
【配方】墨鱼100克，鲜菊花50克，香菇30克，姜5克，葱10克，盐5克，鸡汤400毫升，植物油50毫升。
【制法】（1）把鲜菊花洗净，去杂质；香菇发透，去根蒂，一切两半；墨鱼洗净，切块。姜切丝，葱切段。
（2）把油锅置武火上，烧至六成热时，加入姜、葱爆香，下入墨鱼、香菇、菊花、盐、鸡汤，用文火煲10分钟即成。
【食法】每日1次，佐餐食用。
【功效】疏风清热、明目降压、防癌抗癌，可治疗癌症，亦可用于高血压病气虚湿阻型患者。

» 二杏炖墨鱼
【配方】墨鱼200克，杏仁12克，白果15克，料酒10毫升，姜5克，葱10克，盐3克，鸡汤600毫升。

【制法】（1）把杏仁去皮、去尖；白果去壳、去心；墨鱼洗净，切块；姜切片，葱切花。
（2）把墨鱼放入炖锅内，加入杏仁、白果、姜、葱、料酒、盐、鸡汤。
（3）把炖锅置武火上烧沸，用文火炖煮50分钟即成。

【食法】每日1次，每次吃墨鱼50克，随意喝汤。

【功效】润肺化痰，祛痰止咳，防癌抗癌，可治疗癌症，亦适于肺心病饮邪恋肺患者食用。

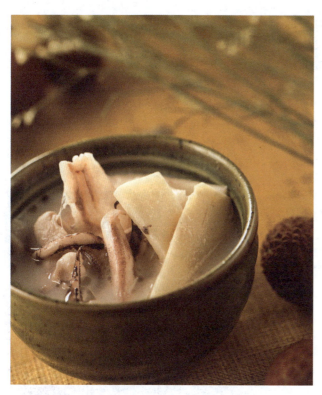

老年痴呆症食疗方

人体内存在着大量促进生长发育的游离氨基酸，它们有助于维持肌肉、肺部、大脑和骨髓等部位的功能，尤其对胎儿、婴幼儿有益智强身作用；还能显著抑制和治疗老年痴呆症，改善常人的脑功能和视网膜组织。

乌贼的鲜味就来自它本身所富有的牛磺酸和甘胺酸等游离胺基酸，食用时咀嚼越久，鲜味越浓，效果也越理想。乌贼干表面的白色粉末也是牛磺酸等游离氨基酸，食用时不要擦去。

》核桃炖墨鱼

【配方】核桃仁30克，鲜墨鱼250克，料酒10毫升，姜5克，葱10克，盐3克，鸡精2克，鸡油25毫升。

克。将乌贼骨放沙锅内焙干，研为细末，加入红糖调匀。每次服20克，用温开水送下，早中晚各一次，连服半月。主治哮喘发作。（经验方）

● 治胃酸过多偏方

乌贼骨12克，陈皮6克，猪瘦肉50克，粳米50克。上述四味洗净共煮粥服食。适用于脾胃气虚、胃酸过多等症。（经验方）

● 治胃及十二指肠溃疡偏方

乌贼骨15克，浙贝母12克。上述二味共研末，每日3次，每次服6克。（经验方）

● 治关节炎偏方

乌贼干（带骨）300克，陈酒250毫升。共炖熟，食鱼喝汤，每日2次，连食数日。主治风湿性关节炎，对心脏病、肝脏病及肾炎亦有一定疗效。（经验方）

● 治湿疹偏方

乌贼骨100克。皮肤湿疹且下肢溃疡时，取乌贼骨研极细末，施于湿疹患处，见效很快。（经验方）

● 治黄褐斑偏方

乌贼200克，桃仁6克。将乌贼去骨皮洗净，与桃仁同煮，鱼熟后去汤，只食鱼肉。可作早餐食之。本方补益精气、通调月经、收敛止血、美肤乌发、除斑消皱，适用于黄褐斑及皱纹皮肤者。（经验方）

● 治带下偏方

乌贼骨100克，狗骨50克。将狗骨置火上烧炭存性，和乌贼骨共研细末。每日早晚各用米汤送服10克。10日为一疗程。治妇

女湿热带下。(经验方)

● 治月经不调偏方

乌贼骨30克,鸡肉90克。将鸡肉切成小块,乌贼骨打碎,放入碗内加开水适量,蒸熟后加盐吃。(经验方)

【制法】(1)将核桃仁去杂质,洗净;墨鱼洗净,切块;姜拍松,葱切段。
(2)将核桃仁、墨鱼、料酒、姜、葱、盐、鸡精、鸡油放入炖锅内,加水800毫升,置武火上烧沸,再用文火炖煮25分钟即成。

【功效】补气血、益智能、增脑力、润肠通便,适用于气血不足、智力低下、便秘、脑力衰退、老年痴呆等症。

■ 降低胆固醇、强心降压食疗方

牛磺酸最初是在雄牛的胆汁中发现的,它是一种非蛋白质氨基酸,广泛存在于生物体中,可以增强心脏的功能;还能促进胆汁酸的分泌,降低血液中的胆固醇,并可以抑制交感神经的作用,改善高血压。

》双耳炒墨鱼

【配方】鲜墨鱼200克,银耳15克,黑木耳20克,料酒10毫升,姜5克,葱10克,盐3克,西芹50克,植物油50毫升。

【制法】(1)墨鱼洗净,切块;银耳、黑木耳发透,去根蒂,撕成瓣;西芹洗净,切段;葱切段,姜切片。
(2)把炒锅置武火上烧热,倒入植物油,烧至六成热时,下入姜、葱爆香,投入墨鱼,翻炒,再下入双耳、西芹、盐、料酒,炒熟即成。

【食法】每日1次,每次食墨鱼50克,随意吃双耳和西芹。佐餐食用。

【功效】滋补心肾、降脂降压,适用于心律失常、心悸属心肾阴虚兼高血压患者。

》墨鱼煲

【配方】墨鱼干300克,益母草10克,料酒10毫升,葱10克,姜5克,精盐3克,味精2克,香油少许。

【制法】(1)墨鱼发好去骨,洗净,切成3厘米见方的块。
(2)益母草洗净,入纱布袋,扎紧袋口;姜切片,葱切段。
(3)将益母草袋、墨鱼、姜片、葱段、料酒同放煲内,加水1800克,置旺火上烧沸,再用小火煲45分钟,加入精盐、味精、香油即成。

【食法】每日1次,每次吃墨鱼50克,随意食用。佐餐食用。

【功效】活血化淤、滋补气血,适用于心肌梗死型冠心病患者。

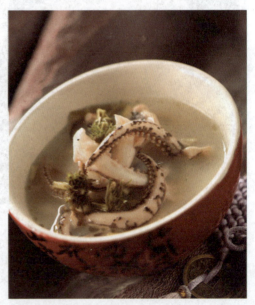

》紫菜墨鱼苦瓜汤

【配方】鲜墨鱼100克,紫菜50克,苦瓜100克,姜5克,葱10克,盐5克,蒜10克,植物油30毫升。

【制法】(1)把紫菜用水发透,洗净;鲜墨鱼去紫色皮膜,令成白色,洗净,切片;

苦瓜洗净，一切两半，挖去瓤，切片；姜切片，葱切花，蒜去皮切薄片。

（2）把炒锅置武火上烧热，倒入植物油，烧至六成热时，下入蒜、姜、葱爆香，加入清水600毫升，烧沸，放入墨鱼片、苦瓜片、紫菜，烧沸，用文火煮25分钟，调入盐即成。

【食法】每日1次，随意吃菜喝汤。

【功效】补肾益心、降低血压、清热解毒，适用于高血压病肾阴亏损型患者。

》墨鱼粥

【配方】墨鱼干1只，粳米100克，盐2克，味精1.5克，料酒5毫升，葱段3克，姜1片，植物油6毫升。

【制法】（1）粳米洗净，用冷水浸泡半小时。

（2）墨鱼干用温水泡发，冲洗干净，切成丁。

（3）取炒锅上火，放入植物油烧热，下葱段、姜片煸炒至香，加入冷水、墨鱼肉、料酒，煮至烂熟，再加入粳米，用旺火煮开后用小火，续煮至粥成，用盐、味精调好味，即可盛起食用。

【食法】每日1次，每次吃墨鱼50克，佐餐食用。

【功效】清热解毒、降脂降压，适用于高血压病阳虚型患者。

■ 糖尿病食疗方

乌贼的蛋白质属于良性蛋白质，很容易被人体消化吸收，对糖尿病患者有益。乌贼肉中牛磺酸的含量在海鲜类中名列前茅。牛磺酸能够抑制血糖值上升，预防糖尿病。

》山茱萸炒鲜墨鱼

【配方】鲜墨鱼300克，山茱萸15克，枸杞子15克，西芹100克，料酒10毫升，姜5克，葱10克，盐3克，鸡精2克，植物油35毫升。

【制法】（1）将山茱萸、枸杞子去杂质、果柄，洗净；鲜墨鱼切块；西芹洗净，切段；姜切片，葱切段。

（2）将炒锅置武火上烧热，倒入植物油，烧至六成热时，下入姜、葱爆香，再下入墨鱼、料酒，炒变色，加入西芹、山茱萸、枸杞子，炒熟，再放入盐、鸡精即成。

【食法】每日1次，佐餐食用。

【功效】滋阴补肾、养血、降血糖，适用于下消型糖尿病患者。

》双椒墨鱼仔

【配方】墨鱼仔300克，红、绿柿子椒少许，葱末、蒜片各5克，盐4克，味精、白糖各2克，水淀粉15克，红油5毫升，植物油30毫升。

【制法】（1）墨鱼仔焯水；红、绿柿子椒切菱形片。

（2）锅留少许底油，用葱末、蒜片爆香，放入墨鱼仔和红、绿柿子椒，加入盐、味精、白糖，旺火翻炒，用水淀粉勾芡，淋红油即可。

【食法】每日1次，佐餐食用，每次吃墨鱼50克。

【功效】健脾胃、益气血，适用于上中消型糖尿病患者。

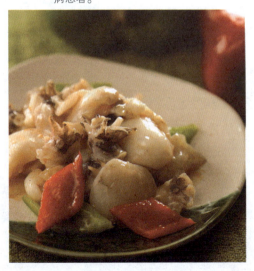

螃蟹

【药典选录】

"解结散血，愈漆疮，养筋益气。"
——《名医别录》

"补骨髓，滋肝阴，充胃液，养筋活血，治疽愈核。"
——《随息居饮食谱》

【医生叮咛】

孕妇忌食螃蟹。

功效主治 ✚

清热散血，治筋骨损伤、疥癣、漆疮、烫伤。

· 主要成分 ·

可食部100克含水分80克，蛋白质14克，脂肪2.6克，碳水化合物0.7克，灰分2.7克；钙141毫克，磷191毫克，铁0.8毫克，维生素A230国际单位，硫胺素0.01毫克，核黄素0.51毫克，尼克酸2.1毫克，又含微量(0.05%)胆甾醇。

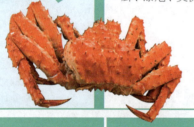

螃蟹治病偏方 5例

●治黄疸偏方

螃蟹1只，黄酒适量。螃蟹烧存性研末，和酒糊丸如梧桐子大，每服50丸，用开水送下，每日2次。主治湿热黄疸。（经验方）

●治肩头风偏方

螃蟹1只。将螃蟹去壳捣成肉泥，然后摊于一干净布

螃蟹食疗方 2种

■骨质疏松食疗方

在成人的骨骼内，成骨细胞与破骨细胞同时活跃，钙的沉淀与溶解一直在不断进行。成人每日约有700毫克的钙在骨中进出，随着年龄的增长钙沉淀逐渐减慢，到了老年，钙的溶出占优势，因而骨质缓慢地减少，就可能有骨质疏松的现象出现。

食物中的钙主要以化合物的形式存在，经过消化过程变成游离钙才能被小肠吸收。螃蟹肉中含有大量的钙，而且很容易被人体消化吸收，变成游离钙，因此对骨质疏松的预防有重要意义。

》蟹肉苦瓜羹

【配方】螃蟹1只，苦瓜100克，盐3克，味精2克，香油2毫升，猪油15克，栗子粉10克，高汤300毫升，冷水适量。

【制法】（1）先将螃蟹放进蒸笼蒸熟，取出冷却以后，拆壳取肉。

（2）把苦瓜洗净切开，挖出子，切成小块，放入沸水锅中，煮滚后捞出，用冷水漂洗，将苦瓜块放入搅拌器中搅烂成蓉。

（3）坐锅点火，加入高汤、苦瓜蓉、盐煮滚，再加入味精，用冷水把栗子粉冲成稀粉水，徐徐倒入锅内，边倒边搅匀，然后加入猪油、香油拌匀，倒入汤碗，把蟹肉撒在一边即成。

【功效】防治骨质疏松。

■ 延缓衰老食疗方

螃蟹卵和蟹黄中含有丰富的核酸，可以活化细胞，预防老化，防治糖尿病、癌症。蟹肉中含有丰富的维生素E，这是一种强有效的自由基清除剂，能保护机体细胞膜及生命大分子免遭自由基的攻击，从而起到延缓衰老、防治各种疾病的作用。

» 蟹黄菜心

【配方】净蟹黄30克，白菜心300克，葱姜油50毫升，清汤500毫升，盐5克，绿豆淀粉4克，味精1克。

【制法】（1）将白菜心切成大块，焯水后过凉，置于30℃左右的温汤中浸煨两小时。

（2）锅中加葱姜油，用小火煸蟹黄，加盐（1克），待蟹黄出香味时，盛入碗中。

（3）白菜心置锅中，加少许煨菜清汤，上火烧开，放盐（2克）调味后盛盘。

（4）净锅上火加入蟹黄油，添适量清汤，加盐（2克）、味精、绿豆淀粉，搅成芡汁，将芡汁淋在白菜心上即成。

【功效】延缓衰老，提高免疫力。

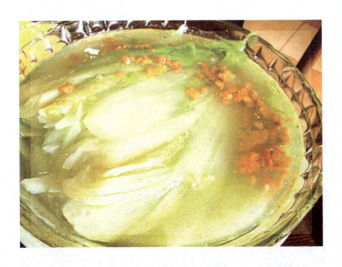

片上，贴敷于肩胛骨最痛处。晚贴晨除，连贴2次可愈。（经验方）

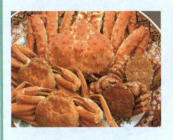

● 治扭伤肿痛偏方

螃蟹1只，高粱酒、面粉、葱各30克，姜10克。将蟹肉（去壳）、葱、姜共捣烂，用高粱酒面粉拌和，敷于伤处，每日1次。可治扭伤、红肿。（经验方）

● 治碰伤肿痛偏方

螃蟹1只，米酒50～100毫升。取螃蟹剥去背壳，洗干净内脏污物，用小盆盛装，加入米酒，放锅内隔水蒸热。身体四肢或背部、胸部筋骨碰伤，肿胀无伤口者，将热酒和螃蟹一起吃下，轻者一两次可痊愈，肿痛者可多吃几次，即可化瘀、消肿、止痛。（经验方）

● 治骨折偏方

1.螃蟹2只，粳米适量。螃蟹取肉（带黄），待粳米粥煮熟时，入蟹肉，再配以适量姜、醋和酱油，即可食用。每日服1～2次，连服1～2周。本方益气养血、接骨续筋，对不耐药苦、脾胃功能较弱的小儿骨折患者尤为合适。（经验方）

2.螃蟹1只，甜瓜子100克，黄酒适量。将甜瓜子、螃蟹共研为末。每服9克，用黄酒或温水冲服，每日服2次。可促进骨折愈合。（经验方）

海带

【药典选录】

"治水病，瘿瘤，功同海藻。"
——《本草纲目》

"清热软坚，化痰利水。"
——《玉楸药解》

【医生叮咛】

① 胃寒胃痛病人忌食海带。
② 孕期或哺乳期妇女不宜多食海带。

功效主治 ✚

软坚化痰、利水泄热，治瘿瘤结核、疝瘕、水肿、脚气。

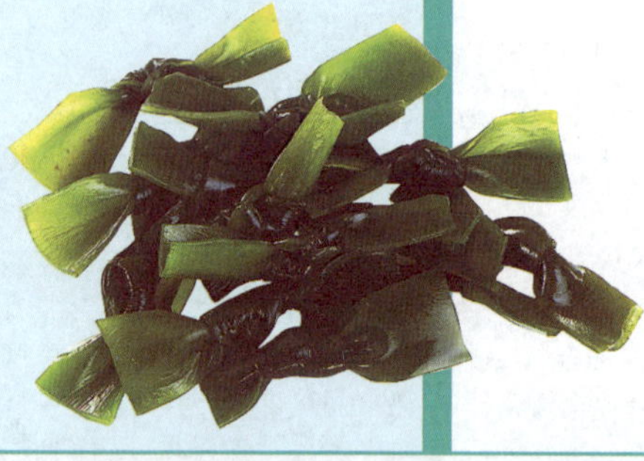

·主要成分·

干大叶藻含水分28.5%，灰分17%，粗纤维21.2%，氮0.71%，蛋白质4.81%，脂肪1.2%，戊聚糖8.82%。又含大叶藻素，内有半乳糖醛酸、半乳糖、阿拉伯糖、木糖、0-甲基木糖和洋芫荽糖。尚含鞣质、维生素B_2等。

海带治病偏方 6例

●治高血压偏方

海带50克，鲜芹菜30克，香油、醋、盐、味精适量。鲜芹菜洗净切段，海带洗净切丝，然后分别在沸水中焯一下捞起，拌一起，倒上适量香

海带食疗方 4种

■便秘食疗方

海带含有膳食纤维——岩藻多糖。这种物质进入人体后，可促进肠道蠕动，增进消化腺分泌，使消化残渣在肠中运行加快，迅速排出体外，从而减少有害物质的滞留和吸收，这样可减少肠癌和金属中毒的发生。

》海带炒白菜

【配方】海带300克，白菜200克，料酒10毫升，姜5克，葱10克，盐3克，鸡精2克，植物油35毫升。

【制法】（1）将海带漂洗干净，切丝；白菜洗净，切丝；姜切丝，葱切段。

（2）将炒锅置武火上烧热，倒入植物油，烧至六成热

时，下入姜、葱爆香，再下入海带丝、白菜丝、料酒、炒熟，下入盐、鸡精即成。

【功效】消痰软坚、解热止渴，主治甲状腺肿、便秘、血脂异常等症。

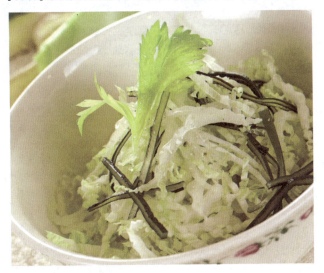

■ 肾病食疗方

海带中除了含有具有利尿作用的钾以外，表面的白色粉末甘露醇在海带里含量高达17%，具有良好的降压、利尿作用，可治疗肾功能衰竭、药物中毒、浮肿等。同时，海带中还含有一种叫褐藻酸的物质，这种物质能使人体中过多的盐排出体外，不仅对高血压患者有好处，对肾病也有独特的预防作用。

▶ 海带煮冬瓜

【配方】海带300克，冬瓜300克，料酒10毫升，姜5克，葱10克，盐3克，鸡精2克，鸡油25毫升。

【制法】（1）将海带漂洗干净，切成丝；冬瓜去皮，洗净，切块；姜切片，葱切段。

（2）将海带、冬瓜、料酒、姜、葱同放炖锅内，加水1200毫升，置武火上烧沸，再用文火煮30分钟，加入盐、鸡精、鸡油即成。

【功效】消痰软坚、清热解毒，主治中暑、慢性肾炎、胃炎、甲状腺肿等症。

▶ 芦荟海带粥

【配方】海带100克，芦荟15克，粳米150克。

【制法】（1）将芦荟洗净，切块；粳米淘洗干净；海带发好，切块。

（2）将芦荟、粳米、海带同放锅内，加水500毫升，置武火上烧沸，再用文火煮35分钟即成。

【功效】清热消炎、通便利水，适用于便秘、瘰疬、甲状腺肿、疝气下坠、痈肿、慢性肾炎等症。

油、醋、盐、味精拌和食用。平肝清热、降血压，常服能防治早期高血压。注：脾胃虚寒者慎食。（经验方）

● 治高脂血症偏方

海带150克，绿豆100克，红糖80克。将海带发好后洗净，切成条状，绿豆洗净，共入锅内，加水炖煮，至豆烂为止。用红糖调服，每日2次，可连续服用一段时间。本方清热养血，主治高脂血症。（经验方）

● 治便秘偏方

海带60克，葱姜末、盐、醋、酱油适量。海带用温水浸泡几分钟后，放入锅中，加水煮熟，取出凉凉，拌入少许葱姜末，加盐、醋、酱油，一次吃完，每日1次。主治便秘。（《浙江中医》）

● 治气管炎偏方

海带100克。将海带浸洗后，切寸段，再连续用开水泡3次，每次半分钟，倒去水，以白糖拌食。早晚各吃1次，连服1周，即有明显效果。（经验方）

● 治疔疮偏方

海带15克，荔枝干果5枚，黄酒适量。上三味加水适量煎服。清热利湿，主治疔疮、小腿丹毒。（经验方）

● 治皮炎偏方

海带50~100克。先洗去海带上的盐和杂质，用温开水泡3小时，捞出海带，加温水洗浴。主治神经性皮炎。（经验方）

■改善肠内环境、抑制癌症食疗方

吃一些海带，不仅可增加食物中碘的含量，还能预防乳腺癌。有人做过调查，在缺碘地区，居民患乳腺癌比例较高。

将海带泡在水中时所产生的黏汁是名为褐藻酸的膳食纤维，除了可以预防便秘，还可促进体内多余盐分的排泄。同时，褐藻酸还有抗溃疡作用，能够改善大肠的肠内环境，能够抑制肿瘤细胞的生长活动。

» 海带炒香菇

【配方】海带300克，香菇200克，料酒10毫升，姜5克，葱10克，盐3克，鸡精2克，植物油35毫升。

【制法】（1）将海带漂洗干净，切成丝；香菇洗净，切薄片；姜切片，葱切段。
（2）将炒锅置武火上烧热，倒入植物油，烧至六成热时，下入姜、葱爆香，再下入海带、香菇、料酒，炒熟，加盐、鸡精即成。

【食法】每日1次，佐餐食用。

【功效】消痰软坚、理气开胃、调节血脂，主治甲状腺肿、麻疹、癌症，也适用于痈肿、泄泻、疝气下坠、小便不畅、高血压等症。

■动脉硬化食疗方

吃海带不仅可增加碘，还能降低血液中的胆固醇含量。因人体的甲状腺素和肾上腺皮质激素、性激素共同维持人体生理功能的平衡，如果人体含碘不足，甲状腺功能减弱，就会使碳水化合物与脂肪氧化不充分，在体内积累胆固醇和脂肪，最后会导致人体发胖或动脉硬化。同时，岩藻多糖可增强免疫力，预防血液凝固、脑血栓和心肌梗死。

» 海带拌腐竹

【配方】熟的水发海带100克，水发腐竹100克，青辣椒25克，胡萝卜25克，白菜帮25克，黄瓜25克，香菜15克，蒜泥15克，芝麻酱30克，芥末5克，盐6克，醋5毫升，味精2克，植物油15毫升，香油10毫升。

【制法】（1）水发腐竹洗净，切段，放开水锅中焯透，捞出凉凉，沥干水分放盘中。
（2）水发海带洗净，放开水锅中烫透，捞出，沥干水分切成丝，放入腐竹盘中。
（3）青辣椒、白菜帮、胡萝卜、黄瓜洗净后，均切成4厘米长的丝，放入腐竹盘中。
（4）香菜择洗干净，切末，撒在腐竹盘中，再加入全部调料拌匀即可。

【食法】每日1次，佐餐食用。

【功效】降低胆固醇、防止动脉硬化。

» 海带拌胡萝卜

【配方】海带200克，胡萝卜100克，姜5克，葱10克，醋10毫升，酱油10毫升，盐2克，鸡精2克，香油30毫升。

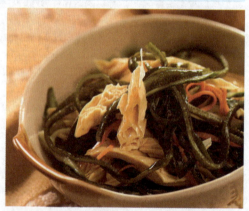

【制法】（1）将海带漂洗干净，煮熟，切丝；胡萝卜去皮，洗净，切丝；姜切丝，葱切丝。
（2）把海带丝、胡萝卜丝入沸水锅内焯一下，捞出，控干水分，放入碗内，加入盐、醋、酱油、姜、葱、香油、鸡精拌匀即成。

【食法】每日1次，佐餐食用。

【功效】消痰软坚、明目健脾、降低胆固醇、防止动脉硬化，也适用于消化不良、久痢、咳嗽、夜盲症等。

第四篇
饮食搭配宜忌

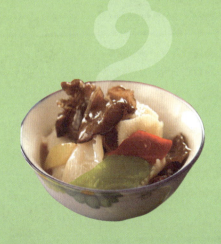

食物相克

蔬菜的相克食物

菠菜 BoCai

菠菜的相克食物

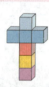
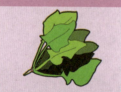

菠菜 + 猪瘦肉 →减少铜吸收

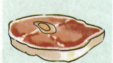

菠菜含铜丰富，猪瘦肉含锌丰富。铜是制造红细胞的重要物质之一，又为钙、铁和脂肪代谢所必需的元素，如果把含铜丰富的食物和含锌较高的食物混合食用，则铜的析出量会大量减少。

菠菜 + 鳝鱼 →腹泻

菠菜不要与鳝鱼搭配。菠菜性甘冷而滑，下气润燥；鳝鱼性甘大温，补中益气，除腹中冷气。二者性味功效皆不协调，同食容易导致腹泻。

菠菜 + 黄瓜 →破坏维生素C

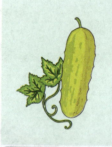

菠菜不要与黄瓜搭配。黄瓜含有维生素C分解酶，若与菠菜同时食用，菠菜中的维生素C会被分解破坏。

韭菜 JiuCai

韭菜的相克食物

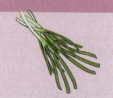

韭菜 + 蜂蜜 →腹泻

唐代孟诜在《食疗本草》中说："热病后十日不可食热

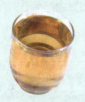

韭，食之即发困。五月多食乏气力，冬月多食动宿饮吐水，不可与蜜及牛肉同食。"因为韭菜辛温而热，含大蒜辣素和硫化物，与蜂蜜的食物药性相反，所以二者不可同食。另外韭菜含有较多的膳食纤维，能增进胃肠蠕动，有泻下作用，蜂蜜可润肠通便，二者同食易导致腹泻。

韭菜和韭黄都不可与蜂蜜同食。

韭菜 + 牛肉 ➤ 发热上火

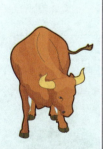

韭菜和韭黄都不可与牛肉同食，同食令人发热"上火"。唐代孟诜《食疗本草》："（韭菜）不可与蜜及牛肉同食。"崔禹锡《食经》记载："黄牛水牛肉合猪肉及黍米酒食，并生寸白虫，合薤食，令人热病，合生姜食损齿。"

韭菜 + 牛奶 ➤ 影响钙吸收

牛奶含钙丰富，

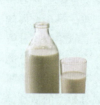

钙是构成骨骼和牙齿的主要成分。牛奶与含草酸较多的韭菜混合食用，会影响钙的吸收。

韭菜 + 酒 ➤ 胃肠疾病

韭菜与酒同食易引起胃肠疾病。

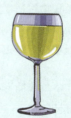

古时有一种说法："饮白酒，食生韭，令人增病。"《饮膳正要》中记载："韭不可与酒同食。"韭菜性辛温，能壮阳活血；白酒性大热，含有大量乙醇，刺激性强，能扩张血管，加速血液循环。吃韭菜尤其是偏生的韭菜，同时喝白酒，如同浇油，可引起胃炎或胃肠道疾病复发。

芹菜 QinCai — 芹菜的相克食物

 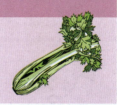

芹菜 + 蚬 ➤ 破坏维生素B₁

芹菜不能与蚬

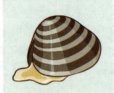

同食。芹菜中含有丰富的维生素B_1，而蚬中含有维生素B_1分解酶，在加热不充分的情况下，这些分解酶依然有相当的活性，会破坏芹菜中的维生素B_1。贝类中的这种分解酶在酸性环境中分解能力降低，在食用这类食物时适当加一些醋或柠檬汁，可以更好地保护维生素B_1。

芹菜与蚬同食，还会引起腹泻。

芹菜 + 螃蟹 → 影响蛋白质吸收

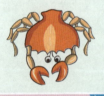

芹菜与螃蟹同食会影响人体对蛋白质的吸收。

芹菜 + 黄瓜 → 破坏维生素C

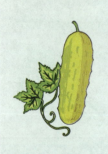

芹菜不宜与黄瓜同食。黄瓜含有维生素C分解酶，若与含有丰富的维生素C的芹菜同时食用，维生素C则被分解破坏。

芹菜 + 蛤 → 腹泻

芹菜与蛤同食会引起腹泻。

莼菜 ChunCai

莼菜的相克食物

 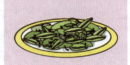

莼菜 + 醋 → 损毛发

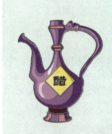

莼菜忌与醋同食。唐代孟诜："（莼菜）不可多食，令人颜色恶。又不宜和醋食之，令人骨痿，久食损毛发。"

苋菜 XianCai

苋菜的相克食物

 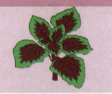

苋菜 + 甲鱼、龟鳖 → 中毒

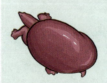

根据前人经验，苋菜不可与甲鱼、龟鳖同食，同食会中毒。《随息居饮食

谱》："痧胀滑泻者忌之，尤忌与鳖同食。"

豆芽 DouYa

豆芽的相克食物

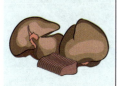

豆芽 + 猪肝 → 破坏维生素C

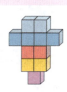

豆芽富含维生素C，维生素C在中性及碱性溶液中极不稳定，特别在有微量金属离子如铜、铁离子存在时，更易被氧化分解，即使是微量的铜离子，也能使维生素C氧化速度大大加快。猪肝中含铜、铁元素丰富，能使豆芽中的维生素C氧化，使其失去原来的抗坏血酸功能。

所以富含维生素C的蔬菜水果忌与猪肝（包括牛肝、羊肝、鸡肝等）同食，否则会破坏营养成分。

莴笋 WoSun

莴笋的相克食物

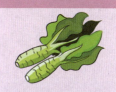

莴笋 + 蜂蜜 → 腹泻

莴笋性寒；蜂蜜具有润肠通便的功效。二者同食不利肠胃，容易导致腹泻。

茭白 JiaoBai

茭白的相克食物

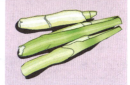

茭白 + 蜂蜜 → 引发痼疾

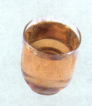

茭白忌与蜂蜜同食。二者同食易导致旧病复发。

茭白 + 豆腐 → 结石

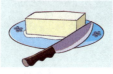

茭白不宜与豆腐同食，否则易形成结石。

竹笋 ZhuSun

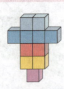

竹笋的相克食物

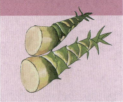

竹笋 + 红糖 → 不利健康

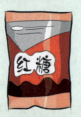

竹笋甘寒，红糖甘温，食物药性稍有抵触，但二者不宜同食主要在于二者的生化成分复杂。竹笋蛋白中含有16~18种氨基酸，其中的赖氨酸在与糖共同加热的过程中易形成赖氨酸糖基，这种物质对人体健康不利。

竹笋 + 羊肝 → 中毒

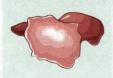

竹笋不宜与羊肝同食。竹笋与羊肝久食易中毒。羊肝含有丰富的维生素A，能补肝明目；竹笋内有一些生物活性物质在与羊肝一起烹调时会产生某些有害物质或破坏维生素A等营养素。二者偶尔同食无妨，但长久共食必然产生不良后果。唐代孙思邈："（羊肝）合苦笋食，病青盲。"

竹笋 + 豆腐 → 结石

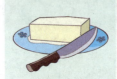

竹笋不宜与豆腐同食，同食则易生结石。

茄子 QieZi

茄子的相克食物

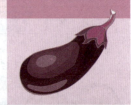

茄子 + 螃蟹 → 损肠胃

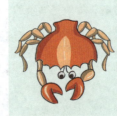

茄子忌与螃蟹同食。《本草纲目》记载："茄性寒利，多食必腹痛下利。"而螃蟹也属冷利寒凉之物，二者同食易损伤肠胃。

茄子 + 黑鱼 → 损肠胃

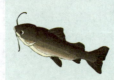

茄子忌与黑鱼同食，同食有损肠胃。

第四篇 饮食搭配宜忌

西红柿 XiHongShi

西红柿的相克食物

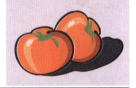

西红柿 + 猪肝 → 破坏维生素C

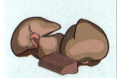

西红柿富含维生素C。猪肝中含铜、铁元素丰富，能使维生素C氧化，使其失去原来的抗氧化功能。因此富含维生素C的西红柿等蔬菜不宜与猪肝同食。

花、橘子等蔬菜、水果同食。

另外，南瓜、胡萝卜、笋瓜等皆含有维生素C分解酶，也不宜与富含维生素C的食物同时食用。

黄瓜 + 花生 → 腹泻

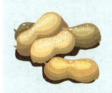

花生忌黄瓜，同食则腹泻。花生油脂含量丰富，黄瓜性味甘寒，油脂与寒凉之物同食，极易导致腹泻。

黄瓜 HuangGua

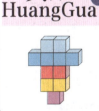

黄瓜的相克食物

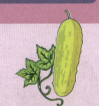

冬瓜 DongGua

冬瓜的相克食物

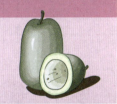

黄瓜 + 富含维生素C的食物 → 破坏维生素C

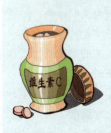

黄瓜含有维生素C分解酶，若与富含维生素C的食物同时食用，维生素C会被分解破坏。因此，黄瓜不宜与芹菜、西红柿、小白菜、菠菜、菜

冬瓜 + 滋补药 → 降低滋补效果

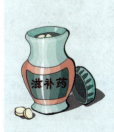

服滋补药品时忌食冬瓜，否则会降低滋补效果，达不到理想的滋补目的。

南瓜 NanGua

南瓜的相克食物

南瓜 + 富含维生素C的食物 → 破坏维生素C

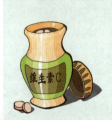

南瓜含有维生素C分解酶，若与含有丰富维生素C的食物同时食用，维生素C会被分解破坏。因此，南瓜不宜与辣椒、油菜、白菜、苹果、橘子等蔬菜水果同食。而且南瓜更适宜蒸、煮食用，这样可以破坏这种分解酶，尽可能保护维生素C。

萝卜 LuoBo

萝卜的相克食物

白萝卜 + 胡萝卜 → 破坏维生素C

白萝卜主泻，胡萝卜为补，所以二者最好不要同食。

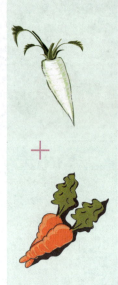

白萝卜的维生素C含量极高，胡萝卜中含有维生素C分解酶，会破坏白萝卜中的维生素C。

若要一起吃时应加些醋来调和，维生素C分解酶的作用就会急速减弱，比较利于营养吸收。

另外，胡萝卜与所有富含维生素C的蔬菜（辣椒、西红柿等）配合烹调都会充当这种破坏者，加一些醋能得到改善。

萝卜 + 橘子 → 甲状腺肿

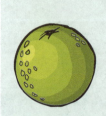

萝卜等十字花科蔬菜，被人体摄取后可迅速产生一种叫硫氰酸盐的物质，并很快代谢产生另一种抗甲状腺的物质——硫氰酸。此时，人体若同时摄入含大量植物色素的水果，如橘子、葡萄等，这些水果中的类黄酮物质在肠道中被细菌分解，即可转化为羟苯甲酸及阿魏酸，会加强硫氰酸抑制甲状腺的作

用，从而诱发或导致甲状腺肿。因此，萝卜不宜与橘子同吃。

萝卜 + 柿子 →甲状腺肿

萝卜忌与柿子同食。人吃了大量含植物色素的水果，会在肠道内分解出一种酸性物质，从而加强吃萝卜后人体产生的硫氰酸抑制甲状腺的作用，最终诱发或导致甲状腺肿。柿子、梨、苹果、葡萄等水果都含有大量的植物色素，吃了萝卜后，短时间内不要再吃这些水果。

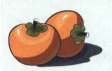

萝卜 + 人参 →破坏药效

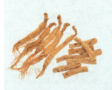

服用人参、西洋参时不要吃萝卜。人参大补元气，萝卜熟食则破气，一补一破，药效相反，人参就起不到补益作用了。

菱角 LingJiao — 菱角的相克食物

 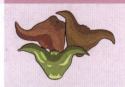

菱角 + 猪肉 →肝痛

菱角与猪肉同食易导致肝痛。

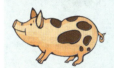

菱角 + 蜂蜜 →消化不良

菱角特别是生菱角性味寒凉，多食令人腹胀。菱角与蜂蜜同食，易导致消化不良，出现腹胀、腹痛、腹泻症状。

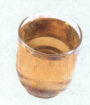

口蘑 KouMo — 口蘑的相克食物

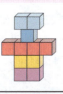 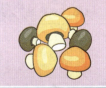

口蘑 + 味精、鸡精 →鲜味反失

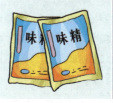

用口蘑制作菜肴时不宜放味精或鸡精，否则口蘑原有的鲜味反而会损失。

水果、干果的相克食物

枣 Zao

枣的相克食物

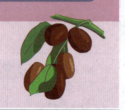

而且这种物质有收敛作用，会导致便秘，增加对肠内毒物的吸收，引起腹痛、恶心、呕吐等症状。

枣 + 海鲜 ➔ 腰腹疼痛

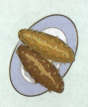

枣不可与海鲜同食，否则会令人腰腹疼痛。

梨 Li

梨的相克食物

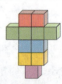
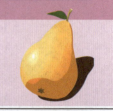

梨 + 螃蟹 ➔ 伤肠胃

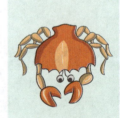

螃蟹与梨相克，不可同食。《饮膳正要》一书中有"柿、梨不可与蟹同食"的说法。梨味甘微酸性寒，多食损人。由于梨性寒凉，螃蟹亦冷利，二者同食，伤人肠胃。

梨 + 油腻食品 ➔ 腹泻

梨忌与油腻之物同食，否则易腹泻。

苹果 PingGuo

苹果的相克食物

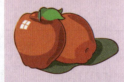

苹果 + 水产品 ➔ 便秘

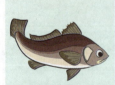

苹果不宜与水产品同食，一般水产品除含钙、铁、磷、碘等矿物质外，还含有丰富的蛋白质，而苹果等水果都含有鞣酸，若混合食用会化合成鞣酸蛋白，不但蛋白质受到破坏，

橙子 ChengZi — 橙子的相克食物

 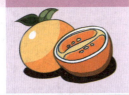

橙子 + 牛奶 → 影响消化

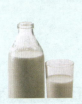

吃橙子前后1小时内不要喝牛奶，因为牛奶中的蛋白质遇到果酸会凝固，影响消化吸收。《本草拾遗》："牛乳与酸物相反，令人腹中症结，患冷气人忌之。合生鱼食作瘕。"

葡萄 PuTao — 葡萄的相克食物

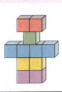 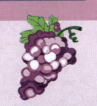

葡萄 + 水产品 → 影响消化吸收

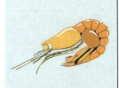

葡萄不宜与水产品同时食用，间隔4小时为宜，以免葡萄中的鞣酸与水产品中的钙质形成难以吸收的物质，影响健康。

柿子 ShiZi — 柿子的相克食物

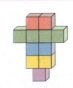 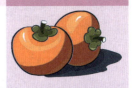

柿子 + 螃蟹 → 腹痛、腹泻

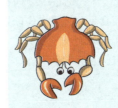

柿子和螃蟹同属寒性食物，不宜同时食用。柿子中的鞣酸与螃蟹中的蛋白质结合，生成鞣酸蛋白，成为不易消化吸收的团块，刺激肠胃，可引起呕吐、腹痛、腹泻等症状。螃蟹肥美之时也正是柿子成熟的季节，尤其应当注意螃蟹忌与柿子混吃。

从食物药性看，柿子和螃蟹都属寒性食物，二者同食更易损伤肠胃，特别是体质虚寒者应禁食。《本草纲目》："蟹不可同柿及荆芥食，发霍乱，动风。"《本草图经》："凡食柿，不可与蟹同，令人腹痛大泻。"《本经逢原》："蟹与柿性寒，所以二物不宜同食，令人泄泻，发癥瘕。"《随息居饮食谱》："蟹，多食发风，积冷，孕妇及中气虚寒、时感未清、痰嗽便泻者，均忌。反荆芥，又忌与柿食，误犯则腹痛吐利。"《饮食须知》："（柿）多食发痰。同酒食易醉，或心痛欲死。同蟹食，令腹痛作泻，或呕吐昏闷。"

形成黏稠物质，易与膳食纤维绞结成团，形成柿石，也就是结石。另外，柿子性寒，酒性热，二者不宜同食。《饮食须知》："（柿子）多食发痰。同酒食易醉，或心痛欲死。同蟹食，令腹痛作泻，或呕吐昏闷。"

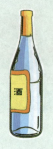

柿子 + 章鱼 → 上吐下泻

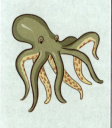

柿子甘涩性寒，章鱼味甘咸寒，二者都属于寒凉的食物，同食易导致腹泻。同时章鱼中丰富的蛋白质与柿子中的鞣酸结合，生成鞣酸蛋白，刺激肠胃，可引起呕吐、腹痛、腹泻等症状。

西瓜 XiGua — 西瓜的相克食物

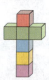
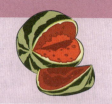

西瓜 + 羊肉 → 中毒

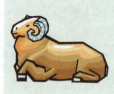

西瓜与羊肉性味相反，同食有可能导致中毒。

柿子 + 酒 → 结石

酒会刺激胃肠道使胃酸分泌增加，柿子中的鞣酸与胃酸会

香瓜 XiangGua

香瓜的相克食物

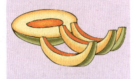

香瓜 + 螃蟹 → 腹泻

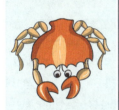

香瓜性味甘寒而滑利，能除热通便。螃蟹亦属寒凉之物，二者同食有损肠胃，易致腹泻。

香瓜 + 油饼 → 腹泻

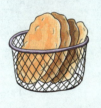

香瓜性味甘寒而滑利，与油腻之物同食易导致腹泻。

李子 LiZi

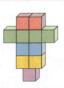

李子的相克食物

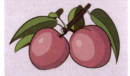

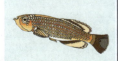

李子 + 青鱼 → 助湿生热

李子忌与青鱼同食。青鱼性味甘平，益气除湿，养胃醒脾，含有丰富的蛋白质、脂肪、糖类，并含有多种维生素，还含有锌、钙、磷、铁、镁等矿物质，是淡水鱼中的上品。但李子甘酸性凉，助湿生痰，所以二者不宜同食。

橘子 JuZi

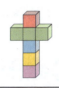

橘子的相克食物

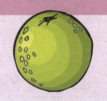

橘子 + 萝卜 → 甲状腺肿

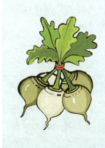

萝卜等十字花科蔬菜被摄取后，会产生一种抗甲状腺的物质，此时，人体若同时摄入含大量植物色素的水果，如橘子、葡萄等，会加强其抑制甲状腺的作用，从而诱发或导致甲状腺肿。因此，萝卜不宜与橘子同吃。

橘子 + 牛奶 → 影响消化

吃橘子前后1小时

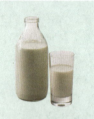

内不要喝牛奶,因为牛奶中的蛋白质遇到果酸会凝固,影响消化吸收。

橘子 + 豆浆 → 影响消化

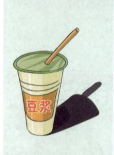

喝豆浆时不宜同时食用橘子。橘子含有大量的果酸和草酸,豆浆在酸的作用下产生变性沉淀物,不仅降低营养价值,还会引起婴幼儿腹胀、消化功能失调。

橘子 + 螃蟹 → 气滞生痰

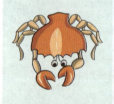

橘子性寒,聚湿生痰。螃蟹寒凉,与橘子同食会导致气滞生痰。气管炎患者尤其要注意二者不可同吃。

橘子 + 蛤 → 气滞生痰

蛤与螃蟹的性味相似,与橘子同食会导致气滞生痰。

橘子 + 兔肉 → 腹泻

橘子与兔肉同食容易导致腹泻。

山楂 ShanZha

山楂的相克食物

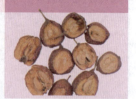

山楂 + 胡萝卜 → 破坏维生素C

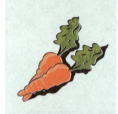

胡萝卜中含有维生素C分解酶,会破坏山楂中的维生素C。胡萝卜也不适宜与其他富含维生素C的食物一起食用。

山楂 + 海鲜 → 便秘、腹痛

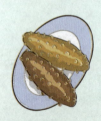

山楂与海鲜同食容易引起便秘、腹痛。海鲜除含钙、铁、锌等矿物质外,还含有丰富的蛋白质,而山楂等水果中含有相当多的鞣酸,蛋白质与鞣酸结合,生成鞣酸蛋白,刺激肠胃,有一定的收敛作用,会导致便秘,还可引起呕吐、腹痛等。

山楂 + 人参 → 降低滋补性

山楂忌与人参、

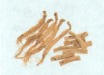

西洋参同服。《得配本草》："气虚便溏，脾虚不食。二者禁用，服人参者忌之。"

杨梅 YangMei

杨梅的相克食物

 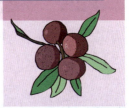

山楂 + 柠檬 → 影响消化

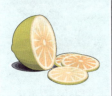

山楂与柠檬都极为酸涩，一起食用会刺激胃肠黏膜，影响消化。

杨梅 + 鸭肉 → 不宜同食

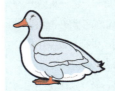

杨梅性温，鸭肉性凉，二者不宜同食。

柠檬 NingMeng

柠檬的相克食物

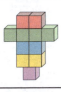 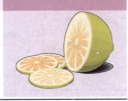

石榴 ShiLiu

石榴的相克食物

 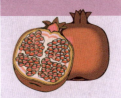

柠檬 + 牛奶 → 影响消化

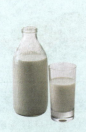

柠檬含有非常丰富的鞣酸，会与牛奶中大量的蛋白质化合成鞣酸蛋白，不但蛋白质受到破坏，而且影响人体对营养成分的消化吸收，会引起腹痛、便秘等症状。

石榴 + 螃蟹 → 刺激胃肠

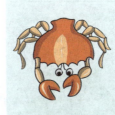

石榴含鞣酸较多，若与螃蟹同时食用，不仅会降低螃蟹中蛋白质的营养价值，还会使螃蟹中的钙与鞣酸结合成一种新的不易消化的物质，刺激胃肠，出现腹痛、恶心、呕吐等症状。所以石榴不宜与螃蟹等海鲜同时食用。

枇杷 PiPa

枇杷的相克食物

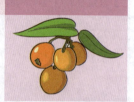

枇杷 + 小麦 → 生痰

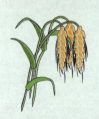

小麦味甘、性凉,宜于湿热泄泻者食用。枇杷易助湿生痰,会削弱小麦的补养功效,易导致痰多。

枇杷 + 烤肉 → 皮肤发黄

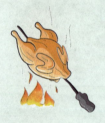

吃烤肉的时候不要吃枇杷,否则会生热"上火",皮肤发黄。《类摘良忌》:"枇杷不可同炙肉、热面同食,令人患热发黄。"

番荔枝 FanLiZhi

番荔枝的相克食物

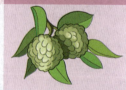

番荔枝 + 乳品 → 影响消化

番荔枝甘温而涩

并且含有鞣质,勿与乳制品、高蛋白的食品同食,以免生成不易消化的物质。

蓝莓 LanMei

蓝莓的相克食物

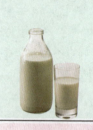

蓝莓 + 乳品 → 影响消化

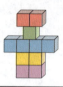
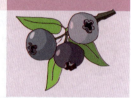

蓝莓汁液中的某些成分会导致蛋白质的凝固,勿与牛奶等乳制品一起食用。

杧果 MangGuo

杧果的相克食物

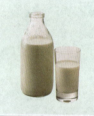

杧果 + 大蒜 → 皮肤发黄

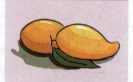

食用杧果时应避免同时食用大蒜等辛辣食物,以免皮肤发黄。《开宝本草》:"动风气,天行病后及

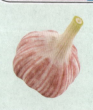

饱食后俱不可食之,又不可同大蒜辛物食,令人患黄病。"

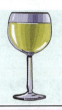

与酒同食易生痰。

猕猴桃 MiHouTao

猕猴桃的相克食物

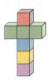 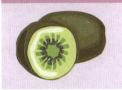

花生 HuaSheng

花生的相克食物

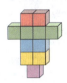 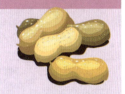

▸猕猴桃 + 乳品 ➔ 腹痛、腹泻

由于猕猴桃中维生素C含量颇高,易与奶制品中的蛋白质凝结成块,不但影响消化吸收,还会使人出现腹胀、腹痛、腹泻,故食用猕猴桃后一定不要马上喝牛奶或吃其他乳制品。

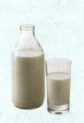

▸花生 + 螃蟹 ➔ 腹泻

花生油脂含量丰富,螃蟹性寒冷利,油腻之物遇冷利之物易致中毒腹泻,生花生更不能与螃蟹同食。

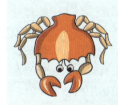

榧子 FeiZi

榧子的相克食物

 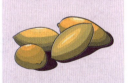

甘蔗 GanZhe

甘蔗的相克食物

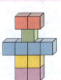 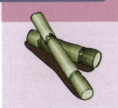

▸榧子 + 绿豆 ➔ 腹泻

榧子不要与绿豆同食,否则容易发生腹泻。《本草求真》:"(绿豆)与榧子相反,同食则杀人。"

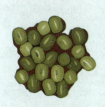

▸甘蔗 + 酒 ➔ 生痰

甘蔗可解酒,但

肉、蛋、奶的相克食物

猪肉 ZhuRou — 猪肉的相克食物

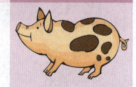

猪肉 + 茶 → 便秘

食用猪肉的同时和食用后都不宜大量饮茶。因为茶叶中的鞣酸会与肉中的蛋白质合成具有收敛性的鞣酸蛋白质，使肠蠕动减慢，延长粪便在肠道中的滞留时间，不但易造成便秘，而且还增加了有毒物质和致癌物质的吸收，影响健康。

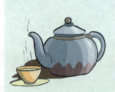

猪肉、猪蹄 + 豆类 → 腹胀气滞影响矿物质吸收

猪肉与豆类同食易引起腹胀气滞。从现代营养学观点来看，豆类与猪肉忌搭配，因为豆中植酸含量很高，60%~80%的磷是以植酸形式存在的，它常与蛋白质和矿物质元素形成复合物，降低利用效率；另外，豆类与瘦肉、鱼类等荤食中的矿物质如钙、铁、锌等结合，会干扰和降低人体对这些元素的吸收。故猪肉忌与豆类搭配，猪蹄炖黄豆是不科学的菜肴。

猪肉 + 荞麦 → 脱发

猪肉忌与荞麦同食，同食易导致毛发脱落。

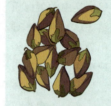

猪肉 + 鲫鱼、虾 → 气滞

猪肉忌与鲫鱼、虾同食，同食令人气滞。猪肉性味酸冷微寒，鲫鱼甘温，性味功能略有不同。偶尔同食无妨，但不宜在一个菜里搭配烹调。另外鱼类皆有鱼腥气，一般不与猪肉配食。《饮膳正要》记载："鲫鱼不可与猪肉同食。"

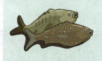
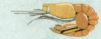

猪肉 + 甲鱼 →久食伤身

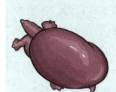

医圣孙思邈云："鳖肉不可合猪、兔、鸭肉食，损人。"因为甲鱼属寒性，猪、兔、鸭肉也都属寒性，不宜同食。《本草纲目》中也引述了上述内容。

猪肉 + 羊肝 →心闷

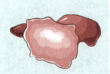

中医云："猪肉共羊肝合食之，令人心闷。"这主要是因为羊肝气味苦寒，补肝、明目、治肝风虚热；"猪肉滋腻，入胃便作湿热。"从食物药性讲，配伍忌。羊肝有膻气，与猪肉共同烹炒则易生怪味，从烹饪角度讲亦不相宜。

猪肉 + 牛肉 →功效抵触

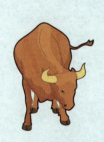

猪肉和牛肉不共食的说法由来已久，《饮膳正要》指出："猪肉不可与牛肉同食。"这主要是从中医角度来考虑，一是从中医食物药性来看，猪肉酸冷、微寒，有滋腻阴寒之性，而牛肉则气味甘温，能补脾胃、壮腰脚，有安中益气之功。二者一温一寒，一补中脾胃，一冷腻虚人。性味有所抵触，故忌同食。

猪肉 + 田螺 →伤肠胃、脱眉毛

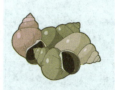

猪肉酸冷寒腻，田螺大寒，二者同食易伤肠胃。还有一种说法是猪肉忌与田螺同食，久食则脱眉毛。

猪瘦肉 + 高膳食纤维食品 →减少锌吸收

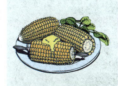

瘦肉含锌非常丰富，不宜与蚕豆、玉米制品、黑面包等膳食纤维含量高的食物同吃，因为膳食纤维会减少锌的吸收量。

猪肉 + 香菜 →对身体有害

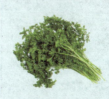

香菜耗气伤神，猪肉助湿热而生痰。一耗气，一无补，故二者不宜同食。

火腿 HuoTui

火腿的相克食物

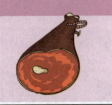

火腿 + 乳酸饮料 → 致癌

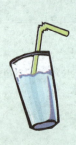

为了保存肉制品，通常会添加硝酸盐来防止食物腐败及肉毒杆菌生长。当硝酸盐碰上有机酸时，会转变为一种致癌物质亚硝酸胺。火腿、培根等和乳酸饮料一起食用易致癌。

及碱性溶液中极不稳定，特别在有铜、铁离子存在时，更易被氧化分解，即使是微量的铜离子，也能使维生素C的氧化速度大大加快。猪肝中含铜、铁元素丰富，能使维生素C氧化，使其失去原来的抗氧化功能。所以猪肝、牛肝、羊肝、鸡肝等忌与富含维生素C的蔬菜同食。

同理，动物肝脏忌与富含维生素C的水果同食，刚吃完后也忌吃水果。

肝脏 GanZang

肝脏的相克食物

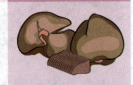

猪肝 + 鱼肉 → 伤神

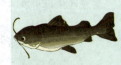

猪肝忌与鲤鱼、鲫鱼等鱼肉同食，否则影响消化，久食令人伤神。

动物肝脏 + 富含维生素C的食物 → 破坏维生素C

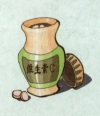

动物肝脏做菜或做汤，忌配西红柿、辣椒、毛豆等富含维生素C的蔬菜，否则会破坏营养成分。

维生素C在中性

猪肝 + 荞麦 → 引发痼疾

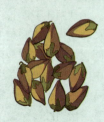

猪肝忌与荞麦同食，同食易引发痼疾，且影响消化。

第四篇 饮食搭配宜忌

牛肝 + 鳗鱼 → 有害身体

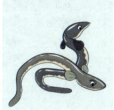

牛肝与鳗鱼同食会产生不良的生化反应，对身体有害。牛肝所含生物活性物质极为复杂，《本草纲目》记载鳗鱼肉有毒，主要是其中某些生物活性物质会对人体产生一定的不良作用。偶尔同食之可能无妨，多食久食则对身体有害。

牛肝 + 鲇鱼 → 有害身体

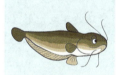

牛肝忌鲇鱼。《饮膳正要》记载："牛肝不可与鲇鱼同食。"鲇鱼肉中某些复杂的生物化学成分会使人体有不适之感。牛肝中的某些维生素、矿物质和酶类与鲇鱼中的某些成分共同作用，可产生不良的生化反应，对人体有害。

羊肝 + 辣椒 → 伤人五脏

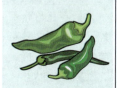

辣椒富含维生素C，养肝中的金属离子会破坏维生素C，从而削弱其营养价值。

猪血 ZhuXue — 猪血的相克食物

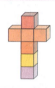 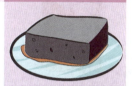

猪血 + 黄豆 → 气滞

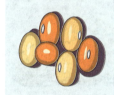

猪血忌与黄豆同食，同食则令人气滞，消化不良。

牛肉 NiuRou — 牛肉的相克食物

 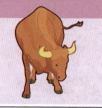

牛肉 + 鱼肉 → 引发痼疾

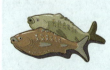

牛肉不可与鱼肉一起烹调食用，否则会引发痼疾。

牛肉 + 田螺 → 腹胀

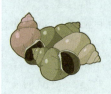

牛肉与田螺同食不易消化，会引起腹胀。

牛肉 + 红糖 → 腹胀

牛肉与红糖同食会引起腹胀。

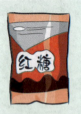

羊肉 YangRou

羊肉的相克食物

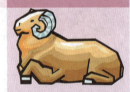

可能导致内热急火攻心，平时心脏功能不好及血液病患者更应该注意。《本草纲目》记载："羊肉同豆酱食发痼疾，同醋食伤人心。"

羊肉 + 豆瓣酱 → 功效相反

羊肉大热助火；豆瓣酱含有丰富的蛋白质和维生素，可延缓动脉硬化，降低胆固醇，促进肠蠕动，增进食欲，有益气健脾、利湿消肿之功。二者功效相反，不宜同食。

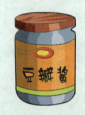

羊肉 + 茶 → 便秘

羊肉含有丰富的蛋白质，能同茶叶中的鞣酸结合，生成一种叫鞣酸蛋白质的物质。这种物质可使肠的蠕动减弱，大便里的水分减少，容易发生便秘。吃其他肉类食品时，也最好不要边喝茶边吃肉。

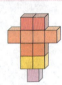

羊肉 + 奶酪 → 不良反应

羊肉大热，奶酪性寒甘酸，可能会与羊肉发生不良的生化反应。二者不宜搭配食用。

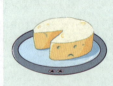

羊肉 + 醋 → 内热急火攻心

羊肉不宜与醋搭配。醋性酸温，能消肿活血，杀菌解毒，适宜与寒性食物如蟹等配合；羊肉大热，与醋同食

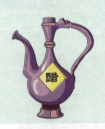

羊肉 + 荞麦 → 功效相反

羊肉不宜与荞麦搭配。中医认为，荞麦气味甘平，性寒，能降压止血，而羊肉大热，功效与之相反。

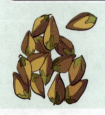

羊肉 + 梅干菜 → 胸闷

羊肉忌与梅干菜同食，同食容易引起胸闷。

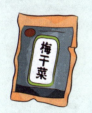

羊肉 + 鲶鱼 → 中毒

羊肉忌与鲶鱼同食，否则会中毒。

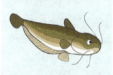

狗肉 GouRou

狗肉的相克食物

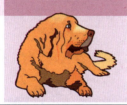

狗肉 + 茶 → 便秘

狗肉忌与茶同食，食用狗肉后也不宜大量饮茶。因为茶中的鞣酸会与肉中的蛋白质合成具有收敛性的鞣酸蛋白质，使肠蠕动减慢，延长粪便在肠道中的滞留时间，不但易造成便秘，而且还增加了有毒物质和致癌物质的吸收，影响健康。

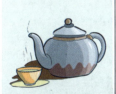

狗肉 + 鲤鱼 → 引发痼疾

根据前人经验，狗肉忌与鲤鱼一同食用，否则易复发痼疾。唐代孟诜："天行病后下痢及宿症，俱不可食。服天门冬、朱砂不可食。不可合犬肉及葵菜食。"

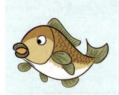

狗肉、狗血 + 鳝鱼 → 助热动风

狗肉与鳝鱼同属温热之物，同食助热动风，阴虚火盛者尤其忌食。《本草纲目》中记载："鳝鱼不可合犬肉犬血食之。"

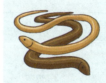

狗肉 + 泥鳅 → 上火

狗肉忌与泥鳅同食。狗肉与泥鳅都属于温热之物，同食易"上火"，阴虚火盛者尤其忌食。

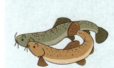

狗肉 + 葱 → 助热生火

狗肉性热，助阳动火；葱性辛温发散，利窍通阳。二者同食，助热生火，有鼻衄症状者尤其应当注意。

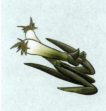

狗肉 + 姜 → 腹痛

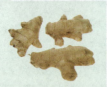

狗肉与姜同食可能会导致腹痛。

驴肉 LüRou
驴肉的相克食物

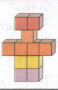
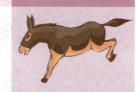

驴肉 + 茶 → 便秘

吃驴肉后不宜立即饮茶，否则易造成便秘。

鹿肉 LuRou
鹿肉的相克食物

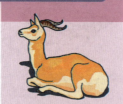

鹿肉 + 鱼、虾 → 不良反应

鹿肉不宜与鱼、虾同食。鹿肉与鱼虾同食会发生不良反应，癌症患者尤其要注意。

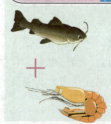

鸡肉 JiRou
鸡肉的相克食物

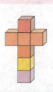
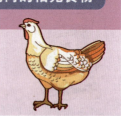

鸡肉 + 大蒜 → 功效相反

鸡肉忌与大蒜同食。大蒜性味辛温，下气消积，除风杀毒；鸡肉甘酸温补。二者共用功效相反。大蒜异味浓重，会掩盖鸡肉的鲜味。《金匮要略》记载："鸡，不可合胡蒜食之，滞气。"

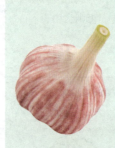

鸡肉 + 芥末 → 伤元气

鸡肉忌芥末。鸡肉与芥末同食会伤元气。芥末生热，鸡肉温补，二者同食易"上火"，无益于健康。《饮食须知》："鸡肉，善发风助肝火。同葫、蒜、芥、李及兔、犬肝、犬肾食，并令人泻痢。"

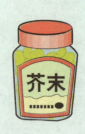

鸡肉 + 鲤鱼 ▶功效相反

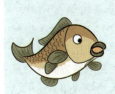

鸡肉忌与鲤鱼同食。鸡肉甘温，鲤鱼甘平。鸡肉补中助阳，鲤鱼下气利水，功效相反。古籍中常有鸡鱼不可同食的说法。《饮食须知》："鸡肉，善发风助肝火……同鲤鱼、鲫鱼、虾子食，成痈疖。"

鸡肉 + 甲鱼 ▶生痈疖

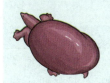

根据前人经验，鸡肉忌与甲鱼同食。《饮食须知》："小儿食多，腹内生虫，五岁以下忌食。四月勿食抱鸡肉。男女虚乏有风病人食之，无不足发。勿同野鸡、鳖肉食。"

鸡肉 + 虾 ▶生痈疖

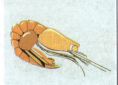

鸡肉忌与虾同食。《饮食须知》："鸡肉，善发风助肝火……同鲤鱼、鲫鱼、虾子食，成痈疖。"

鸡蛋 JiDan — 鸡蛋的相克食物

 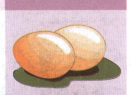

鸡蛋 + 茶 ▶影响蛋白质吸收

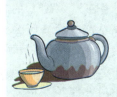

鸡蛋不宜与茶搭配。茶水（尤其是浓茶）中的单宁酸能使鸡蛋中的蛋白质变成不易消化的凝固物质，从而影响人体对蛋白质的吸收和利用。茶叶中的酸性物质还会与鸡蛋中的铁元素结合，对胃有刺激作用，且不利于消化吸收。人们喜欢吃的茶叶蛋原来并不科学。

鸡蛋 + 豆浆 ▶影响蛋白质消化吸收

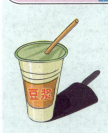

鸡蛋不能冲入豆浆。鸡蛋里丰富的蛋白质经过胃蛋白酶和胰蛋白酶分解为氨基酸，然后被人体吸收利用，而豆浆中含有一种胰蛋白酶抑制物质，能破坏胰蛋白酶的活性，影响蛋白质的消化和吸收。

鸡蛋 + 红糖 → 同煮影响吸收

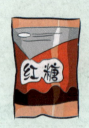

很多人在做鸡蛋汤时，锅内水烧沸后，打入鸡蛋液，再加入红糖，然后用中火煮至沸腾，盛出来食用。这种做法会破坏鸡蛋中的营养成分。

因为在长期加热的条件下，鸡蛋中的氨基酸与糖之间会发生化学反应，结果生成一种叫糖基赖氨酸的化合物，破坏了鸡蛋中对人体十分有益的氨基酸成分。所产生的化合物不仅不容易被人体所吸收而且有毒性。因此，鸡蛋加红糖共煮的做法不可取，会使鸡蛋的营养价值大大下降，甚至给人体健康带来损害。

如果将煮好的鸡蛋盛出，再加入红糖搅拌均匀食用，则可得到补益效果。

鸡蛋 + 白糖 → 影响消化吸收

很多地方有吃糖水荷包蛋的习惯。其实，鸡蛋和白糖同

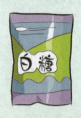

煮，会使鸡蛋蛋白质中的氨基酸形成糖基赖氨酸的化合物，这种物质对健康会产生不良作用。可在鸡蛋煮熟后再加入白糖食用。

鸡蛋 + 味精 → 破坏鸡蛋鲜味

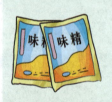

鸡蛋本身含有许多与味精成分相同的谷氨酸，炒鸡蛋时如果放味精，不仅不能增加鲜味，反而会掩盖鸡蛋的天然鲜味。

鸡蛋 + 柿子 → 腹泻、生结石

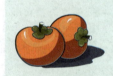

鸡蛋忌与柿子同食，同食可引起腹痛、腹泻，易形成"柿结石"。

鸭蛋 YaDan　　鸭蛋的相克食物

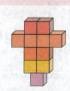 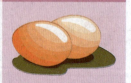

鸭蛋 + 甲鱼 → 寒凉伤身

鸭蛋的药性属微

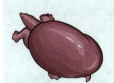

寒，而甲鱼也是寒性食物，二者都属于寒凉之物，同食则伤身。特别是体质虚寒的人更应注意不可同食。

《金匮要略》云："鸭卵不可合鳖肉食之。"《饮食须知》："（鸭蛋）不可合鳖肉、李子食，害人。"南北朝陶弘景《养性延命录》记载："鸭卵不可合鳖肉、李子食。"

牛奶 NiuNai

牛奶的相克食物

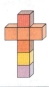
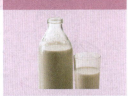

牛奶 + 药 → 降低药效

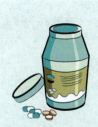

牛奶中的钙、磷、铁容易和药品中的有机物质发生化学反应，生成难溶而稳定的物质，使牛奶和药中的有效成分遭到破坏，从而降低药效。因此，服药的时候不要喝牛奶，更不要用牛奶送服药物。

牛奶 + 酒 → 脂肪肝

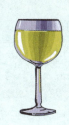

牛奶与酒相克。牛奶味甘微寒，能补虚润肠，清热解毒；白酒甘辛大热，能散冷气，通血脉，除风下气。二者性味功能皆相反，不能同食。

从现代营养学观点分析，乙醇有抑制脂肪氧化分解和促进脂肪合成的作用，它可使脂肪在肝脏中蓄积，从而诱发脂肪肝。牛奶脂肪含量丰富，若与乙醇合饮，会增加脂肪向肝的流入。酒中除乙醇外，还含有一些有害成分，如甲醇、醛类等有害人体健康，而且能使蛋白质凝固，降低牛奶的营养价值。

牛奶 + 红糖 → 牛奶营养降低

牛奶不宜与红糖搭配。红糖中的非糖物质及有机酸

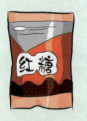

（如草酸、苹果酸）较多，牛奶中的蛋白质遇酸易发生凝聚或沉淀，使营养价值大大降低。

牛奶 + 醋 → 结石

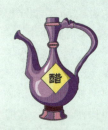

醋中含醋酸及多种有机酸。牛奶是一种胶体混合物，具有两性电解质性质，而且其本身就有一定的酸度。当酸度增加到pH值4.6以下时，牛奶会发生凝集和沉淀，不易被消化吸收，肠胃虚寒之人更易引起消化不良或腹泻。久食易导致结石。

牛奶 + 酸性饮料 → 影响吸收

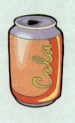

牛奶不宜与酸性饮料同饮。牛奶含有丰富的蛋白质，与酸性饮料相遇会在胃中凝结成块，影响吸收，从而降低牛奶的营养价值。

牛奶 + 生鱼 → 中毒

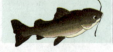

牛奶与生鱼肉同食会引起中毒。

酸奶 SuanNai — 酸奶的相克食物

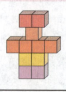 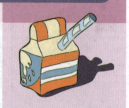

酸奶 + 黄豆 → 影响钙吸收

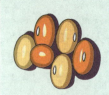

酸奶含有丰富的钙质，黄豆中的某些化学成分会影响人体对钙的消化与吸收。

酸奶 + 药 → 降低药效

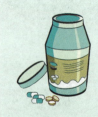

不要用酸奶代替水服药，特别是不能用酸奶送服氯霉素、红霉素、磺胺等抗生素及治疗腹泻的一些药物，否则不仅会降低药效，还可能发生不良反应，危害健康。

酸奶 + 香蕉 → 产生致癌物质

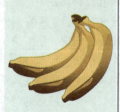

酸奶与香蕉同食，易产生致癌物质。

水产品的相克食物

鲤鱼 LiYu

鲤鱼的相克食物

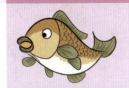

鲤鱼 + 红豆 → 排尿过多

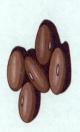

鲤鱼忌与红豆同食。鲤鱼利水消肿；红豆甘酸咸冷，下水利肿，解热毒。二者同食，利水作用更强，能辅助治疗肾炎水肿，但这只是针对患者而言，常人不可食用。

鲫鱼 JiYu

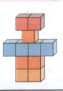

鲫鱼的相克食物

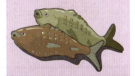

鲫鱼 + 鹿肉 → 生痈疽

唐宋时期张鼎的《食疗心镜》记载："（鲫鱼）合蒜食少热，同砂糖食生疳虫，同芥菜食成肿疾，同猪肝、鸡肉、雉肉、鹿肉、猴肉食生痈疽，同麦门冬食害人。"

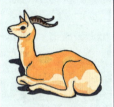

鲫鱼 + 猪肝 → 伤神、生痈疽

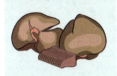

鲫鱼忌与猪肝同食，否则刺激作用过大，影响消化，久食令人伤神，疮痈热病者尤其要忌食。

鲫鱼 + 蜂蜜 → 中毒

鲫鱼与蜂蜜同食可能会导致中毒。

黄鱼 HuangYu

黄鱼的相克食物

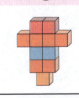

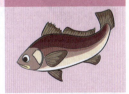

黄鱼 + 荞麦 → 难消化

黄鱼与荞麦不宜

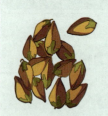

同食。黄鱼多脂,不易消化。二者同食,更加重肠胃负担。《食疗本草》中说:"荞麦难消,动热风,不宜多食。"医圣孙思邈也曾说过:"荞麦面酸,微寒,食之难消……不可合黄鱼食。"《类摘良忌》:"江鱼即黄鱼也,不可与荞麦食,令人失音。"

泥鳅 NiQiu

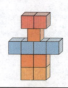

泥鳅的相克食物

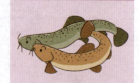

泥鳅 + 螃蟹 → 功效相反

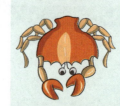

《本草纲目》中说:"泥鳅甘平无毒,能暖中益气,治消渴饮水,阳事不起。"可见泥鳅性温补,而蟹性冷利,功效相反,故二者不宜同吃。另外,从生化反应方面来讲,也不利于人体。

黑鱼 HeiYu

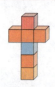

黑鱼的相克食物

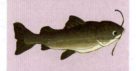

黑鱼 + 茄子 → 损肠胃

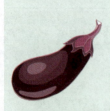

黑鱼忌与茄子同食,否则有损肠胃。

鳗鱼 ManYu

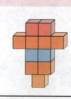

鳗鱼的相克食物

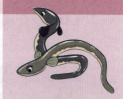

鳗鱼 + 醋 → 中毒

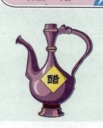

鳗鱼与醋同食易中毒。

螃蟹 PangXie — 螃蟹的相克食物

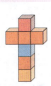
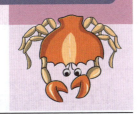

螃蟹 + 冷饮 → 腹泻

螃蟹与冰水、冰棒、冰激凌等冷饮同食易腹泻。冷饮寒凉，使肠胃温度降低，与螃蟹同食必致腹泻。所以吃螃蟹时和吃螃蟹后都不宜吃冷饮。

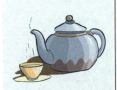

螃蟹 + 茶 → 消化不良

螃蟹不宜与茶同食，吃蟹前后1小时内忌饮茶。

螃蟹 + 蜂蜜 → 中毒

螃蟹与蜂蜜同食可导致中毒。

虾 Xia — 虾的相克食物

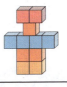
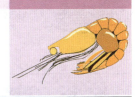

虾 + 猪肉 → 损精

虾与猪肉同食损精，男性特别要注意。

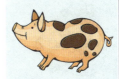

虾皮 + 黄豆 → 消化不良

虾皮和黄豆同食会引起消化不良。

牡蛎 MuLi — 牡蛎的相克食物

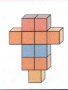
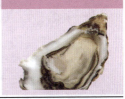

牡蛎 + 高膳食纤维食品 → 减少锌吸收

牡蛎等海生软体动物含锌非常丰富，不宜与蚕豆、玉米制品、黑面包等膳

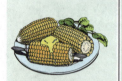食纤维含量高的食物同吃,因为膳食纤维能使锌的吸收量减少65%~100%。

参吃起来口感、味道均较差,所以烹制海参不宜加醋。

海参 HaiShen — 海参的相克食物

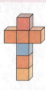 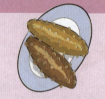

海蜇 HaiZhe — 海蜇的相克食物

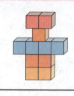 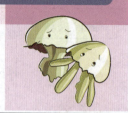

海参 + 醋 ➤ 口感差

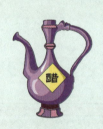

海参味甘咸,性温;醋性酸温。二者食性并不相克,但是海参就其成分与结构而言属于胶原蛋白,并由膳食纤维形成复杂的空间结构,当外界环境发生变化(如遇酸或碱)就会影响蛋白质分子,从而破坏其空间结构,蛋白质的性质随之改变。

如果烹制海参时加醋,会使菜汤中的pH值下降,当pH值接近4.6时,蛋白质的空间结构即发生变化,蛋白质分子便会出现不同程度的凝集、紧缩,这时的海

海蜇 + 白糖 ➤ 易变质

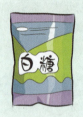

海蜇忌与白糖同腌,否则容易腐败变质,不能久藏。《本草求真》:"忌白糖,同淹则虫宅随即消化而不能以久藏。"

蜗牛 WoNiu — 蜗牛的相克食物

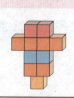 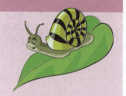

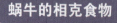
蜗牛 + 螃蟹 ➤ 荨麻疹

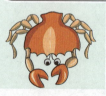

蜗牛与螃蟹同食,有的人可能会出现荨麻疹。

田螺 TianLuo — 田螺的相克食物

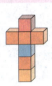
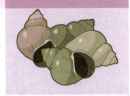

田螺 + 蚕豆 → 肠绞痛

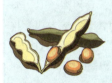

田螺忌与蚕豆同食，否则会发生肠绞痛。

田螺 + 冰水 → 腹泻

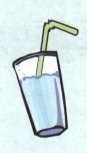

田螺与冰水同食容易导致腹泻。冰水或其他冰制品能降低人的肠胃温度，降低消化能力。田螺性寒，食用田螺后如果饮用冰水或食用冰制品都可能导致消化不良或腹泻，所以二者不可同食。

田螺 + 木耳 → 中毒

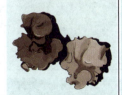

田螺和木耳同食，易引起中毒，可以用莲房治疗。

紫菜 ZiCai — 紫菜的相克食物

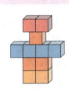
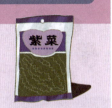

紫菜 + 酸涩的水果 → 胃肠不适

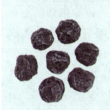

紫菜含有丰富的钙，柿子、葡萄、山楂、石榴等酸涩的水果中含有大量的鞣酸，鞣酸会与紫菜中的钙结合生成不溶性的物质，影响人体对某些营养成分的消化吸收，导致胃肠不适。因此，紫菜不要与酸涩的水果同食，也不要在间隔很短的时间内食用。

海带 HaiDai — 海带的相克食物

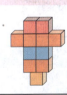
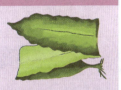

海带 + 酸涩的水果 → 胃肠不适

吃海带后不要立刻吃酸涩的水果。柿子、葡萄、山楂、石

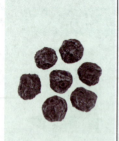

榴等酸涩的水果中含有大量的鞣酸，鞣酸会与海带中的钙结合生成不溶性的物质，影响人体对某些营养成分的消化吸收，导致胃肠不适。

海藻 HaiZao

海藻的相克食物

海藻 + 甘草 → 功效相反

食用海藻时忌服用甘草，二者功效相反。《本草经集注》："海藻反甘草。"

海带 + 茶 → 胃肠不适

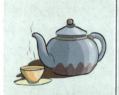

吃海带后不要马上喝茶，否则会影响人体对某些营养成分的消化吸收，导致胃肠不适。

五谷杂粮的相克食物

大米 DaMi

大米的相克食物

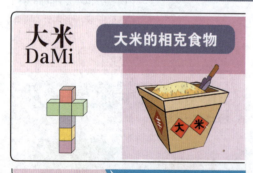

大米 + 碱 → 脚气病

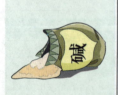

煮米粥时加碱，米烂得快，但这样做会使粥里的维生素B₁大量损失。大米是人体维生素B₁的重要来源，如果经常在煮粥时放碱，会导致维生素B₁缺乏，出现"脚气病"。

糯米 NuoMi

糯米的相克食物

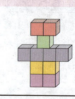
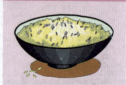

糯米 + 酒 → 酒醉难醒

根据前人经验，糯米与酒不宜同食。

第四篇 饮食搭配宜忌

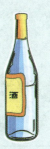

《饮食须知》："（糯米）多食发热，壅经络之气，令身软筋缓，久食发心悸及痈疽疮疖中痛。同酒食之，令醉难醒。"

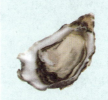

蛎等海生软体动物中矿物质锌的含量非常丰富，玉米含有十分丰富的膳食纤维，膳食纤维会减少人体对锌的吸收，二者同吃将使锌的吸收量减少65%以上。

黍米 ShuMi —— 黍米的相克食物

 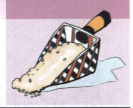

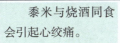
黍米 + 烧酒 → 心绞痛

黍米与烧酒同食会引起心绞痛。

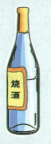

红薯 HongShu —— 红薯的相克食物

红薯 + 豆浆 → 影响消化

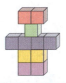 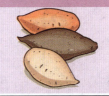

喝豆浆时不宜食用红薯或橘子。

玉米 YuMi —— 玉米的相克食物

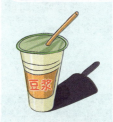

红薯 + 柿子 → 胃柿石症

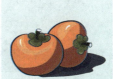

红薯忌与柿子一起吃。人吃了红薯后胃酸分泌增多，另外红薯内还含有丰富的膳食纤维，这些物质与柿子中的鞣酚、果胶结合，容易形成"胃柿石"。胃柿石是胃结石

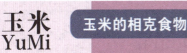

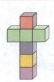 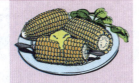

玉米 + 牡蛎 → 阻碍锌吸收

海鲜尤其是牡

的一种，如果胃柿石长期滞留于胃中，会刺激胃黏膜，引起炎症、糜烂、溃疡，并引起胃功能紊乱，即胃柿石症。胃柿石严重时可导致胃出血，危及生命。

| 红薯 + 白酒 | →结石 |

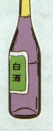

红薯与白酒同食易患结石。

| 红薯 + 香蕉 | →面部生斑 |

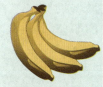

红薯与香蕉同食脸上会长色斑。

| 红薯 + 西红柿 | →结石、腹泻 |

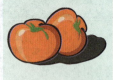

红薯与西红柿同食易生结石，还会引起呕吐、腹痛、腹泻。

| 红薯 + 螃蟹 | →结石 |

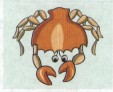

红薯与螃蟹同食容易形成结石。

红豆 HongDou — 红豆的相克食物

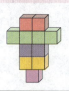 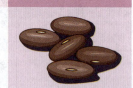

| 红豆 + 盐 | →降低食疗效果 |

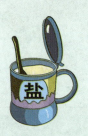

红豆具有"津津液、利小便、消胀、除肿、止吐"的功能，被李时珍称为"心之谷"。红豆含有较多的皂角苷，可刺激肠道。它有良好的利尿作用，能解酒、解毒，对心脏病和肾病、水肿均有一定的作用。但是红豆及其制品如果加上盐，其食疗效果就会减半。

豆腐 DouFu — 豆腐的相克食物

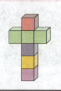 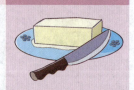

| 豆腐 + 葱 | →损钙、生结石 |

葱含有大量的草

第四篇 饮食搭配宜忌

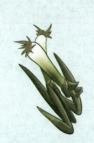

酸,豆腐中的钙与草酸结合会生成不易被人体吸收的草酸钙,阻碍人体对钙的吸收,而且容易形成结石,对身体健康十分不利。小葱拌豆腐是一道传统凉菜,但是现在这种搭配被证实是不科学的。

| 豆腐 + 蜂蜜 | →腹泻 |

豆腐与蜂蜜同食易导致腹泻。

豆浆 DouJiang

豆浆的相克食物

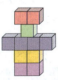 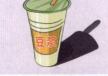

| 豆浆 + 红糖 | →影响消化吸收 |

喝豆浆不要加红糖。红糖里的有机酸能够与豆浆中的蛋白质结合产生沉淀,对身体不利。但白糖可与豆浆同食。

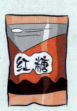

| 豆浆 + 蜂蜜 | →影响消化、损听力 |

豆浆不宜与蜂蜜搭配。蜂蜜中的有机酸与豆浆中的蛋白质结合产生沉淀,不能被人体吸收。另外豆腐与蜂蜜同食,对听力也有损害。

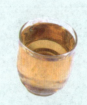

| 豆浆 + 药 | →影响药效 |

喝豆浆与服用药物的时间应间隔半小时以上,以免药物破坏豆浆的营养成分,而且豆浆也会影响药物的效果。

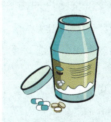

腐竹 FuZhu

腐竹的相克食物

 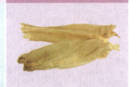

| 腐竹 + 葱 | →影响钙质吸收 |

腐竹含钙,葱中含有一定量草酸,二者同食形成草酸钙,不易吸收。

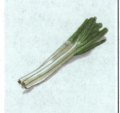

饮品的相克食物

茶 Cha

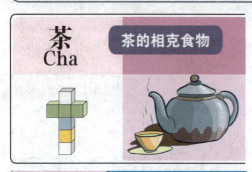

茶的相克食物

茶 + 酒 ➤ 刺激心脏、损害肾

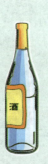

茶不宜与酒搭配，也不宜用浓茶解酒，俗语云"浓茶解酒，火上加油。"酒后喝茶对身体不利。酒精刺激心血管，浓茶同样有兴奋心脏的作用，酒后饮茶使心脏受到双重刺激，兴奋性增强，负担加重，对心脏不利。

酒后饮茶对肾脏也不利。《本草纲目》记载："酒后饮茶伤肾脏，腰脚重坠，膀胱冷痛，兼患痰饮水肿，消渴挛痛之疾。"这是因为酒后饮茶，茶碱产生利尿作用，这时酒精转化的乙醛尚未完全分解，即因茶碱的利尿作用而进入肾脏，乙醛对肾脏有较大的刺激性，对肾脏功能造成损害。

茶 + 肉 ➤ 便秘

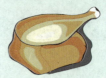

食用猪肉、羊肉、狗肉等高蛋白质食物的同时和食用后都不宜大量饮茶。因为茶叶中的鞣酸会与肉中的蛋白质合成具有收敛性的鞣酸蛋白质，使肠蠕动减慢，延长粪便在肠道中的滞留时间，易造成便秘，而且还增加了有毒物质和致癌物质的吸收，影响健康。对于已患便秘的人来说，吃肉喝茶更是雪上加霜。

茶 + 人参 ➤ 影响药效

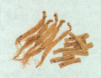

服人参等补品或其他中药时不要喝浓茶，因为茶叶里含有鞣酸，浓茶里含的鞣酸更多，与人参同服会影响人体对人参有效成分的吸收，减低

疗效。服人参时喝白开水为宜。

茶 + 药 ▶影响药效

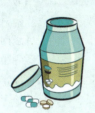

茶与药物相克。茶叶中的鞣酸可与某些药物发生化学反应而产生沉淀，影响药物吸收。如果用茶水服用镇静药，则茶叶中的咖啡因和茶碱等兴奋剂就会与药物的镇静作用相互抵消或减弱。由于药物种类繁多，成分复杂，用温开水送服有益无害。

茶、咖啡、葡萄酒 + 富含铁的食物 ▶阻碍铁吸收

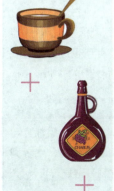

铁是合成血红蛋白的主要原料之一，铁缺乏时不能合成足够的血红蛋白，会造成缺铁性贫血。铁还是体内参与氧化还原反应的一些酶和电子传递体的组成部分，如过氧化氢酶和细胞色素都含有铁。含有单宁酸的茶、咖啡、葡萄酒等会阻碍人体对铁的吸收。海藻、黑木耳、动物肝脏中

含铁量比较丰富，进食这类食物同时不要饮用上述饮品。

啤酒 PiJiu

啤酒的相克食物

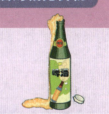

啤酒 + 腌熏食物 ▶致癌

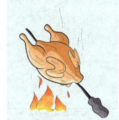

啤酒与腌熏食物同食会致癌。腌熏食物中多含有机氨，有的在加工或烹调过程中产生了多环芳烃类，如苯并芘、氨甲基衍生物等，常饮啤酒的人，加速多环芳烃的吸收，有致癌或诱发消化道疾病的可能。

啤酒 + 碳酸饮料 ▶吸收更多酒精

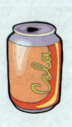

有些人喜欢将汽水、可乐、雪碧等碳酸饮料混在啤酒里同饮，这样做很不科学。碳酸饮料含有大量的二氧化碳，人们在口渴时喝碳

酸饮料，可促使胃黏膜对液体的吸收，起到生津止渴的作用。啤酒也含有少量的二氧化碳，兑入碳酸饮料后，过量的二氧化碳会更加促进胃肠黏膜对酒精的吸收。所以，喝啤酒不宜兑入碳酸饮料。

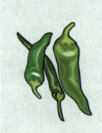

来就属大辛大热极具刺激性的饮品，辛辣食物如辣椒、洋葱、芥末等也属于热性食物，刺激性也较强。二者同时进入胃中，刺激性极强，生火动血，后果严重。阳盛阴虚体质的人更忌同食。另外，辛辣刺激性食物会刺激神经，扩张血管，更助长了酒精麻醉的作用，使人久醉不醒。

喝过酒后应隔一段时间，等酒精的作用消解后再吃辛辣食物。

啤酒＋白酒 →刺激内脏

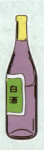

啤酒不宜与烈性酒同饮，以避免酒精大量快速吸收。啤酒与白酒同饮会强烈刺激心脏、肝脏、肠胃。

白酒＋碳酸饮料 →危害脏器、损血管

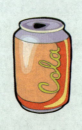

白酒、碳酸饮料同饮后会很快使酒精在全身挥发，并生产大量的二氧化碳，对胃、肠、肝、肾等器官有严重危害，对心脑血管也有损害。

白酒 BaiJiu — 白酒的相克食物

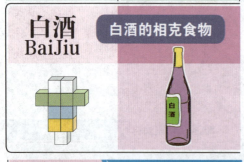

白酒＋醋 →易造成胃炎

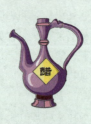

白酒和醋都具有刺激性作用，二者同吃最易造成胃炎。

酒＋辛辣食物 →上火

《本草纲目》中说："酒后食芥及辣物，缓人筋骨。"意思是说酒后食辛辣之物，手脚无力。酒本

葡萄酒 PuTaoJiu — 葡萄酒的相克食物

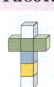
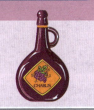

葡萄酒 + 碳酸饮料 → 破坏果香降营养

在葡萄酒中兑入碳酸类饮料，一方面破坏了葡萄酒原有的纯正果香，另一方面也因大量糖分和气体的加入，影响了原有的营养和功效。

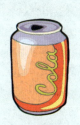

红葡萄酒 + 海鲜 → 破坏海鲜味道

红葡萄酒与某些海鲜相搭配时，酒中高含量的单宁会严重破坏海鲜的口味，比如与蟹同食可令肠胃不适，葡萄酒自身甚至也会带上令人讨厌的金属味。

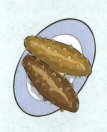

葡萄酒 + 胡萝卜 → 产生有毒物质

葡萄酒与胡萝卜中的胡萝卜素在肝脏酶的作用下产生有毒物质。

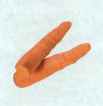

咖啡 KaFei — 咖啡的相克食物

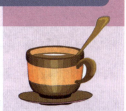

咖啡 + 酒 → 刺激过强

咖啡所含咖啡因具有兴奋作用，酒中含有的酒精同样具有较强的兴奋作用。两者同饮，对人体产生的刺激十分强烈，对健康十分不利。

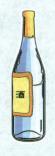

咖啡 + 烟草 → 致癌

咖啡与烟草相克。有报道称，美国科学家通过调查发现，咖啡因对胰腺癌的形成有不可忽视的影响，常饮咖啡的人比不饮咖啡的人患胰腺癌的可能性大2~3倍。而吸烟者若每日饮3杯或更多的咖啡，会使他们患胰腺癌的可能性增加4倍。当咖啡与烟草相遇时，其危害性增大。

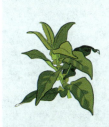

食物相宜

蔬菜的黄金搭档

萝卜 LuoBo

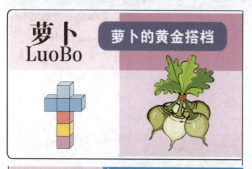

萝卜的黄金搭档

萝卜 + 烤肉 → 减少致癌物

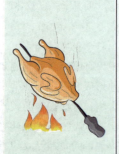

萝卜中的一些酶不但能分解食物中的淀粉、脂肪，还可以分解致癌作用很强的亚硝酸胺。而烤鱼、烤肉时，高温使食物烧焦而产生致癌性很强的物质，若经常食用，就会导致癌症的发生。所以，吃烤鱼、烤肉时，宜与萝卜搭配食用，以分解其有害物质，减少毒性。

萝卜味甘辛性凉，有下气定喘，止咳化痰，消食除胀，利小便和清热解毒的功效。萝卜与烤鱼、烤肉搭配在一起吃或单吃，都不失为一种健身防病的佳蔬。

萝卜 + 羊肉 → 滋补不上火

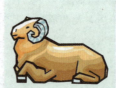

羊肉具有温补作用，最宜在冬天食用，但羊肉性温热，常吃容易"上火"。中医讲究"热则寒之"，所以吃羊肉应该搭配凉性和性味甘平的食物，以起到清凉、解毒、祛火的作用。萝卜性凉，可消积滞、化痰热，羊肉与白萝卜或胡萝卜同煮，还可祛除羊肉膻味。每1000克羊肉放入250克白萝卜或胡萝卜同煮,羊肉膻味即可祛除。

萝卜+鸡肉+枸杞 → 保护心血管

鸡肉含有丰富的蛋白质,其脂肪富含不饱和脂肪酸,是老年人、心血管疾病患者良好的高蛋白食品。若再配以有补五脏、益气血的枸杞或胡萝卜,效果尤佳。

萝卜+豆腐 → 助消化添营养

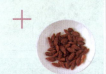

豆腐含丰富的植物蛋白,脾胃弱的人多食会引起消化不良。萝卜有很强的助消化能力,与豆腐同煮,能使豆腐的营养被人体更好地吸收。

萝卜+白菜 → 益寿保健康

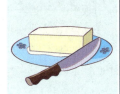

民间相传:"萝卜白菜汤,益寿保健康。"

胡萝卜+油脂 → 利于吸收维生素A

胡萝卜素和维生素A是脂溶性物质,胡萝卜素只有溶解在油脂中时,才能在人体肝脏转变成维生素A,为人体所吸收。如生食胡萝卜,约有90%的胡萝卜素会成为人体的"过客"而被排泄掉,起不到营养作用。因此胡萝卜应用油炒熟或和肉类一起炖煮后再食用,以利吸收。

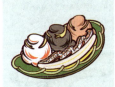

胡萝卜+菠菜 → 降低中风危险

胡萝卜和菠菜同吃可以明显降低中风的危险。因为二者都含有大量的胡萝卜素,胡萝卜素转化为维生素A后,可防止胆固醇在血管壁上沉积,保持脑血管畅通,从而预防中风。

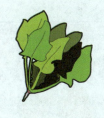

胡萝卜+山药+猪肚+黄芪 → 丰满肌肉告别消瘦

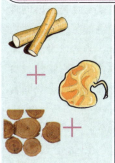

健胃的胡萝卜、山药、猪肚,配以补脾益气的中药黄芪,可增加营养,有补虚弱、丰满肌肉的作用,特别适合脾胃虚弱、消化不良、身体消瘦的人食用。

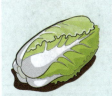

山药 ShanYao

山药的黄金搭档

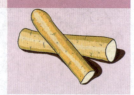

山药 + 鸭肉 → 滋阴补肺

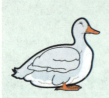

鸭肉特别是老鸭既可补充人体水分又可滋阴,并可清热止咳。山药的滋阴功效更强,与鸭肉同食,可消除滑腻,补肺效果更佳。

土豆 TuDou

土豆的黄金搭档

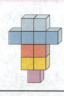
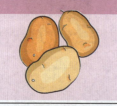

土豆 + 牛肉 → 酸碱平衡更营养

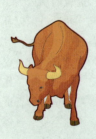

土豆与牛肉同食相得益彰,牛肉蛋白质、脂肪含量高,单独食用有腥膻味,口感油腻,和土豆同食可改善口感、增进食欲。

土豆是碱性食物,牛肉是酸性食物,二者同食,酸碱中和,营养成分更利于人体吸收。

莲藕 LianOu

莲藕的黄金搭档

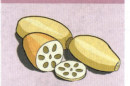

莲藕 + 肉类 → 补而不燥

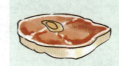

莲藕性味甘凉,牛、羊、猪肉性温热,共同炖煮食用,润肺暖胃,补而不燥。

莲藕与动物骨头一起熬汤,更兼具补铁补钙的双重功效。

芋头 YuTou

芋头的黄金搭档

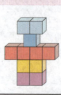
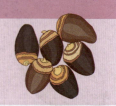

芋头 + 鱼 → 调中补虚

《大明诸家本草》:"(芋头)和鱼

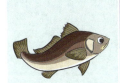

煮食，甚下气，调中补虚。"

唐代孟诜："十月后晒干收之，冬月食不发病。和鲫鱼鲤鱼作月羹（肉羹），良。久食治人虚劳无力。但有小毒，须以姜同煮过，换水再煮，方可食之。"

百合 BaiHe — 百合的黄金搭档

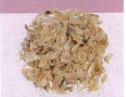

百合 + 鸡蛋 → 润肺安神

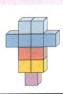

百合有清痰火、补肾气、增气血之效，鸡蛋则补阴血，两者搭配，能养阴润燥、清心安神。

百合 + 银耳 → 滋阴润肺

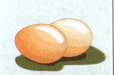

百合与银耳都有润肺止咳的功效，两者同食作用增强。

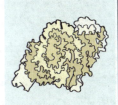

洋葱 YangCong — 洋葱的黄金搭档

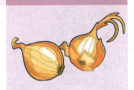

洋葱 + 肉类 → 降低血液黏稠的风险

享用高脂肪食物时，最好能搭配洋葱，洋葱所含的化合物有助于抵消高脂肪食物引起的血液黏稠。牛排与洋葱就是不错的搭配。

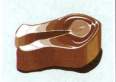

慈姑 CiGu — 慈姑的黄金搭档

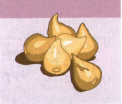

慈姑 + 肉类 → 补气强身

慈姑与猪肉、禽肉煮食，有补气血强身之功效，对肺结核、尿路结石等也有一定辅助疗效。

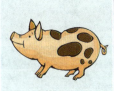

莴笋 WoSun

莴笋的黄金搭档

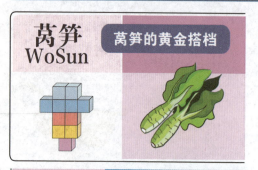

莴笋 + 青蒜 → 防治高血压

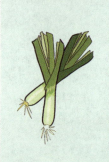

莴笋含钾量较高，促进排尿，减少对心房的压力，对高血压和心脏病患者极为有益。现代医学研究发现，青蒜具有明显的降血脂及预防冠心病和动脉硬化的作用，并可防止血栓的形成。二者一同炒食可防治高血压。

竹笋 ZhuSun

竹笋的黄金搭档

竹笋 + 鸡肉 → 滋养不怕胖

竹笋味甘，微寒，有清热化痰健脾胃的功效。竹笋配鸡肉有利于暖胃益气、

菠菜 BoCai

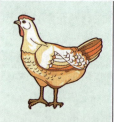

填精补髓，还具有低脂肪、低糖、高膳食纤维的特点，适合体态较胖的人食用。

菠菜的黄金搭档

菠菜 + 鸡血 → 养肝护肝

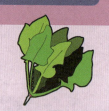

菠菜营养丰富，维生素和铁元素等含量丰富。鸡血可净化血液，清除污染物，从而保护肝脏。两种食物同吃，既养肝又护肝，慢性肝病患者尤为适宜。

菠菜 + 猪肝 → 治疗贫血

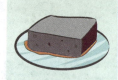
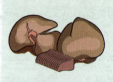

菠菜长于清理人体肠胃的热毒，中医认为，菠菜性甘凉，能养血、止血、敛阴、润燥。它对缺铁性贫血有改善作用，能令人面色红润。肝脏是补血食品中最常用的食物，尤其是猪

肝,其营养含量是猪肉的10多倍,食用猪肝可调节和改善贫血病人造血系统的生理功能。食疗治贫血菠菜配猪肝最好。

一同制作羹汤,能增加食欲。《开宝本草》:"和莼菜做羹,开胃益气。"

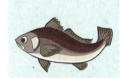

韭菜 JiuCai — 韭菜的黄金搭档

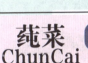

莼菜 ChunCai — 莼菜的黄金搭档

韭菜 + 鸡蛋 ▶ 补肾行气止胃痛

 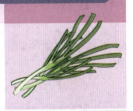

韭菜与鸡蛋一同炒食,可以补肾、行气、止痛,对治疗阳痿、尿频、肾虚、痔疮及胃病有一定疗效。

莼菜 + 鲫鱼 ▶ 补虚养胃肠

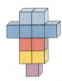

莼菜可炒食,更可与鲫鱼一起做菜做汤,其色、香、味俱佳。

《新修本草》:"莼,久食大宜人,合鲋鱼(鲫鱼)做羹食,主胃弱不下食者,至效。又宜老人,应入上品。"唐代孟诜:"莼和鲫鱼作羹,下气止呕,少食补大小肠虚气。"

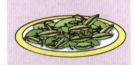

蕨菜 JueCai — 蕨菜的黄金搭档

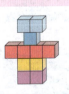 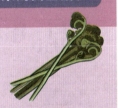

蕨菜 + 鸡蛋、肉类 ▶ 营养均衡

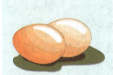

蕨菜炒食,适合配以鸡蛋、肉类,不仅营养成分搭配

莼菜 + 黄鱼 ▶ 开胃增食欲

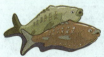 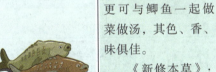

黄鱼甘温开胃,补气填精,与莼菜

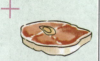

更均衡，口感也更鲜美。

茼蒿 TongHao

茼蒿的黄金搭档

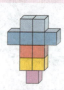
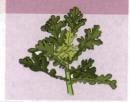

茼蒿 + 肉、蛋 → 维生素A利用高

茼蒿含有丰富的维生素、胡萝卜素及多种氨基酸，尤其胡萝卜素的含量为黄瓜、茄子含量的15~30倍。与肉、蛋等荤菜共炒可提高其维生素A的利用率。

茭白 JiaoBai

茭白的黄金搭档

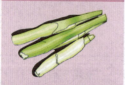

茭白 + 芹菜 → 降血压

茭白适宜高血压患者食用，如果与芹菜（旱芹）同食，降血压效果更好。

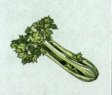

豌豆 WanDou

豌豆的黄金搭档

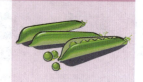

豌豆 + 富含氨基酸的食品 → 营养高

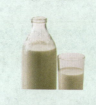

豌豆适合与富含氨基酸的食物一起烹调，可以明显提高豌豆的营养价值。

饭豇豆 FanJiangDou

饭豇豆的黄金搭档

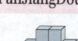

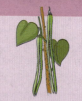

饭豇豆 + 粳米 → 香糯适口营养好

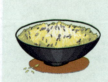

饭豇豆作为粮食，与粳米一起煮粥最适宜，不仅香糯适口，营养也更加均衡。

黄瓜 HuangGua

黄瓜的黄金搭档

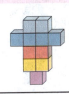

黄瓜 + 大蒜 → 减肥

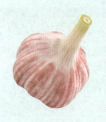

黄瓜和大蒜同食是减肥的一剂良方，可以抑制糖类转变为脂肪，降低胆固醇，对怕胖或正在减肥者十分有益。

丝瓜 SiGua

丝瓜的黄金搭档

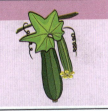

丝瓜 + 菊花 → 养颜除雀斑

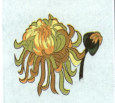

丝瓜与菊花一起食用，有祛风化痰、清热解毒、凉血止血的功效，能抗病毒和预防病毒感染。常食可清热养颜，洁肤除雀斑。

油菜 YouCai

油菜的黄金搭档

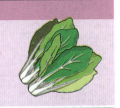

油菜 + 豆腐 → 清肺止咳

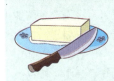

油菜中含有丰富的钙、铁和维生素C，胡萝卜素也很丰富，是人体黏膜及上皮组织维持生长的重要营养源。豆腐含有丰富的植物蛋白，有生津润燥、清热解毒的功效。二者同食有清肺止咳的功效。

油菜 + 蘑菇 → 防便秘

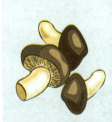

油菜与蘑菇同食可抗衰老、润肤，缩短食物在胃肠道中停留的时间，促进肠道蠕动，减少脂肪在体内的堆积，防治便秘。

蘑菇 MoGu — 蘑菇的黄金搭档

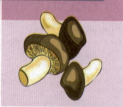

蘑菇 + 木瓜 → 减脂降压

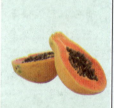

木瓜含有木瓜蛋白酶和脂肪酶,对脂肪有缓慢的分解能力,并有健胃助消化的作用。蘑菇有补中益气、减脂降压以及提高免疫力的作用。二者同食有很好的减脂降压功效。

蘑菇 + 豆腐 → 营养好吸收

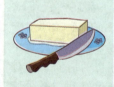

蘑菇与豆腐一起烹调,有利于脾胃虚弱、食欲不振者更好地吸收营养,可作为高血压、高血脂患者的辅助食疗菜肴。

蘑菇 + 葱 → 清热降脂

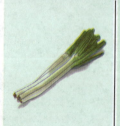

蘑菇与葱同食,可清热杀毒,降低血脂。

黑木耳 HeiMuEr — 黑木耳的黄金搭档

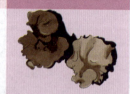

黑木耳 + 猪腰 → 养血补肾

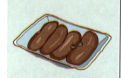

黑木耳益气润肺,补血养颜;猪腰补肾利尿。二者同食对久病体弱、肾虚腰酸背痛有很好的辅助治疗作用。

黑木耳 + 鲫鱼 → 补虚利尿

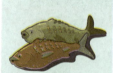

黑木耳与鲫鱼一起烹调食用,有温中、补虚、利尿的作用,且脂肪含量低,蛋白质含量高,很适合减肥者和年老体弱者食用。常吃有润肤养颜和抗衰老的作用。

黑木耳 + 豆腐 → 降低胆固醇

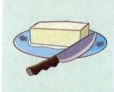

黑木耳与豆腐同食,能分散、沉淀血液中的胆固醇。

水果、干果的黄金搭档

苹果 PingGuo

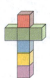

苹果的黄金搭档

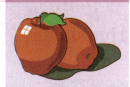

苹果 + 茶叶 → 保护心脏

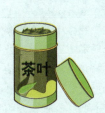

荷兰医学研究者认为，苹果及茶叶中含有丰富的黄酮类物质，可保护心脏。经过对805名65~84岁男子长达5年的观察证明，饮食中的黄酮类物质主要来自苹果、茶和洋葱。坚持每天饮4杯茶以上的男子，死于心脏病的危险减少45%，吃一个或一个以上苹果者减少50%。

苹果 + 绿茶 → 防癌抗老化

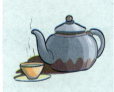

在饮用绿茶时，加入苹果片或碎粒，会产生一种特殊物质，在防癌和抗老化方面效用极佳。

柠檬 NingMeng

柠檬的黄金搭档

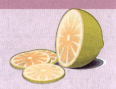

柠檬 + 荸荠 → 生津止渴治咽喉炎

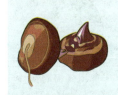

柠檬与荸荠按1:10的比例炖甜品饮用，清热生津止渴，对咽喉炎有辅助治疗作用。

桂圆 GuiYuan

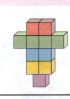

桂圆的黄金搭档

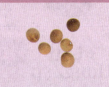

桂圆 + 大米 → 补元气

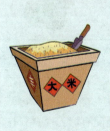

大米是中国人的主食之一，被称为"人间第一补物"；桂圆含有多种营养物质，有补血安神、健脑益智、补养心脾的功效。二者一起煮粥

食用，对失眠、心悸、神经衰弱、记忆力减退有疗效。古语云："心虚气不足，桂圆米煮粥。"

加红枣，胜似灵芝草。"由此可见其补养作用非同一般。

花生 HuaSheng — 花生的黄金搭档

 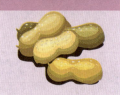

杨梅 YangMei — 杨梅的黄金搭档

 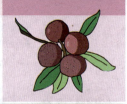

花生 + 红葡萄酒 → 降低心脏病发病率

花生中的不饱和脂肪酸有降低胆固醇的作用，有助于防治动脉硬化、高血压和冠心病；红葡萄酒中含有的抗氧化成分和丰富的酚类化合物，可防止动脉硬化和血小板凝结，保护并维持心脑血管系统的正常生理机能，起到保护心脏、防止中风的作用。两者同吃可大大降低心脏病的发病概率。

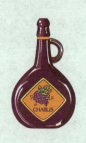

杨梅 + 盐 → 鲜美可口

食用杨梅时蘸少许盐，杨梅会更加鲜美可口。

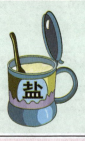

红枣 HongZao — 红枣的黄金搭档

 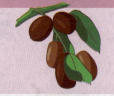

红枣 + 五谷 → 胜似灵芝草

五谷指的就是几种主要的粮食作物。民间有谚云："五谷

花生 + 毛豆 + 啤酒 → 健脑益智

花生、毛豆佐啤酒，此种搭配食物卵磷脂含量极高。卵磷

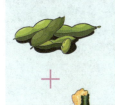

脂进入胃肠道后被分解成胆碱,迅速经小肠黏膜吸收进入血管再入脑,发挥健脑益智的作用。补充卵磷脂后记忆力与智力都会有所提高,不过啤酒不可过量。

花生 + 红枣 ▶ 补虚止血

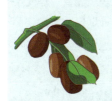

将花生连红衣一起与红枣配合食用,既可补虚,又能止血,最宜用于身体虚弱的出血患者。

板栗 BanLi — 板栗的黄金搭档

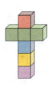
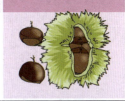

板栗 + 鸡肉 ▶ 补血疗虚

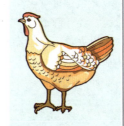

板栗重在健脾,鸡肉为补血疗虚之品。板栗烧鸡味道鲜美,营养成分高,造血功能更强,尤以板栗烧老母鸡食疗效果更佳。

肉、蛋、奶的黄金搭档

猪肉 ZhuRou — 猪肉的黄金搭档

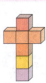
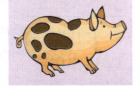

猪肉 + 大蒜 ▶ 促循环、消疲劳

据研究,猪瘦肉中含B族维生素,而B族维生素在人体内停留的时间很短。吃肉时如果吃点大蒜,不

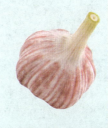

仅可使B族维生素的析出量提高数倍,还能使它既溶于水又溶于脂,从而延长B族维生素在人体内的停留时间,这样对促进血液循环以及尽快消除身体疲劳、增强体质等都有重要的作用。因此,吃肉的时候别忘了吃几瓣大蒜。

猪血 ZhuXue — 猪血的黄金搭档

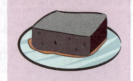

猪血 + 葱、姜、辣椒 → 祛除异味

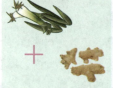

烹调猪血时应配合葱、姜、辣椒等作料用以去味。猪血需多加调料烹饪。

猪蹄 ZhuTi — 猪蹄的黄金搭档

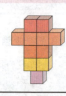
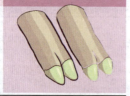

猪蹄 + 章鱼 → 益气养血

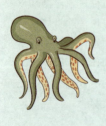

猪蹄含大量胶原蛋白质，能有效改善机体生理功能和皮肤组织细胞的储水功能；章鱼性平、味甘、无毒，具有补气养血、收敛生肌的作用。二者同炖可加强益气养血的功效。

牛肉 NiuRou — 牛肉的黄金搭档

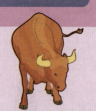

牛肉 + 山楂、橘皮 → 牛肉易烂

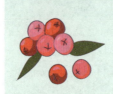

牛肉不易熟烂，烹饪时放一个山楂、一块橘皮或一点儿茶叶可以使其易烂，清炖牛肉的营养成分保存较好。

牛肉 + 鸡蛋 → 延缓衰老

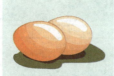

牛肉与鸡蛋同食，不但滋补营养，而且还能够促进血液的新陈代谢，延缓衰老。

羊肉 YangRou — 羊肉的黄金搭档

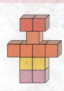
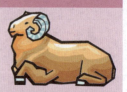

羊肉 + 豆腐 → 除膻祛火

羊肉具有温补作

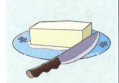

用，根据中医"热则寒之"的理论，吃羊肉应该搭配凉性和性味甘平的食物，能起到清凉、解毒、祛火的作用。豆腐不仅能补充多种微量元素，还能起到清热泻火、除烦止渴的作用。

性凉、甘平的蔬菜还有冬瓜、丝瓜、油菜、菠菜、白菜、金针菇、蘑菇、莲藕、茭白、笋、菜心和土豆等。烹羊肉时放点莲子心也有清心泻火的作用。

羊肉 + 生姜 → 除膻祛风湿

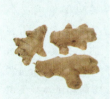

生姜辛凉，有散火除热、止痛祛风湿的作用；羊肉可补气血和温肾阳。生姜与羊肉同烹既能祛除膻味，又能助羊肉温阳祛寒之力，二者搭配，可治腰背冷痛、四肢风湿疼痛等病症。

羊肉 + 山楂 → 祛膻易熟

羊肉特别是山羊肉膻味较大，煮制时

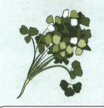

放几个山楂可以祛除膻味，羊肉也更容易熟烂。

羊肉 + 香菜 → 祛膻除腥

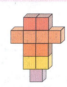

香菜可祛腥膻味，与羊肉同吃相宜。

狗肉 GouRou

狗肉的黄金搭档

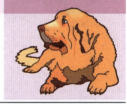

狗肉 + 白酒、姜 → 祛除腥膻

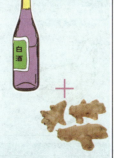

狗肉腥味较重，将狗肉用白酒、姜片反复揉搓，再将白酒用水稀释浸泡狗肉1~2小时，清水冲洗，入热油锅微炸后再行烹调，可有效降低狗肉的腥味。

狗肉 + 米汤 → 口不干

吃狗肉后易口干，喝米汤可减弱这一副作用。

兔肉 TuRou

兔肉的黄金搭档

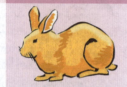

兔肉 + 枸杞 → 明目治耳鸣

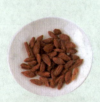

兔肉肌纤维细腻疏松，肉质嫩滑，易于消化吸收，有止渴健胃、凉血解毒的功效；枸杞有滋补肝肾、清肺祛火等功效。二者同食对腰酸背痛、头昏耳鸣、双目模糊、糖尿病有一定的辅助治疗作用。

鸡肉 JiRou

鸡肉的黄金搭档

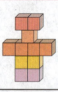
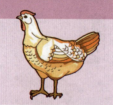

鸡肉 + 人参 → 填精补髓调经

中医认为，鸡肉有温中益气、补虚填精、健脾胃、活血脉、强筋骨的功效。人参能补肺气，利脾

胃，还可安精神、止惊悸，使人精力旺盛。二者同食，填精补髓，活血调经。

鸡蛋 JiDan

鸡蛋的黄金搭档

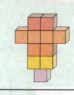
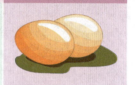

鸡蛋 + 枸杞 → 治疗肾虚和眼病

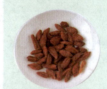

枸杞既是一味药效卓著的传统中药材，又可作为水果食用。枸杞含有丰富的胡萝卜素、多种维生素和钙、铁等眼睛保健的必需营养元素，有明目之功，俗称"明眼子"。枸杞蒸蛋是肾虚腰痛和慢性眼病患者的食疗良方。

鸡蛋、肉 + 豆腐 → 蛋白质利用高

豆腐的营养成分十分丰富，但不足之处是缺少一种必需氨基酸——蛋氨酸，搭配一些肉类、鸡蛋

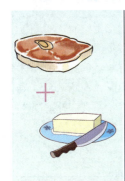

等，便可提高豆腐中蛋白质的利用率，而且味道更加鲜美。

牛奶 NiuNai 牛奶的黄金搭档

鸡蛋 + 西红柿 → 加强营养吸收

鸡蛋与西红柿同食，就是动物蛋白与植物蛋白的完美结合。

牛奶 + 蜂蜜 → 改善儿童贫血

牛奶加蜂蜜食用，可以改善儿童贫血症状。

水产品的黄金搭档

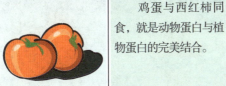

鱼 Yu　鱼的黄金搭档

鱼 + 豆腐 → 补钙防佝偻

豆腐中蛋氨酸含量较少，而鱼体内氨基酸含量十分丰富，可以弥补豆腐的不足。豆腐含钙较多，而鱼中含维生素D较多，二者同食，可提高人体对钙的吸收率。豆腐煮鱼还可预防儿童佝偻病、老年人骨质疏松症等多种疾病。

鲤鱼 + 米醋 → 利湿消肿

鲤鱼本身有涤水之功，人体水肿除肾炎外大都是湿肿，米醋有利湿的功能，与

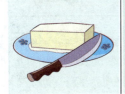
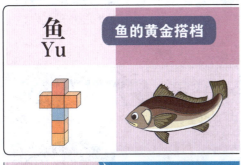

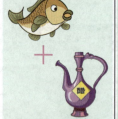

鲤鱼同食，利湿消肿的功效倍增。

鲢鱼 + 香油 → 美容美发

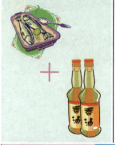

鲢鱼佐香油食用，对皮肤粗糙、脱屑、头发干枯易脱落等症状均有一定疗效，是美容美发不可忽视的佳肴。

鲫鱼 + 豆腐 → 蛋白质利用高

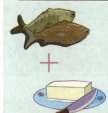

平素用鲫鱼与豆腐搭配炖汤营养最佳，蛋白质利用率大幅度提高。

鱼翅 YuChi — 鱼翅的黄金搭档

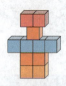 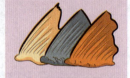

鱼翅 + 禽畜肉、虾蟹 → 弥补色氨酸

干品鱼翅含蛋白质高达83.5%，但由于缺少色氨酸，属不

完全蛋白质，如果与禽畜肉和虾、蟹等含有较多色氨酸的食材相配，则既赋予鲜美之味，又弥补缺少色氨酸之不足。

螃蟹 PangXie — 螃蟹的黄金搭档

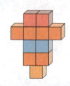 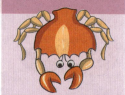

螃蟹 + 姜、醋 → 祛寒杀菌

螃蟹性咸寒，又是食腐动物，所以吃时必须蘸姜末、醋汁来祛寒杀菌，不宜单独食用。

甲鱼 JiaYu — 甲鱼的黄金搭档

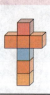 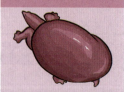

甲鱼 + 蜂蜜 → 强身防衰老

甲鱼配蜂蜜不仅甜美可口，鲜香软

嫩，而且含有丰富的蛋白质、脂肪、多种维生素，并含有本多酸、硅酸等，实为不可多得的强身剂，对心脏病、肠胃病、贫血均有疗效，还能促进生长，预防衰老。

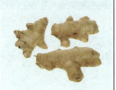

花菜能清肺化痰、清热燥湿、滋阴降火、凉血止血，并有解暑功效。石花菜凉拌时可适当加些姜末或姜汁，以缓解其寒性。

海带 HaiDai 海带的黄金搭档

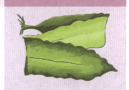

海蜇 HaiZhe 海蜇的黄金搭档

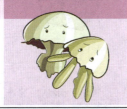

海带 + 豆腐 → 蛋白质利用高

海带搭配豆腐烹调，不仅味道更加鲜美，而且豆腐中蛋白质的利用率也可得到提高。

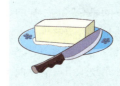

海蜇 + 醋 → 海蜇不走味

食用凉拌海蜇时应适当放些醋，海蜇不会"走味"。

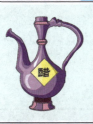

海带 + 芝麻 → 美容抗衰老

海带与芝麻同煮，有美容、抗衰老的作用。芝麻能改善血液循环，促进新陈代谢，其中的亚油酸能调节血脂，维生素E又能防衰老；海带含有钙和碘，能对血液起净化作用，促进甲状腺素的合成。二者合一，效果倍增。

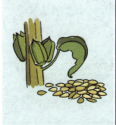

石花菜 ShiHuaCai 石花菜的黄金搭档

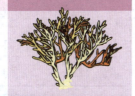

石花菜 + 姜 → 缓解寒性

中医认为，石

| 海带 + 猪蹄 → 补血降压 |

猪蹄因肥腻往往令减肥人士望而闭口，如用海带和猪蹄搭配烹调，不仅可以补血降压、补中益气、强身壮体，而且口味醇厚，酥烂鲜香。

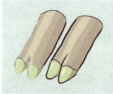

五谷杂粮的黄金搭档

谷类 GuLei

谷类的黄金搭档

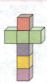
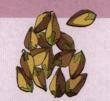

| 谷类 + 豆类 → 提高蛋白质质量 |

谷类和豆类混食可提高蛋白质的质量。谷类缺少赖氨酸，而豆类的不足之处是缺少蛋氨酸，两者结合取长补短。

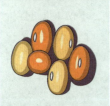

"精米"，对糙米不闻不问。因为米在加工时会损失大量营养，长期食用会导致营养缺乏。所以应粗细结合，才能营养均衡。

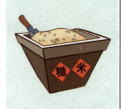

| 粳米 + 泉水、井水 → 味道佳 |

用富含矿物质的泉水、井水煮饭，粳米会散发出浓郁的饭香，口感也更加松软适口。

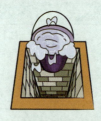

粳米 JingMi

粳米的黄金搭档

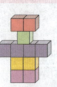
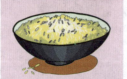

| 粳米 + 糙米 → 营养更均衡 |

不能长期食用

小米 XiaoMi

小米的黄金搭档

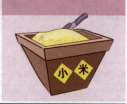

| 小米 + 粳米 → 营养互补 |

小米粥不宜太稀

薄，与粳米同食可提高其营养价值，发挥"互补作用"。

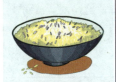

小米 + 大豆、肉类 → 提升营养价值

小米与大豆或肉类食物混合食用，蛋白质利用率大大提高，营养价值明显提升。

玉米 YuMi

玉米的黄金搭档

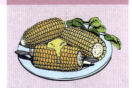

玉米 + 豆类 → 防治癞皮病

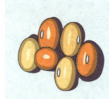

玉米蛋白质中缺乏色氨酸，单一食用玉米易发生癞皮病，所以以玉米为主食的地区应多吃豆类食品，增加色氨酸的摄入量。

小麦 XiaoMai

小麦的黄金搭档

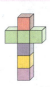
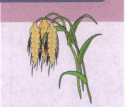

小麦 + 大米 → 营养全面又均衡

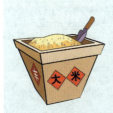

面粉与大米搭配着吃最好，人体能够获得更加均衡全面的营养。

红薯 HongShu

红薯的黄金搭档

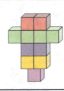
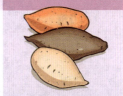

红薯 + 米、面 → 化解胀气

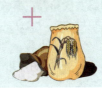

红薯吃后有时会发生胃灼热、吐酸水、肚胀排气等现象。只要一次不吃得过多，而且和米、面搭配着吃，并配以咸菜或喝点菜汤即可避免不悦。

青豆 QingDou

青豆的黄金搭档

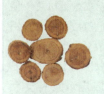

青豆 + 黄芪 + 太子参 → 益气增肥

青豆是籽粒饱满而尚未老熟的黄豆，更嫩的豆荚被称为毛豆。青豆健脾益气，补虚增肥；太子参补气养胃；黄芪补肠胃、益气。三者一起烹调有益气增肥的功效。

豆腐 DouFu

豆腐的黄金搭档

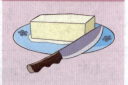

豆腐 + 玉竹 → 养颜润肤

豆腐含有丰富的蛋白质，极易消化，清热益气和胃；玉竹是很好的养阴润燥的药材，生津止渴。二者一起烹调食用能增强血液循环，消除疲劳，养颜润肤。

粉丝 FenSi

粉丝的黄金搭档

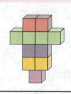 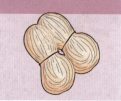

粉丝 + 动物油脂 → 味道醇美

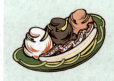

粉丝品种繁多，如绿豆粉丝、蚕豆粉丝，更多的是淀粉制的粉丝，如红薯粉丝、土豆粉丝等。粉条与粉丝的原料和制作工艺相同，只是粉条更粗一些，比较耐煮，更适合炖食。动物油脂与粉丝相配时，可获得其他调料难以达到的美味。

粉丝 + 菠菜 → 促进吸收

粉丝和菠菜同食，可促进营养素的吸收。

调料的黄金搭档

红糖 HongTang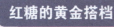

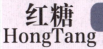 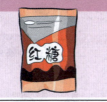

红糖 + 姜 → 祛寒

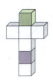

受寒腹痛的人可用红糖姜汤来祛寒。

醋 Cu　　醋的黄金搭档

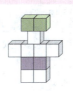 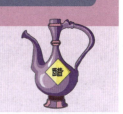

醋 + 生姜 → 止恶心呕吐

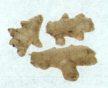

生姜加上醋可以治疗恶心和呕吐。

饮品的黄金搭档

葡萄酒 PuTaoJiu　　葡萄酒的黄金搭档

 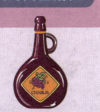

葡萄酒 + 柠檬水 → 味道协调

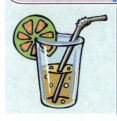

柠檬水是品尝葡萄酒很好的搭配选择，因为柠檬酸与葡萄酒的味道能协调一致。

白葡萄酒 + 白肉 → 杀菌助消化

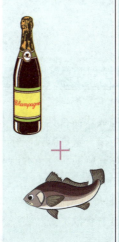

鸡肉、鸭肉、鹅肉、兔肉及鱼、虾、螃蟹、牡蛎等，肉色嫩白，称为白肉或浅色肉。白葡萄酒的味道比涩味较重的红葡萄酒更适合与白肉特别是海鲜搭配，会将美味推到极高的境界。

白葡萄酒比红葡萄酒有更强大的杀菌作用，白葡萄酒含葡萄酸和酒石酸等有机酸，有机酸浓度越高，酸性越大，杀菌作用越强。

红葡萄酒 + 红肉 → 利于消化

色泽鲜红或暗红的肉类如猪肉、牛肉、羊肉等，被称为红肉或深色肉。红葡萄酒配红肉符合烹调学自身的规则，葡萄酒中的单宁与红肉中的蛋白质相结合，利于消化。

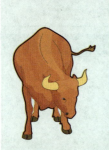

绿茶 LüCha — 绿茶的黄金搭档

绿茶 + 银耳 → 润肺养胃

绿茶与银耳相配制成饮品，具有润肺生津、益气养胃、补精强肾的功效，有助于缓解肺热咳嗽、肝火肺燥、消化不良、食欲不振、头痛等病症。

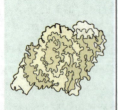

绿茶 + 生姜 → 治疗肠胃炎

绿茶与温中回阳的生姜相配制成饮品，可用于治疗急性肠胃炎。

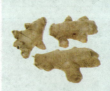

绿茶 + 薄荷 → 提神醒脑、缓解暑热

绿茶与疏风散热、辟秽解毒的薄荷叶相配制成饮品，具有提神醒脑、缓解暑热的功效。

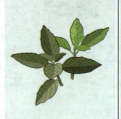

咖啡 KaFei — 咖啡的黄金搭档

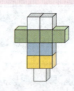
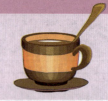

咖啡 + 糙米 + 牛奶 → 健康美味

糙米营养丰富，对医治痔疮、便秘、高血压等有良好作用；咖啡味道香醇，具有提振精神的功效。将糙米蒸熟碾成粉末，与咖啡、牛奶同食，不仅健康营养，而且口味更佳。

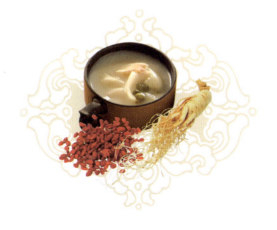